Thieme

1.ÄP

Original-Prüfungsfragen
mit Kommentar

Chemie für Mediziner

19. Auflage

Bearbeitet von C.-T. Emmig

Georg Thieme Verlag
Stuttgart · New York

Dr. Claus-Thomas Emmig
Untergasse 33
67308 Zell

1. Auflage 1983
2. Auflage 1984
3. Auflage 1985
4. Auflage 1986
5. Auflage 1988
6. Auflage 1990
7. Auflage 1991
8. Auflage 1992
9. Auflage 1994
10. Auflage 1996
11. Auflage 1997
12. Auflage 1999
13. Auflage 2000
14. Auflage 2002
15. Auflage 2003
16. Auflage 2005
17. Auflage 2006
18. Auflage 2008
19. Auflage 2009

Bibliografische Information der Deutschen Bibliothek
Die Deutsche Bibliothek verzeichnet diese Publikation in der Deutschen Nationalbibliographie; detaillierte bibliographische Daten sind im Internet über http://dnb.ddb.de abrufbar.

Rüdigerstr. 14, D-70469 Stuttgart
Unsere Homepage:
http://www.thieme.de

Umschlaggestaltung:
Thieme Verlagsgruppe

Umschlagfoto:
Studio Nordbahnhof

Satz:
Graphik & Text Studio, Barbing

Druck:
Grafisches Centrum Cuno GmbH & Co. KG, Calbe
Printed in Germany

ISBN 978-3-13-114919-0

Vorwort

Das vorliegende Buch enthält und kommentiert Examensfragen, vor allem aus den letzten 10 Jahren, die im Fachgebiet Chemie gestellt wurden. Die Fragen sind nach den Themengebieten des aktuellen Gegenstandskataloges gegliedert, sämtliche Gegenstände werden behandelt.

Zahlreiche Lerntexte fassen die wichtigsten Themen, die für die Beantwortung der Prüfungsfragen notwendig sind, zusammen. Gleichzeitig soll der Klinikbezug durch entsprechende Verweise gestärkt und dadurch die Motivation der Leser/innen beim Bearbeiten des Bandes verbessert werden.

Bei allen, die mir geholfen haben, Fehler und Irrtümer der vergangenen Auflagen zu berichtigen, möchte ich mich herzlich bedanken. Insbesondere gilt mein Dank auch Frau Dr. Petra Fode vom Thieme-Verlag, die neben Geduld, Motivation und Beharrlichkeit auch viel Humor miteinbrachte.

Konstruktive Kritik ist weiterhin willkommen. Für das Physikum wünsche ich allen Lesern viel Erfolg!

Zell, im August 2009
Claus-Thomas Emmig

ANMERKUNGEN DER REDAKTION

Zur besseren Übersicht über die Schwerpunkte des umfangreichen Prüfungswissens wurden Fragen und Kommentare mit Quadraten gekennzeichnet. Diese gehören Stoffgebieten an, zu denen wiederholt in verschiedener Form Fragen gestellt werden.

■ **wiederholt geprüfter Stoff**

■■ **sehr wichtiger, häufig geprüfter Stoff**

Inhalt

Die fett gedruckten Seitenzahlen beziehen sich auf den Kommentarteil.

Die fett gedruckten Seitenzahlen beziehen sich auf den Kommentarteil.

Lerntextverzeichnis

Abkürzungen

[X]	= Konzentration eines Stoffes X
1 atm	= 101 325 Pa
A	= Arbeit
ΔA	= Änderung der Arbeit
a	= axial
A^-	= korrespondierende oder konjugierte Base zur Säure HA
A_{el}	= elektrische Arbeit
ADP	= Adenosindiphosphat
Ala	= Alanin
AMP	= Adenosinmonophosphat
c-AMP	= Cycloadenosinmonophosphat
Arg	= Arginin
Asn	= Asparagin
Asp	= Asparaginsäure
ATP	= Adenosintriphosphat
A_{Vol}	= Volumenarbeit
B	= Base
c	= Konzentration
C_B	= Konzentration einer Base
C_S	= Konzentration einer Säure
Cys	= Cystein
Cys-Cys	= Cystin
Cys_2	= Cystin
d	= Schichtdicke
δ^+, δ^-	= Partialladung
Δt	= zeitliche Änderung
e	= equatorial
E	= je nach Zusammenhang Extinktion oder tatsächlich messbares Potenzial
E^0	= Normalpotenzial
ε	= molarer Extinktionskoeffizient
EDTA	= Ethylendiamintetraessigsäure
EMK	= elektromotorische Kraft
F	= Faraday-Konstante = 95 496 Coulomb
G	= freie Enthalpie
ΔG	= freie Reaktionsenthalpie
ΔG^*	= freie Aktivierungsenergie oder freie Aktivierungsenthalpie
ΔG^0	= Änderung der freien Enthalpie unter Standardbedingungen
Gln	= Glutamin
Glu	= Glutaminsäure
Gly	= Glycin
H	= Enthalpie
ΔH	= Änderung der Enthalpie
ΔH_f^0	= Standardbildungsenthalpie
HA	= Säure
HB^+	= korrespondierende oder konjugierte Säure zur Base B
His	= Histidin
Hyp	= Hydroxyprolin
I	= Intensität des Lichts nach Durchtritt durch eine Lösung
I_I	= Intensität des einstrahlenden Lichts
Ile	= Isoleucin
INN	= International Nonproprietary Name
k	= je nach Zusammenhang Konstante oder Geschwindigkeitskonstante
K	= je nach Zusammenhang Gleichgewichtskonstante oder Verteilungskoeffizient
K_B	= Basenkonstante
K_{Dis}	= Dissoziationskonstante
K_S	= Säurekonstante
K_W	= Ionenprodukt des Wassers
Leu	= Leucin
Lp	= Löslichkeitsprodukt
Lys	= Lysin
M	= molar
m-Stellung	= meta-Stellung (3-Stellung)
Met	= Methionin
N	= normal
n	= je nach Zusammenhang Anzahl der Mole, geradkettig oder Ziffern (z. B. n = 1, 2, 3, 4, usw.)
N_A	= Avogadrokonstante = $6{,}022 \times 10^{23}\ mol^{-1}$
ne^-	= Anzahl der Elektronen
N_L	= Loschmidt-Zahl = $6{,}022 \times 10^{23}\ mol^{-1}$
o-Stellung	= ortho-Stellung (2-Stellung)
Ox	= Oxidationsmittel = Elektronenakzeptor
p	= Druck
PABS	= p-Aminobenzoesäure
PAPS	= 3′-Phosphoadenosin-5′-phosphosulfat
p-Stellung	= para-Stellung (4-Stellung)
pH	= negativer dekadischer Logarithmus der H_3O^+-Ionenkonzentration
Phe	= Phenylalanin
pH_{iso}	= pH am isoelektrischen Punkt
pK_B	= negativer Logarithmus der Basenkonzentration
pK_S	= negativer Logarithmus der Säurekonzentration
pOH	= negativer dekadischer Logarithmus der OH^--Ionenkonzentration
p_{osm}	= osmotischer Druck
Pro	= Prolin
Q	= Wärme
ΔQ	= Änderung der Wärme
R	= je nach Zusammenhang allgemeine Gaskonstante oder organischer Rest
Red	= Reduktionsmittel = Elektronendonor
S	= Entropie

ΔS	=	Änderung der Entropie
ΔS^0	=	Änderung der Entropie unter Standardbedingungen
Ser	=	Serin
T	=	absolute Temperatur
t	=	tertiär
Thr	=	Threonin
Trp	=	Tryptophan
Tyr	=	Tyrosin
U	=	innere Energie
ΔU	=	Änderung der inneren Energie
ÜZ	=	Übergangszustand
v	=	Reaktionsgeschwindigkeit
V	=	je nach Zusammenhang Volt oder Volumen
ΔV	=	Änderung des Volumens
Val	=	Valin
Z	=	Zwischenstufe

Bearbeitungshinweise

Die Original-Prüfungsfragen bilden die Grundlage dieses Bandes. Zur Prüfungsvorbereitung erscheint eine fachbezogene Fragenordnung, wie sie in diesem Band vorliegt, geeignet. In den Original-Aufgabenheften richtet sich die Reihenfolge der Prüfungsfragen nach inhaltlichen Gesichtspunkten. Der Aufgabentyp kann sich daher von Aufgabe zu Aufgabe ändern.

Seit mehreren Jahren werden vom IMPP ausschließlich Aufgaben vom Typ **Einfachauswahl** und **Zuordnung** gestellt. Deshalb kommen Aufgaben vom Typ *Kausale Verknüpfung* und *Aussagenkombination* in diesem Band nicht mehr vor.

Die Lösung zu jeder Frage ist am Unterrand derselben Seite vermerkt. Im Lösungsteil findet sich ein ausführlicher Kommentar.

Allgemeines

Soweit nicht besondere Bedingungen genannt sind, bezieht sich der in einer Aufgabe angesprochene Sachverhalt auf den medizinischen und wissenschaftlichen Regelfall sowie auf die Gegebenheiten in der Bundesrepublik Deutschland.
Die Prüfungsaufgaben sind Antwortwahlaufgaben. Sie grenzen die Zahl der Antwortmöglichkeiten auf einen zuvor bestimmten Entscheidungszusammenhang ein. Für alle Aufgabentypen gilt daher: Antworten, die im Antwortangebot nicht enthalten sind, können nicht die richtige Lösung sein.
Die Aufgabe gilt als **richtig gelöst**, wenn die beste Antwort aus dem Antwortangebot A bis E markiert wurde. Die beste Antwort ist diejenige, die im Vergleich der fünf Antwortmöglichkeiten die Aufgabe **am umfassendsten beantwortet**.

Lesen Sie immer alle Antwortmöglichkeiten durch, bevor Sie sich für eine Lösung entscheiden.
Eine Mehrfachmarkierung und das Fehlen einer Markierung wird als falsch gewertet. Können Sie eine Aufgabe nicht lösen, lohnt es sich zu raten, weil eine 20-prozentige Chance besteht, die richtige Lösung zu treffen.

Aufgabentypen

→ Aufgabentyp A: Einfachauswahl

Bei diesem Aufgabentyp sind alle angebotenen Antworten A bis E gegeneinander abzuwägen. Als **richtige Lösung** wird die **Bestantwort** anerkannt. **Bestantwort** ist entweder die am **meisten zutreffende** oder die **allein zutreffende Antwort** bzw. die **am wenigsten zutreffende** oder die **allein unzutreffende Antwort**.

→ Aufgabentyp B: Zuordnung (Aufgaben mit gemeinsamem Antwortangebot)

Bei diesem Aufgabentyp sind in Liste 1 Begriffe oder Sachverhalte aufgeführt, Liste 2 enthält die möglichen Antworten A bis E. Als **richtige Lösung** wird die **allein** oder **am besten zutreffende Zuordnung** anerkannt. Dabei kann auch für mehrere Aufgaben der Liste 1 die gleiche Antwort der Liste 2 die richtige Lösung sein.

Fragen

Grundlagen der Chemie

1 Makroskopische Erscheinungsformen der Materie

Das Kapitel 1 umfasst die Formeln und Namen ausgewählter organischer Verbindungen. Examensfragen zu Kapitel 1 wurden in andere Kapitel des Fragen- und Kommentarteils integriert.

2 Aufbau und Eigenschaften der Materie

2.1 Atome, Isotope, Periodensystem

2.1.1 Begriffe

F83

→ **2.1 Welche der folgenden Aussagen trifft für alle Atome, einschließlich des Wasserstoffatoms, zu?**
Sie enthalten im Kern immer die folgenden Elementarteilchen:

(A) ein oder mehrere Protonen
(B) ein oder mehrere Neutronen
(C) ein oder mehrere Elektronen
(D) Neutronen und Protonen
(E) Neutronen und Protonen im Zahlenverhältnis 1:1

H91

→ **2.2 Welche Aussage trifft <u>nicht</u> zu?**
Für die Beschreibung eines Orbitals spielen folgende Begriffe eine Rolle:

(A) negative Ladungswolke
(B) Ionisierungsenergie
(C) Elektronendichteverteilung
(D) räumliche Symmetrie einer Ladungswolke
(E) Aufenthaltswahrscheinlichkeit für ein Elektron

F02

→ **2.3 Von den folgenden Teilchen hat die größte Ruhemasse das**

(A) Elektron
(B) Proton
(C) α-Teilchen
(D) Neutron
(E) Positron

H02

→ **2.4 Bei welcher der folgenden – bei Raumtemperatur gasförmigen – Verbindungen handelt es sich um ein Radikal?**

(A) Chlorwasserstoff (HCl)
(B) Chlor (Cl_2)
(C) Stickstoff (N_2)
(D) Stickstoffmonoxid (NO)
(E) Ozon (O_3)

2.1.2 Ordnungszahl, Kernladungszahl, Massenzahl

2.1.3 Isotope

F91 ■

→ **2.5 Für die Isotope eines Elementes gilt:**

(1) Isotope besitzen die gleiche Zahl von Nukleonen.
(2) Isotope besitzen eine unterschiedliche Zahl von Neutronen.
(3) Da jeweils nur ein Isotop stabil ist, ist ein Gemisch von Isotopen stets radioaktiv.

(A) nur 1 ist richtig
(B) nur 2 ist richtig
(C) nur 1 und 2 sind richtig
(D) nur 1 und 3 sind richtig
(E) nur 2 und 3 sind richtig

F88

→ **2.6 Die Nuklide Tritium ^{3}H und Helium ^{3}He**

(1) haben die gleiche Zahl von Nukleonen
(2) sind Isotope
(3) besitzen eine unterschiedliche Zahl von Elektronen

(A) nur 1 ist richtig
(B) nur 3 ist richtig
(C) nur 1 und 2 sind richtig
(D) nur 1 und 3 sind richtig
(E) nur 2 und 3 sind richtig

2.1 (A) 2.2 (B) 2.3 (C) 2.4 (D) 2.5 (B) 2.6 (D)

H07

→ **2.7 Das Nuclid $^{123}_{53}I$ wird zur Diagnostik von Stoffwechselstörungen der Schilddrüse benutzt.**

Anhand des Symbols $^{123}_{53}I$ ist zu erkennen, dass dieses Nuclid

(A) die Masse 53 u hat
(B) eine Halbwertzeit von 53 s hat
(C) 53 Protonen und 70 Neutronen hat
(D) 123 Protonen hat
(E) 176 Elektronen hat

F00 ■

→ **2.8 Das Kohlenstoffisotop $^{13}_{6}C$**

(A) enthält 13 Protonen im Kern
(B) besitzt 6 Valenzelektronen
(C) enthält mehr Protonen als Neutronen im Kern
(D) hat die relative Atommasse 6
(E) hat die gleiche Anzahl Neutronen im Kern wie $^{14}_{7}N$

F04

→ **2.9 Welche der folgenden Angaben trifft für ^{32}P zu?**

(A) Erdalkalimetall
(B) Nebengruppenelement
(C) Radioisotop
(D) Ordnungszahl 32
(E) insgesamt 32 Elektronen in den Schalen

2.1.4 Elemente, Moleküle

H06

→ **2.10 Welche Aussage zum Element Kohlenstoff trifft zu?**

(A) Bei der Reaktion mit Sauerstoff nimmt die Oxidationsstufe des Kohlenstoffs ab.
(B) Diamant ist ein guter elektrischer Leiter.
(C) Graphit besteht ausschließlich aus Kohlenstoffatomen.
(D) In physiologischem Milieu entstehen bei der Umsetzung von Kohlenstoff mit Wasser Kohlenhydrate.
(E) Kohlenstoff befindet sich in einer Nebengruppe des Periodensystems der Elemente.

→ **2.11 Die relative Molekularmasse (Molekulargewicht) von Orthophosphorsäure beträgt**

(A) 36
(B) 49
(C) 96
(D) 98
(E) Keiner der Werte trifft zu.

Atommassen H 1, O 16, P 31

F02

→ **2.12 Welche Aussage zum Sauerstoffmolekül O_2 trifft <u>nicht</u> zu?**

(A) Durch Aufnahme von einem Elektron entsteht das Superoxid-Anion.
(B) Durch Aufnahme von zwei Protonen und zwei Elektronen entsteht Wasserstoffperoxid.
(C) Monooxygenasen übertragen die beiden Sauerstoffatome des O_2-Moleküls auf ihr Substrat.
(D) Die Bindung des Sauerstoffmoleküls an Hämoglobin ist reversibel.
(E) In der Atmungskette wird das Sauerstoffmolekül von der Cytochrom-c-Oxidase zu Wasser reduziert.

H06

→ **2.13 Valenzelektronenpaare, die keine Bindung eingehen, bezeichnet man als „freie Elektronenpaare". Welches der folgenden Moleküle weist die größte Zahl an freien Elektronenpaaren auf?**

(A) Chlorwasserstoff
(B) Diethylether
(C) Harnstoff
(D) Stickstoff
(E) Wasserstoff

2.1.5 Periodensystem

■

→ **2.14 Das Periodensystem der Elemente erhält man, wenn man**

(A) die Elemente nach steigender Atommasse anordnet
(B) die Elemente nach steigender Elektronenzahl = Kernladungszahl anordnet
(C) die Elemente nach steigendem Atomdurchmesser anordnet
(D) die Elemente nach der Elektronegativität ordnet
(E) ein geeignetes der unter A–D genannten Ordnungsprinzipien wählt und zusätzlich chemisch ähnlich reagierende Elemente zu Gruppen zusammenfasst

2.7 (C) 2.8 (E) 2.9 (C) 2.10 (C) 2.11 (D) 2.12 (C) 2.13 (C) 2.14 (E)

H04

2.15 Welche Aussage zum Periodischen System der Elemente trifft zu?

(A) Die Ordnungszahl gibt die Summe der Protonen und Neutronen im Atomkern an.
(B) Isotope haben die gleiche Ordnungszahl, aber unterschiedliche Atommasse.
(C) Elemente einer Periode haben die gleiche Anzahl Valenzelektronen.
(D) Innerhalb einer Periode nimmt die Elektronegativität der Elemente von links nach rechts ab.
(E) Die Alkalimetalle finden sich in der zweiten Hauptgruppe des Periodensystems.

H87 ■

2.16 Beim Durchlaufen einer Periode des Periodensystems von Elementen mit kleiner zu Elementen mit großer relativer Atommasse (Atomgewicht) wird in den

(1) Hauptgruppen die äußere Schale mit Elektronen aufgefüllt
(2) Hauptgruppen eine innere Schale mit Elektronen aufgefüllt
(3) Nebengruppen eine äußere Schale mit Elektronen aufgefüllt
(4) Nebengruppen eine innere Schale mit Elektronen aufgefüllt

(A) nur 1 ist richtig
(B) nur 3 ist richtig
(C) nur 1 und 3 sind richtig
(D) nur 1 und 4 sind richtig
(E) nur 2 und 4 sind richtig

F93

2.17 Welche Aussagen über Hauptgruppenelemente treffen zu?

(1) Es sind alles Metalle.
(2) In der äußeren Elektronenschale werden s- bzw. s- und p-Orbitale aufgefüllt.
(3) Sie stimmen in der Elektronenkonfiguration überein.
(4) Die Hauptgruppenelemente Iod und Selen sind Spurenelemente, die für den Menschen essentiell sind.

(A) nur 2 ist richtig
(B) nur 1 und 2 sind richtig
(C) nur 1 und 4 sind richtig
(D) nur 2 und 4 sind richtig
(E) nur 2, 3 und 4 sind richtig

F90 ■

2.18 Was ist den Nebengruppenelementen gemeinsam?

(A) Sie sind alle Metalle.
(B) Sie stimmen in der Elektronenkonfiguration überein.
(C) In der äußeren Schale werden d-Orbitale aufgefüllt.
(D) In der äußeren Schale werden p-Orbitale aufgefüllt.
(E) Sie sind biochemisch ohne Bedeutung.

2.2 Chemische Bindung

2.2.1 Ionenbindung, Atombindung

2.19 Welche Aussage trifft nicht zu?

(A) Im Schwefelwasserstoffmolekül liegen koordinative Bindungen vor.
(B) Im Calciumchlorid liegen Ionenbindungen vor.
(C) Im Ammoniakmolekül ist ein freies Elektronenpaar vorhanden.
(D) Im Sauerstoffmolekül gibt es mehrere freie Elektronenpaare.
(E) Im Harnstoff liegen Atombindungen (= kovalente Bindungen) vor.

■

2.20 Welche Aussage zum Natriumion trifft nicht zu?

(A) Es entsteht durch Oxidation aus Natrium.
(B) Es besitzt die Elektronenkonfiguration $1\,s^2\,2\,s^2\,2\,p^6$.
(C) Es liegt in wässriger Lösung hydratisiert vor.
(D) Der Radius des nicht hydratisierten Ions ist größer als der des Natriumatoms.
(E) Seine Konzentration ist im intrazellulären Raum niedriger als im extrazellulären Raum.

F02

2.21 Welche Aussage zu Ionen und Ionenbindungen trifft nicht zu?

(A) Ionen entstehen, wenn Atome Elektronen abgeben oder aufnehmen.
(B) Entgegengesetzt geladene Ionen werden durch elektrostatische Anziehungskräfte zusammengehalten.
(C) Die Ionenbindung ist gerichtet.
(D) Salze sind aus Kationen und Anionen aufgebaut.
(E) Der Ionenradius für ein Kation ist immer kleiner als der Atomradius des zugehörigen Elementes.

2.15 (B) 2.16 (D) 2.17 (D) 2.18 (A) 2.19 (A) 2.20 (D) 2.21 (C)

F04

→ **2.22 Welche Aussage zur Atombindung trifft zu?**

(A) Die Bindung beruht auf elektrostatischer Wechselwirkung.
(B) Stoffe mit dieser Bindung schmelzen erst bei höheren Temperaturen als Salze.
(C) Dieser Bindungstyp findet sich im Wasserstoffmolekül.
(D) Die Zahl der eingegangenen Atombindungen entspricht bei jedem Atom genau der Zahl seiner Valenzelektronen.
(E) Die Atome eines Moleküls dissoziieren an dieser Bindung leicht in Wasser.

H04

→ **2.23 Welcher der Vorgänge ist am ehesten als Homolyse einer kovalenten Bindung zu bezeichnen?**

(A) zusätzliche Aufnahme eines Elektrons in die Bindung
(B) Abgabe eines Elektrons aus dieser Bindung
(C) Spaltung der Bindung, wobei an jedem Spaltprodukt je eines der Elektronen aus dem ehemals bindenden Elektronenpaar verbleibt
(D) Spaltung der Bindung, wobei am Spaltprodukt mit dem elektronegativeren Atom beide Elektronen aus dem ehemals bindenden Elektronenpaar verbleiben
(E) Spaltung der Bindung, wobei am Spaltprodukt mit dem elektropositiveren Atom beide Elektronen aus dem ehemals bindenden Elektronenpaar verbleiben

2.2.2 Polarität von Molekülen

F99 ■

→ **2.24 Welche Aussage zur hydrophoben Wechselwirkung trifft nicht zu?**

(A) Sie ist zwischen den unpolaren Enden von Seifenmolekülen in einer Mizelle wirksam.
(B) Für ihre Erklärung sind Entropie-Änderungen wichtig.
(C) Sie ist schwächer als eine kovalente Bindung.
(D) Sie beeinflusst die Ausbildung von Proteinstrukturen.
(E) Sie ist für den vergleichsweise hohen Siedepunkt des Wassers verantwortlich.

F98 ■

→ **2.25 Welche Aussage trifft nicht zu?**
Hydrophobe Wechselwirkungen

(A) spielen bei der Mizellen-Bildung von Seifen eine Rolle
(B) spielen beim Aufbau von Bilayer-Membranen durch Phospholipide eine Rolle
(C) lassen sich mit Hilfe von Entropie-Änderungen quantifizieren
(D) sind schwächer als kovalente Bindungen
(E) sind für den vergleichsweise hohen Siedepunkt des Wassers verantwortlich

F86

→ **2.26 Welcher der folgenden Vorgänge kann nicht durch Ausbildung hydrophober Wechselwirkung erklärt werden?**

(A) Ausbildung von Proteinkonformationen bei Proteinen mit apolaren Aminosäureresten
(B) Ausbildung von Protein-Lipid-Protein-Strukturen in der Einheits-Zellmembran
(C) Anordnung von Emulgatormolekülen an der Phasengrenzfläche polar/unpolar
(D) Auflösung von Glucose in Wasser
(E) Bindung eines Substrats mit unpolaren Molekülabschnitten an den unpolaren Teil der Bindungsstelle des aktiven Zentrums des Enzyms

F05 ■

→ **2.27 Welche Aussage zur Wasserstoffbrückenbindung trifft zu?**

(A) Alkane liegen in flüssiger Phase durch H-Brücken assoziiert vor.
(B) Die Bindungsenergie einer H-Brücke ist etwa gleich groß wie die einer (kovalenten) C-H-Bindung.
(C) H-Brücken werden ausschließlich intermolekular ausgebildet.
(D) H_2S-Moleküle bilden stärkere H-Brücken aus als H_2O-Moleküle.
(E) In flüssiger reiner Essigsäure liegen die Moleküle typischerweise als Dimere vor, die durch zwei H-Brücken stabilisiert werden.

F03

→ **2.28 Die Ausbildung von Wasserstoffbrückenbindungen spielt eine wichtige Rolle bei der**

(A) Synthese eines Disaccharids aus zwei Molekülen Glucose
(B) Synthese eines Dipeptids aus zwei essentiellen Aminosäuren
(C) Stabilisierung einer Faltblattstruktur aus antiparallel angeordneten Peptidketten
(D) Synthese eines Triacylglycerins aus Glycerin und drei Molekülen Fettsäure
(E) Hydrierung ungesättigter Fettsäuren

2.22 (C) 2.23 (C) 2.24 (E) 2.25 (E) 2.26 (D) 2.27 (E) 2.28 (C)

H86

→ **2.29 Welche Aussage zum Siedepunkt einer Substanz trifft nicht zu?**

(A) Der Siedepunkt entspricht der Temperatur, bei welcher der Dampfdruck der Substanz und der Atmosphärendruck gleich groß sind.
(B) Eine Flüssigkeit kann schon unterhalb ihres Siedepunktes langsam verdampfen.
(C) Druckerhöhung führt zu einer Erhöhung des Siedepunktes.
(D) Durch Anlegen von Vakuum wird der Siedepunkt herabgesetzt.
(E) Essigsäure besitzt aufgrund intramolekularer Wasserstoffbrücken einen tieferen Siedepunkt als ihr Methylester.

2.2.3 Beispiele

2.2.4 Biochemisch wichtige Bindungen

H95 ■

→ **2.30 Welche Aussage zum CO_2 trifft nicht zu?**

(A) Das Molekül ist linear gebaut.
(B) Es enthält zwei – schwach polarisierte – Doppelbindungen.
(C) Jedes der beiden Sauerstoffatome hat noch 2 freie Elektronenpaare.
(D) CO_2 wird im Porphyrinringsystem des Hämoglobins koordinativ über seine freien Elektronenpaare gebunden.
(E) Die Einstellungsgeschwindigkeit des Gleichgewichts $CO_2 + H_2O \rightleftharpoons H_2CO_3$ kann durch Carboanhydrase beeinflusst werden.

F85

→ **2.31 Welche Aussage trifft nicht zu?**
Vergleichen Sie das Wasser- und das Ammoniak-Molekül:

(A) Beide sind Dipol-Moleküle.
(B) Beide können als Nucleophile reagieren.
(C) Wasser hat einen höheren Siedepunkt als Ammoniak.
(D) In wässriger Lösung von Ammoniak ist Wasser die Brönsted-Base.
(E) Das Wasser-Molekül besitzt zwei, das Ammoniak-Molekül ein freies Elektronenpaar.

→ **2.32 Welche der folgenden Verbindungen besitzt kein freies Elektronenpaar?**

(A) Methan
(B) Diäthyläther
(C) Ammoniak
(D) Wasser
(E) Schwefelwasserstoff

F08

→ **2.33 Welche Aussage zum Stickstoffmonoxid (NO) trifft zu?**

(A) Das NO-Molekül weist ein sog. ungepaartes Elektron auf.
(B) Die Oxidationsstufe (Oxidationszahl) des Stickstoffatoms im NO ist negativ.
(C) Durch die kovalente Bindung zwischen den beiden Atomen weisen sowohl das N- wie auch das O-Atom Edelgaskonfiguration (gemäß Oktettregel) auf.
(D) Ein Molekül NO reagiert mit einem Molekül Wasser zu einem Molekül Salpetersäure.
(E) Oxidation von NO ergibt N_2O (Lachgas).

F08

→ **2.34 Wasserstoffbrückenbindungen sorgen für den Zusammenhalt der Doppelhelix der DNA, andererseits können diese Bindungen bei der Replikation unter physiologischen Bedingungen relativ leicht gelöst werden.**
Die Bindungsenergie einer Wasserstoffbrückenbindung liegt in der Größenordnung von

(A) 0,1–1 kJ/mol
(B) 2–50 kJ/mol
(C) 100–200 kJ/mol
(D) 300–500 kJ/mol
(E) 600–900 kJ/mol

2.2.5 Metallkomplexe

■

→ **2.35 Welche Aussage zur Bildung von Metallkomplexen trifft nicht zu?**

(A) Ein Elektronendonator liefert das bindende Elektronenpaar.
(B) Atome, wie O, N oder S, die freie Elektronenpaare in Verbindungen tragen können, fungieren als Lieferanten der bindenden Elektronen.
(C) Zentralteilchen mit Elektronenlücke treten in Wechselwirkung mit den Elektronendonatoren.
(D) Die Formel des Komplexes wird durch die Koordinationszahl beeinflusst.
(E) Ein einmal gebildeter Komplex ist so stabil, dass die Komplexbildungsausgangspartner nicht mehr im Gleichgewicht vorliegen.

2.29 (E) 2.30 (D) 2.31 (D) 2.32 (A) 2.33 (A) 2.34 (B) 2.35 (E)

H91 ■

→ **2.36 Welche Aussage zu den Reaktionen und der Stabilität der abgebildeten Komplexe trifft nicht zu?**

(1) $[Zn(H_2O)_4]^{2+} + 4\,NH_3 \rightleftharpoons [Zn(NH_3)_4]^{2+} + 4\,H_2O$
Bildungskonstante $K_k = 10^{10}$

(2) $[Zn(H_2O)_4]^{2+} + 4\,CN^- \rightleftharpoons [Zn(CN)_4]^{2-} + 4\,H_2O$
Bildungskonstante $K_k = 10^{17}$

(A) Beide Reaktionen verlaufen unter Ligandenaustausch.
(B) Der Komplex $[Zn(CN)_4]^{2-}$ ist stabiler als $[Zn(NH_3)_4]^{2+}$.
(C) In allen beteiligten Metallkomplexen ist Zn^{2+} das Zentralion.
(D) Die Gesamtladung der in beiden Reaktionen gebildeten Metallkomplexe ist gleich.
(E) Die koordinative Bindung von CN^- an Zn^{2+} ist fester als die von NH_3.

F98 ■■

→ **2.37 Welche Aussage trifft nicht zu?**
Betrachten Sie folgende allgemeine Metallkomplex-Reaktion:
$[Me(H_2O)_x]^{n+} + x\,L \rightarrow [Me(L)_x]^{n+} + x\,H_2O$

(A) Me ist das Zentralion der Komplexe.
(B) Die Reaktion verläuft unter Ligandenaustausch.
(C) Ist L neutral, entspricht die Gesamtladung der Komplexe der Ladung des Zentralions.
(D) Die Koordinationszahl der Komplexe ergibt sich aus n.
(E) Wenn Wasser der Ligand ist, spricht man von Aquokomplexen.

H00

→ **2.38 Welche Aussage über Chelatkomplexe trifft zu?**

(A) Die Elektronenwolken der Liganden überlappen sich mit denen des Zentralions.
(B) Es sind Metallkomplexe, deren Zentralion eine Koordinationszahl größer 4 besitzt.
(C) Mehrere Zentralionen werden durch zweizähnige Liganden verbunden.
(D) Ein Ligandenmolekül enthält zwei oder mehr Atome, die sich mit ihrem freien Elektronenpaar an ein und dasselbe Zentralion anlagern.
(E) Mehrere Koordinationsstellen des Zentralions werden von ein und demselben Ligandenatom besetzt.

H02

→ **2.39 Welche Aussage zum Cyanocobalamin – als Chelatkomplex betrachtet – trifft nicht zu?**

(A) Das Zentralion des Chelatkomplexes ist Kobalt.
(B) Das Zentralion besitzt sechs Koordinationsstellen.
(C) An das Zentralion ist ein Corrin-Ringsystem gebunden.
(D) An das Zentralion ist ein Benzimidazolrest gebunden.
(E) An das Zentralion ist der Imidazolrest eines Histidins gebunden.

F08

→ **2.40 EDTA (Ethylendiamintetraacetat) ist ein medizinisch relevanter Chelator.**
Welche Aussage zu EDTA als Chelator für zweiwertige Metallionen (z. B. Ca^{2+} in vitro) trifft zu?

(A) Das Molekül enthält ein stereogenes Zentrum (Chiralitätszentrum).
(B) EDTA ist ein sechszähniger Ligand.
(C) In Abwesenheit des Metallions liegt es in wässriger Lösung bei einem pH-Wert von 4 als Tetraanion ($EDTA^{4-}$) vor.
(D) Pro EDTA-Molekül werden jeweils zwei zweiwertige Metallionen komplex gebunden.
(E) Um Metallionen vollständig mit EDTA zu komplexieren, verwendet man zweckmäßigerweise eine Pufferlösung mit einem pH-Wert von 3,0 bis 3,5.

F00

→ **2.41 Welche Aussage zum Chelat-Komplex Hämoglobin trifft nicht zu?**

(A) Das Zentralion im aktiven Hämoglobin ist Fe^{2+}.
(B) Das Zentralion im sauerstoffbeladenen Hämoglobin hat die Koordinationszahl 6.
(C) Der Chelator im Hämoglobin ist ein Tetrapyrrol-System.
(D) Das Häm im Hämoglobin enthält einen vierzähnigen Chelator.
(E) Bei Beladung des Hämoglobins mit Kohlenmonoxid ändert sich die Wertigkeit des Zentralions.

2.36 (D) 2.37 (D) 2.38 (D) 2.39 (E) 2.40 (B) 2.41 (E)

H95

→ **2.42 Welche Aussage zum abgebildeten Chelatkomplex trifft nicht zu?**

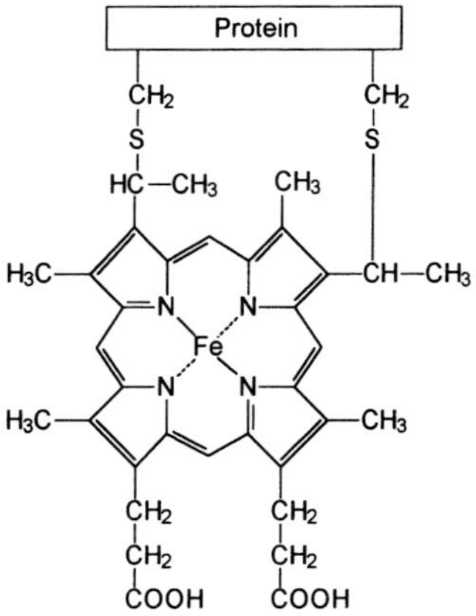

(A) Abgebildet ist eine vereinfachte Darstellung des Cytochrom c.
(B) Die Funktion beruht auf einer Wertigkeitsänderung des Eisens (Fe^{2+}/Fe^{3+}).
(C) Das Ringsystem ist über die S-Brücken an Cytochromoxidase gebunden.
(D) Seine Oxidation erfolgt unter Mitwirkung der Cytochromoxidase.
(E) Cytochrom c katalysiert den Elektronentransfer von Cytochrom b auf Cytochromoxidase.

2.3 Acyclische Kohlenstoffverbindungen, einfache funktionelle Gruppen

2.3.1 Kohlenwasserstoffe

2.3.2 Formeln

H84

→ **2.43 Welche Aussage zum Ethan trifft zu?**
(A) Es entsteht durch Hydrierung von Ethen.
(B) Bei Zimmertemperatur existieren keine Konformere des Ethans.
(C) Durch Oxidation von Ethan entsteht Ameisensäure.
(D) Ethan ist in Wasser unter Hydratisierung gut löslich.
(E) In der wässrigen Lösung des Ethans entsteht beim Stehen Ethanol.

H08

→ **2.44 Welche Aussage zu Methanal (Formaldehyd) trifft zu?**
(A) Methanal tautomerisiert zu einem Enol.
(B) Methanal ist bei Raumtemperatur von 20 °C und einem Druck von 1 bar flüssig.
(C) Bei Oxidation von Methanal entsteht Ameisensäure.
(D) Bei Reduktion von Methanal entsteht Ethanol.
(E) Zwei Moleküle Methanal gehen unter Basenkatalyse eine Aldoladdition ein.

2.3.3 Bindungen

■

→ 2.45

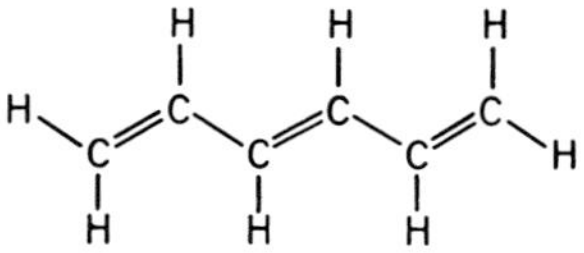

Zu vorstehender Verbindung werden folgende Angaben gemacht:
(1) Das Molekül besitzt ausschließlich sp^2-hybridisierte C-Atome.
(2) Es handelt sich um ein Trien mit konjugierten Doppelbindungen.
(3) Zwischen allen C-Atomen ist um die C–C-Bindungsachse freie Drehbarkeit möglich.
(4) Die Winkel zwischen den C–C-Bindungen der Kette betragen jeweils ca. 120°.

(A) nur 1 und 2 sind richtig
(B) nur 1 und 4 sind richtig
(C) nur 2 und 3 sind richtig
(D) nur 1, 2 und 4 sind richtig
(E) 1–4 = alle sind richtig

2.42 (C) 2.43 (A) 2.44 (C) 2.45 (D)

2.3.4 Isomerien

H08

→ **2.46 Die Z/E-Isomerie (cis/trans-Isomerie) ist eine Untergruppe der Konfigurationsisomerie. Welche der Verbindungen ist ein E-(trans-)Isomer?**

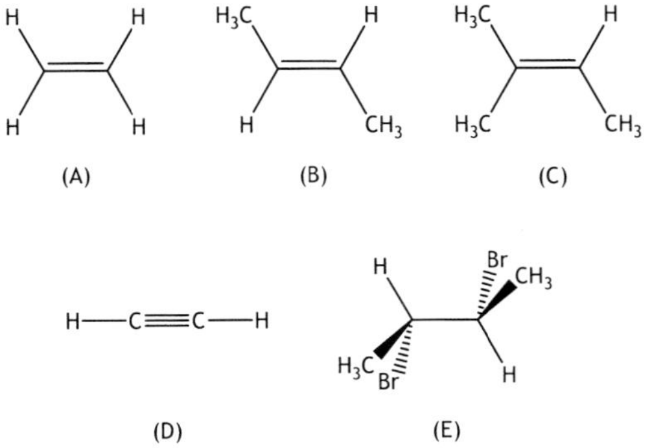

2.3.5 Funktionelle Gruppen

F01

→ **2.47 Welche Aussage zum abgebildeten Sorbitol trifft nicht zu?**

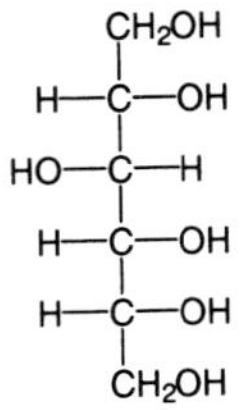

(A) Er ist eine Aldose.
(B) Er hat 2 primäre OH-Gruppen.
(C) Er hat 4 sekundäre OH-Gruppen.
(D) Er hat 4 asymmetrisch substituierte C-Atome.
(E) Er entsteht durch Reduktion von Fructose.

■

→ **2.48 Welche Aussage über die Verbindungen 1 und 2 trifft nicht zu?**

(1) $H_3C–CH_2–OH$
(2) $H_3C–O–CH_3$
(A) 1 und 2 sind Strukturisomere
(B) 1 heißt Äthanol, 2 ist ein Äther
(C) 1 hat einen höheren Siedepunkt als 2
(D) 1 ist schlechter löslich als 2
(E) 1 lässt sich leichter oxidieren als 2

F99 H96

→ **2.49 Welche Angabe zu den Verbindungen (1) und (2) trifft nicht zu?**

(1) $H_3C—CH_2—CH(OH)—CH_3$

(2) $H_3C—CH_2—O—CH_2—CH_3$

(A) (1) und (2) sind Konstitutionsisomere.
(B) (2) heißt Diethylether.
(C) (1) hat einen höheren Siedepunkt als (2).
(D) (1) kann zu einem Keton oxidiert werden.
(E) (1) und (2) bilden mit starken Basen Salze.

H04

→ **2.50 Welche Aussage zum Harnstoff trifft zu?**

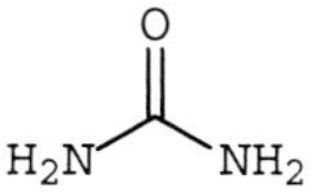

(A) Harnstoff ist eine Aminosäure.
(B) Die Hydrolyse von Harnstoff liefert Kohlenmonoxid und Ammoniak.
(C) Die Hydrolyse des Harnstoffs kann durch das Enzym Urease (z. B. von Helicobacter pylori) katalysiert werden.
(D) Eine wässrige Lösung des Harnstoffs reagiert stark sauer.
(E) Harnstoff ist das Diamid der Oxalsäure.

F01

→ **2.51 Welche Aussage zur abgebildeten Oxalessigsäure trifft nicht zu?**

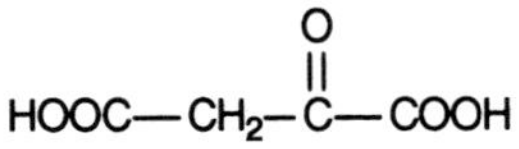

(A) Oxalessigsäure ist eine Dicarbonsäure.
(B) Oxalessigsäure ist eine archirale Verbindung.
(C) Die Bildung von Oxalessigsäure aus D-Äpfelsäure ist eine Oxidation.
(D) Oxalessigsäure entsteht bei der Addition von Wasser an Fumarsäure.
(E) Im Citratzyklus wird Oxalacetat zu Citrat umgesetzt.

F97 ■

→ **2.52 Welche Aussage zur abgebildeten Verbindung trifft nicht zu?**

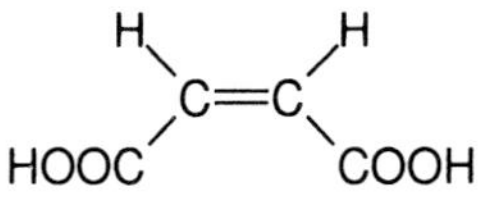

(A) Sie ist eine Dicarbonsäure.
(B) Sie heißt Bernsteinsäure.
(C) $pK_{s1} < pK_{s2}$.
(D) Das trans-Isomer heißt Fumarsäure.
(E) Sie liegt bei pH = 7 als Anion vor.

F99

→ **2.53 Die abgebildete Verbindung**

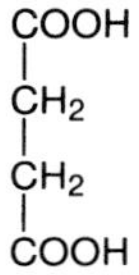

(A) heißt Maleinsäure
(B) kann zu Benztraubensäure decarboxyliert werden
(C) besitzt bei stufenweiser Deprotonierung unterschiedliche pK_S-Werte
(D) ist Zwischenprodukt beim Aufbau von Fettsäuren
(E) bildet folgendes Anhydrid:

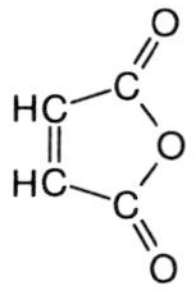

F97

→ **2.54 Welche Aussage zur Glycerinsäure trifft nicht zu?**

(A) Sie enthält eine sekundäre und eine primäre alkoholische OH-Gruppe.
(B) Phosphoglycerinsäuren sind Zwischenstufen bei der Glykolyse.
(C) Glycerin-2-phosphorsäure und 2-Phosphoglycerinsäure sind identisch.
(D) Sie enthält am C-Atom 2 ein Asymmetriezentrum.
(E) Durch Veresterung mit Phosphat erhält man 3-Phosphoglycerinsäure oder 2-Phosphoglycerinsäure.

H02

→ **2.55 Welche Aussage zur abgebildeten Acetylsalicylsäure trifft nicht zu?**

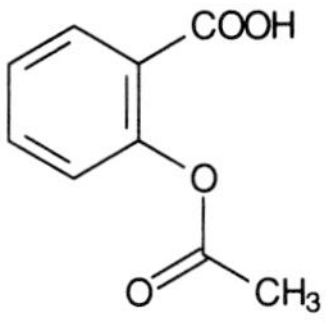

(A) Acetylsalicylsäure enthält eine Carboxylgruppe.
(B) Acetylsalicylsäure enthält eine Estergruppe.
(C) Bei der Hydrolyse von Acetylsalicylsäure mit Natronlauge entsteht Natriumsalicylat und Natriumbenzoat.
(D) Acetylsalicylsäure ist eine achirale Verbindung.
(E) Acetylsalicylsäure kann aus Salicylsäure und Essigsäureanhydrid hergestellt werden.

■

→ **2.56 Welche Angabe zu nebenstehender Verbindung trifft nicht zu?**

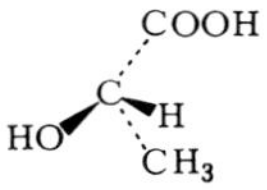

(A) S-Konfiguration
(B) Milchsäure
(C) optisch aktiv
(D) zu Malonsäure oxidierbar
(E) α-Hydroxy-Carbonsäure

H99 ■

→ **2.57 Welche Aussage trifft nicht zu?**
Die abgebildete Verbindung

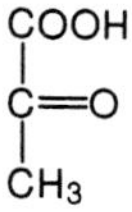

(A) heißt Brenztraubensäure
(B) ist eine α-Ketosäure
(C) ist ein Zwischenprodukt beim Glucoseabbau
(D) kann zu Ameisensäure decarboxyliert werden
(E) kann zu Milchsäure reduziert werden

2.52 (B) 2.53 (C) 2.54 (C) 2.55 (C) 2.56 (D) 2.57 (D)

F94

→ **2.58 Welche Aussage trifft nicht zu?**
Die abgebildete Verbindung

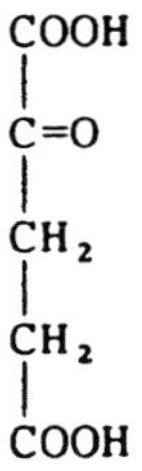

(A) heißt α-Ketoglutarsäure
(B) entsteht im Citratzyklus durch oxidative Decarboxylierung von Isocitronensäure
(C) wird im Citratzyklus durch oxidative Decarboxylierung in ein Derivat der Bernsteinsäure umgewandelt
(D) wird zu Asparaginsäure transaminiert
(E) kann zu einer α-Hydroxyglutarsäure reduziert werden

H86

→ **2.59 Welche Angabe zu den Strukturelementen der abgebildeten Verbindung trifft nicht zu?**

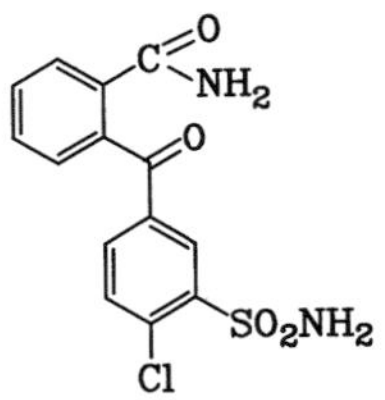

(Chlortalidon)

(A) Keton
(B) Sulfonamid
(C) Carbonsäureamid
(D) primäres Amin
(E) ortho-substituierter Benzolring

F99 ■

→ **2.60 Welche Aussage trifft nicht zu?**
Die abgebildete Verbindung (das Pharmakon Paracetamol)

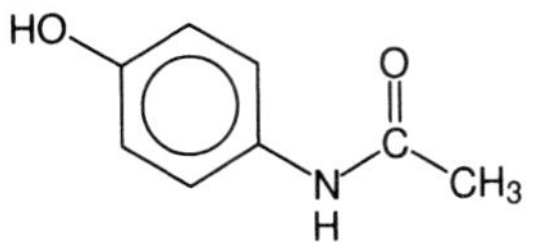

(A) enthält einen para-substituierten Benzolring
(B) ist ein Säureamid
(C) enthält eine sekundäre OH-Gruppe
(D) kann aus Acetanhydrid und p-Aminophenol hergestellt werden
(E) bildet bei der Reaktion mit NaOH Natriumacetat

H87

→ **2.61 Welche Aussage zur abgebildeten Substanz (Dehydroascorbinsäure) trifft nicht zu?**

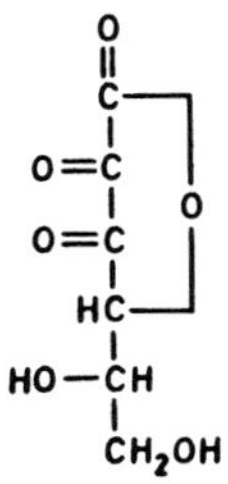

(A) Sie enthält 2 Ketogruppen.
(B) Sie ist ein Lacton.
(C) Der Ring kann unter Wasseranlagerung geöffnet werden.
(D) Sie enthält 2 primäre Alkoholgruppen.
(E) Sie kann leicht reduziert werden.

F87

→ **2.62 Welche Aussage trifft nicht zu?**

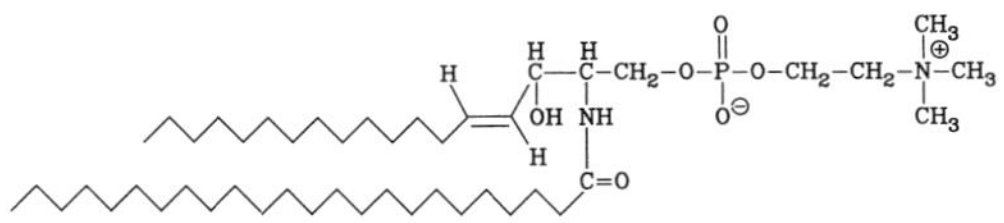

Die abgebildete Substanz
(A) enthält eine Amidbindung
(B) enthält eine trans-konfigurierte Doppelbindung
(C) enthält eine primäre Alkoholgruppe
(D) ist ein Zwitterion
(E) kann bei bestimmten Speicherkrankheiten im ZNS vermehrt vorkommen

F86

→ **2.63 Welche Angabe zu den Strukturelementen der abgebildeten Verbindung trifft nicht zu?**

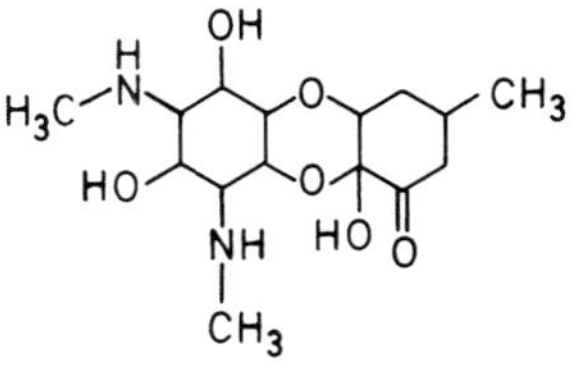

Spectinomycin

(A) sekundärer Alkohol
(B) sekundäres Amin
(C) Keton
(D) Lacton
(E) Heterocyclus

F98

→ 2.64 Bei der dargestellten Verbindung handelt es sich um β-Carotin.

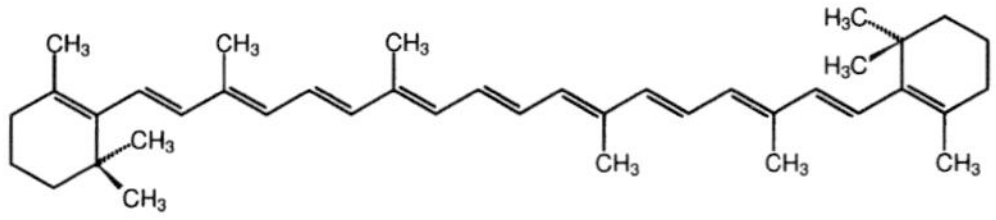

(1) Es ist ein Kohlenwasserstoff.
(2) Es ist ein Isoprenoid.
(3) Sämtliche Doppelbindungen sind konjugiert.
(4) Es ist eine biosynthetische Vorstufe des Vitamins B_1.
(5) Es dient als Cofaktor von Oxidoreduktasen.

(A) nur 1 und 2 sind richtig
(B) nur 2 und 5 sind richtig
(C) nur 1, 2 und 3 sind richtig
(D) nur 1, 3 und 4 sind richtig
(E) 1–5 = alle sind richtig

F04

→ 2.65 Welche Aussage zum abgebildeten Alkaloid Scopolamin trifft <u>nicht</u> zu?

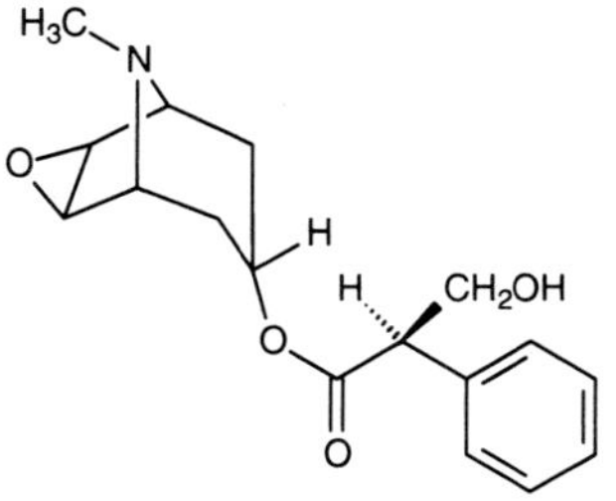

(A) Es enthält einen Epoxidring.
(B) Es enthält eine Estergruppe.
(C) Es enthält das Strukturelement eines sekundären Amins.
(D) Es ist eine chirale Verbindung.
(E) Es enthält eine primäre Hydroxylgruppe.

F03

→ 2.66 Welche Aussage zum abgebildeten Ubichinon trifft <u>nicht</u> zu?

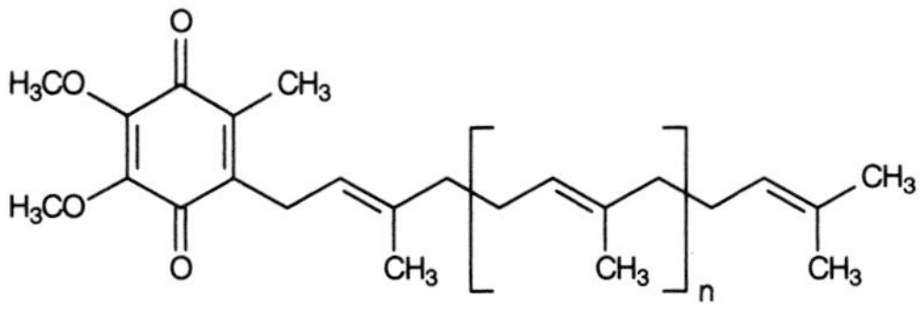

(A) Ubichinon enthält eine Benzochinon-Substruktur.
(B) Ubichinon enthält eine Estergruppe.
(C) Ubichinon wirkt in der Atmungskette als Elektronenüberträger.
(D) Die Seitenkette des Ubichinons enthält Isopren-Einheiten.
(E) Das Redoxpotential des Systems Ubichinon/Ubihydrochinon ist pH-abhängig.

F05

→ 2.67 Glycerin

(A) ist eine Aldose
(B) ist eine Ketose
(C) entsteht durch Reduktion von Glycerinaldehyd
(D) enthält ein stereogenes Zentrum
(E) hat zwei sekundäre OH-Gruppen

F05

→ 2.68 Welche Aussage zum Imidazol trifft zu?

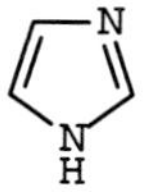

(A) Bei pH = 7 liegt Imidazol vollständig dissoziiert vor.
(B) Das Strukturelement des Imidazols findet sich in den Purinbasen.
(C) Imidazol kommt in Form zweier Enantiomere vor.
(D) Das Strukturelement des Imidazols findet sich in den Porphyrinen.
(E) Imidazol gehört zur Klasse der Amino(carbon)säuren.

2.64 (C) 2.65 (C) 2.66 (B) 2.67 (C) 2.68 (B)

H05

2.69 Welche Aussage zum nachfolgend abgebildeten Molekül (Anion des Antibiotikums Fosfomycin) trifft zu?

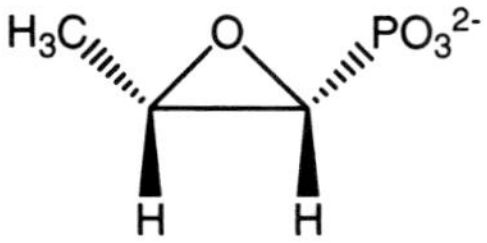

(A) Es enthält drei stereogene Zentren (Chiralitätszentren).
(B) Es handelt sich um das Anion eines Esters der Phosphorsäure.
(C) Es handelt sich um einen cis-disubstituierten Dreiringheterozyklus.
(D) Es handelt sich um ein zyklisches Halbacetal.
(E) Im Ring liegt eine Esterbindung vor.

H05

2.70 Welche Aussage zur abgebildeten Strukturformel des Antirheumatikums Indometacin trifft zu?

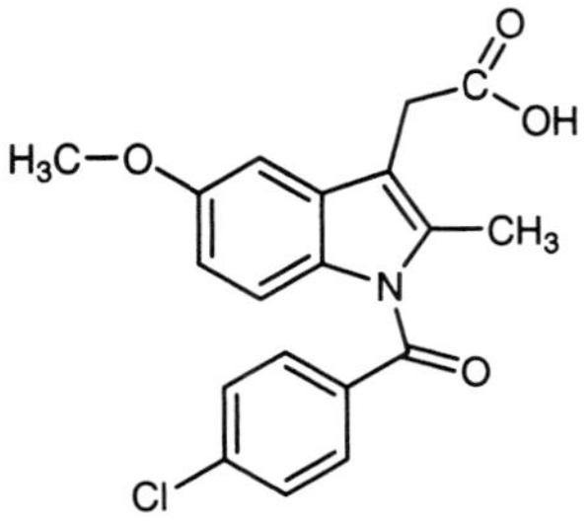

(A) Die Verbindung enthält ein Chiralitätszentrum.
(B) Die Verbindung enthält einen Imidazolring.
(C) Die Verbindung enthält drei Benzolringe.
(D) Die Verbindung ist eine Carbonsäure.
(E) Die Verbindung ist ein Ester.

F06

2.71 Welche Aussage zum Porphyrin- bzw. Corrin-Ringsystem, das im Häm bzw. im Vitamin B_{12} vorliegt, trifft zu?

(A) In beiden Makrozyklen liegt ein durchgehend mesomeriestabilisiertes Ringsystem vor.
(B) Bei beiden Ringsystemen handelt es sich um Tetrapyrrolderivate.
(C) Im Häm des Desoxyhämoglobins ist ein Fe^{3+}-Ion komplexiert.
(D) Im Vitamin B_{12} wird ein Fe^{3+}-Ion komplexiert.
(E) Im Vitamin B_{12} wird ein Fe^{2+}-Ion komplexiert.

F06

2.72 Welche Aussage zur abgebildeten Strukturformel des Phosphodiesterase-5-Inhibitors Vardenafil trifft zu?

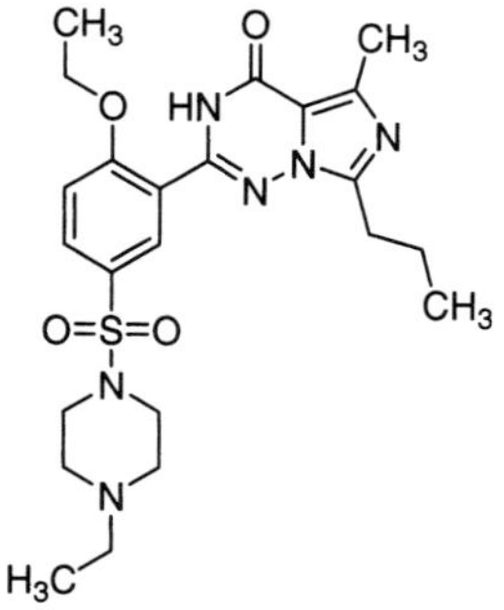

Die Verbindung enthält

(A) eine Sulfonsäureamidgruppe
(B) zwei Chiralitätszentren
(C) einen Thiazolring
(D) eine Thioesterbindung
(E) die Aminosäure Valin als Strukturelement

H06

2.73 Das abgebildete Ethinylestradiol wird als estrogene Komponente von Kontrazeptiva verwendet.

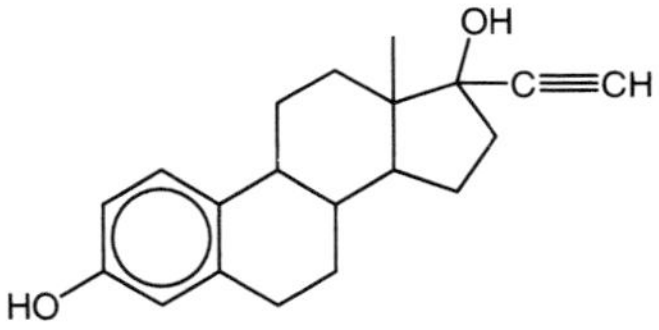

Welche funktionelle Gruppe bzw. welches Strukturelement liegt vor?

(A) Hydrochinon
(B) Phenolringstruktur
(C) primärer Alkohol
(D) sekundärer Alkohol
(E) substituiertes Alken

F07

2.74 Welche Aussage zur Stoffklasse der Alkohole trifft zu?

(A) Alkohole weisen tiefere Siedepunkte als die konstitutionsisomeren Ether auf.
(B) Der cyclische Alkohol Cyclohexanol ist ein typisches Phenol.
(C) Ethylenglycol (Ethan-1,2-diol) ist ein sekundärer Alkohol, weil das Molekül zwei benachbarte OH-Gruppen aufweist.
(D) Glycerin ist ein tertiärer Alkohol, weil das Molekül drei OH-Gruppen aufweist.
(E) Sekundäre Alkohole werden zu Ketonen mit derselben Anzahl von C-Atomen oxidiert.

F07

2.75 Das abgebildete Omeprazol wird bei Zuständen mit gesteigerter Säureproduktion der Magenschleimhaut therapeutisch eingesetzt.

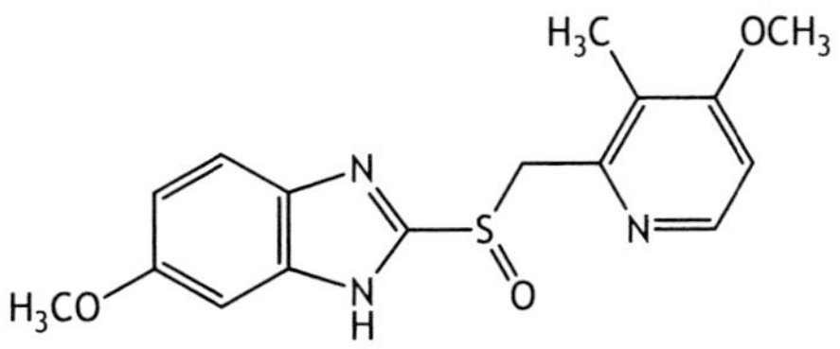

Welches (substituierte) heterocyclische Ringsystem liegt in diesem Molekül vor?

(A) Indol
(B) Purin
(C) Pyridin
(D) Pyrimidin
(E) Thiophen

H07

2.76 Der Arzneiwirkstoff Theophyllin kann u. a. die glatte Muskulatur der Bronchien relaxieren (z. B. in der Therapie eines Asthma bronchiale).

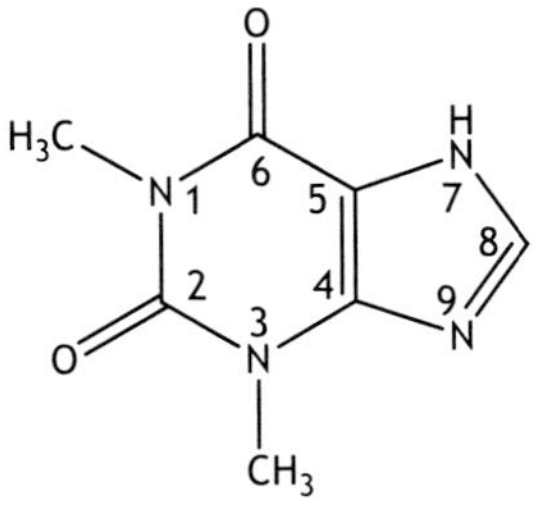

Welche Aussage zum abgebildeten Theophyllin trifft zu?

(A) Der Grundkörper ist ein Purinderivat.
(B) Die Kohlenstoffatome 4 und 5 stellen jeweils ein stereogenes Zentrum (Chiralitätszentrum) dar.
(C) In der Formel ist beim Stickstoffatom 1 eine Iminolstruktur abgebildet (Lactimform).
(D) Theophyllin enthält einen Indolring.
(E) Theophyllin enthält einen Pyridinring.

H07

2.77 Welche Aussage zu dem abgebildeten Vitamin K_1 trifft zu?

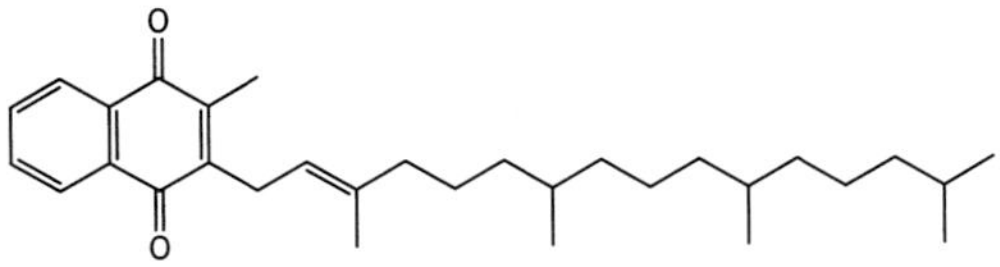

(A) Bei allen C-C-Doppelbindungen handelt es sich um konjugierte Doppelbindungen.
(B) Daraus entsteht durch Reduktion α-Tocopherol-Hydrochinon.
(C) Die Seitenkette besteht aus fünf Isopren-Einheiten.
(D) Die Verbindung enthält fünf stereogene Zentren (Chiralitätszentren).
(E) Es enthält 1,4-Naphthochinon-Gerüst.

F08

2.78 Abgebildet ist α-Tocopherol, eine Form des Vitamin E:

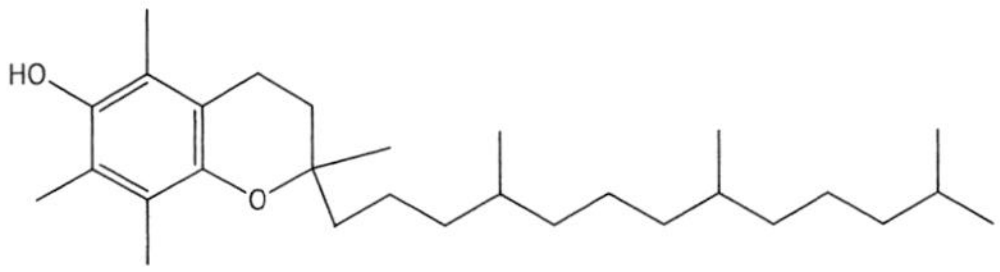

Welche Aussage zu diesem Molekül trifft zu?

(A) Als Phenol ist die Verbindung eine stärkere Säure als Ethansäure (Essigsäure).
(B) Die Seitenkette besteht aus zwei Isopren-Einheiten.
(C) Die Verbindung enthält drei stereogene Zentren (Chiralitätszentren).
(D) Es enthält ein Naphthalin-Ringgerüst.
(E) Es ist ein Lacton.

2.75 (C) 2.76 (A) 2.77 (E) 2.78 (C)

F08

→ **2.79 Bei der dargestellten Verbindung handelt es sich um ein Medikament, das bei Morbus Parkinson verabreicht wird.**

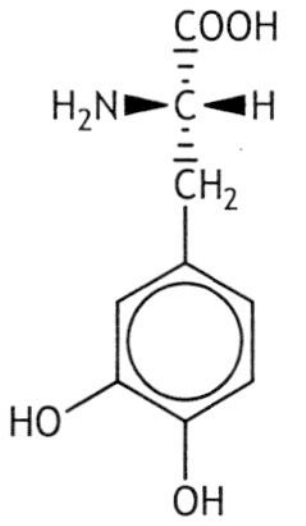

Welche Aussage trifft zu?

(A) Das stereogene Zentrum (Chiralitätszentrum) weist eine R-Konfiguration auf.
(B) Die OH-Gruppen am Phenylrest stehen in meta-Stellung.
(C) Die Verbindung ist optisch inaktiv.
(D) Es handelt sich um ein Dihydroxyphenylalanin (Dioxyphenylalanin).
(E) Die Verbindung enthält einen Pyridin-Ring.

H08

→ **2.80 Die abgebildete Strukturformel zeigt ein Molekül, das unter anderem bei enzymatisch-optischen Tests in der Laboratoriumsmedizin eine wichtige Rolle spielt:**

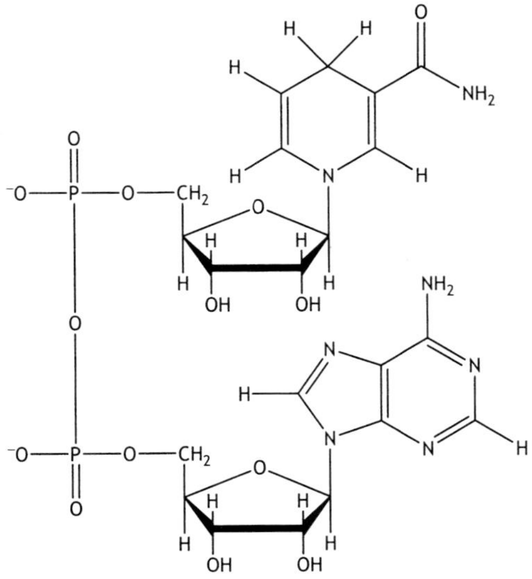

Es handelt sich um

(A) Adenosin-Diphosphat
(B) oxidiertes Flavin-Adenin-Dinucleotid
(C) oxidiertes Nicotinamid-Adenin-Dinucleotid
(D) reduziertes Flavin-Adenin-Dinucleotid
(E) reduziertes Nicotinamid-Adenin-Dinucleotid

H08

→ **2.81 Bei einem Ikterus (Gelbsucht) ist die Unterscheidung zwischen unkonjugiertem und konjugiertem (glucuronidiertem) Bilirubin im Blutplasma diagnostisch bedeutsam. Die Glucuronidierung der Bilirubin-Moleküle in den Hepatozyten erfolgt an Carboxyl(at)gruppen. Welche der Markierungen A–E im (unkonjugierten) Bilirubin befindet sich an einer Carboxylatgruppe?**

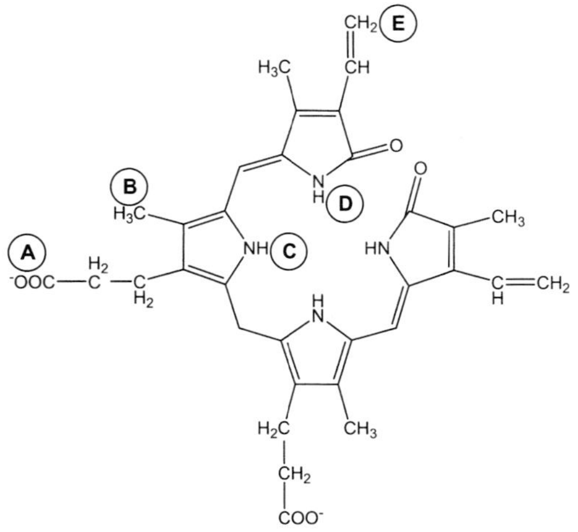

H08

→ **2.82 Nachstehend zeigt (1) die Struktur von Penicillinen, wobei R_1 eine je nach Penicillin unterschiedliche Seitenkette symbolisiert. Penicilline können allergische Hautreaktionen hervorrufen. Allergisierend wirkt dabei u. a. ein Penicillinderivat, das (als Hapten) kovalent an die Aminogruppe eines (Träger-)Proteins gebunden ist. Dies zeigt (2), wobei R_2 den übrigen Teil des Proteins symbolisiert.**

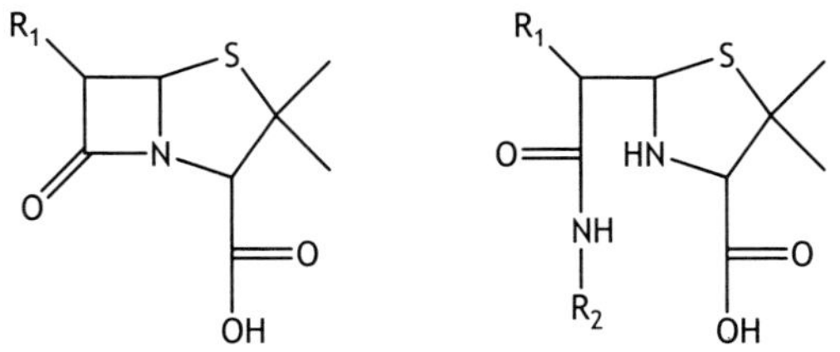

(1) (2)

Welches der folgenden Strukturelemente wurde (formal) im Penicillin gespalten und mit dem Protein neu gebildet?

(A) Carbonsäureamid
(B) Carbonsäureester
(C) Ether
(D) Halbacetal
(E) Nitril

H08

→ **2.83 Welche Aussage zur N-Acetylneuraminsäure (NANA) trifft zu?**

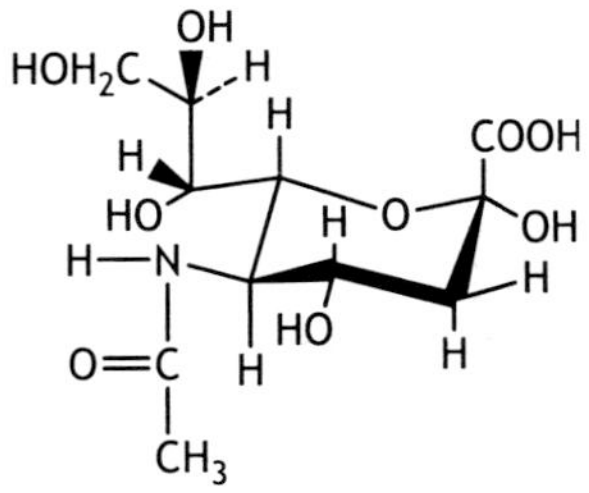

(A) Bei der Hydrolyse von NANA entsteht Ameisensäure.
(B) Die Ringform von NANA wird als Furanose bezeichnet.
(C) NANA enthält eine Amidbindung.
(D) NANA hat 4 stereogene Zentren (Chiralitätszentren).
(E) Unter physiologischen Bedingungen liegt NANA als Kation vor.

H08

→ **2.84 Welcher der folgenden ungesättigten Kohlenwasserstoffe enthält konjugierte C-C-Doppelbindungen?**
(A) Arachidonsäure
(B) Prostacyclin (Prostaglandin I_2)
(C) Retinal
(D) Squalen
(E) Thromboxan A_2

2.4 Carbo- und Heterocyclen

2.4.1 Cycloalkane, Aromaten

H86 ■■

→ **2.85 Welche Aussage zum Cyclohexan trifft zu?**
(A) Es entsteht bei der Hydrierung von Cyclohexen.
(B) Es hat die Summenformel C_6H_{14}.
(C) Das Molekül ist eben gebaut.
(D) Es löst sich gut in Wasser.
(E) Keine der Aussagen (A)–(D) trifft zu.

■

→ **2.86 Welche Aussage zum Benzolmolekül trifft <u>nicht</u> zu?**
(A) C- und H-Atome liegen in einer Ebene.
(B) Es lässt sich durch mesomere Grenzstrukturformeln beschreiben.
(C) Die Abstände zwischen den C-Atomen des Sechsrings sind gleich.
(D) Es existiert in Sessel- und Wannenform.
(E) Es hat einen geringeren Energiegehalt als das Hexatrienmolekül.

H00

→ **2.87 Vergleichen Sie folgende Verbindungen:**

(1) 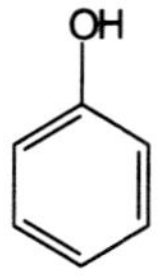

(2) 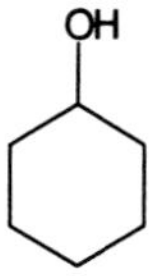

(A) (2) ist azider als (1).
(B) (1) und (2) sind Isomere.
(C) (1) und (2) lassen sich an der OH-Gruppe verestern.
(D) Die Oxidation führt bei beiden Verbindungen zu einem Keton.
(E) Der Sechsring ist bei (1) und (2) eben gebaut.

H08

→ **2.88 Welche Aussage zu der Verbindungsklasse „Phenole" trifft zu?**
(A) Benzoesäure ist ein Phenol.
(B) Cyclohexanol ist ein Phenol.
(C) 1,2-Dihydroxybenzol (1,2-Dihydroxybenzen) ist ein Phenol.
(D) Phenole sind stärkere Säuren als Carbonsäuren.
(E) Zweiwertige Phenole werden durch Reduktion in Chinone umgewandelt.

H94

→ **2.89 Welche Aussage zu den abgebildeten Verbindungen trifft <u>nicht</u> zu?**

(1) 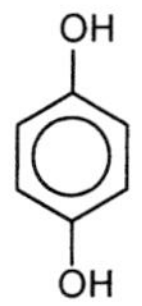

(2) 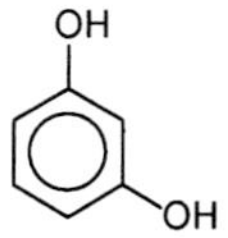

(A) Beide sind zweiwertige Phenole.
(B) (1) ist eine para-, (2) eine meta-Verbindung.
(C) Beide lassen sich leicht zu einem Chinon oxidieren.
(D) Beide sind schwächere Protonendonatoren als Carbonsäuren.
(E) Bei beiden erfolgt die elektrophile Substitution am Ring leichter als im Benzol.

2.83 (C) 2.84 (C) 2.85 (A) 2.86 (D) 2.87 (C) 2.88 (C) 2.89 (C)

F99 ■

→ **2.90 Welche Angabe zu den funktionellen Gruppen der abgebildeten Verbindung (das Pharmakon Labetalol) trifft nicht zu?**

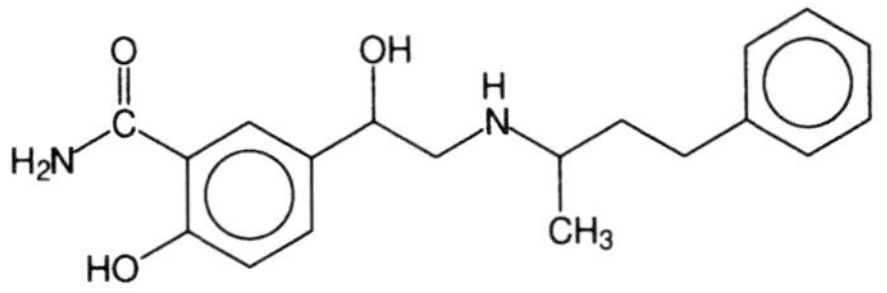

(A) Carbonsäureamid
(B) sekundäres Amin
(C) primäres Amin
(D) sekundärer Alkohol
(E) phenolische Hydroxylgruppe

2.4.2 Heterocyclen

H04

→ **2.91 Das Porphyringerüst enthält vier heterozyklische Strukturelemente.**
Bei diesen Strukturelementen handelt es sich um:

(A) Pyridin
(B) Pyrrol
(C) Pyran
(D) Pyrimidin
(E) Imidazol

F00

→ **2.92 Welche Aussage zur abgebildeten Verbindung trifft nicht zu?**

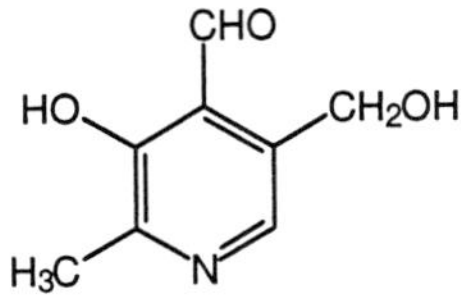

(A) Sie enthält einen Pyridinring.
(B) Sie kann am N-Atom protoniert werden.
(C) Sie wird zum Coenzym, wenn die primäre Alkoholgruppe mit Phosphorsäure verestert ist.
(D) Sie kann an der Aldehydgruppe zum Pyridoxol reduziert werden.
(E) Sie gehört zu den lipidlöslichen Vitaminen.

H96

→ **2.93 Welche Aussage zur abgebildeten Harnsäure trifft nicht zu?**

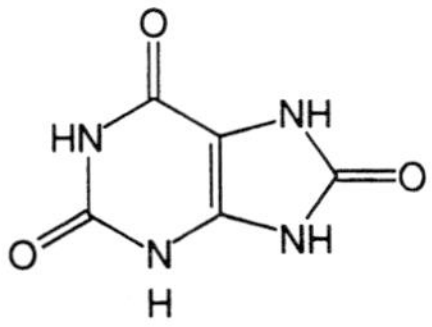

(A) Harnsäure enthält ein Purinringsystem.
(B) Das heterozyklische System ist eben gebaut.
(C) In der Formel ist die mehrfache Keto-(Lactam)-Form vorgestellt.
(D) Harnsäure ist beim Menschen das Endprodukt des Abbaus der Purinbasen.
(E) Harnsäure wird als Trinatriumurat ausgeschieden.

F95

→ **2.94 Welche Aussage zur abgebildeten Substanz trifft nicht zu?**

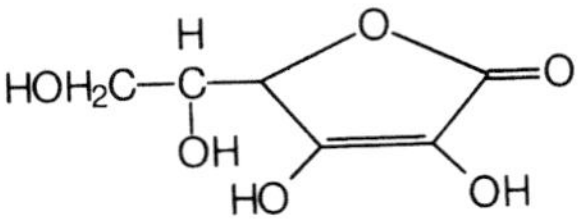

(A) Es handelt sich um Ascorbinsäure.
(B) Sie kann leicht oxidiert werden.
(C) Sie ist wegen der vielen polaren Gruppen gut wasserlöslich.
(D) Sie ist am mitochondrialen Elektronentransport beteiligt.
(E) Sie ist an der Bildung von Kollagenen beteiligt.

F87

→ **2.95 Welche Aussage zur Struktur und den funktionellen Gruppen der abgebildeten Verbindung trifft nicht zu?**

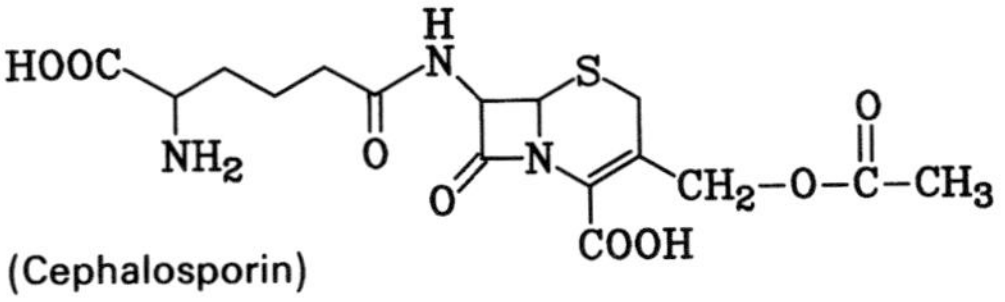

(Cephalosporin)

(A) Estergruppe
(B) amidisch gebundene Aminosäure
(C) Thiazolring
(D) Carboxylgruppe
(E) primäre Aminogruppe

F86

→ 2.96 Welche Aussage zum Serotonin trifft nicht zu?

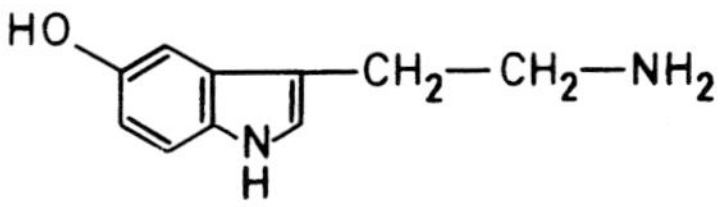

(A) Es entsteht durch Decarboxylierung von 5-Hydroxy-L-Tryptophan.
(B) Physiologisch aktiv ist nur die L-Form des Serotonins.
(C) Serotonin ist Neurotransmitter im ZNS.
(D) Serotonin enthält ein Indolringsystem.
(E) Serotonin kann durch Monoamin-Oxidase abgebaut werden.

F85

→ 2.97 Welche Aussage zur abgebildeten Verbindung trifft nicht zu?

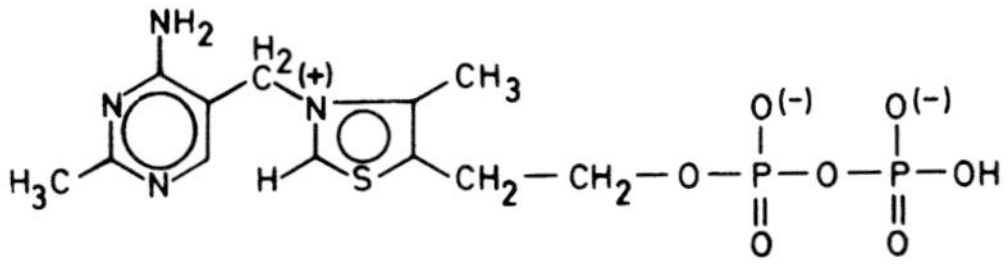

(A) Es handelt sich um Thiamin-pyrophosphat.
(B) Der sechsgliedrige Heterozyklus ist ein substituiertes Pyrimidin.
(C) Der Stickstoff im Thiazolring ist quartär.
(D) Die Verbindung ist Coenzym bei der Decarboxylierung von Ketosäuren.
(E) Die Verbindung enthält zwei Phosphorsäureanhydridbindungen.

H86

→ 2.98 Welche Heterocyclen enthält das Thiamin-Molekül?

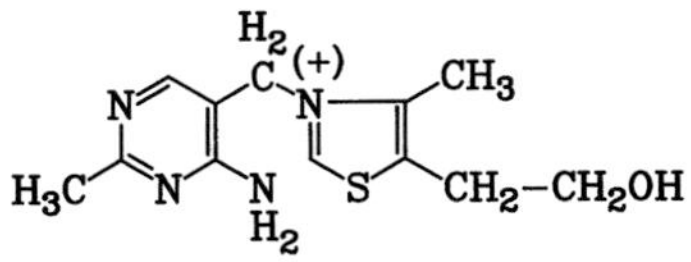

(1) Imidazol
(2) Thiazol
(3) Pyrimidin
(4) Pyridin
(5) Purin

(A) nur 1 und 2 sind richtig
(B) nur 1 und 3 sind richtig
(C) nur 2 und 3 sind richtig
(D) nur 2 und 4 sind richtig
(E) nur 3 und 5 sind richtig

H03

→ 2.99 Welches heterozyklische Ringsystem kommt sowohl in der Aminosäure Histidin als auch im abgebildeten Antihistaminikum vor?

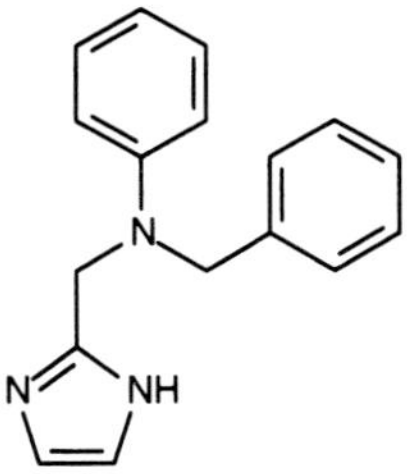

(A) Pyrrol
(B) Imidazol
(C) Pyridin
(D) Purin
(E) Pyrimidin

F03

→ 2.100 Welche Aussage zum neurotoxischen Sesquiterpen Helenalin trifft nicht zu?

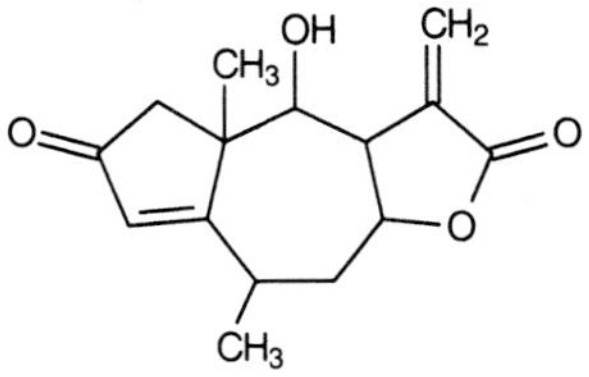

(A) Helenalin ist ein Lacton.
(B) Helenalin enthält fünf stereogene Zentren (Chiralitätszentren).
(C) Es handelt sich um ein tricyclisches Diketon.
(D) Helenalin enthält eine sekundäre Alkoholgruppe.
(E) Beide C=O-Gruppen stehen in Konjugation mit je einer C=C-Doppelbindung.

F03

→ 2.101 Welches Strukturmerkmal bzw. welche funktionelle Gruppe kommt vor in Entacapon, einem Inhibitor der Katechol-O-Methyltransferase (COMT)?

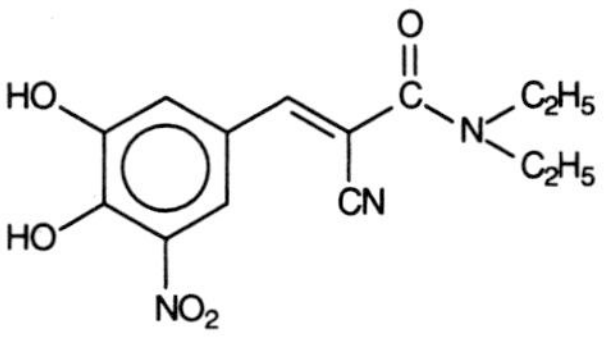

(A) Carbonsäureamid
(B) Ether
(C) Acetal
(D) tertiäres Amin
(E) Pyridin-Ring

2.96 (B) 2.97 (E) 2.98 (C) 2.99 (B) 2.100 (C) 2.101 (A)

2.5 Stereochemie

2.5.1 Konfiguration

H03

→ **2.102 Welche Aussage zu den Verbindungen 2-Butanol (1) und Ethylmethylether (2) trifft zu?**

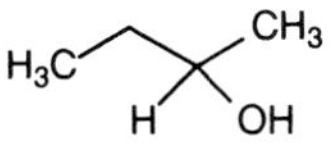

(1)

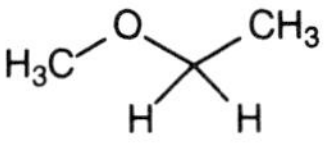

(2)

(A) (1) und (2) sind Konstitutionsisomere.
(B) (2) ist eine stärkere Brönsted-Säure als (1).
(C) (1) hat einen höheren Siedepunkt als (2).
(D) (1) kann zu einem Aldehyd oxidiert werden, (2) hingegen nicht.
(E) (2) kann durch Hydrierung in (1) umgewandelt werden.

H96 ■■

→ **2.103 Welche Angabe zu den Verbindungen (1) und (2) trifft <u>nicht</u> zu?**

(1)

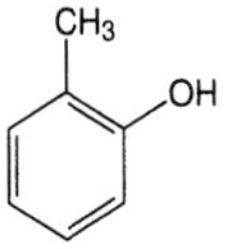

(2)

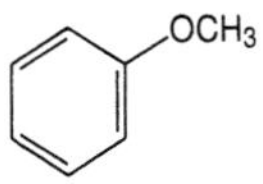

(A) (2) ist ein Ether.
(B) (1) und (2) sind Konstitutionsisomere.
(C) (1) bildet mit NaOH Salze.
(D) (1) ist ein Phenol.
(E) In (1) und (2) sind alle C-Atome sp^2-hybridisiert.

H00 F97 H82 ■

→ **2.104 Welche Aussage über die folgenden Verbindungen trifft <u>nicht</u> zu?**

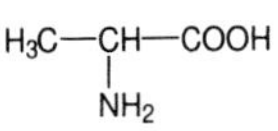

(1)

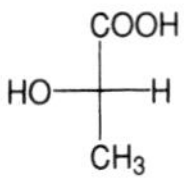

(2)

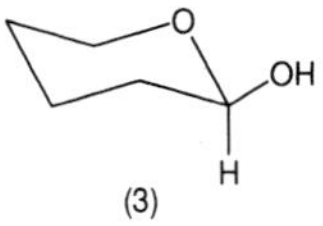

(3)

(A) Verbindung (3) ist ein zyklisches Halbacetal.
(B) Alle drei Verbindungen enthalten wenigstens ein Chiralitätszentrum.
(C) Formel (2) ist die Fischer-Projektion der L-Milchsäure.
(D) Formel (1) kennzeichnet die Konstitution des Glycins.
(E) Aus Formel (3) kann man Konstitution, Konfiguration und Konformation ablesen.

H04

→ **2.105 Bei welchem der folgenden Moleküle handelt es sich um ein Halbacetal?**

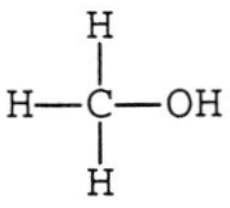

(A)

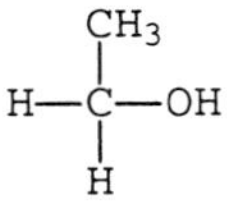

(B)

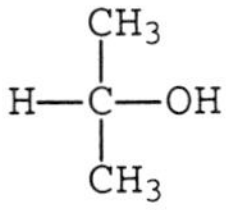

(C)

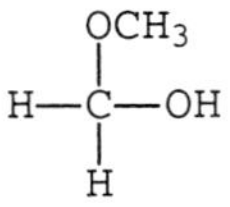

(D)

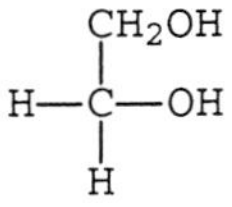

(E)

F06

→ **2.106 Eine wichtige, durch Monooxygenasen katalysierte Reaktion ist die so genannte „O-Dealkylierung" eines Methylethers unter Bildung von Methanal und einem Alkohol:**

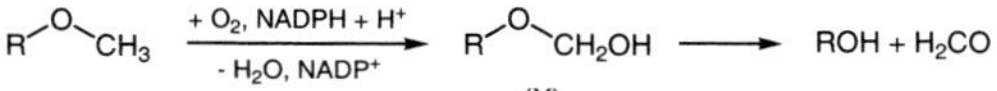

(X)

Als Zwischenprodukt (X) entsteht durch O-Einschub in eine CH-Bindung der Methylgruppe

(A) ein Ester
(B) eine Carbonsäure
(C) ein Glykol
(D) ein Halbacetal
(E) eine Pyranose

H97 ■

→ **2.107 Welche Aussage trifft <u>nicht</u> zu?**

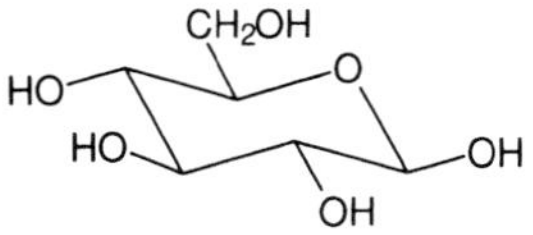

Die Formel der β-D-Glucose zeigt

(A) die Konstitution
(B) die Konfiguration
(C) die Konformation
(D) dass die OH-Gruppe an C_1 zur OH-Gruppe an C_2 transständig ist
(E) dass dieser Zucker an C_6 eine sekundäre Alkoholgruppe trägt

2.102 (C) 2.103 (E) 2.104 (D) 2.105 (D) 2.106 (D) 2.107 (E)

2.5.2 Stereoisomerie

F01

2.108 Welche Aussage zu Stereoisomeren trifft nicht zu?

(A) Stereoisomere haben die gleiche Summenformel.
(B) Stereoisomere können unterschiedliche biologische Wirkung aufweisen.
(C) Stereoisomere können Enantiomere oder Diastereomere sein.
(D) Maleinsäure und Fumarsäure sind Stereoisomere.
(E) Glucose und Fructose sind Stereoisomere.

F86 ■■

2.109 Welche Aussage zur dargestellten Substanz trifft nicht zu?

$H_3C-\underset{H}{C}=\underset{H}{C}-CH_3$

(A) Man kennt von ihr cis- und trans-Isomere.
(B) Sie heißt 2-Buten.
(C) Durch Wasseranlagerung entstehen 2 isomere Butanole.
(D) Durch Hydrierung entsteht n-Butan.
(E) Buten ist unpolarer als 2-Butanol.

F02

2.110 Welche Aussage zum abgebildeten Acetessigester (3-Ketobuttersäureethylester) trifft nicht zu?

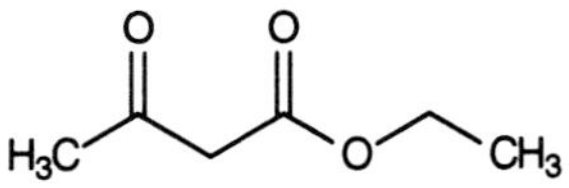

(A) Acetessigester kann durch Esterkondensation aus Essigsäureethylester erhalten werden.
(B) Acetessigester kann eine Keto-Enol-Tautomerie eingehen.
(C) Die Hydrolyse von Acetessigester liefert eine β-Ketocarbonsäure und Ethanol.
(D) Durch Reduktion der Ketogruppe des Acetessigesters wird 3-Hydroxybuttersäureethylester erhalten.
(E) Acetessigester ist eine chirale Verbindung.

H87

2.111 Welche Aussage zur dargestellten Reaktion trifft nicht zu?

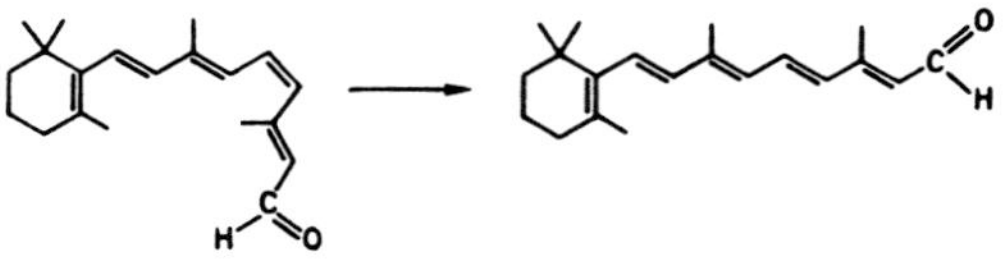

(A) Es handelt sich um eine cis-trans-Umwandlung.
(B) Die Reaktion ist Grundlage des Sehvorganges.
(C) Die Reaktion verläuft exergon.
(D) Das Reaktionsprodukt ist stabiler als die Ausgangsverbindung.
(E) Die Verbindungen werden im menschlichen Organismus aus „aktivem Isopren" synthetisiert.

F02

2.112 Welche Aussage zu den abgebildeten Substanzen und Reaktionen trifft nicht zu?

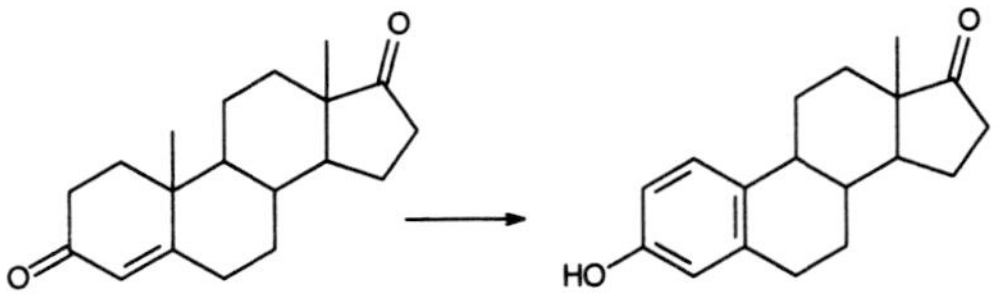

(1) (2)

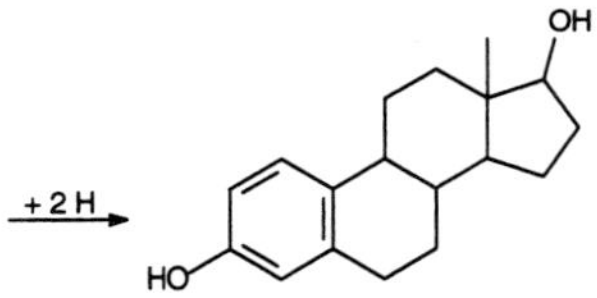

(3)

(A) (1) ist ein Androgen.
(B) (2) und (3) sind Estrogene.
(C) Die Reaktion (1) → (2) wird durch eine Isomerase katalysiert.
(D) Die Reaktion (2) → (3) ist eine Hydrierung.
(E) (1) ist ein Diketon.

H95 H89 ■

2.113 Welche Aussage zur folgenden Reaktion und den daran beteiligten Verbindungen trifft nicht zu?

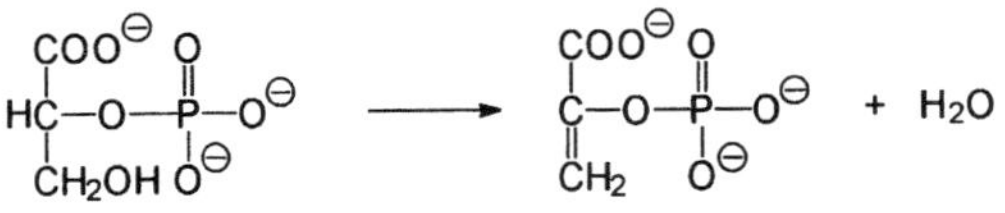

(1) (2)

(A) Die Reaktion (1) → (2) ist eine Eliminierung.
(B) Bei der Reaktion (1) → (2) geht ein Chiralitätszentrum verloren.
(C) Von (2) gibt es cis/trans-Isomere.
(D) Die Reaktion (1) → (2) ist ein Schritt in der Glykolyse.
(E) (2) besitzt ein hohes Phosphatgruppen-Übertragungspotential.

H98 ■

2.114 Welche Aussage zur abgebildeten Fumarsäure trifft nicht zu?

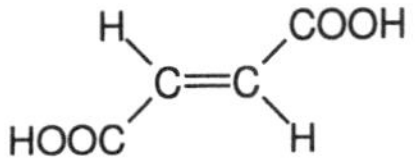

(A) Fumarsäure hat eine trans-konfigurierte Doppelbindung.
(B) Fumarsäure ist Zwischenprodukt im Citratzyklus.
(C) Bei der Fumarase-katalysierten Addition von Wasser an Fumarsäure entsteht Oxalessigsäure.
(D) Bei der Addition von Wasserstoff an Fumarsäure entsteht Bernsteinsäure.
(E) Bei der enzymkatalysierten Spaltung von Argininosuccinat entsteht Fumarsäure.

H97

2.115 Welche Aussage trifft nicht zu?
Bei der dargestellten Verbindung handelt es sich um die Fischer-Projektion der D-Fructose.

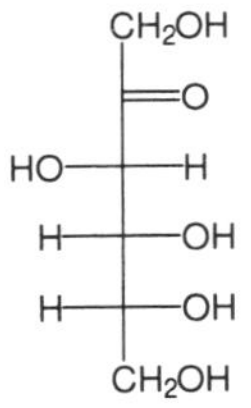

D-Fructose
(A) ist eine Ketohexose
(B) hat drei stereogene Zentren
(C) ist Bestandteil der Saccharose
(D) ist ein Stereoisomer der D-Glucose
(E) ist ein Konstitutionsisomer der D-Mannose

F84

2.116 Welche Aussage zur abgebildeten Shikimisäure trifft nicht zu?

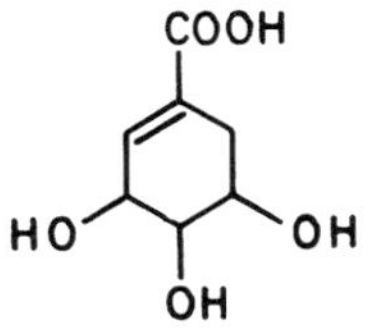

(A) Die Formel beschreibt die Konstitution und die Konfiguration.
(B) Shikimisäure besitzt 3 Chiralitätszentren.
(C) Bei der Addition von Wasserstoff entsteht ein Cyclohexanderivat.
(D) Shikimisäure reagiert mit Bromlösung.
(E) Shikimisäure geht durch zweimalige Dehydratisierung in eine Phenolcarbonsäure über.

F98 ■

2.117 Welche Aussage trifft nicht zu?
1,3-Dihydroxyaceton
(A) ist isomer mit L-Glycerinaldehyd
(B) enthält ein Chiralitätszentrum
(C) ist die einfachste Ketose
(D) ist eine Triose
(E) ist als Phosphat im Fettgewebe Ausgangssubstanz für die Synthese von Glycerinphosphat

H83

2.118 Welche Aussage zu Glycerinsäure trifft nicht zu?

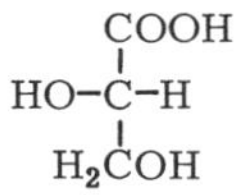

(A) Sie entsteht in vitro durch Oxidation von Glycerinaldehyd.
(B) Die Fischer-Projektionsformel zeigt L-Glycerinsäure.
(C) Sie hat ein Asymmetriezentrum.
(D) Bei Reaktion mit 2 Molekülen Phosphorsäure können Verbindungen mit unterschiedlichem Energiegehalt entstehen.
(E) Nach Oxidation der primären Alkoholgruppe entsteht Weinsäure.

2.113 (C) 2.114 (C) 2.115 (D) 2.116 (A) 2.117 (B) 2.118 (E)

H95

→ **2.119 Worin stimmen die abgebildeten Verbindungen überein?**

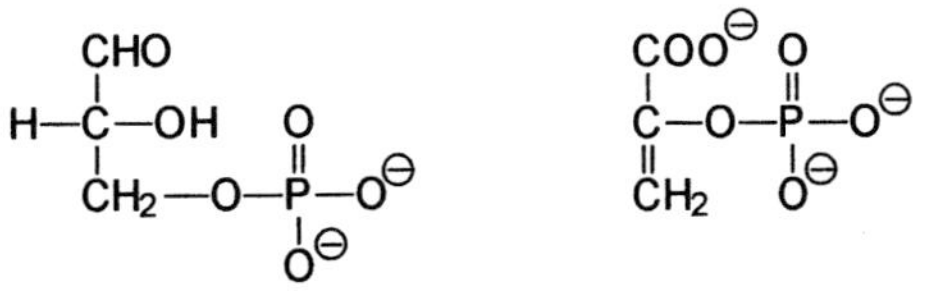

(A) im Energieinhalt
(B) in der Chiralität
(C) in der Oxidationsstufe der C-Atome
(D) Beide kommen im Zytosol vor.
(E) Beide sind Vorstufen bei der Bildung von Glykolipiden.

H00

→ **2.120 Welche Aussage zum abgebildeten Pharmakon Captopril trifft nicht zu?**

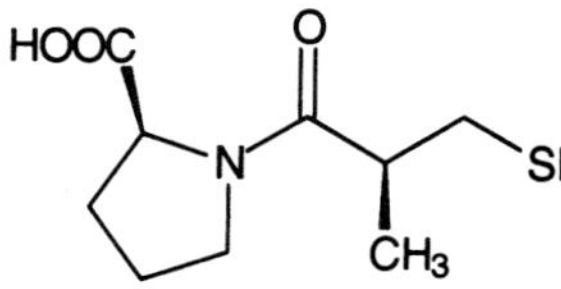

(A) Captopril enthält die Aminosäure L-Prolin.
(B) Captopril enthält die Aminosäure L-Cystein.
(C) Captopril enthält zwei stereogene Zentren (Chiralitätszentren).
(D) Captopril enthält eine Amidgruppe.
(E) Durch Oxidation kann aus Captopril ein Disulfid gebildet werden.

F02

→ **2.121 Welche Aussage zu nachstehender Reaktion und den daran beteiligten Verbindungen trifft zu?**

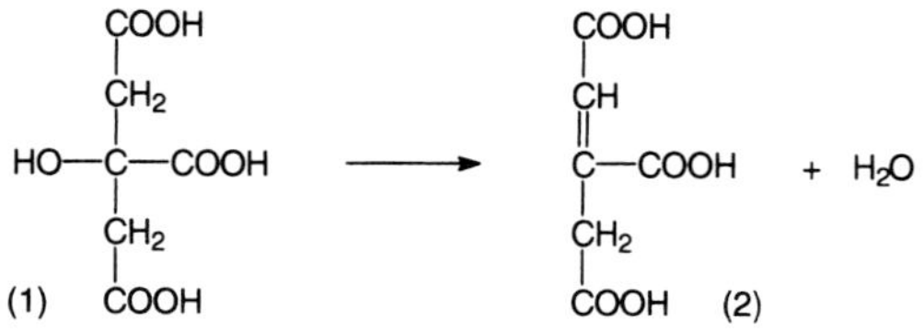

(A) Die Reaktion (1) → (2) ist eine Dehydrierung.
(B) Die Reaktion (1) → (2) ist eine Substitution.
(C) Bei der Reaktion (1) → (2) geht ein Chiralitätszentrum verloren.
(D) (2) ist die Enolform von (1).
(E) Von (2) gibt es cis/trans-Isomere.

H91 ■

→ **2.122 Welche Aussage trifft nicht zu?**

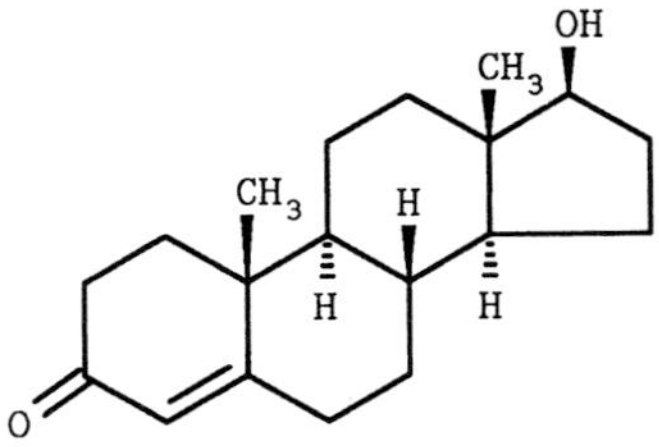

Die abgebildete Verbindung
(A) heißt Testosteron
(B) ist planar gebaut
(C) ist ein Keton
(D) ist ein sekundärer Alkohol
(E) besitzt mehrere Chiralitätszentren

F93

→ **2.123 Welche Aussage zur Struktur des abgebildeten 1,25-Dihydroxycholecalciferol trifft nicht zu?**

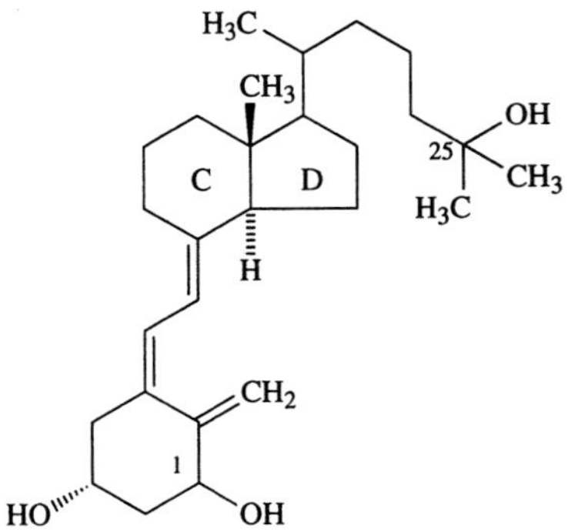

(A) Es ist ein dreiwertiger Alkohol.
(B) Es enthält eine tertiäre OH-Gruppe.
(C) Es enthält konjugierte Doppelbindungen.
(D) Ring C und D sind trans-verknüpft.
(E) C-Atom 25 ist ein Chiralitätszentrum.

2.5.3 Enantiomere, Diastereomere

H89 ■■

→ **2.124 Dihydroxyaceton und Glycerinaldehyd sind**
(A) Konformere
(B) Stereoisomere
(C) Strukturisomere
(D) Enantiomere
(E) Diastereomere

2.119 (D) 2.120 (B) 2.121 (E) 2.122 (B) 2.123 (E) 2.124 (C)

F07

2.125 Ein wichtiger Schritt in der Glykolyse ist die Isomerisierung von Glucose-6-phosphat zu Fructose-6-phosphat.
Bei den beiden Verbindungen handelt es sich um
(A) Diastereomere
(B) Enantiomere
(C) Konformationsisomere
(D) Konstitutionsisomere
(E) Tautomere

H06

2.126 Diastereomere sind
(A) Konstitutionsisomere
(B) L-(+)- und D-(–)-Milchsäure
(C) Stereoisomere, die keine Enantiomere sind
(D) Verbindungen, die generell keine optische Aktivität zeigen
(E) Verbindungen, die sich wie Bild und Spiegelbild verhalten

H07

2.127 Nachstehend sind zwei Intermediate in der Biosynthese des Cholesterins abgebildet:

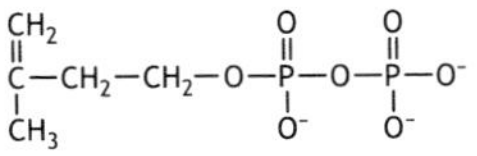
Isopentenylpyrophosphat (Isopentenyldiphosphat)

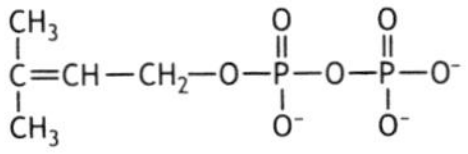
Dimethylallylpyrophosphat (Dimethylallyldiphosphat)

Es handelt sich um
(A) Diastereomere
(B) Enantiomere
(C) Keto-Enol-Tautomere
(D) Konstitutionsisomere
(E) zwei Moleküle, die sich in ihrer relativen Molekülmasse um 2 unterscheiden

F03

2.128 Nach der Herstellung einer wässrigen Lösung von α-D-Glucose beobachtet man eine kontinuierliche Veränderung (Mutarotation) der ursprünglichen spezifischen Drehung von 112° bis zu einem Wert von 52,7°.
Ursache hierfür ist
(A) eine Gleichgewichtseinstellung zwischen α-D-Glucose und β-D-Glucose
(B) die allmähliche Oxidation von Glucose zu einer Gluconsäure
(C) die hydrolytische Spaltung zu zwei Molekülen einer Triose (Glycerinaldehyd)
(D) die Veränderung der Sessel-Konformation in wässriger Lösung
(E) , dass Glucose in wässriger Lösung ausschließlich in der offenkettigen Form vorliegt

H03

2.129 Welche Aussage zum abgebildeten Isopren trifft nicht zu?

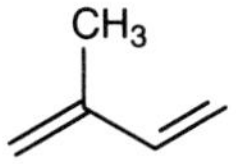

(A) Es hat die Summenformel C_5H_8.
(B) Die beiden C=C-Doppelbindungen sind konjugiert.
(C) Carotinoide bestehen aus Isopren-Einheiten.
(D) Es kommt in Form von zwei Enantiomeren vor.
(E) Es kann zu 2-Methylbutan hydriert werden.

H05

2.130 Welche Aussage zu den Begriffen Stereoisomerie, Chiralität, optische Aktivität etc. trifft zu?
(A) Für Moleküle mit n Chiralitätszentren ist die Maximalzahl an möglichen Stereoisomeren gleich n^2.
(B) Ein 1:1-Gemisch von zwei Diastereomeren bezeichnet man als Racemat.
(C) Die optische Drehung der Lösung einer unbekannten chiralen Substanz kann zur Quantifizierung des Kohlenstoffgehalts dieser Substanz verwendet werden.
(D) Die spezifische Drehung zweier Enantiomere hat den gleichen Betrag, aber umgekehrtes Vorzeichen.
(E) Meso-Verbindungen sind optisch aktiv.

2.131 Welche Aussage über die folgenden Verbindungen trifft nicht zu?

(1) 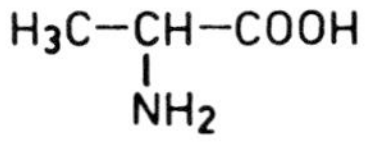

(2) 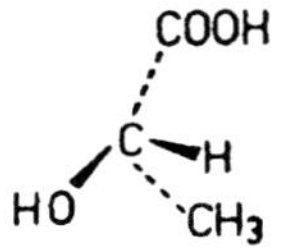

(3) 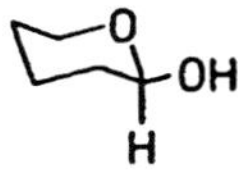

(A) Verbindung (3) ist ein Halbacetal.
(B) Von allen 3 Verbindungen sind Enantiomere denkbar.
(C) Aus Formel (3) kann man die Konstitution, Konfiguration und Konformation ablesen.
(D) Formel (2) ist eine Darstellung der S-Milchsäure.
(E) Aus Formel (1) kann man die Konstitution und Konfiguration ablesen.

2.125 (D) 2.126 (C) 2.127 (D) 2.128 (A) 2.129 (D) 2.130 (D) 2.131 (E)

F86

→ 2.132 Welche Aussage trifft nicht zu?

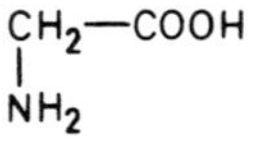

(1)

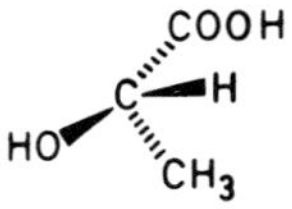

(2)

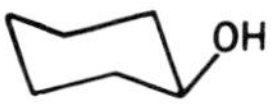

(3)

(A) Verbindung (2) ist Milchsäure.
(B) Formel (2) lässt sich die Konfiguration entnehmen.
(C) Von allen drei Verbindungen sind Enantiomere denkbar.
(D) Formel (3) lässt sich neben der Konstitution auch die Konformation entnehmen.
(E) Verbindung (1) ist Glycin.

F06

→ 2.133 Welche Aussage zu Enantiomeren trifft zu?

(A) Zwei Enantiomere weisen unterschiedliche Schmelz- bzw. Siedepunkte auf.
(B) Enzyme setzen Enantiomere mit gleicher Geschwindigkeit um.
(C) Ein Gemisch aus gleichen Anteilen zweier Enantiomere wird als Ampholyt bezeichnet.
(D) Zwei Enantiomere weisen spezifische optische Drehungen gleichen absoluten Betrags auf.
(E) Enantiomere sind Konstitutionsisomere.

H97

→ 2.134 α-D- und α-L-Glucopyranose unterscheiden sich

(A) in der Konstitution
(B) nur in der Konfiguration am C-Atom 5
(C) nur in der Konfiguration am C-Atom 1
(D) in der Reaktivität gegenüber Glucose-abbauenden Enzymen
(E) in der Wasserlöslichkeit

H02

→ 2.135 Bei welchem der folgenden Verbindungspaare handelt es sich um Diastereoisomere?

(A) α-D-Glucose und β-D-Glucose
(B) (+)-Milchsäure und (−)-Milchsäure
(C) 1,2-Dibrompropan und 1,3-Dibrompropan
(D) Glucose und Fructose
(E) Dimethylether und Ethanol

F96

→ 2.136 Welche Aussage trifft nicht zu?
Die abgebildeten Verbindungen sind

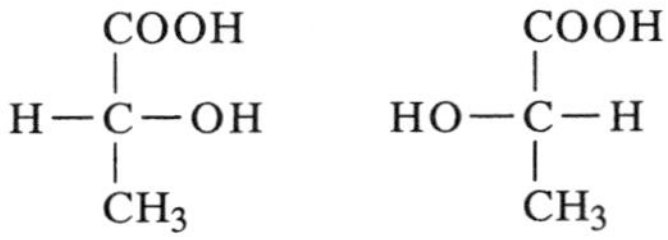

(A) Carbonsäuren
(B) bei pH = 7 negativ geladen
(C) Enantiomere
(D) Diastereomere
(E) Konfigurationsisomere

H01

→ 2.137 Welche Aussage zur Chiralität von Milchsäure trifft nicht zu?

(A) Das Asymmetriezentrum ist ein sp^3-hybridisiertes C-Atom.
(B) Beide Enantiomere haben den gleichen Energiegehalt.
(C) Beide enantiomeren Formen stehen miteinander im Gleichgewicht.
(D) Beide Enantiomere drehen die Schwingungsebene von polarisiertem Licht um den gleichen Betrag, allerdings in entgegengesetzte Richtung.
(E) Lactatdehydrogenase kann nur mit einer der beiden enantiomeren Formen reagieren.

F92

→ 2.138 In welchen Eigenschaften unterscheiden sich die abgebildeten Verbindungen?

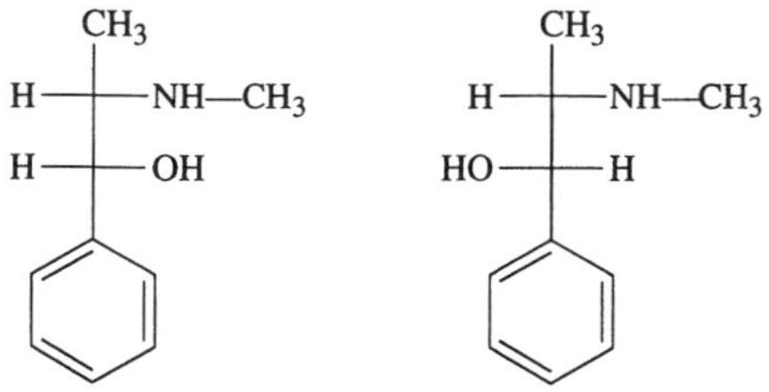

(1) Schmelztemperatur
(2) Löslichkeit in Wasser
(3) spezifische Drehung
(4) chromatographische Daten

(A) nur 3 ist richtig
(B) nur 1 und 2 sind richtig
(C) nur 3 und 4 sind richtig
(D) nur 1, 2 und 4 sind richtig
(E) 1–4 = alle sind richtig

2.132 (C) 2.133 (D) 2.134 (D) 2.135 (A) 2.136 (D) 2.137 (C) 2.138 (E)

F99 ■■

→ **2.139 Welche Aussage zu folgenden Verbindungen trifft nicht zu?**

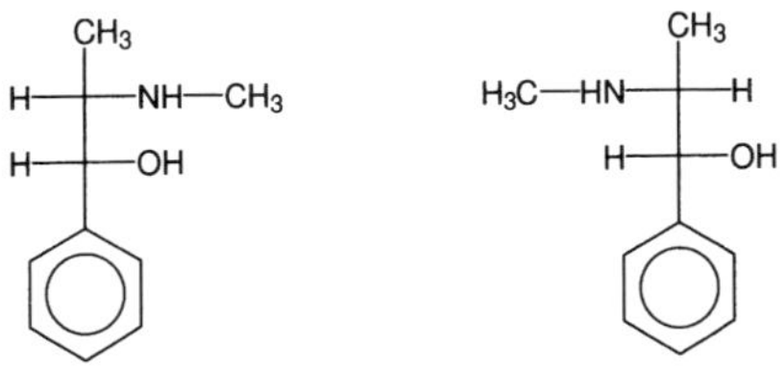

(A) Enantiomere
(B) sekundäre Amine
(C) sekundäre Alkohole
(D) Sie enthalten jeweils 2 Chiralitätszentren.
(E) Sie unterscheiden sich in der spezifischen Drehung.

F98

→ **2.140 Welche Aussage trifft nicht zu?**

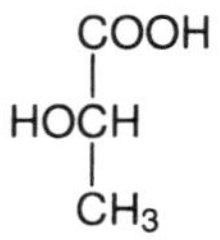

Die abgebildete Verbindung
(A) heißt Milchsäure
(B) kommt in diastereomeren Formen vor
(C) hat einen niedrigeren pK_s-Wert als Propionsäure
(D) wird im Muskel als L-Form gebildet
(E) kann zu einer α-Ketosäure oxidiert werden

H94 ■

→ **2.141 Welche Aussage trifft nicht zu?**
Die abgebildete Verbindung

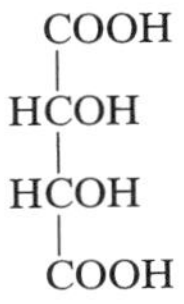

(A) heißt Weinsäure
(B) enthält 2 Asymmetriezentren
(C) kommt in enantiomeren Formen vor
(D) ist als Anion ein Chelator für Cu^{2+}
(E) bildet $2^2 = 4$ Stereoisomere

2.5.4 Fischer-Projektion, D/L-Nomenklatur

H93 ■

→ **2.142 Welche Aussage trifft nicht zu?**

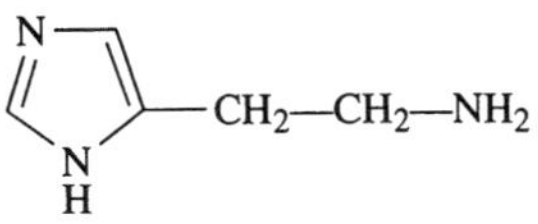

Die abgebildete Verbindung
(A) enthält eine primäre Aminogruppe
(B) wird durch Decarboxylierung aus Histidin gebildet
(C) wird unter Desaminierung und Oxidation abgebaut
(D) ist in der L-Form biologisch aktiv
(E) wirkt auf glatte Muskulatur

2.5.5 Konformation

F84 ■

→ **2.143 Welche Aussage zur Sesselform trifft nicht zu?**
(A) Die Umwandlung der Sesselform in die Wannenform ist beim Cyclohexan ein exergoner Vorgang.
(B) Im Cholesterin liegen die Ringe A und C in der Sesselform vor.
(C) Man unterscheidet an einem Ringsystem in der Sesselform verschiedene Positionen der Substituenten (axial/äquatorial).
(D) Sie beschreibt eine mögliche Konformation des Cyclohexans.
(E) Sie spielt eine Rolle bei Pyranoseformen von Zuckern.

H91

→ **2.144 Welche Aussage trifft nicht zu?**

(1)

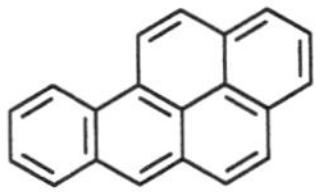

(2)

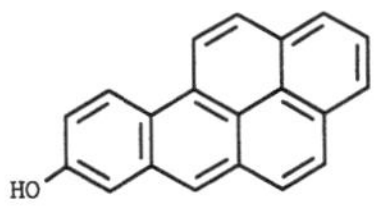

(A) Beide Substanzen sind mesomeriestabilisiert.
(B) (1) ist Benzpyren, (2) ist ein Phenol.
(C) Die Wasserlöslichkeit von (2) ist etwas höher als die von (1), weil (2) polarer ist als (1).
(D) (1) ist Vorstufe für eine karzinogene Verbindung.
(E) Beide Substanzen liegen in der Sesselkonformation vor.

2.139 (A) 2.140 (B) 2.141 (E) 2.142 (D) 2.143 (A) 2.144 (E)

→ 2.145 Nachfolgend finden Sie zwei Newman-Projektionen:

(1)

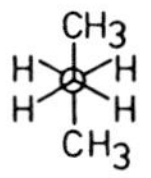

(2)

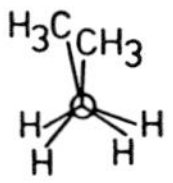

Welche Aussage trifft nicht zu?

(A) Bei (1) und (2) handelt es sich um n-Butan.
(B) (1) und (2) sind Konformere ein und derselben Verbindung.
(C) (1) und (2) haben übereinstimmende Konstitution.
(D) (1) ist energieärmer als (2).
(E) (1) und (2) sind diastereomer zueinander.

F05

→ 2.146 Welche Aussage zum Cyclohexan trifft zu?

(A) Die Aminosäure Prolin enthält einen Cyclohexanring.
(B) Es handelt sich um einen aromatischen Kohlenwasserstoff mit delokalisierten π-Elektronen.
(C) Der Innenwinkel der Ringatome beträgt 120°.
(D) Es liegt überwiegend in der Sessel-Konformation vor.
(E) In Wasser sinkt das Cyclohexan ab und bildet eine Unterphase.

H92 ■

→ 2.147 Welche der angegebenen Verbindungspaare sind Konformere?

(1) 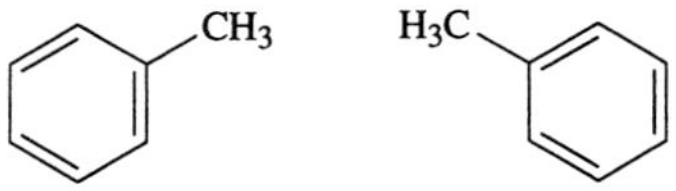

(2) 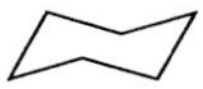 $H_2C{=}CH{-}CH_2{-}CH_2{-}CH_2{-}CH_3$

(3) $H_3C{-}CH_2{-}OH$ $H_3C{-}O{-}CH_3$

(4) 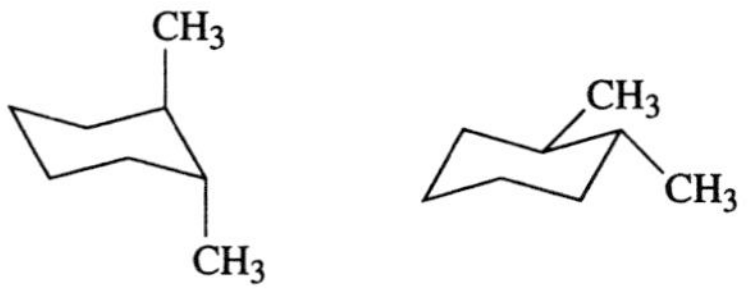

(5) 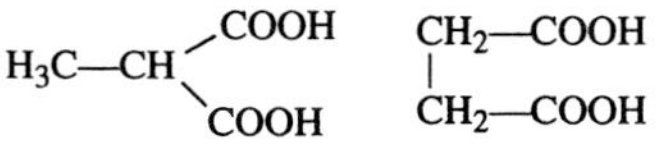

(A) nur 4 ist richtig
(B) nur 5 ist richtig
(C) nur 1 und 3 sind richtig
(D) nur 2 und 4 sind richtig
(E) nur 3 und 5 sind richtig

H96

→ 2.148 Welche Aussage trifft nicht zu?
Die Formeln stellen 2 molekulare Varianten eines Pharmakons dar.

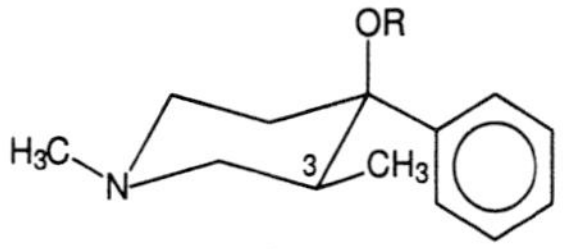

(1)

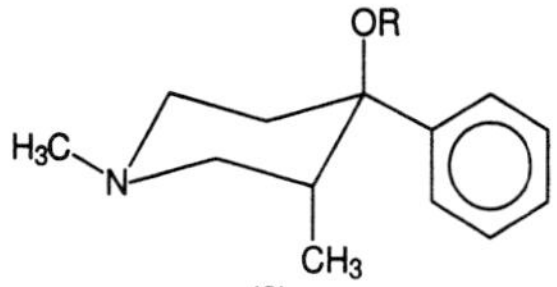

(2)

(A) Der Heterocyclus liegt in beiden Verbindungen in der Sesselkonformation vor.
(B) Von den Molekülen sind nur die beiden angegebenen Konformere denkbar.
(C) Die beiden Verbindungen sind diastereomer zueinander.
(D) In Verbindung (1) steht die Methylgruppe in trans-Stellung zum Phenylring.
(E) Beide Verbindungen sind tertiäre Amine.

2.6 Fragen aus Examen Frühjahr 2009

F09

→ 2.149 Alkohole haben im Vergleich zu den analogen Ethern deutlich höhere Siedepunkte. So siedet Ethanol bei etwa 78 °C, Dimethylether (Methoxymethan) dagegen bereits bei etwa –25 °C.
Dem Unterschied der Siedepunkte von Ethanol und Dimethylether liegt hauptsächlich zugrunde, dass

(A) die molare Masse des Ethanols größer ist als die des Dimethylethers
(B) Dimethylether hydrophiler als Ethanol ist
(C) Dimethylether im Unterschied zu Ethanol eine Doppelbindung hat
(D) Ethanol im Gegensatz zum Dimethylether Wasserstoffbrücken-Bindungen ausbildet
(E) Ethanol mehr Sauerstoffatome als Dimethylether enthält

F09

2.150 Dithioglycerin (Dimercaprol) vermag Ionen von Schwermetallen wie Quecksilber zu binden.

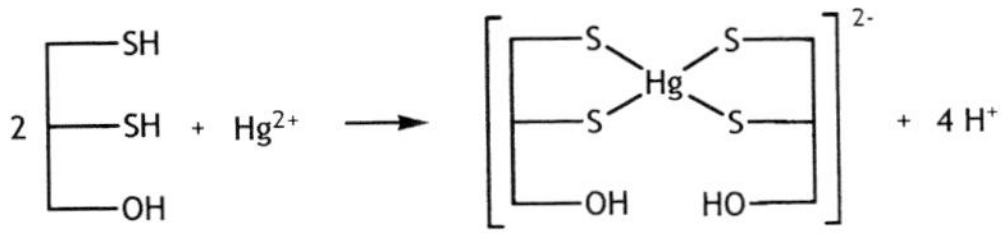

Welche Aussage zum abgebildeten Komplex bzw. zu dessen Bildung trifft zu?

(A) Je geringer der pH-Wert der Lösung ist, desto vollständiger wird die Komplexbildung ablaufen.
(B) Bei der Komplexbildung handelt es sich um eine Redoxreaktion, da die Oxidationszahl des Hg von +2 auf −2 sinkt.
(C) Quecksilber ist der Ligand.
(D) Die Bindung zwischen Zentralatom und Ligand kommt dadurch zustande, dass das Zentralatom die bindenden Elektronenpaare liefert.
(E) Dithioglycerin ist in dieser Reaktion ein zweizähniger Ligand.

F09

2.151 In welcher Beziehung stehen die drei abgebildeten Verbindungen zueinander?

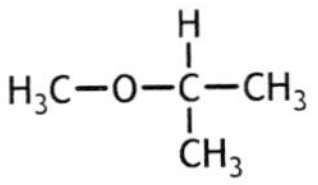

$H_3C{-}CH_2{-}CH_2{-}CH_2{-}OH$

$H_3C{-}CH_2{-}O{-}CH_2{-}CH_3$

Es handelt sich um

(A) Diastereomere
(B) Konformere (Konformationsisomere)
(C) Konstitutionsisomere
(D) Mesomere
(E) Tautomere

F09

2.152 Bei welchem der folgenden Cycloalkane ist die Abweichung des C–C–C-Bindungswinkels vom idealen Tetraederwinkel am größten?

(A) Cyclobutan
(B) Cyclododecan
(C) Cyclohexan
(D) Cyclooctan
(E) Cyclopentan

F09

2.153 Welche der Verbindungen enthält einen aromatischen Ring?

(A) Arachidonsäure
(B) Benzaldehyd
(C) Cyclohexan
(D) Cyclopentanol
(E) Pyran

2.150 (E) 2.151 (C) 2.152 (A) 2.153 (B)

3 Stoffumwandlungen

3.1 Homogene Gleichgewichtsreaktionen

3.1.1 Chemisches Gleichgewicht

H99 ■

→ **3.1 Welche Aussage zur Gleichgewichtskonstanten trifft nicht zu?**

(A) Die Gleichgewichtskonstante K ist der Quotient aus den Gleichgewichtskonstanten der Hin- und der Rückreaktion.

(B) Die Gleichgewichtskonstante K ist logarithmisch mit der Freien Reaktionsenthalpie der betrachteten Reaktion verknüpft.

(C) Bei gekoppelten Reaktionen errechnet sich die Gleichgewichtskonstante K der Gesamtreaktion als das Produkt der Gleichgewichtskonstanten der Einzelschritte.

(D) Die Gleichgewichtskonstante K ist eine Funktion der Temperatur.

(E) Im Gleichgewicht erreicht die Gleichgewichtskonstante K den Wert 1.

→ **3.2 Eine Substanz A steht mit einer zweiten Substanz B im chemischen Gleichgewicht.**
Die Gleichung lautet $A \rightleftharpoons B$.
Die Gleichgewichtskonzentrationen betragen:
[A] = 1 molar
[B] = 0,01 molar.
Welche der folgenden Angaben trifft nicht zu?

(A) Die Umwandlung von A in B erfolgt endergonisch.

(B) Die Konzentration von A im Gleichgewicht kann verschoben werden, wenn A – etwa durch Ausfällung – ständig aus dem Gleichgewicht entfernt wird.

(C) Durch Erhöhung der Konzentration von B wird der Wert der Gleichgewichtskonstanten K erhöht.

(D) Aus den obigen Daten allein kann man nicht sicher entscheiden, ob die Umwandlung von B in A exotherm verläuft.

(E) Der Wert von K beträgt 0,01.

H88 ■

→ **3.3 Welche Aussage zu folgender Gleichung trifft nicht zu?**

$$K = \frac{[\text{Ester}]\,[H_2O]}{[\text{Säure}]\,[\text{Alkohol}]}$$

(A) Der Ausdruck beschreibt das Massenwirkungsgesetz für die Reaktion der Esterbildung.

(B) Zur Erhöhung der Ausbeute an Ester ist es nützlich, das gebildete Wasser zu entfernen.

(C) Zur Erhöhung der Ausbeute ist es nützlich, die Säurekonzentration oder die Alkoholkonzentration zu erhöhen.

(D) Man kann die freie Reaktionsenthalpie aus dem Wert der Gleichgewichtskonstanten K berechnen.

(E) Einem großen Wert von K entspricht eine stark endergone Reaktion.

F02

→ **3.4 Welche Aussage zur abgebildeten Gleichgewichtsreaktion trifft nicht zu?**

$$CO_2 + H_2O \rightleftharpoons HCO_3^{\ominus} + H^{\oplus}$$

(A) Die Gleichgewichtslage ist eine Funktion des CO_2-Partialdrucks.

(B) Die Gleichgewichtslage ist eine Funktion der Temperatur.

(C) Die Gleichgewichtslage ist eine Funktion des pH-Werts.

(D) Das Gleichgewicht wird durch das Enzym Carboanhydrase zur Produktseite verschoben.

(E) Kohlendioxid und Hydrogencarbonat bilden ein Puffersystem.

F05 ■

→ **3.5 Im Zustand des chemischen Gleichgewichtes einer Reaktion $A + B \rightleftharpoons C + D$**

(A) sind die Geschwindigkeitskonstanten der Hin- und Rückreaktion gleich

(B) sind die Geschwindigkeiten der Hin- und Rückreaktion gleich

(C) ist die Summe der Konzentrationen der Reaktionsprodukte gleich der Summe der Konzentrationen der Ausgangsstoffe

(D) ist das Produkt der Konzentrationen der Produkte gleich dem Produkt der Konzentrationen der Ausgangsstoffe

(E) sind die Konzentrationen eines der Produkte und eines der Ausgangsstoffe gleich

3.1 (E) 3.2 (C) 3.3 (E) 3.4 (D) 3.5 (B)

H05

→ **3.6 Die Reaktion A ⇌ B + C befindet sich im Gleichgewicht; welche Auswirkung hat (ohne Änderung des Drucks und der Temperatur) die weitere Zugabe von C?**

(A) Der Wert der Gleichgewichtskonstanten bleibt unverändert.
(B) Der Wert der Gleichgewichtskonstanten nimmt proportional zur Menge von C zu.
(C) Die Konzentrationen von A und B bleiben unverändert.
(D) Die Konzentrationen von A und B nehmen ab.
(E) Die Konzentrationen von A und B nehmen zu.

3.2 Heterogene Gleichgewichtsreaktionen

3.2.1 Begriffe

F93 ■

→ **3.7 Welche Aussagen zu homogenen und heterogenen Systemen treffen zu?**

(1) Schmelzendes Eis ist ein homogenes System.
(2) Blut ist ein heterogenes System.
(3) Eine 0,7 prozentige Kochsalzlösung ist ein homogenes System.
(4) Luft (21% O_2, 79% N_2) ist ein homogenes System.
(5) Eine Öl-Wasser-Emulsion ist ein heterogenes System.

(A) nur 1 und 2 sind richtig
(B) nur 1 und 4 sind richtig
(C) nur 2 und 3 sind richtig
(D) nur 2 und 5 sind richtig
(E) nur 2, 3, 4 und 5 sind richtig

F00

→ **3.8 Die Löslichkeit von Kochsalz in Wasser bei 20°C beträgt 358 g/L. Wenn Sie bei 20°C eine Kochsalzlösung haben, die 400 g/L enthält, dann ist die Lösung**

(A) gesättigt
(B) ungesättigt
(C) übersättigt
(D) kolloidal
(E) heterogen

3.2.2 Verteilung

F04

→ **3.9 Welche Aussage zu den Begriffen Suspension, Emulsion, Aerosol trifft <u>nicht</u> zu?**

(A) Eine Suspension ist eine heterogene Mischung aus einem Feststoff und einer Flüssigkeit.
(B) Eine Emulsion ist eine heterogene Mischung von Flüssigkeiten.
(C) Ein Aerosol ist eine heterogene Mischung aus einer gasförmigen Komponente und einer festen oder flüssigen Komponente.
(D) Bei Emulsionen sind alle beteiligten Stoffe ineinander gut löslich.
(E) Nebel ist ein Aerosol von Wasser in Luft.

H05

→ **3.10 Ethanol und Wasser sind (in flüssiger Phase) gut mischbar, weil**

(A) beide Verbindungen ähnliche Siedepunkte aufweisen
(B) die beiden Verbindungen spontan zu Ethanal reagieren
(C) die beiden Verbindungen spontan zu Ethen reagieren
(D) beide Verbindungen Wasserstoffbrücken ausbilden
(E) beide Verbindungen Etherbrücken ausbilden

H05

→ **3.11 Welche Aussage zu Phasenumwandlungen von Stoffen trifft zu?**

(A) Das Schmelzen eines Feststoffs ist ein exothermer Prozess.
(B) Sublimation ist der spontane Übergang vom flüssigen in den gasförmigen Zustand.
(C) Wasser kann durch Druckerhöhung vom flüssigen in den gasförmigen Zustand gebracht werden.
(D) Während einer Phasenumwandlung nimmt die Temperatur des Systems stetig ab.
(E) Ein Phasendiagramm beschreibt die Existenzbereiche der Phasen in Abhängigkeit von Druck und Temperatur.

3.6 (A) 3.7 (E) 3.8 (C) 3.9 (D) 3.10 (D) 3.11 (E)

H04

→ **3.12 Welche Aussage zur Aufnahme von Gasen in Flüssigkeiten trifft zu?**

(A) Im Gleichgewicht zwischen Gasphase und Flüssigkeit ist die Konzentration des physikalisch gelösten Gases proportional zum Quadrat des Gaspartialdrucks.

(B) In der Gleichgewichtslage ist das Produkt aus Gaspartialdruck und Konzentration des physikalisch gelösten Gases gleich der idealen Gaskonstante R ($\approx 8{,}314\,J \cdot mol^{-1} \cdot K^{-1}$).

(C) Die physikalische Löslichkeit von Gasen in Flüssigkeiten steigt mit zunehmender Temperatur.

(D) In Wasser ist die physikalische Löslichkeit von Sauerstoff höher als die von Kohlendioxid.

(E) Zunahme des CO_2-Partialdrucks erhöht die HCO_3^--Konzentration im Blut.

H85

→ **3.13 Welche Aussagen zum Halothan, das in der Inhalationsnarkose verwendet wird, treffen zu?**

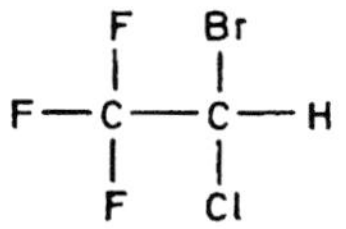

(1) Durch Erhöhung des Partialdrucks von Halothan über Wasser (geschlossenes System) nimmt die im Wasser gelöste Menge von Halothan zu.

(2) Durch Durchleiten von N_2 oder O_2 durch eine mit Halothan gesättigte wässrige Lösung (offenes System) kann Halothan aufgrund des Henry-Dalton-Gesetzes vollständig entfernt werden.

(3) Vom Halothan gibt es Enantiomere.

(4) Halothan ist wegen der Polarisation der C–H-Bindung, verursacht durch die elektronegativen Substituenten, eine mittelstarke Säure.

(A) nur 1 und 2 sind richtig
(B) nur 2 und 4 sind richtig
(C) nur 3 und 4 sind richtig
(D) nur 1, 2 und 3 sind richtig
(E) nur 2, 3 und 4 sind richtig

H08

→ **3.14 Ein Stoff X hat bei der Verteilung zwischen Diethylether ($\rho \approx 0{,}7\,g/cm^3$) und Wasser den Verteilungskoeffizienten (Verteilungskonstante) $K = 3{,}0$. Die Volumina beider Phasen sind gleich.**
Welche der Aussagen zu diesem System trifft zu?

(A) Dies spricht für besonders hohe Hydrophilie des Stoffes X.

(B) 25 % des Stoffes X befinden sich nach der Einstellung des Verteilungsgleichgewichts in der wässrigen Phase.

(C) 33 % des Stoffes X befinden sich nach der Einstellung des Verteilungsgleichgewichts in der wässrigen Phase.

(D) 75 % des Stoffes X befinden sich nach der Einstellung des Verteilungsgleichgewichts in der wässrigen Phase.

(E) Wasser bildet die Oberphase.

H05

→ **3.15 Kohlendioxid reagiert mit Wasser gemäß der folgenden Reaktionsgleichung:**
$CO_2 + 2\,H_2O \rightleftharpoons H_3O^+ + HCO_3^-$
Welche Aussage zur dargestellten Gleichgewichtsreaktion trifft zu?

(A) Die Gleichgewichtskonstante ist eine Funktion der Temperatur.

(B) Die Gleichgewichtslage ist vom CO_2-Partialdruck unabhängig.

(C) Mit zunehmendem pH-Wert wird das Gleichgewicht nach links verschoben.

(D) Kohlendioxid und das Hydrogencarbonat-Ion bilden ein Redoxsystem.

(E) Es handelt sich um eine Disproportionierung.

F06

→ **3.16 Die Verteilung eines gelösten Stoffes auf zwei Phasen wird durch das Nernst-Verteilungsgesetz beschrieben.**
Welche Aussage trifft zu?

(A) Der Verteilungskoeffizient K ist die Summe aus den Konzentrationen des Stoffes in den beiden Phasen.

(B) Der Verteilungskoeffizient K ist von der Temperatur unabhängig.

(C) Die Erhöhung der Konzentration des gelösten Stoffes in der einen Phase führt zu einer Erhöhung der Konzentration in der anderen Phase.

(D) Nur im Gleichgewicht findet ein Stoffaustausch zwischen den Phasen statt.

(E) Der Verteilungskoeffizient K eines Stoffes ist von der Art der zwei Phasen, auf die er verteilt wird, unabhängig.

3.12 (E) 3.13 (D) 3.14 (B) 3.15 (A) 3.16 (C)

H06

3.17 Der menschliche Körper besteht zu etwa 70 % aus Wasser. Dies entspricht etwa 50 L H_2O bei einem Körpergewicht von 70 kg.
Wie hoch ist die Konzentration eines wasserlöslichen Medikaments mit der molaren Masse 200 g/mol, wenn eine Tablette von 20 mg eingenommen wird und sich das Medikament gleichmäßig im gesamten Körperwasser verteilt?

(A) 20 nmol/L
(B) 2 µmol/L
(C) 200 µmol/L
(D) 20 mmol/L
(E) 2 mol/L

3.2.3 Oberflächenprozesse

■

3.18 Welche Aussage zu nachstehenden Verbindungen trifft <u>nicht</u> zu?

(1) 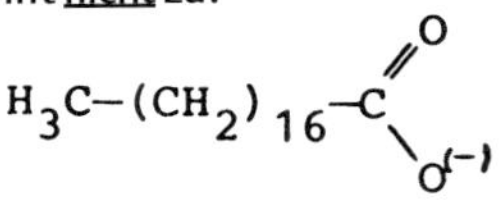

(2) 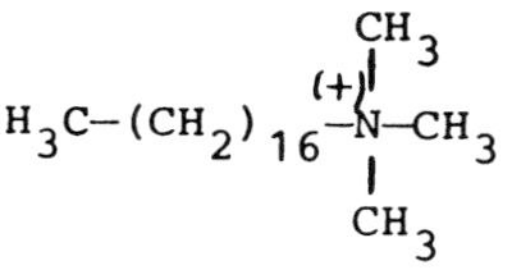

(A) (2) ist eine Invertseife.
(B) In Öl-Wasser-Gemischen zeigen die Moleküle der Verbindungen eine regelmäßige Anordnung an der Phasengrenzfläche.
(C) Durch Mischung beider Verbindungen entstehen Zwitterionen.
(D) (1) und (2) sind oberflächenaktive Stoffe.
(E) Beide Verbindungen senken die Oberflächenspannung des Wassers.

H04

3.19 Lipophile Moleküle können durch Membranen diffundieren.
Wenn sie von der Seite A mit hoher Konzentration zu der Seite B mit niedriger Konzentration diffundieren, dann

(A) geht der Nettotransport so lange weiter, wie ATP zur Verfügung steht
(B) bezeichnet man das als sekundär-aktiven Transport
(C) kommt dieser Nettotransport zum Stehen, wenn die Konzentration auf beiden Seiten gleich ist
(D) läuft der Nettotransport so lange weiter, wie sich lipophile Moleküle auf der Seite A befinden
(E) ist der Transport durch einen Stoff kompetitiv hemmbar, der für die jeweilige zu transportierende Substanz spezifisch ist

H98

3.20 Welche Aussage zur Osmose trifft <u>nicht</u> zu?

(A) Die Membran ist nur für das Lösungsmittel, nicht aber für den gelösten Stoff permeabel.
(B) Der osmotische Druck einer (verdünnten) Lösung ist proportional zur Konzentration der gelösten Substanz.
(C) Der osmotische Druck ist von der Temperatur unabhängig.
(D) Eine 0,1 M Lösung von Calciumchlorid in Wasser entwickelt einen osmotischen Druck, der etwa dreimal so hoch ist wie der einer 0,1 M Lösung von Glucose in Wasser.
(E) Reines Wasser ist im Vergleich zu Blutplasma hypotonisch.

F99

3.21 Welche Aussage trifft <u>nicht</u> zu?
Eine wässrige Proteinlösung und reines Wasser sind durch eine semipermeable Membran getrennt. Über die Membran hinweg findet eine Stoffaustausch statt,

(A) den man als Osmose bezeichnet
(B) der in der Proteinlösung einen erhöhten Druck erzeugt
(C) der temperaturabhängig ist
(D) der zu einem dynamischen Gleichgewicht führt
(E) der durch Wanderung der Proteinmoleküle hervorgerufen wird

F04

3.22 Eine wässrige Salzlösung und reines Wasser sind durch eine semipermeable Membran getrennt. Nach einiger Zeit beobachtet man, dass der Flüssigkeitsspiegel der Salzlösung höher ist als der des reinen Wassers.
Welche Aussage trifft für diesen Vorgang <u>nicht</u> zu?

(A) Es findet ein Prozess statt, den man als Osmose bezeichnet.
(B) Durch die Membran diffundieren im Gleichgewichtszustand gleich viele Wassermoleküle pro Zeiteinheit in beide Richtungen.
(C) Der hydrostatische Überdruck der Salzlösung im Gleichgewichtszustand hängt von der Temperatur ab.
(D) Der hydrostatische Überdruck der Salzlösung im Gleichgewichtszustand hängt von der Salzkonzentration ab.
(E) Die Salzlösung ist im Gleichgewichtszustand gegenüber Wasser isotonisch.

3.17 (B) 3.18 (C) 3.19 (C) 3.20 (C) 3.21 (E) 3.22 (E)

H00

→ **3.23 Bei jeweils vollständiger Dissoziation und bei jeweils gleicher Stoffmengenkonzentration ist das Verhältnis des osmotischen Drucks π_1 einer Kochsalz-Lösung und des osmotischen Drucks π_2 einer Calciumchlorid-Lösung (mit Wasser als Lösungsmittel)**

(A) $\pi_1/\pi_2 = 1/2$
(B) $\pi_1/\pi_2 = 2/3$
(C) $\pi_1/\pi_2 = 1$
(D) $\pi_1/\pi_2 = 3/2$
(E) $\pi_1/\pi_2 = 2$

F05

→ **3.24 Welche Aussage zu Lösungen von Saccharose in Wasser trifft zu?**

(A) Bei gleicher Stoffmengenkonzentration in Wasser ist eine Saccharose-Lösung elektrisch leitfähiger als eine Kupfersulfat-Lösung.
(B) Beim Verdünnen einer gesättigten Lösung von Saccharose mit Wasser nimmt der (potenzielle) osmotische Druck der Lösung ab.
(C) Beim Auflösen von Saccharose in Wasser wird ein Äquivalent Kohlendioxid freigesetzt.
(D) Bei Temperaturerhöhung bleibt die Löslichkeit der Saccharose konstant.
(E) Durch Zugabe von Saccharose zu Wasser wird das optische Drehvermögen der Lösung nicht verändert.

H90

→ **3.25 Welche Aussage trifft nicht zu? Zur Stofftrennung können ausgenutzt werden:**

(A) Dampfdruckunterschiede
(B) Druckdifferenzen bei der Osmose
(C) Löslichkeitsunterschiede
(D) Adsorptionsgleichgewichte
(E) Verteilungsgleichgewichte

H89

→ **3.26 Welches der genannten Trennverfahren ist nicht geeignet für die Trennung eines Gemisches von Glutaminsäure, Alanin und Lysin?**

(A) Dünnschichtchromatographie
(B) Ionenaustauschchromatographie an einem Kationenaustauscher
(C) Elektrophorese
(D) Destillation
(E) Papierchromatographie

■

→ **3.27 Welche Aussage trifft nicht zu? Unter Chromatographie versteht man**

(A) ein Verfahren, mit dessen Hilfe nur organische Substanzen getrennt werden können
(B) ein Trennverfahren, das u. a. auf dem Adsorptionsgleichgewicht beruht
(C) ein Verfahren, das u. a. auf Verteilungsgleichgewichten beruhen kann
(D) ein Trennverfahren, das bei geeigneter Auswahl der Festphase und der Temperatur auch Gase trennt
(E) ein Verfahren, das bei flächenförmiger Anwendung des Adsorbens in Form der Dünnschichtchromatographie benutzt wird

3.3 Säure/Base-Reaktionen

3.3.1 Definition

F00 ■■

→ **3.28 Welcher Begriff spielt im Zusammenhang mit Säuren und Basen keine Rolle?**

(A) Ampholyt
(B) Protolyse
(C) Dissoziationsgleichgewicht
(D) Protonenübertragung
(E) Ligandenaustausch

■■

→ **3.29 Welche der folgenden Reaktionen sind Säure-Basen-Reaktionen?**

(1) $HCl + NaOH \rightarrow NaCl + H_2O$
(2) $H_3O^+ + HCO_3^- \rightarrow H_2O + H_2CO_3$
(3) $H_3O^+ + OH^- \rightarrow 2\,H_2O$
(4) $H_3C{-}COOH + OH^- \rightarrow H_3C{-}COO^- + H_2O$
(5) $H_3O^+ + HPO_4^{2-} \rightarrow H_2PO_4^- + H_2O$

(A) nur 3 ist richtig
(B) nur 1 und 3 sind richtig
(C) nur 1, 2 und 5 sind richtig
(D) nur 1, 3 und 4 sind richtig
(E) 1–5 = alle sind richtig

3.23 (B) 3.24 (B) 3.25 (B) 3.26 (D) 3.27 (A) 3.28 (E) 3.29 (E)

H05

→ **3.30 Cyanwasserstoff (HCN) dissoziiert als schwache Säure in wässriger Lösung zu H_3O^+- und CN^--Ionen. Welche Aussage trifft zu?**

(A) Im Cyanwasserstoffmolekül beträgt der H-C-N-Bindungswinkel 120°.

(B) Eine wässriger Kaliumcyanid-Lösung reagiert stark sauer.

(C) Bei saurer Hydrolyse von HCN bildet sich Essigsäure.

(D) Die Toxizität von Cyanid-Ionen beruht auf der Bindung an das Häm-Eisen der Cytochrom-Oxidase.

(E) Das Cyanid-Ion reagiert als elektrophile Komponente mit dem O-Atom einer C-O-Doppelbindung.

3.3.2 Dissoziationsabhängige Größen

■■

→ **3.31 Der pK-Wert ist definiert als**

(A) Logarithmus der Säuredissoziationskonstante

(B) dekadischer Logarithmus der Dissoziationskonstante

(C) negativer dekadischer Logarithmus der Dissoziationskonstante

(D) identisch mit der Dissoziationskonstante

(E) Keine der Definitionen unter A bis D trifft zu.

■

→ **3.32 Welche der folgenden Aussagen ist richtig?**

(A) Der pK_s-Wert ist der dekadische Logarithmus der Massenwirkungskonstanten eines korrespondierenden Säure-Basen-Paares.

(B) Die durch einen elektrischen Gleichstrom an Elektroden erzwungene Entladung von Ionen heißt Elektrolyse.

(C) Isolierte Systeme sind für Masse undurchlässig, für Energie durchlässig.

(D) Der Nernst-Verteilungskoeffizient gibt das Verhältnis der Volumina von Oberphase und Unterphase an.

(E) Die Molarität gibt an, wieviele Teilchen an einem Reaktionszusammenstoß beteiligt sind.

F07

→ **3.33 Welche Aussage zur Gleichgewichtskonstanten K einer chemischen Reaktion trifft zu?**

(A) Bei gekoppelten Reaktionen errechnet sich die Gleichgewichtskonstante K der Gesamtreaktion als die Summe der Gleichgewichtskonstanten der Einzelschritte.

(B) Die Gleichgewichtskonstante K einer Reaktion ist von der Reaktionstemperatur abhängig.

(C) Die Gleichgewichtskonstante K ist die Differenz aus den Geschwindigkeiten der Hin- und der Rückreaktion.

(D) Die Gleichgewichtskonstante K ist direkt proportional zu ΔG (Gibbs' freie Energie) der betrachteten Reaktion.

(E) Im Gleichgewicht erreicht die Gleichgewichtskonstante K den Wert 0.

H89 ■

→ **3.34 Der pK_s-Wert von NH_4^+ beträgt 9,24, der für CH_3–NH_3^+ beträgt 10,64. Prüfen Sie bitte die folgenden Aussagen!**

(1) CH_3–NH_3^+ ist eine stärkere Säure als NH_4^+.

(2) CH_3–NH_3^+ ist eine schwächere Säure als NH_4^+.

(3) CH_3–NH_2 ist eine stärkere Base als NH_3.

(4) CH_3–NH_2 ist eine schwächere Base als NH_3.

(5) Basen unterscheiden sich in der Basenstärke; die Säurestärke ihrer Ammoniumionen ist jeweils gleich.

(A) nur 1 und 3 sind richtig

(B) nur 1 und 4 sind richtig

(C) nur 2 und 3 sind richtig

(D) nur 2 und 4 sind richtig

(E) nur 4 und 5 sind richtig

H07

→ **3.35 Welche Aussage zum Wasser trifft zu?**

(A) Das Ionenprodukt des Wassers hat (in mol^2/L^2 bei 25 °C und 1 bar) einen Zahlenwert von etwa 10^{-14}.

(B) Destilliertes Wasser enthält keine Ionen.

(C) Destilliertes Wasser leitet sehr gut den elektrischen Strom (Resistivität viel kleiner als 1 $\Omega \cdot m$).

(D) Neutrales Wasser enthält doppelt so viele Hydroniumionen wie Hydroxidionen.

(E) Wasser hat in festem Aggregatzustand die größte Dichte.

3.30 (D) 3.31 (C) 3.32 (B) 3.33 (B) 3.34 (C) 3.35 (A)

H07

→ **3.36 Etwa wie groß ist die H^+-Konzentration (richtiger: H_3O^+-Konzentration) einer (verdünnten wässrigen) Lösung mit dem pH-Wert 6,0?**

(A) 1 µmol/L
(B) 6 µmol/L
(C) 10 µmol/L
(D) 0,6 mol/L
(E) 10^6 mol/L

F06

→ **3.37 Welche Aussage zur Phosphorsäure trifft zu?**

(A) Phosphorsäure hat die Summenformel H_3PO_3.
(B) Phosphorsäure ist ein starkes Oxidationsmittel.
(C) Für die Phosphorsäure gilt $pK_{s1} > pK_{s2} > pK_{s3}$.
(D) Hydroxylapatit und Fluorapatit sind/enthalten ein Salz der Phosphorsäure.
(E) In der Phosphorsäure liegt Phosphor in der Oxidationsstufe 0 vor.

H88

→ **3.38 Welche Aussage zum Hb bzw. HbO_2 trifft <u>nicht</u> zu?**
Für Hb gilt eine Säuredissoziationskonstante von $6 \cdot 10^{-9}$, für HbO_2 eine von $2 \cdot 10^{-7}$ (lg 6 = 0,8; lg 2 = 0,3).

(A) Die pK-Werte sind 8,2 für Hb und 6,7 für HbO_2.
(B) Oxigeniertes Hb ist eine stärkere Säure als Hb.
(C) Die Anlagerung von O_2 an Hb ist eine Oxidation.
(D) Nach der Abgabe von O_2 kann das gebildete Hb besser Protonen binden als HbO_2.
(E) Durch Erhöhung der Azidität der Lösung wird die O_2-Abgabe gefördert.

F96

→ **3.39 Welche Aussage trifft <u>nicht</u> zu?**
Kohlendioxid wird bei 25°C in Wasser eingeleitet bis die Lösung ca. 0,01 mol/l enthält. Der pK_s-Wert des Systems beträgt 6,4.

(A) Der pK_s-Wert des Systems ist temperaturabhängig.
(B) Die Löslichkeit von Kohlendioxid in Wasser ist bei gegebener Temperatur vom Druck abhängig.
(C) Der Anteil undissoziierter H_2CO_3 im Gleichgewicht ist sehr gering.
(D) Der pH-Wert der Lösung beträgt etwa 6,4.
(E) Kohlendioxid löst sich in Wasser besser als Sauerstoff.

H04

→ **3.40 In 1 L Wasser sind 0,1 mol HCl gelöst. Zu 10 mL dieser Lösung werden 90 mL Wasser hinzugefügt. Wie ändert sich dabei der pH-Wert der Lösung?**

(A) Er nimmt um 9 ab.
(B) Er nimmt um 1 ab.
(C) Er verändert sich nicht.
(D) Er nimmt um 1 zu.
(E) Er nimmt um 9 zu.

■

→ **3.41 Welche Aussage trifft <u>nicht</u> zu?**
Gegeben sind:

(1) 10 ml wässrige 0,1 molare HCl und
(2) 10 ml wässrige 0,1 molare Essigsäure (pK_s = 4,8)

(A) In Lösung (1) ist pH = 1.
(B) In Lösung (2) ist die Essigsäure nur zu einem kleinen Teil dissoziiert.
(C) Lösung (1) kann man mit 10 ml 0,1 molarer NaOH neutralisieren.
(D) Lösung (2) verbraucht bei der Titration mit 0,1 N NaOH bis zum Äquivalenzpunkt weniger Base als Lösung (1).
(E) Am Äquivalenzpunkt der Titration mit 0,1 molarer NaOH ist der pH-Wert bei (1) kleiner als bei (2).

F07

→ **3.42 Welche Aussage zur abgebildeten Titrationskurve trifft zu?**

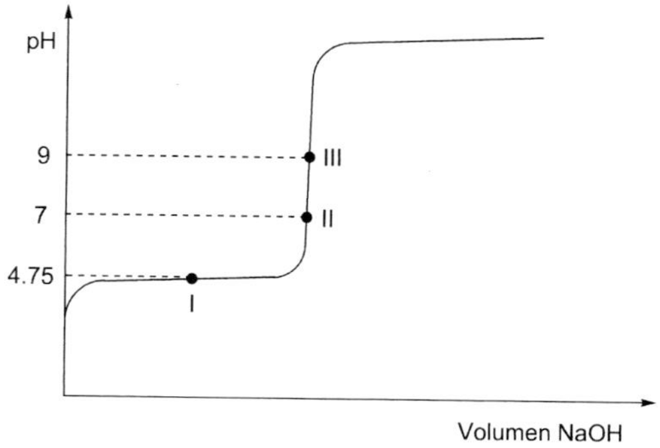

(A) Es handelt sich um die Titrationskurve einer schwachen Säure mit einer starken Base.
(B) Punkt „I" ist der Äquivalenzpunkt.
(C) Am Punkt „II" weisen Säure und Base den gleichen Dissoziationsgrad auf.
(D) Der dem Punkt „II" zugehörige pH-Wert entspricht dem pK_S-Wert der titrierten Säure.
(E) Im Punkt „III" ist die Pufferkapazität am größten.

H93 ■

3.43 Jeweils 1 mmol der unbekannten Säuren (1) und (2) werden mit 0,1 M NaOH titriert. Welche Aussage ergibt sich aus den abgebildeten Titrationskurven?

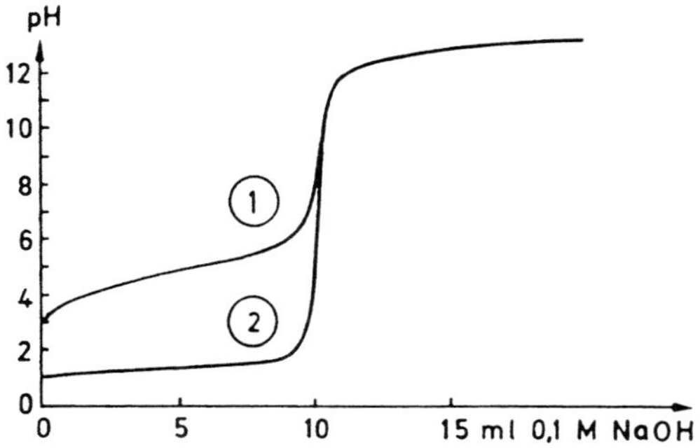

(A) (1) und (2) sind starke Säuren.
(B) (1) könnte Salpetersäure sein.
(C) (2) könnte Schwefelsäure sein.
(D) Am Äquivalenzpunkt stimmen die Lösungen von (1) und (2) im pH-Wert überein.
(E) Bis zum Äquivalenzpunkt verbrauchen (1) und (2) die gleiche Menge NaOH.

H85

3.44 Welche Aussage trifft <u>nicht</u> zu? Gegeben sind
(1) 20 ml wässrige 0,1 molare Ammoniaklösung ($pK_B = 5$).
(2) 10 ml wässrige 0,1 molare NaOH.

(A) Lösung (1) verbraucht bei der Titration mit 0,1 molarer HCl bis zum Äquivalenzpunkt doppelt soviel Säure wie Lösung (2).
(B) Lösung (2) hat den pH-Wert 13.
(C) Lösung (1) hat einen niedrigeren pH-Wert als Lösung (2).
(D) In Lösung (1) ist Ammoniak ein Protonenakzeptor.
(E) Am Äquivalenzpunkt der Titration mit 0,1 molarer HCl haben beide Lösungen denselben pH-Wert.

H88

3.45 6 g Essigsäure werden mit NaOH titriert. Wieviel Gramm NaOH werden bis zum Äquivalenzpunkt verbraucht?
(A) 2 g
(B) 4 g
(C) 6 g
(D) 8 g
(E) 10 g

F01

3.46 Welche Aussage zur abgebildeten Titrationskurve der Aminosäure Glycin trifft <u>nicht</u> zu?

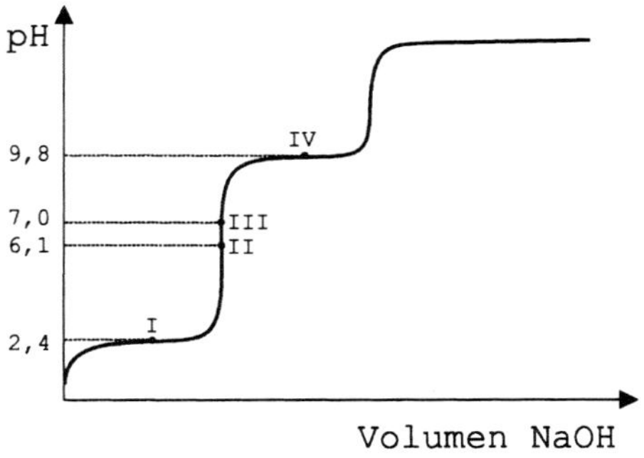

(A) Bei Punkt „I" liegt die höchste Kapazität des Puffers, der aus der kationischen und der zwitterionischen Form des Glycins gebildet wird.
(B) Der Punkt „II" ist der isoelektrische Punkt des Glycins.
(C) Der Punkt „III" ist der Neutralpunkt.
(D) Bei Punkt „IV" liegt die höchste Kapazität des Puffers, der aus der zwitterionischen und der anionischen Form des Glycins gebildet wird.
(E) Der dem Punkt „II" zugehörige pH-Wert entspricht dem pK_S-Wert der titrierten Aminosäure.

3.3.3 Beispiele, Anwendung

■

3.47 Wie lautet das Massenwirkungsgesetz für die 1. Dissoziationsstufe der Phosphorsäure?

(A) $K = \frac{[H_2PO_4^-]}{[H^+]\,[H_3PO_4]}$

(B) $K = \frac{[H_2PO_4^-]\,[H^+]}{[H_3PO_4]}$

(C) $K = \frac{[H_3PO_4]\,[H^+]}{[H_2PO_4^-]}$

(D) $K = \frac{[H_3PO_4]}{[H_2PO_4^-]\,[H^+]}$

(E) Keiner der vorgenannten Ausdrücke ist richtig.

H91

→ **3.48 Welche Aussage trifft <u>nicht</u> zu?**
Für Hb gilt eine Säuredissoziationskonstante von $6 \cdot 10^{-9}$, für HbO_2 eine von $2 \cdot 10^{-7}$ (lg 6 = 0,8; lg 2 = 0,3).

(A) Die pK-Werte sind 8,2 für Hb und 6,7 für HbO_2.
(B) Oxigeniertes Hb ist eine stärkere Säure als Hb.
(C) Die Anlagerung von O_2 an Hb ist eine Oxidation.
(D) Die Anlagerung von O_2 an Hb führt zu einer Konformationsänderung des Hb-Moleküls.
(E) Nach der Abgabe von O_2 kann das gebildete Hb besser Protonen binden als HbO_2.

3.3.4 Neutralisation, Puffer

■

→ **3.49 Welche der folgenden Aussagen über $H_2PO_4^-$ und HPO_4^{2-} trifft <u>nicht</u> zu?**

(A) Es handelt sich um ein gekoppeltes Brönsted-Säure-Basen-Paar.
(B) Beide Substanzen sind Anionen der Phosphorsäure.
(C) Beide Substanzen sind Ampholyte.
(D) Beide Substanzen bilden ein wichtiges zelluläres Puffersystem.
(E) Beide Substanzen besitzen den gleichen pK_s-Wert.

F85

→ **3.50 Welche Aussage trifft <u>nicht</u> zu?**
Gegeben sind:

(1) 10 ml wässrige 0,1 molare Ameisensäure ($pK_s = 3{,}8$)
(2) 10 ml wässrige 0,1 molare Essigsäure ($pK_s = 4{,}8$)

(A) Die Säure in Lösung (1) ist stärker dissoziiert als die in Lösung (2).
(B) In Lösung (1) ist pH = 2,4.
(C) Lösung (2) hat bessere Puffereigenschaften als Lösung (1).
(D) Nach Zugabe von 5 ml 0,1 molarer NaOH kann man beide Lösungen als Pufferlösungen verwenden.
(E) Bis zum Äquivalenzpunkt verbrauchen beide Lösungen gleichviel 0,1 molare NaOH.

H97

→ **3.51 Bei der dargestellten Verbindung handelt es sich um Citronensäure**

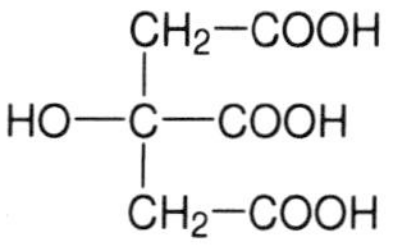

(1) Es gilt: $pK_{S1} < pK_{S2} < pK_{S3}$.
(2) Die Titrationskurve der Citronensäure mit Natronlauge weist drei Pufferbereiche auf.
(3) Citrat ist eine wichtige Puffersubstanz des Blutes.
(4) Sie ist eine chirale Verbindung.

(A) nur 1 und 2 sind richtig
(B) nur 2 und 3 sind richtig
(C) nur 1, 3 und 4 sind richtig
(D) nur 2, 3 und 4 sind richtig
(E) 1–4 alle sind richtig

H04 H01

→ **3.52 Welche Aussage zu Puffersystemen trifft <u>nicht</u> zu?**

(A) Der pH-Wert einer Pufferlösung wird durch das Verhältnis von schwacher Säure zu korrespondierender Base bestimmt.
(B) Die Pufferkapazität wird durch die Konzentrationen von Säure und korrespondierender Base bestimmt.
(C) Die Verdoppelung der Pufferkonzentration führt zu einer Anhebung des pH-Werts um ca. 0,7 (ln 2).
(D) Mit einer Mischung aus Natriumdihydrogenphosphat und Dinatriumhydrogenphosphat kann ein Puffersystem mit pH ≈ 7 erhalten werden.
(E) Im Puffersystem Kohlendioxid/Hydrogencarbonat beeinflusst der Partialdruck des Kohlendioxids den pH-Wert.

F98 ■■

→ **3.53 Welche Bedingung muss erfüllt sein, damit Sie aus der Phosphorsäure und ihren Salzen eine Pufferlösung mit pH = 7,2 erhalten?**
(pK_s-Werte der Phosphorsäure: 2,1, 7,2, 12,3)

(A) $[H_2PO_4^-] = [H_3PO_4]$
(B) $[H_3PO_4] = 0{,}1$ mol/l
(C) $[H_2PO_4^-] = [HPO_4^{2-}]$
(D) $[HPO_4^{2-}] = -\log 10^{-7{,}2}$
(E) $[H_2PO_4^-] \cdot [HPO_4^{2-}] = 10^{-7{,}2}$ mol/l

3.48 (C) 3.49 (E) 3.50 (C) 3.51 (A) 3.52 (C) 3.53 (C)

H05

→ **3.54 Welche Aussage zu Puffersystemen in wässriger Lösung trifft zu?**

(A) Eine äquimolare Mischung aus Natriumhydrogensulfat und Natriumsulfat ergibt ein Puffersystem mit pH = 5.
(B) Eine äquimolare Mischung aus Ammoniak und Ammonium-Ionen ergibt ein Puffersystem mit pH = 6.
(C) Eine äquimolare Mischung aus Natriumhydrogenphosphat und Natriumphosphat ergibt ein Puffersystem mit pH = 7.
(D) Die Pufferkapazität wird nur durch das Konzentrationsverhältnis von Säure und korrespondierender Base bestimmt.
(E) Bei gleicher Konzentration von schwacher Säure und korrespondierender Base entspricht der pH-Wert der Lösung dem pK_s-Wert der schwachen Säure.

H02

→ **3.55 Gegeben sind**
10 mL eines Phosphatpuffers der Konzentration 0,1 mol/L und 100 mL eines Phosphatpuffers der Konzentration 0,01 mol/L bestehend aus gleichen Teilen KH_2PO_4 und K_2HPO_4.
Die Pufferlösungen

(A) können dieselbe Menge Base abpuffern
(B) können unterschiedliche Mengen Säure abpuffern
(C) enthalten unterschiedliche Elektrolytmengen in Gramm
(D) unterscheiden sich im pH-Wert
(E) stimmen in der Konzentration überein

H98 ■

→ **3.56 Welche Aussage trifft nicht zu?**
Gegeben sind:
10 ml eines 0,1 M Phosphatpuffers und 100 ml eines 0,01 M Phosphatpuffers jeweils bestehend aus gleichen Teilen KH_2PO_4 und K_2HPO_4.
Die Pufferlösungen

(A) können dieselbe Menge Hydroxylionen abpuffern
(B) können dieselbe Menge Hydroniumionen abpuffern
(C) unterscheiden sich in der Konzentration (mol/l) der Elektrolyte
(D) unterscheiden sich im pH-Wert
(E) enthalten die gleiche Menge (g) der Elektrolyte
(F)

F96 F85 ■

→ **3.57 Welche Aussage zu $NaHCO_3$ trifft nicht zu?**

(A) In Wasser bilden sich die Ionen Na^+ und HCO_3^-.
(B) Die Oxidationsstufe des Kohlenstoffs ist – 4.
(C) In wässriger Lösung ist der pH > 7.
(D) Beim Übergießen mit HCl bildet sich CO_2.
(E) $NaHCO_3$ und CO_2 bilden in wässriger Lösung ein Puffersystem.

F95

→ **3.58 Welche Aussage trifft nicht zu?**
1 Mol Essigsäure werden mit 0,5 Mol Natronlauge versetzt.

(A) Es entstehen 0,5 Mol Wasser.
(B) 0,5 Mol Natronlauge liefern 1 Mol OH^--Ionen.
(C) Der pH-Wert der Lösung entspricht dem pK_s-Wert der Essigsäure.
(D) In der Lösung sind je 0,5 Mol Essigsäure und Acetat enthalten.
(E) Es liegt eine Pufferlösung vor.

F94

→ **3.59 Um einen 1 molaren Puffer von pH = 7 mit möglichst hoher Pufferkapazität herzustellen, mischt man zu gleichen Teilen:**
(pK-Werte von H_3PO_4: $pK_{s1} = 2$, $pK_{s2} = 7$, $pK_{s3} = 12$; von Essigsäure; $pK_s = 5$; von Glycin: $pK_{s1} = 3$, $pK_{s2} = 9$)

(A) H_3PO_4/NaH_2PO_4
(B) NaH_2PO_4/Na_2HPO_4
(C) Na_2HPO_4/Na_3PO_4
(D) Essigsäure/Na-Acetat
(E) Glycin/Glycin-HCl

H94 ■

→ **3.60 Sie versetzen 10 ml 0,1 molare K_2HPO_4 mit 5 ml 0,1 molarer HCl und messen dann den pH-Wert. Welchen Wert finden Sie?**
(pK_s-Werte des Phosphorsäure: 2,3, 7,2 und 12,3)

(A) 2,3
(B) 5,0
(C) 7,2
(D) 10,0
(E) 12,3

3.54 (E) 3.55 (A) 3.56 (D) 3.57 (B) 3.58 (B) 3.59 (B) 3.60 (C)

F89 ■

→ **3.61 Welche Aussage zur pH-Messung mit Farbindikatoren trifft zu?**

(A) pH-Messung mit Farbindikatoren ist – im Gegensatz zur Messung mit Glaselektroden – temperaturunabhängig.
(B) Indikatoren sind starke organische Säuren oder Basen.
(C) Der Umschlagbereich eines Indikators hängt von seinem pK_S-Wert ab.
(D) Die Farbänderung ist auf eine irreversible Umwandlung des Indikators zurückzuführen.
(E) Die Genauigkeit der pH-Messung ist bei einer Indikatorkonzentration von etwa 1 mol/l optimal.

3.4 Redoxreaktionen

3.4.1 Definitionen

■■

→ **3.62 Welche Aussage zu den Begriffen Oxidation und Reduktion trifft nicht zu?**

(A) Wenn bei einer chemischen Reaktion eine Verbindung oxidiert wird, muss gleichzeitig eine Verbindung reduziert werden.
(B) Oxidationsmittel sind Stoffe, die Elektronen aufnehmen.
(C) Reduktion einer Verbindung bedeutet Abgabe von Elektronen durch diese Verbindung an das Reduktionsmittel.
(D) Die Entladung von Kationen an der Kathode ist eine Reduktion.
(E) Aufnahme von Wasserstoff bedeutet eine Reduktion des aufnehmenden Stoffes.

H86

→ **3.63 Starke Oxidationsmittel sind Stoffe, die**

(1) leicht Elektronen aufnehmen
(2) leicht Elektronen abgeben
(3) anderen Verbindungen Elektronen entziehen
(4) eine geringe Elektronenaffinität besitzen
(5) ein hohes negatives Normalpotenzial haben

(A) nur 1 ist richtig
(B) nur 1 und 3 sind richtig
(C) nur 2 und 4 sind richtig
(D) nur 1, 3 und 5 sind richtig
(E) nur 2, 4 und 5 sind richtig

3.4.2 Einfache Reaktionsgleichungen

H84 ■

→ **3.64 Welche Aussage trifft nicht zu?**
Die folgende Gleichung ist gegeben: $aFe^{3+} + bH_2S \rightarrow cS + dFe^{2+} + 2H^+$

(A) Die Oxidationszahl des S im H_2S ist −2.
(B) Die Oxidationszahl des H ist unverändert.
(C) Fe^{3+} ist Oxidationsmittel, H_2S ist Reduktionsmittel.
(D) a = 2; b = 1; c = 1; d = 2.
(E) Die Gleichgewichtslage wird durch Zugabe von Basen auf die linke Seite verschoben.

F00

→ **3.65 Welche der folgenden Reaktionen ist eine Reduktion?**

(A) Hydrochinon → Chinon
(B) NADH → NAD^+
(C) Cystin → Cystein
(D) Cholin → Acetylcholin
(E) Aldehyd → Halbacetal

F08

→ **3.66 Die (formale) Oxidationsstufe (Oxidationszahl) des C-Atoms ist +4 in**

(A) Kohlendioxid
(B) Kohlenmonoxid
(C) Methanal (Formaldehyd)
(D) Methanol
(E) Methansäure (Ameisensäure)

H07

→ **3.67 Welche Aussage zur dargestellten Reaktion der Ascorbinsäure trifft zu?**

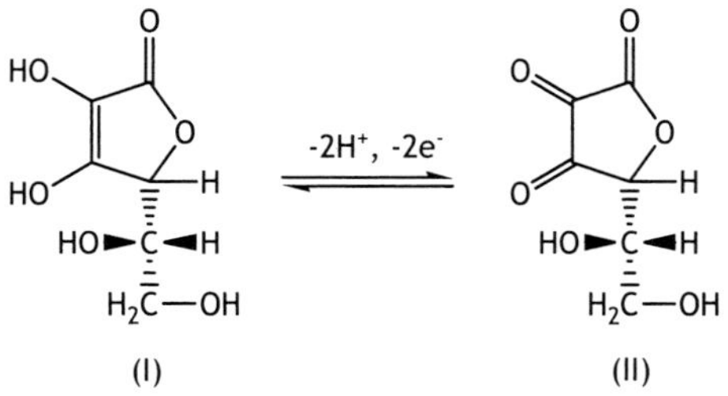

(A) (I) und (II) stellen zueinander tautomere Formen der Ascorbinsäure dar.
(B) Ascorbinsäure (I) enthält einen Pyranosering.
(C) Ascorbinsäure (I) wird zu Dehydroascorbinsäure (II) oxidiert.
(D) Die Wirkung als Säure entfaltet (I) infolge der Dissoziation der primären alkoholischen OH-Gruppe.
(E) Es handelt sich bei Vitamin C (I) um das D-Isomer der Ascorbinsäure.

H08

→ **3.68 Bei der Oxidation von Schwefelwasserstoff zu Schwefelsäure verändert sich die Oxidationsstufe (Oxidationszahl) des S-Atoms von**

(A) −2 zu +4
(B) −2 zu +6
(C) +2 zu +4
(D) +2 zu +6
(E) +2 zu +8

H01

→ **3.69 Welche Angabe zu folgender Reaktion trifft nicht zu?**

$2\,H_2 + O_2 \rightarrow 2\,H_2O$

(A) Die Reaktion ist exotherm.
(B) Bei der Reaktion wird Sauerstoff reduziert.
(C) Bei der Reaktion ist Sauerstoff das Oxidationsmittel.
(D) Bei der Reaktion wird Sauerstoff verbraucht.
(E) Bei der Reaktion gehen Elektronen vom Sauerstoff auf den Wasserstoff über.

F04

→ **3.70 Wird Harnstoff durch Urease (z. B. von Helicobacter pylori) gespalten, so entsteht Ammoniak und**

(A) Ameisensäure
(B) Kohlendioxid
(C) Glycin
(D) Aminoethanol
(E) Serin

H93

→ **3.71 Welche Aussage zur folgenden Reaktion trifft nicht zu?**

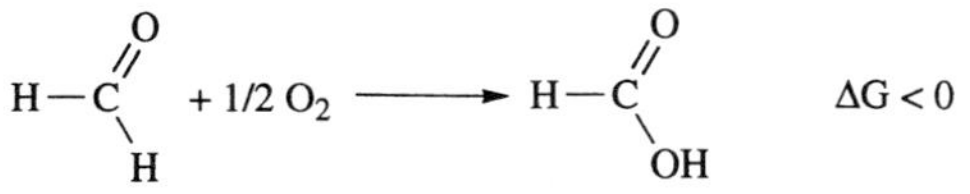

(Atommassen: H = 1, C = 12, 0 = 16)

(A) Formaldehyd wird oxidiert, es entsteht Ameisensäure.
(B) Zur Oxidation von 1 mol Aldehyd werden 8 g Sauerstoff benötigt.
(C) Die Reaktion ist exergon.
(D) Die gebildete Säure ist einprotonig.
(E) Bei der Verbrennung von 30 g des Aldehyds mit 16 g O_2 entstehen 46 g der Säure.

H94

→ **3.72 Welche Aussage trifft nicht zu?**

Die Reaktion

$2\,Fe^{3+} + 2\,I^- \rightleftharpoons 2\,Fe^{2+} + I_2$

soll sich im Gleichgewicht befinden.

(A) Es handelt sich um eine Redox-Reaktion.
(B) Wenn man das gebildete I_2 aus dem Gleichgewicht entfernt, kann alles Fe^{3+} zu Fe^{2+} reduziert werden.
(C) Durch Hinzufügen eines geeigneten Katalysators kann die Reaktion erneut in Gang gesetzt werden.
(D) Für das Redoxpotenzial der Teilreaktionen gilt $\Delta E = 0$.
(E) Es gilt $\Delta G = 0$.

F05

→ **3.73 Welche Aussage zum Ozon trifft zu?**

(A) Bei Lichtanregung zerfällt ein Ozon-Molekül in zwei Moleküle O_2.
(B) Es ist in wässriger Lösung ein starkes Reduktionsmittel.
(C) Die Oxidationsstufe der O-Atome im Ozon ist verschieden von derjenigen der O-Atome im molekularen Sauerstoff.
(D) Die Oxidationsstufe der O-Atome im Ozon ist verschieden von derjenigen der O-Atome im Wasserstoffperoxid.
(E) Ozon ist ein Zwischenprodukt in der Atmungskette, da es das $FADH_2$ wieder zu FAD oxidiert.

F06

→ **3.74 Ammoniak reagiert mit Wasser gemäß folgender Reaktionsgleichung:**

$NH_3 + H_2O \rightleftharpoons NH_4^+ + OH^-$

Welche Aussage zu dieser Gleichgewichtsreaktion trifft zu?

(A) Die Gleichgewichtskonstante ist temperaturabhängig.
(B) Die Gleichgewichtslage ist nicht abhängig vom NH_3-Partialdruck.
(C) Mit zunehmendem pH-Wert wird das Gleichgewicht nach rechts verschoben.
(D) NH_3 und NH_4^+ bilden ein Redoxsystem.
(E) Es handelt sich um eine Disproportionierung.

H06

→ **3.75 Bei welchem der folgenden Beispiele handelt es sich um eine Redoxreaktion?**

(A) $Ag^+ + Cl^- \rightleftharpoons AgCl$
(B) $CO_2 + H_2O \rightleftharpoons H^+ + HCO_3^-$
(C) $2\,H_2 + O_2 \rightleftharpoons 2\,H_2O$
(D) $H_2SO_4 + NaOH \rightleftharpoons Na^+ + HSO_4^- + H_2O$
(E) $2\,O_3 \rightleftharpoons 3\,O_2$

3.68 (B) 3.69 (E) 3.70 (B) 3.71 (B) 3.72 (C) 3.73 (D) 3.74 (A) 3.75 (C)

F07

→ **3.76 Die antipyretisch und analgetisch wirkende Acetylsalicylsäure kann nach folgendem Verfahren hergestellt werden:**

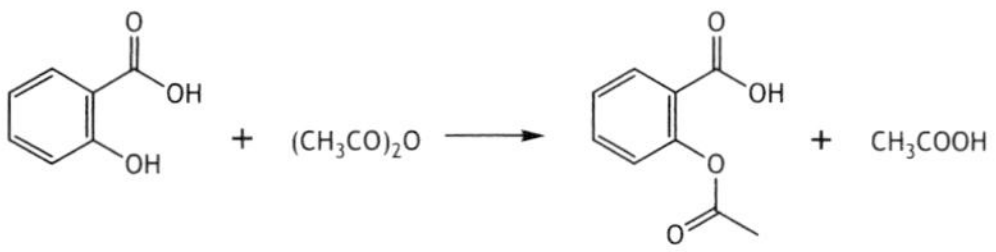

Salicylsäure Acetanhydrid Acetylsalicylsäure Essigsäure

Um was für einen Reaktionstyp handelt es sich?

(A) Decarboxylierung
(B) Hydrolyse
(C) Oxidation
(D) Reduktion
(E) Veresterung

3.4.3 Elektrochemische Zellen

■

→ **3.77 Berechnen Sie das Potenzial einer Wasserstoffelektrode bei 25°C ($P_{H2} = 1$ atm bzw. 1,013 bar) mit Hilfe der Nernst-Gleichung, wenn die Wasserstoffionenkonzentration in der Lösung 10^{-3}N ist.**

Nernst-Gleichung: $$E = E_0 + \frac{0{,}06}{n} \log \frac{[Ox]}{[Red]}$$

$$E_0 = 0{,}00\ V$$

(A) 0,00 V
(B) + 0,18 V
(C) – 0,18 V
(D) + 0,06 V
(E) – 0,06 V

F02

→ **3.78 Welche Aussage zu Redox-Reaktionen und Nernst' scher Gleichung trifft zu?**

(A) Das aktuelle Redoxpotenzial hängt von den Konzentrationen der Komponenten des korrespondierenden Redox-Paares ab.
(B) Glaselektroden zeigen abhängig vom pH-Wert einen Farbumschlag.
(C) In einer Normalwasserstoffelektrode beträgt die Konzentration von H_2 in H_2O 1 mol/l.
(D) Das für ein Gemisch aus Chinon und Hydrochinon gemessene Potenzial ist unabhängig vom pH-Wert der Lösung.
(E) Die Giftigkeit von Kohlenmonoxid (CO) beruht zum großen Teil auf seiner starken Oxidationswirkung.

■

→ **3.79 Welche Größe hat auf das Potenzial einer Wasserstoffelektrode keinen Einfluss?**

(A) H_2-Druck an der Elektrode
(B) Material an der Elektrode
(C) Volumen der Lösung in der Elektrodenkammer
(D) pH-Wert der Lösung in der Elektrodenkammer
(E) Temperatur

H84 ■

→ **3.80 Welche Aussage zu $CuSO_4$ trifft nicht zu?**

(A) $CuSO_4$ löst sich in Wasser unter Dissoziation nach: $CuSO_4 \rightarrow Cu^{2+} + SO_4^{2-}$.
(B) In wässriger Lösung sind die Cu-Ionen einer $CuSO_4$-Lösung hydratisiert.
(C) Durch Zugabe von Fe^{3+}-Ionen als Oxidationsmittel wird die Wertigkeit des Cu-Ions in der $CuSO_4$-Lösung verändert.
(D) Das Normalpotenzial des Cu/Cu^{2+}-Systems kann gemessen werden, wenn man ein Cu-Blech in eine 1 molare $CuSO_4$-Lösung eintaucht und gegen die Normalwasserstoffelektrode misst.
(E) Durch Zugabe von Chelatoren, wie EDTA, D-Penicillamin oder Cysteamin zu $CuSO_4$-Lösungen wird die Konzentration an freiem Cu^{2+} gesenkt.

F01

→ **3.81 Was versteht man in der Chemie unter „Spannungsreihe"?**

(A) Es ist ein anderer Ausdruck für die Nernstsche Gleichung.
(B) Eine Folge von Redoxreaktionen im Fließgleichgewicht.
(C) Die Aufreihung von Redoxteilsystemen nach ihrem Normalpotenzial (Standardpotenzial).
(D) Eine Messreihe an der Wasserstoffelektrode in Abhängigkeit vom pH-Wert.
(E) Die Differenz zwischen E und E^0 eines Redoxteilsystems.

3.76 (E) 3.77 (C) 3.78 (A) 3.79 (C) 3.80 (C) 3.81 (C)

F84

→ **3.82 Welche Aussage zu Fe^{2+} bzw. $FeSO_4$ trifft nicht zu?**
(A) Durch Zugabe eines Oxidationsmittels zu einer wässrigen $FeSO_4$-Lösung entsteht Fe^{3+}.
(B) Mit Chelatoren, wie EDTA, Weinsäure oder Citronensäure, entstehen Chelatkomplexe, wodurch die Konzentration des freien Fe^{2+} gesenkt wird.
(C) Die Oxidation von Fe^0 zu Fe^{2+} ist ein 2-Elektronenübergang (n = 2), wobei pro mol oxidiertes Eisen 2 mol Elektronen abgegeben werden.
(D) Das Fe/Fe^{2+}-Normalpotenzial wird erhalten, wenn man ein Eisenblech in eine 2molare Fe^{2+}-Lösung eintaucht (n = 2) und gegen die Normalwasserstoffelektrode misst.
(E) $FeSO_4$ löst sich gut in Wasser unter teilweiser Hydrolyse nach $FeSO_4 + 2\,H_2O \rightleftharpoons Fe(OH)_2 + H_2SO_4$.

■■

→ **3.83 Welche Aussage trifft nicht zu?**
Für die Bestimmung des pH-Wertes mit Hilfe der Wasserstoffelektrode gilt:
(A) Bei der Messung muss eine Bezugselektrode verwendet werden.
(B) Die Wirkungsweise der Elektrode beruht auf der Ausbildung eines Membranpotenzials (oder „Donnan"-Potenzials).
(C) Als Bezugselektrode kann auch eine Normalwasserstoffelektrode dienen, deren Potenzial gleich 0,0 V gesetzt ist.
(D) Aus den Messwerten lassen sich mit Hilfe der Nernst-Gleichung die pH-Werte berechnen.
(E) Bei der Normalwasserstoffelektrode wird ein von Wasserstoffgas umspültes Platinblech unter Standardbedingungen in Säure mit einer H^+-Konzentration von 1 mol/l getaucht.

3.4.4 Redoxreaktionen

F89 F85 ■

→ **3.84 Welche Aussage trifft nicht zu?**
Gegeben ist folgende Gleichung:
$xCu^{2+} + yZn \rightleftharpoons zCu + tZn^{2+}$
Die Normalpotenziale lauten:
$Cu^{2+} + 2e^- \rightleftharpoons Cu$: + 0,35 V
$Zn^{2+} + 2e^- \rightleftharpoons Zn$: – 0,76 V
(A) x = 2; t = 1
(B) y = 1; t = 1
(C) Der Vorgang verläuft freiwillig, so dass metallisches Zink aus einer wässrigen Cu^{2+}-Lösung metallisches Kupfer ausscheidet.
(D) Die Potenzialdifferenz zwischen einer Cu^{2+}/Cu-Normalelektrode und einer Zn^{2+}-Normalelektrode, die durch einen Stromschlüssel verbunden sind, beträgt 1,11 V.
(E) Im Cu^{2+}/Zn-System ist Zn das Reduktionsmittel.

F92

→ **3.85 Drei Redoxsysteme reihen sich wie folgt in der Spannungsreihe:**

	E° (Volt)
$Zn \rightleftharpoons Zn^{2+} + 2e^-$	– 0,76
$Cu \rightleftharpoons Cu^{2+} + 2e^-$	+ 0,35
$Ag \rightleftharpoons Ag^+ + e^-$	+ 0,81

Welche Aussage trifft nicht zu?
(A) Elektronen fließen freiwillig von Zn zum Cu^{2+}.
(B) Cu ist in der Lage Ag^+ zu reduzieren.
(C) Ag ist in der Lage Zn^{2+} zu reduzieren.
(D) Die Reaktion $Cu + 2\,Ag^+ \rightarrow Cu^{2+} + 2\,Ag$ läuft freiwillig ab.
(E) Die angegebenen Normalpotenziale können unter Standardbedingungen durch Messung gegen eine Normalwasserstoffelektrode bestimmt werden.

F06

→ **3.86 Bei welcher der folgenden Reaktionen handelt es sich um eine Redox-Reaktion?**
(A) $Ag^+ + Cl^- \rightarrow AgCl$
(B) $H_2 + Cl_2 \rightarrow 2\,HCl$
(C) $H_3O^+ + HO^- \rightarrow 2\,H_2O$
(D) $CO_2 + HO^- \rightarrow HCO_3^-$
(E) $NH_3 + HCl \rightarrow NH_4Cl$

H06

→ **3.87 Das Immissionsgift Schwefeldioxid wird bei der Verbrennung von Schwefel gebildet.**
Welche Aussage zum Schwefeldioxid trifft zu?
(A) Bei der Addition von Wasser zu Schwefeldioxid entsteht Schwefelsäure.
(B) Beim Verbrennen von Schwefel zu Schwefeldioxid ist Schwefel das Reduktionsmittel.
(C) Beim Verbrennen von Schwefel zu Schwefeldioxid nimmt die Oxidationsstufe des Sauerstoffs zu.
(D) Der Schwefel hat im Schwefeldioxid die Oxidationsstufe +2.
(E) Schwefeldioxid kann mit Wasserstoff zu Schwefeltrioxid oxidiert werden.

3.82 (D) 3.83 (B) 3.84 (A) 3.85 (C) 3.86 (B) 3.87 (B)

F07

→ **3.88 Werden bei einer Elektrotherapie mit relativ hohem Gleichstromanteil die Metallplattenelektroden nicht ausreichend mit durchfeuchteten Unterpolsterungen versehen, entstehen in der Haut schädliche Elektrolyseprodukte. Die Extrazellulärflüssigkeit soll hierbei vereinfacht als wässrige NaCl-Lösung angesehen werden.**
Welche der folgenden Reaktionen beschreibt am besten den Elektrolyse-Vorgang an der Kathode?

(A) $Na^+ + 2\,H_2O + e^- \rightarrow Na^+ + O_2^- + 2\,H_2$
(B) $2\,Na^+ + 2\,H_2O + 2\,e^- \rightarrow 2\,Na^+ + 2\,OH^- + H_2$
(C) $4\,Na^+ + 2\,H_2O + 4\,e^- \rightarrow 4\,Na^+ + 4\,H^- + O_2$
(D) $2\,Cl^- + H_2O - 2\,e^- \rightarrow Cl_2 + H_2O$
(E) $2\,H_2O + 4\,Cl^- - 4\,e^- \rightarrow 4\,H^+ + 4\,Cl^- + O_2$

3.4.5 Biochemische Redoxreaktionen

H84 ■

→ **3.89 Das Redoxpotenzial des Systems Chinon/Hydrochinon ist durch die Gleichung**

$$E = E_0 + \frac{0{,}06}{n} \cdot \lg \frac{[\text{Chinon}][H^+]^2}{[\text{Hydrochinon}]}$$

gegeben.
Für den Fall, dass [Chinon] = [Hydrochinon], gibt welche der folgenden Gleichungen das Redoxpotenzial E richtig wieder?

(A) $E = E° + 0{,}12\ pH$
(B) $E = E° - 0{,}06\ pH$
(C) $E = E° - 0{,}06\ logH^+$
(D) $E = E° - 0{,}03\ logH^+$
(E) $E = E° + 0{,}03\ pH$

F94 ■

→ **3.90 Welche Aussage trifft nicht zu?**

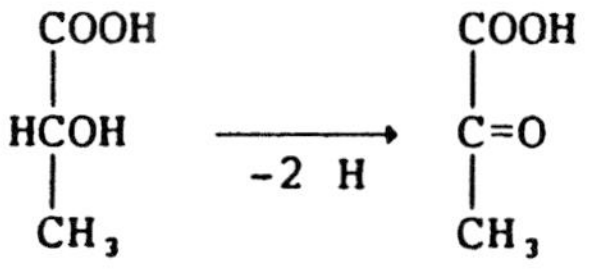

(1) (2)

(A) (1) ist Milchsäure, (2) ist Brenztraubensäure.
(B) Die Reaktion ist eine Oxidation.
(C) Bei der Reaktion wird die Chiralität von (1) aufgehoben.
(D) (1) kann im Stoffwechsel zu (2) reagieren.
(E) Mit Ammoniak entstehen in wässriger Lösung aus beiden Säuren die jeweiligen Amide.

■

→ **3.91 Welche der folgenden Verbindungen ist ein Chinon?**

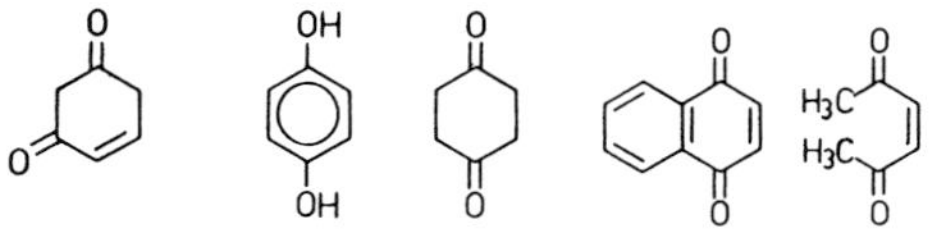

(A) (B) (C) (D) (E)

F83

→ **3.92 Welche Aussage zum Naphthochinon trifft nicht zu?**

(A) Naphthochinon-(1,4) kann zu Naphthohydrochinon reduziert werden.
(B) Das Redoxpotenzial des Naphthochinons ist pH-abhängig.
(C) Vitamin K enthält ein Naphthochinonsystem.
(D) Bei Mangel an Vitamin K ist die Prothrombinsynthese erniedrigt.
(E) Dicumarol, ein Antagonist des Vitamin K, enthält ein Naphthochinonsystem.

F84

→ **3.93 Welche Aussage zur dargestellten Substanz trifft nicht zu?**

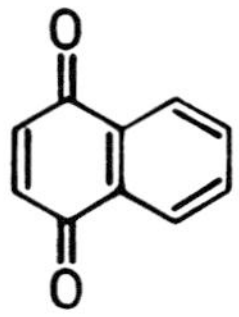

(A) Es handelt sich um Benzochinon.
(B) Sie kann unter H_2-Aufnahme reduziert werden.
(C) Die Reduktionsreaktion ist pH-abhängig.
(D) Das Ringsystem kommt im Vitamin K vor.
(E) Die Reduktion geht mit einer Änderung des UV-Absorptionsspektrums einher.

3.88 (B) 3.89 (B) 3.90 (E) 3.91 (D) 3.92 (E) 3.93 (A)

H99 ■■

3.94 Welche Aussage zum abgebildeten Redoxsystem trifft nicht zu?

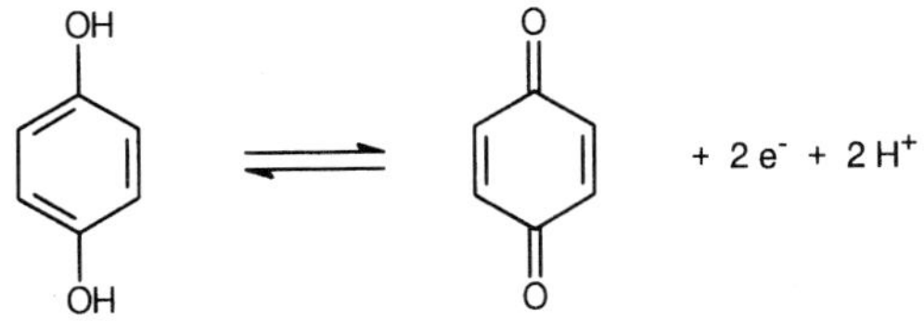

(A) Die reduzierte Form heißt Hydrochinon, die oxidierte para-Benzochinon.
(B) Das Redoxpotenzial des Systems ist in saurer Lösung positiver als in alkalischer.
(C) Para-Benzochinon ist eine aromatische Verbindung.
(D) Hydrochinon enthält phenolische Hydroxylgruppen.
(E) In der Atmungskette findet Elektronentransport mittels des analogen Redoxsystems Ubichinon/Ubihydrochinon statt.

3.5 Bildung und Eigenschaften der Salze

3.5.1 Bildung

3.5.2 Eigenschaften

F84

3.95 Welche Aussagen zu NaCl treffen zu?
(1) NaCl dissoziiert in verdünnter wässriger Lösung vollständig.
(2) Die Dissoziationsgleichung lautet: $NaCl + H_2O \rightleftharpoons NaOH + HCl$.
(3) Wegen der Dissoziation in wässriger Lösung kommt undissoziiertes NaCl im Organismus praktisch nicht vor.
(4) Die wässrige Lösung von NaCl reagiert neutral.

(A) nur 1 und 2 sind richtig
(B) nur 3 und 4 sind richtig
(C) nur 1, 2 und 3 sind richtig
(D) nur 1, 3 und 4 sind richtig
(E) 1 – 4 = alle sind richtig

H86

3.96 Welche Aussage zu K_2CO_3 trifft nicht zu?
(A) Es handelt sich um ein Salz.
(B) Es löst sich in Wasser, wobei in der Lösung K^+ und CO_3^{2-} nachweisbar sind.
(C) CO_3^{2-} reagiert zum großen Teil mit H^+ des Wassers unter Bildung von Hydrogencarbonat.
(D) K_2CO_3 löst sich auch in Aceton unter pH-Verschiebung.
(E) Die wässrige Lösung von K_2CO_3 enthält überschüssige OH-Ionen, so dass der pH > 7 ist.

F94

3.97 Welche Aussage trifft nicht zu?
$Na_2CO_3 \rightleftharpoons 2\,Na^+ + CO_3^{2-}$
(A) Die Reaktion beschreibt die Dissoziation von Natriumcarbonat.
(B) Eine wässrige Lösung von Na_2CO_3 reagiert durch Hydrolyse schwach basisch.
(C) Jedes Salz, das das Anion einer schwachen Säure und das Kation einer starken Base enthält, reagiert in wässriger Lösung unter Hydrolyse.
(D) Durch Zugabe von HCl bildet sich CO_2.
(E) Eine wässrige Na_2CO_3-Lösung ist eine Pufferlösung.

H07

3.98 Etwa wie viel festes Kochsalz muss zur Herstellung von 2 L einer physiologischen Kochsalzlösung (0,9%igen NaCl-Lösung) abgewogen werden?
(A) 1,8 g
(B) 4,5 g
(C) 18 g
(D) 45 g
(E) 180 g

3.5.3 Schwer lösliche Salze

H92 ■

3.99 Welche Aussage zum Calciumoxalat trifft nicht zu?
(A) Seine Formel ist $Ca(COO)_2$.
(B) Es ist in Wasser schlecht löslich.
(C) Es kann Bestandteil von Nierensteinen sein.
(D) Es ist in starken Mineralsäuren gut löslich.
(E) Es gibt ein cis- und ein trans-Isomeres des Calciumoxalates.

H98

→ **3.100 Welche Aussage trifft <u>nicht</u> zu?**
1 g Calciumoxalat (Löslichkeitsprodukt $1 \cdot 10^{-9}$ mol²/l²) wird in 100 ml Wasser gegeben.

(A) Das Calciumoxalat löst sich nur geringfügig auf.
(B) Durch Zugabe von Ca^{2+} wird die Löslichkeit des Calciumoxalats in Wasser erhöht.
(C) Die Löslichkeit wird durch Zugabe von HCl erhöht.
(D) Nach Zugabe einer starken Säure wird schwach dissoziierte Oxalsäure gebildet.
(E) Der in Lösung gegangene Anteil ist vollständig dissoziiert.

3.5.4 Elektrochemische Anwendung

■

→ **3.101 Welche Aussage über Elektrolyte trifft <u>nicht</u> zu?**

(A) Starke Elektrolyte sind in wässriger Lösung praktisch vollständig dissoziiert.
(B) Schwache Elektrolyte sind in wässriger Lösung wenig dissoziiert.
(C) Schwerlösliche Salze, z. B. $BaSO_4$ sind schwache Elektrolyte.
(D) Salze sind immer starke Elektrolyte.
(E) Säuren sind je nach der Größe ihrer Dissoziationskonstanten starke oder schwache Elektrolyte.

3.6 Ligandenaustausch-Reaktionen

3.6.1 Eigenschaften

■

→ **3.102 Welche der folgenden Gleichungen gibt die Definition der Komplexzerfallskonstante des Komplexes $[Me(Y)_2]^+$ richtig wieder, wenn das Zentralion einfach positiv geladen ist?**

(A) $K = \frac{[[Me(Y)_2]^+]}{[Me^+]\,[Y]^2}$

(B) $K = \frac{[Me^+]\,[Y]^2}{[[Me(Y)_2]^+]}$

(C) $K = \frac{[[Me(Y)_2]^+]}{[Me^+]\;2[Y]}$

(D) $K = \frac{[Me^+]\;2[Y]}{[[Me(Y)_2]^+]}$

(E) keine der Gleichungen ist richtig.

F92

→ **3.103 Welche Aussage trifft <u>nicht</u> zu?**
Überprüfen Sie folgende Reaktion:
x Glycin + $CuCO_3 \rightarrow [Cu(Glycin\text{-}Anion)_2] + Y + H_2O$
(Cu^{2+} hat die Koordinationszahl 4)

Glycin-Anion =

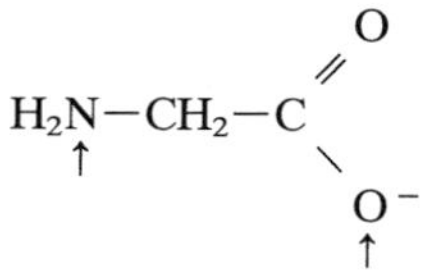

(Ligandenatome durch Pfeil markiert)

(A) Der Reaktion liegt ein Redox-Prozess zugrunde.
(B) Das Glycin-Anion ist ein Chelator.
(C) Die Gesamtladung des Komplexes ist gleich Null.
(D) x hat den Zahlenwert 2.
(E) Y ist CO_2.

F95 H93 ■■

→ **3.104 Welche Aussage zur folgenden Reaktion trifft zu?**
$[Fe(H_2O)_6]^{3+} + 2\,SCN^- \rightarrow [Fe(H_2O)_4(SCN)_2]^+ + 2\,H_2O$

(A) Sie ist eine Redox-Reaktion.
(B) Das Eisen ändert seine Oxidationszahl.
(C) Das Eisen ändert seine Koordinationszahl.
(D) Es findet ein Ligandenaustausch statt.
(E) Die Gesamtladung des Metallkomplexes bleibt gleich.

F06 H01 ■

→ **3.105 Welche Aussage zu folgender Reaktion trifft zu?**
$[Cu(H_2O)_4]^{2+} + 2\,Cl^- \rightarrow [Cu(H_2O)_2Cl_2] + 2\,H_2O$

(A) Cu^{2+} wird reduziert.
(B) Cl^- wird oxidiert.
(C) Es erfolgt eine Neutralisation.
(D) Es erfolgt ein Ligandenaustausch.
(E) Es erfolgt eine Hydratisierung.

F99 ■■

→ **3.106 Welche Aussage zu folgender Metallkomplex-Reaktion trifft <u>nicht</u> zu?**
$[Ca(H_2O)_6]^{2+} + EDTA^{4-} \rightarrow [Ca(EDTA)]^{2-} + 6\,H_2O.$

(A) Der Liganden-Austausch ist vollständig.
(B) Das Zentralion hat seine Ladung geändert.
(C) Das Zentralion hat die Koordinationszahl 6.
(D) $EDTA^{4-}$ ist ein Chelator.
(E) Der entstehende Komplex ist ein Chelatkomplex.

3.100 (B) 3.101 (E) 3.102 (B) 3.103 (A) 3.104 (D) 3.105 (D) 3.106 (B)

3.7 Additions/Eliminierungs-Reaktionen

3.7.1 Additionen, Eliminationen

F05

→ **3.107 Welche Aussage zum Ethen trifft zu?**

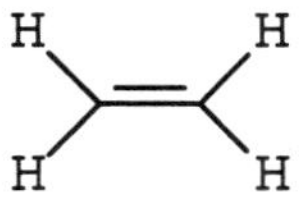

(A) Die Hydrierung von Ethen ergibt Ethin.
(B) Das Molekül kann in Form zweier Enantiomere vorliegen.
(C) Durch Polymerisation von Ethen wird ein Polyamid erhalten.
(D) Bei der Umsetzung mit Brom kommt es zu einer Substitution eines Wasserstoffatoms durch ein Bromatom.
(E) Die säurekatalysierte Hydratisierung von Ethen ergibt Ethanol.

H88

→ **3.108 Beim Abbau von Fettsäuren (n ≤ 14) in den Mitochondrien laufen die folgenden Reaktionen ab:**

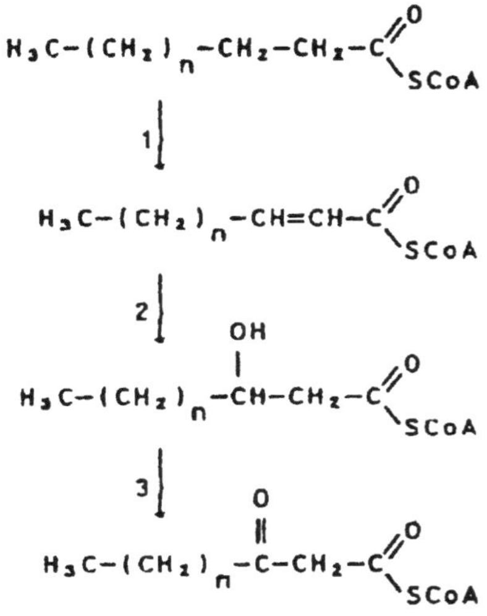

Welche Klassifizierung der Reaktionen ist nicht richtig?
(A) 1 = Oxidation
(B) 2 = Addition
(C) 2 = Hydrierung
(D) 3 = Oxidation
(E) 3 = Dehydrierung

F08

→ **3.109 Welche Aussage über die Hydrierung von C=C-Bindungen (Doppelbindungen) trifft zu?**
(A) Bei der Hydrierung von Z-But-2-en (cis-Buten) entstehen zwei unterschiedliche Produkte.
(B) Bei der Hydrierung wird eine OH-Gruppe in das Molekül eingebaut.
(C) Die Hybridisierung der beiden C-Atome ändert sich bei der Hydrierung.
(D) Die Hydrierung einer C=C-Bindung ist eine endotherme Reaktion.
(E) Durch Hydrierung wird das Molekül in zwei C-zentrierte Radikale gespalten.

H01

→ **3.110 Welche Aussage zu den abgebildeten Reaktionen des Citratzyklus trifft nicht zu?**

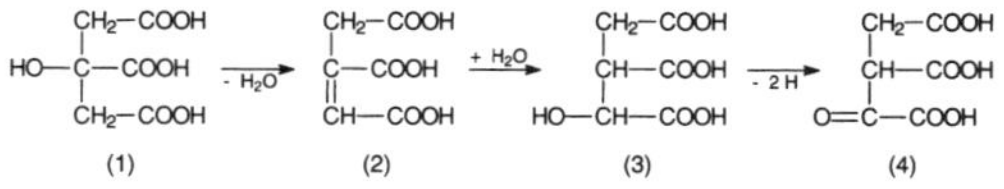

(A) Die Reaktion (1) → (2) ist eine Eliminierung.
(B) Die Reaktion (2) → (3) ist eine Addition.
(C) Die Reaktion (3) → (4) ist eine Oxidation.
(D) (1) und (3) sind Konstitutionsisomere.
(E) (3) und (4) sind Keto-Enol-Tautomere.

H85

→ **3.111 Welche Aussage zu nachstehender Reaktion und den daran beteiligten Verbindungen trifft nicht zu?**

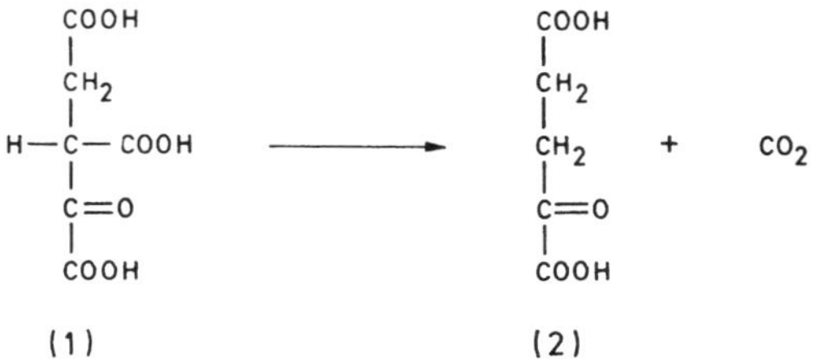

(A) Die Reaktion (1) → (2) ist eine Eliminierung.
(B) Die Reaktion (1) → (2) ist eine Decarboxylierung.
(C) Bei der Reaktion (1) → (2) geht ein Chiralitätszentrum verloren.
(D) (1) und (2) sind α-Ketonsäuren.
(E) Von (2) existiert eine Enolform.

3.107 (E) 3.108 (C) 3.109 (C) 3.110 (E) 3.111 (A)

H90

3.112 Welche Aussage zu nachstehender Reaktion und den daran beteiligten Verbindungen trifft nicht zu?

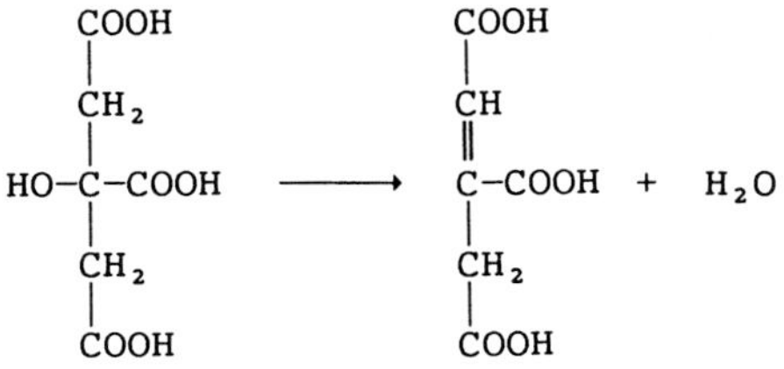

(1) (2)

(A) Die Reaktion (1) → (2) ist eine Eliminierung.
(B) Die Reaktion (1) → (2) ist eine Dehydratisierung.
(C) (1) und (2) sind Tricarbonsäuren.
(D) (1) heißt Citronensäure.
(E) (1) lässt sich zu einer α-Ketosäure oxidieren.

3.7.2 Reaktionen der Carbonylgruppe

F86 ■

3.113 Welche Aussage zur Carbonylgruppe eines Aldehyds oder Ketons trifft nicht zu?
(A) Das Carbonyl-C-Atom ist sp^2-hybridisiert.
(B) Das Carbonyl-C-Atom trägt eine positive Partialladung.
(C) Der Bindungswinkel zwischen den am Carbonyl-C-Atom gebundenen Atomen beträgt jeweils 90°.
(D) In der Carbonylgruppe sind zwischen C- und O-Atom eine σ- und eine π-Bindung wirksam.
(E) Am Sauerstoffatom befinden sich zwei freie Elektronenpaare.

H89 ■

3.114 Welche Aussage zu Aldehyden trifft nicht zu?
(A) Sie entstehen durch Oxidation primärer Alkohole.
(B) Sie reagieren mit primären Aminen.
(C) Die niederen aliphatischen Aldehyde sind wasserlöslich.
(D) Sie lassen sich zu Carbonsäuren oxidieren.
(E) Sie reagieren mit Ketonen zu Acetalen.

H03

3.115 Ketone können von Aldehyden durch eine Reaktion unterschieden werden, die nur bei Aldehyden möglich ist. Dies ist die Umsetzung mit
(A) einem Alkohol
(B) einem primären Amin
(C) einem milden Reduktionsmittel (z. B. enzymatisch mit NADH), da so nur Aldehyde zu sekundären Alkoholen umgesetzt werden
(D) einem milden Oxidationsmittel (z. B. ammoniakalischer Silbernitratlösung), da so nur Aldehyde zu den entsprechenden Carbonsäuren weiter oxidiert werden
(E) einer starken Base

H83

3.116 Welche Aussage zu Formaldehyd trifft nicht zu?
(A) Bei Reduktion entsteht Methanol.
(B) Bei vorsichtiger Oxidation entsteht Essigsäure.
(C) Bei kräftiger Oxidation entsteht CO_2.
(D) Formaldehyd ist im Organismus ein Stoffwechselprodukt beim Methanolabbau.
(E) Formaldehyd geht mit primären Aminogruppen Reaktionen ein, bei denen eine –C=N-Gruppierung entsteht.

H94

3.117 Welche Angabe zu nachfolgender Reaktion und einzelnen Reaktionsprodukten trifft nicht zu?

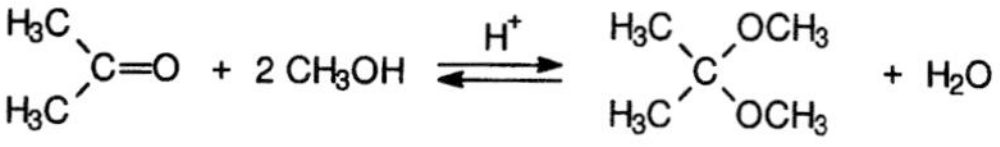

(1) (2)

(A) Die Reaktion ist säurekatalysiert.
(B) (1) heißt Aceton.
(C) (2) ist ein Ketal.
(D) Die Reaktion von links nach rechts ist eine Veresterung.
(E) Die Reaktion ist reversibel.

3.112 (E) 3.113 (C) 3.114 (E) 3.115 (D) 3.116 (B) 3.117 (D)

F88

→ **3.118 Welche Aussage zur abgebildeten Reaktion und den daran beteiligten Verbindungen trifft nicht zu?**

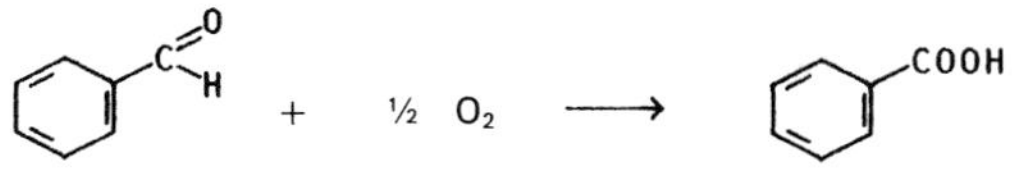

(1) (2)

(A) (1) ist Benzaldehyd.
(B) (1) kann reduziert werden.
(C) Bei der abgebildeten Reaktion entsteht Benzoesäure.
(D) (2) entsteht als Zwischenprodukt beim Abbau von Phenylalanin.
(E) (1) reagiert mit Alkoholen unter Bildung von Halbacetalen bzw. Acetalen.

F89

→ **3.119 Welche der folgenden Verbindungen lässt sich unter milden Bedingungen nicht oxidieren?**

(A) CH_3-CH_2OH

(B) 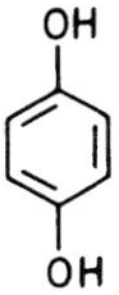

(C) 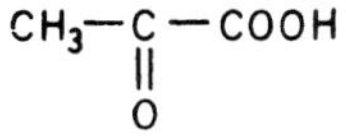

(D) 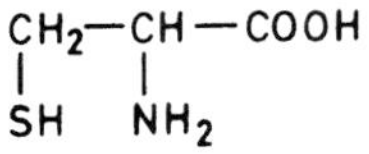

(E) 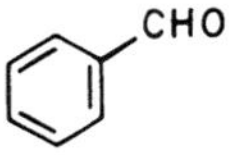

H90

→ **3.120 Welche Aussage zu den abgebildeten Verbindungen und den (unvollständigen) Reaktionsgleichungen trifft nicht zu?**

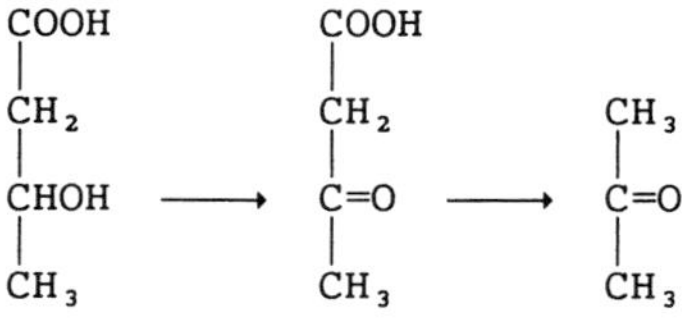

(1) (2) (3)

(A) (1) ist β-Hydroxybuttersäure, (2) ist Acetessigsäure, (3) ist Aceton.
(B) Die Reaktion von (1) zu (2) ist eine Oxidation, von (2) zu (3) eine Decarboxylierung.
(C) Bei unbehandeltem Diabetes mellitus können alle drei Substanzen im Harn nachgewiesen werden.
(D) Beide Reaktionen sind leicht umkehrbar.
(E) (2) ist als CoA-Verbindung ein Zwischenprodukt der Cholesterol-Biosynthese.

H89

→ **3.121 Welche der folgenden Verbindungen lässt sich unter milden Bedingungen nicht oxidieren?**

(A) HCHO

(B) 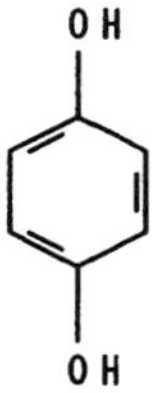

(C) 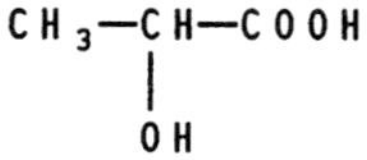

(D) 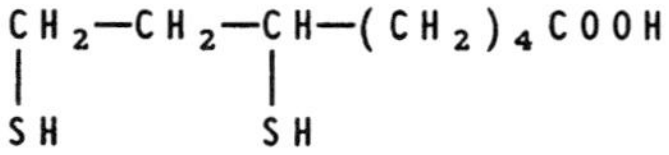

(E) 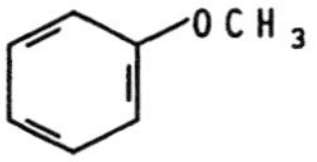

3.7.3 Tautomerie, Kondensationen

H91 ■

3.122 Prüfen Sie die Aussagen zur folgenden Verbindung

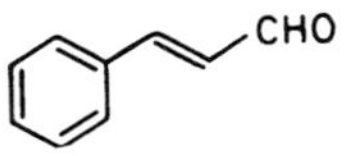

(1) Alle C-Atome sind sp^2-hybridisiert.
(2) Mit geeigneten Oxidationsmitteln entsteht eine Carbonsäure.
(3) Die Verbindung kann aus Benzaldehyd und Acetaldehyd bei einer Aldolkondensation entstanden sein.
(4) Von dieser Verbindung existiert ein cis-Isomer.
(5) Mit primären Aminen bildet sich eine Schiff-Base.

(A) nur 1 und 2 sind richtig
(B) nur 4 und 5 sind richtig
(C) nur 2, 3 und 5 sind richtig
(D) nur 1, 2, 4 und 5 sind richtig
(E) 1–5 = alle sind richtig

H00

3.123 Welche Aussage zum Acetaldehyd CH_3–CHO trifft nicht zu?
(A) Acetaldehyd bildet mit Coenzym A Acetyl-CoA.
(B) Acetaldehyd entsteht durch Oxidation von Ethanol.
(C) Acetaldehyd kann durch Oxidation in Essigsäure umgewandelt werden.
(D) In Gegenwart von Basen kann Acetaldehyd eine Aldolreaktion eingehen.
(E) Acetaldehyd kann mit Ethanol ein Acetal bilden.

F97

3.124 Nachfolgende Verbindung ist im Verlauf einer Aldolkondensation entstanden.

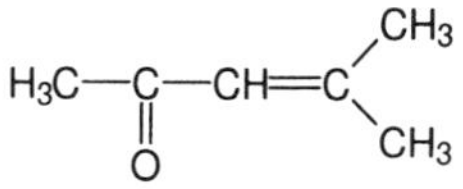

Aus welchen Komponenten ist sie hervorgegangen?
(A) Acetaldehyd und Aceton
(B) Acetaldehyd und 1-Buten
(C) 3 Moleküle Acetaldehyd
(D) 2 Moleküle Aceton
(E) Essigsäure und Aceton

H99

3.125 Welche Aussage trifft nicht zu?

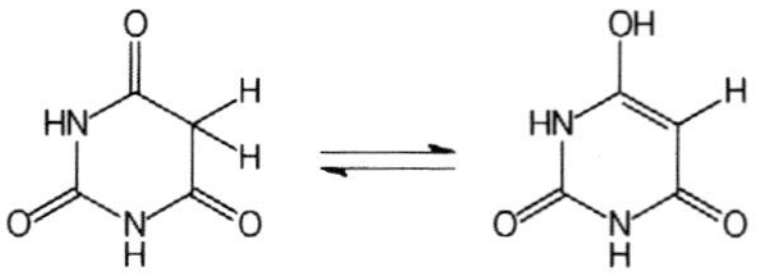

(A) Die Formeln zeigen Barbitursäure.
(B) Abgebildet ist ein Tautomerie-Gleichgewicht.
(C) In den beiden Formeln liegt die Verbindung in unterschiedlichen Oxidationsstufen vor.
(D) Ein äquimolares Gemisch der Substanz und ihres Natriumsalzes ist in wässriger Lösung ein Puffersystem.
(E) Der Heterozyklus der Substanz entspricht dem des Uracils.

F03

3.126 Welche der folgenden Verbindungen kann nicht Bestandteil eines Tautomeriegleichgewichts sein?
(A) Phenol
(B) Formaldehyd (Methanal)
(C) Aceton (Propanon)
(D) 2-Hydroxypyridin
(E) Uracil

F96 ■

3.127 Welche Aussage zu nachstehendem Gleichgewicht trifft nicht zu?

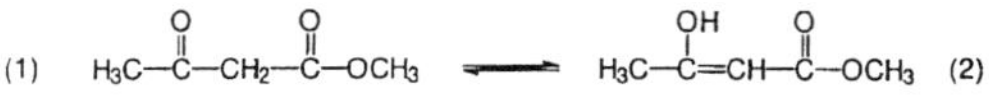

(A) Das Gleichgewicht beschreibt eine Mesomerie.
(B) (1) und (2) sind Konstitutionsisomere.
(C) (1) ist die Ketoform.
(D) (2) ist die Enolform.
(E) (1) und (2) sind Carbonsäureester.

H98 ■

3.128 Welche Aussage trifft nicht zu?
Die abgebildete Verbindung

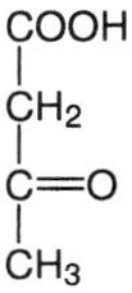

(A) heißt Acetessigsäure
(B) kann zu Aceton decarboxyliert werden
(C) wird bei Insulinmangel vermehrt gebildet
(D) kann zu β-Alanin transaminiert werden
(E) kann Keto-Enol-Umlagerung zeigen

3.122 (E) 3.123 (A) 3.124 (D) 3.125 (C) 3.126 (B) 3.127 (A) 3.128 (D)

F04

3.129 Welche Aussage zur „Keto-Enol-Tautomerie" und den daran beteiligten Verbindungen trifft <u>nicht</u> zu?

(A) In Enolen ist eine OH-Gruppe an ein C-Atom einer C=C-Doppelbindung gebunden.
(B) Ketone enthalten eine C=O-Doppelbindung.
(C) Carbonylverbindungen und das zugehörige Enol haben die gleiche Summenformel.
(D) Keto- und Enolform stehen miteinander im Gleichgewicht.
(E) Bei der Deprotonierung der Keto- bzw. der Enolform entstehen zwei verschiedene, getrennt isolierbare Anionen.

H92

3.130 Welche Aussage trifft <u>nicht</u> zu?

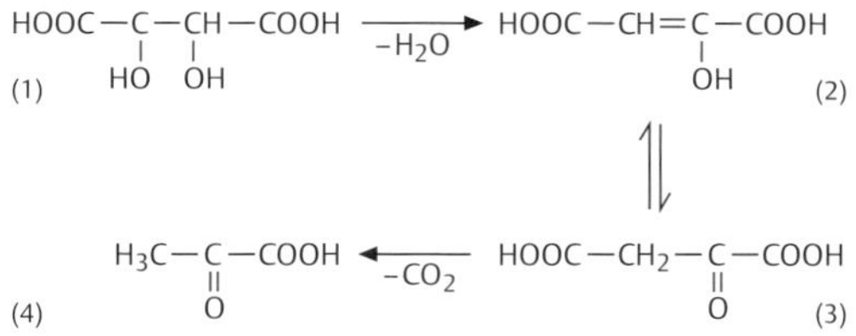

(A) Die Reaktion (1) → (2) ist eine Eliminierung.
(B) Die Reaktion (2) → (3) ist eine Oxidation.
(C) Die Reaktion (3) → (4) ist eine Decarboxylierung.
(D) (3) ist die Ketoform von (2).
(E) (4) heißt Brenztraubensäure.

F91 ■

3.131 Welche Aussage trifft <u>nicht</u> zu?

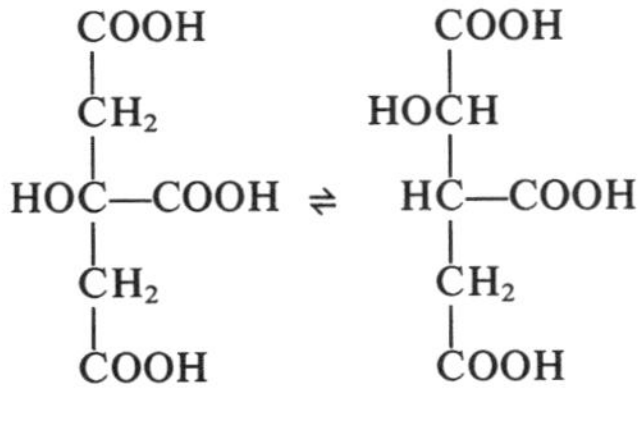

(1) (2)

(A) (1) ist Citronensäure, (2) ist Isocitronensäure.
(B) Bei der Umwandlung von (1) in (2) entsteht eine chirale Verbindung.
(C) (1) und (2) stehen über eine Keto-Enol-Umlagerung im Gleichgewicht miteinander.
(D) Die Umwandlung läuft im Citratzyklus ab.
(E) Beide Substanzen sind Hydroxy-tricarbonsäuren.

F92

3.132 Welche Aussage zur Ascorbinsäure bzw. Dehydroascorbinsäure trifft <u>nicht</u> zu?

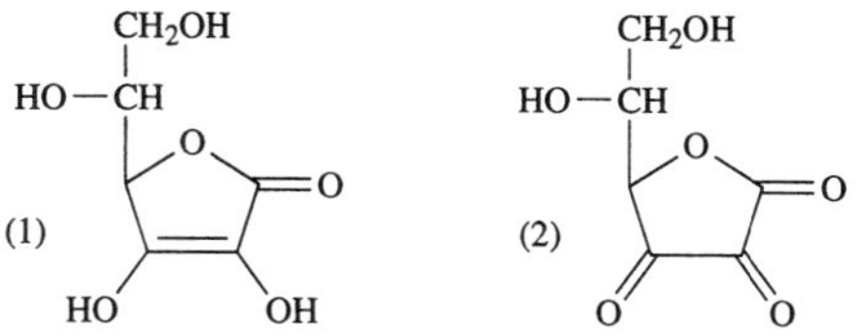

(A) Die Reaktion von (1) zu (2) ist eine Oxidation.
(B) (2) ist die Ketoform von (1).
(C) Beide Verbindungen sind Lactone.
(D) Beide Verbindungen stimmen in der Stereochemie überein.
(E) Beide Verbindungen enthalten eine primäre Alkoholgruppe.

H97

3.133 Welche Aussage zu nachstehender Reaktion und den daran beteiligten Verbindungen trifft <u>nicht</u> zu?

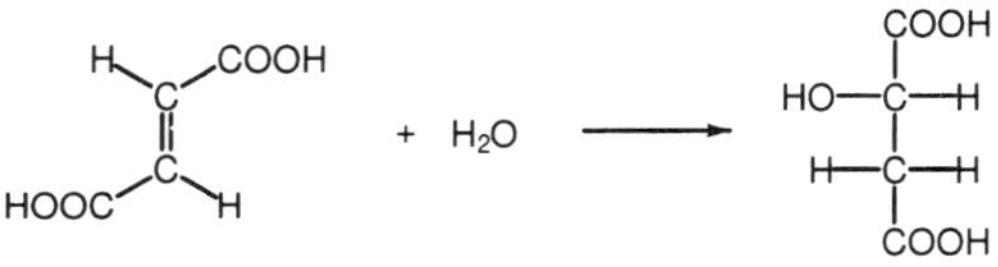

(1) (2)

(A) Die Reaktion (1) → (2) ist ein Schritt im Citratzyklus.
(B) Die Reaktion (1) → (2) ist eine Addition.
(C) Bei der Reaktion (1) → (2) entsteht ein Chiralitätszentrum.
(D) (1) und (2) sind Dicarbonsäuren mit unterschiedlichen pK_s-Werten.
(E) (2) ist die Enolform von (1).

3.8 Substitutionsreaktionen

3.8.1 Reaktionsablauf, reaktive Teilchen

F86

3.134 Welche Aussage zu den Molekülen (1) und (2) trifft zu?

(1) CH_4
(2) CCl_4

(A) Beide sind Dipolmoleküle.
(B) Beide sind polar.
(C) Substituiert man bei (1) ein H-Atom durch eine OH-Gruppe, erhält man Methanol.
(D) (2) heißt Chloroform.
(E) In saurer Lösung spaltet (1) ein Proton, (2) ein Cl^- ab.

F04 F88

→ 3.135 Welche Aussage zur folgenden Reaktionsgleichung und den daran beteiligten Verbindungen trifft <u>nicht</u> zu?

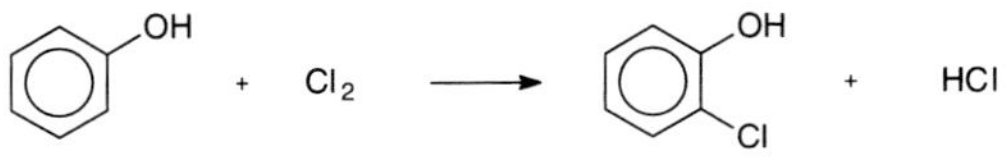

(A) Die Reaktion ist eine Substitutionsreaktion.
(B) Ausgangsstoff ist Phenol.
(C) Es entsteht ein 2-Chlorphenol.
(D) Die OH-Gruppe und das Cl-Atom stehen in meta-Stellung zueinander.
(E) Wegen des elektronegativen Charakters des Chlors ist Chlorphenol eine stärkere Säure als das unsubstituierte Phenol.

H88

→ 3.136 Welche Aussage zu nachstehenden Reaktionen trifft <u>nicht</u> zu?

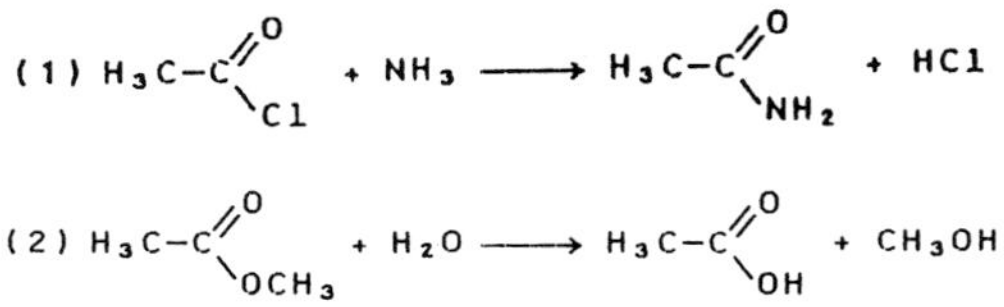

(A) Bei Raumtemperatur läuft Reaktion (1) rascher ab als Reaktion (2).
(B) Reaktion (2) ist eine Esterhydrolyse.
(C) In der Reaktivität gegenüber Nucleophilen sind die Carbonsäurederivate in beiden Reaktionen vergleichbar.
(D) Bei Reaktion (1) entsteht ein Säureamid.
(E) Ammoniak bzw. Wasser reagieren als Nucleophil.

H99

→ 3.137 Welche Aussage zur Umsetzung der nachfolgenden Verbindungen mit Ammoniak trifft <u>nicht</u> zu?

(1) 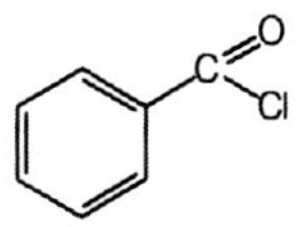

(2) 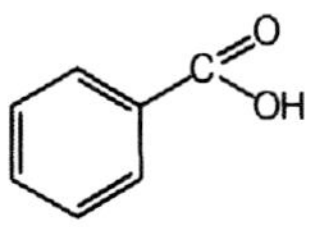

(A) Mit (1) reagiert Ammoniak als Nukleophil.
(B) Mit (2) reagiert Ammoniak als Base.
(C) (1) und (2) reagieren mit Ammoniak rasch und quantitative zum Benzoesäureamid.
(D) Bei der Reaktion von (1) mit Ammoniak entsteht u. a. HCl.
(E) Bei der Reaktion von (2) mit Ammoniak entsteht u. a. NH_4^+.

H97 ■

→ 3.138 Welche Aussage über Elektrophile und Nukleophile trifft <u>nicht</u> zu?

(A) Benzol kann durch Elektrophile angegriffen werden.
(B) Alkene können als Nukleophile reagieren.
(C) Das Proton ist ein Elektrophil.
(D) Wasser ist ein Nukleophil.
(E) Elektrophile besitzen mindestens ein freies Elektronenpaar.

H98

→ 3.139 Welche Aussage über Elektrophile und Nukleophile trifft <u>nicht</u> zu?

(A) Alkene können als Nukleophile reagieren.
(B) Nukleophile sind Anionen oder Dipolmoleküle mit einem freien Elektronenpaar.
(C) Protonen sind Elektrophile.
(D) Moleküle oder Ionen mit einer Elektronenlücke sind Elektrophile.
(E) Bei der nukleophilen Substitution ist die Abgangsgruppe ein Elektrophil.

3.8.2 Reaktionen am gesättigten Kohlenstoffatom

3.8.3 Reaktionen am ungesättigten Kohlenstoffatom

F97

→ 3.140 Welche Aussage über die Verseifung von Carbonsäureestern trifft <u>nicht</u> zu?

(A) Die Verseifung in Gegenwart von Säuren verläuft irreversibel.
(B) Die Verseifung kann durch H^+-Ionen katalysiert werden.
(C) Die Geschwindigkeit der Verseifung im alkalischen Milieu hängt von der Konzentration an OH^--Ionen ab.
(D) Bei der alkalischen Verseifung von Triacylglycerinen des Fettgewebes mit NaOH entstehen Glycerin und Natriumsalze höherer Fettsäuren.
(E) Zugabe von Wasser beeinflusst bei reversibler Verseifung die Lage des Gleichgewichts.

3.135 (D) 3.136 (C) 3.137 (C) 3.138 (E) 3.139 (E) 3.140 (A)

F99 ■■

→ **3.141 Carbonsäure und Alkohol werden in Gegenwart von starken Säuren verestert. Welche der folgenden Aussagen trifft nicht zu?**

(A) Protonen erniedrigen die Aktivierungsenergie der Hin- und Rückreaktion.
(B) Temperaturerhöhung beschleunigt die Gleichgewichtseinstellung.
(C) Protonen erniedrigen die Geschwindigkeit der Rückreaktion.
(D) Die Entfernung von Wasser aus dem Reaktionsansatz erhöht die Ausbeute der Esterbildung.
(E) Protonen beschleunigen die Gleichgewichtseinstellung.

■■

→ **3.142 Vergleichen Sie die alkalische Esterverseifung (I) und die säurekatalysierte Esterhydrolyse (II) in wässriger Lösung!**
Welche Aussage trifft nicht zu?

(A) I und II sind reversible Reaktionen.
(B) Bei I entsteht das Carboxylatanion der Carbonsäure, bei II die Carbonsäure selbst.
(C) OH^- wird bei I verbraucht, H^+ bei II nicht.
(D) I verläuft vollständig, sofern pro Estergruppe ein Moläquivalent OH^- zugesetzt wird.
(E) Bei II stellt sich ein Gleichgewicht ein.

H98 ■

→ **3.143 Welche Aussage trifft nicht zu?**
Carbonsäureester können alkalisch oder sauer hydrolysiert (verseift) werden.

(A) Die alkalische Esterhydrolyse ist irreversibel.
(B) Die saure Esterhydrolyse ist reversibel.
(C) Bei der sauren Esterhydrolyse senken H^+-Ionen die Aktivierungsenergie der Reaktion.
(D) Bei der alkalischen Esterhydrolyse werden OH^--Ionen verbraucht.
(E) Bei beiden Reaktionen stellt sich ein Gleichgewicht ein.

H06

→ **3.144 Welche Aussage zur Hydrolyse von Carbonsäureestern trifft zu?**

(A) Bei der Hydrolyse eines Carbonsäureesters steigt der pH-Wert.
(B) Bei der Hydrolyse eines Carbonsäureesters werden pro Mol des Esters zwei Mol eines Alkohols freigesetzt.
(C) Bei der vollständigen Hydrolyse von Triglyceriden entstehen Glycerin und Fettsäuren.
(D) Bei der vollständigen Hydrolyse von Triglyceriden werden pro Mol Fett zwei Mol Wasser verbraucht.
(E) Säuren haben keinen Einfluss auf die Hydrolysegeschwindigkeit von Carbonsäureestern.

F87

→ **3.145 Welche Aussage trifft nicht zu?**
Aus den abgebildeten Verbindungen können in Gegenwart einer starken Säure durch Hydrolyse Carbonsäuren entstehen.

(A) 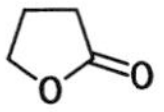

(B) 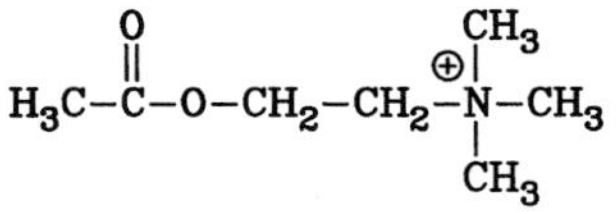

(C) 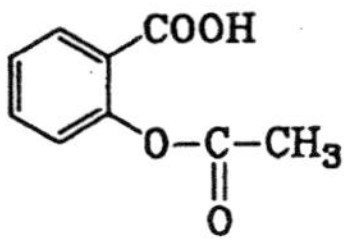

(D) 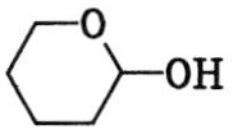

(E) 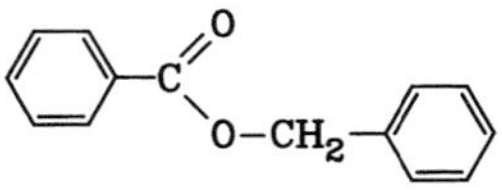

F88

→ **3.146 Welche Aussage zur folgenden Reaktionsgleichung trifft nicht zu?**

$$H_2N{-}CH_2{-}CH_2{-}S{-}C(=O){-}CH_3 + H_2O \rightleftharpoons H_2N{-}CH_2{-}CH_2{-}SH + CH_3COOH$$

(A) Es handelt sich um die Hydrolyse von S-Acetylcysteamin.
(B) Die Reaktion stellt die Spaltung einer Thioesterbindung dar.
(C) Sie ist Modellreaktion für die Spaltung von Acetyl-CoA, weil im CoA die Bindung der Essigsäure auch über eine Cysteamingruppierung erfolgt.
(D) Die Massenwirkungsgleichung für die Reaktion lautet:

$$K = \frac{[\text{Säure}]\,[\text{Amin}]}{[H_2O]\,[\text{Ausgangsstoff}]}$$

(E) Im alkalischen Bereich liegt das Gleichgewicht weiter auf der linken Seite als im sauren Bereich.

3.141 (C) 3.142 (A) 3.143 (E) 3.144 (C) 3.145 (D) 3.146 (E)

H91 ■

3.147 Welche Aussage zur folgenden Reaktion trifft <u>nicht</u> zu?

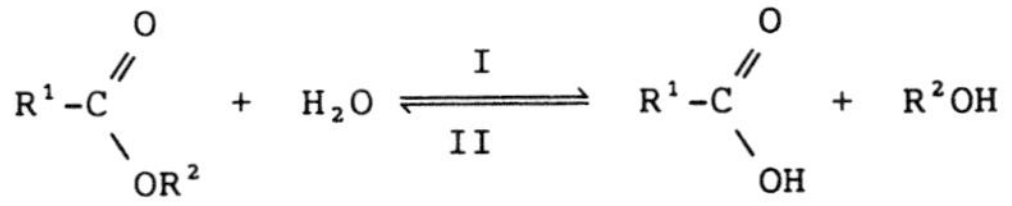

(A) Reaktionsrichtung I ist eine Esterhydrolyse.
(B) H-Ionen wirken katalytisch.
(C) Die Reaktion I verläuft bei niedriger Esterkonzentration als Reaktion erster bzw. pseudoerster Reaktionsordnung.
(D) Die Reaktionsprodukte von I sind freie Säure und Alkohol.
(E) Der Reaktionsmechanismus ist bei einer H-Ionenkonzentration von 10^{-2} mol/l der gleiche wie bei einer Konzentration von 10^{-9} mol H-Ionen/l.

H89 ■■

3.148 Welche Aussage zur Verseifung eines Esters trifft <u>nicht</u> zu?

(A) Die Reaktionsgleichung für die alkalische Verseifung lautet:
Reaktion (1):

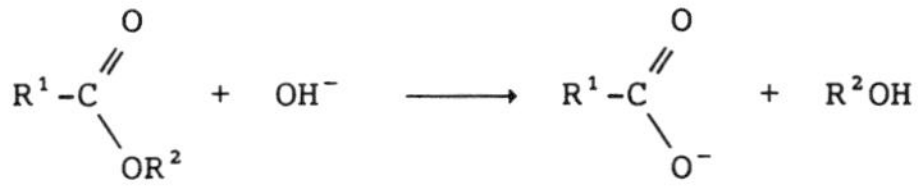

(B) Bei der Reaktion (1) werden OH-Ionen verbraucht.
(C) Bei saurer Verseifung lautet die Reaktion:
Reaktion (2):

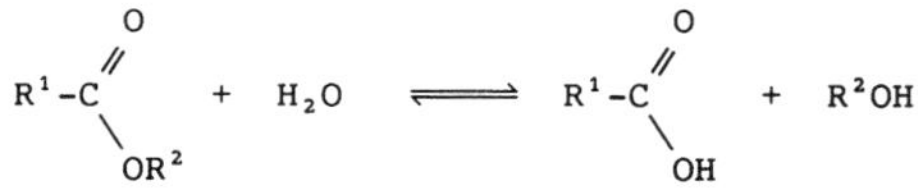

(D) Die Reaktion (2) wird durch H-Ionen katalysiert.
(E) Die freie Energie beider Reaktionen ist gleich.

H92

3.149 Die abgebildete Verbindung

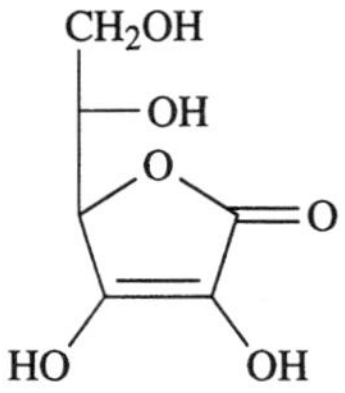

(A) ist eine Pentose
(B) ist ein Lacton
(C) enthält vier Chiralitätszentren
(D) kann cis/trans-Isomerie zeigen
(E) ist ein Phenol

F91 ■

3.150 Welche Aussage zur folgenden Reaktion trifft <u>nicht</u> zu?

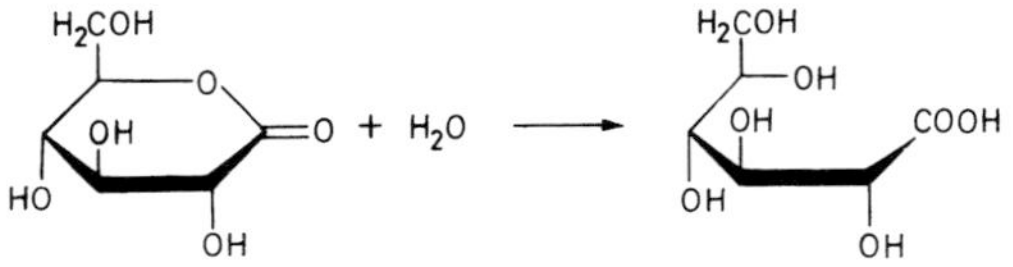

(A) Es handelt sich um die Hydrolyse von Gluconsäurelacton.
(B) Bei der Reaktion wird eine Esterbindung gespalten.
(C) Die Reaktion kann durch folgende Gleichung beschrieben werden:

$$K = \frac{[\text{Gluconsäure}]}{[\text{Lacton}]\,[H_2O]}$$

(D) Bei der Reaktion bleibt die Zahl der Chiralitätszentren unverändert.
(E) Bei der Reaktion handelt es sich um die Öffnung eines Chelatringsystems.

F94

3.151 Welche Aussage trifft <u>nicht</u> zu?
Gegeben ist folgende Reaktion:

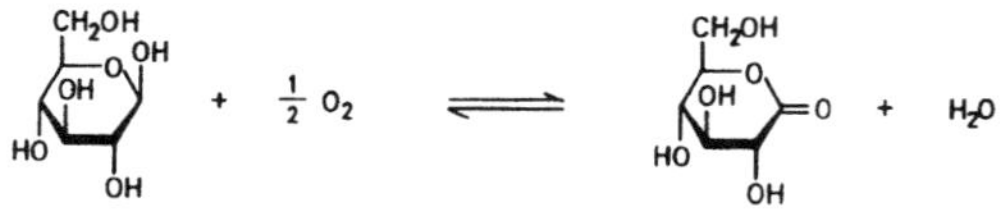

(A) Ausgangsprodukt ist β-Glucose.
(B) Als Produkt der Reaktion entsteht Gluconsäurelacton.
(C) Die Gleichung ist richtig bilanziert.
(D) Die Reaktion ist Teilschritt der Glykolyse.
(E) Das phosphorylierte Reaktionsprodukt wird im Stoffwechsel hydrolytisch gespalten.

F92

3.152 Folgende Verbindungen sollen hydrolysiert werden.
Bei welcher Verbindung entsteht eine Carboxylgruppe?

(A) $H_3C-CH_2-O-CH_2-CH_3$
(B) H_3C-CH_2OH
(C) 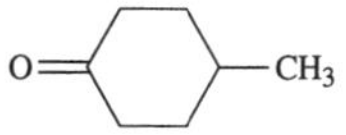
(D) 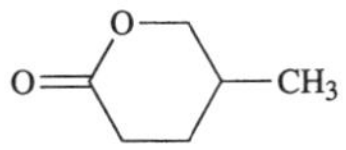
(E) 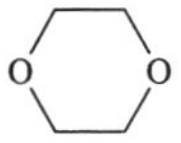

3.147 (E) 3.148 (E) 3.149 (B) 3.150 (E) 3.151 (D) 3.152 (D)

3.8.4 Carbonsäureamide

H85

→ 3.153 Welche Verbindung entsteht bei der Umsetzung von Acetylchlorid mit Anilin?

(A) 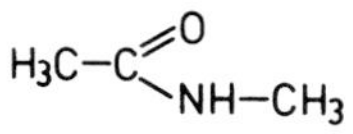

(B) 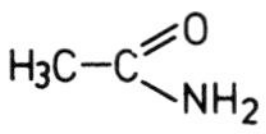

(C) 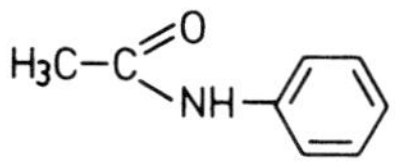

(D) 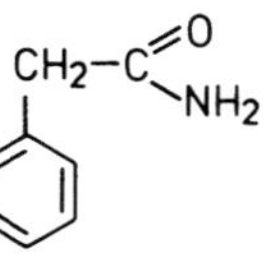

(E) 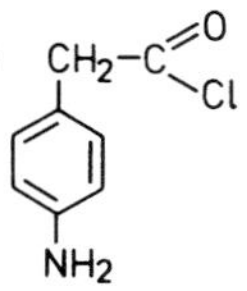

3.9 Sonstige Reaktionen

3.9.1 Nukleinsäuren

3.9.2 Carbonsäuren

H01

→ 3.154 Welche Aussage zur abgebildeten Citronensäure trifft nicht zu?

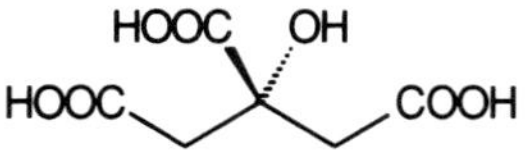

(A) Citronensäure ist eine Tricarbonsäure.
(B) Citronensäure ist eine achirale Verbindung.
(C) Aus Trinatriumcitrat und Natronlauge entsteht ein Puffersystem, das bei ca. pH 7 optimal puffert.
(D) Im Citratzyklus reagiert Oxalacetat mit Acetyl-CoA zu Citrat.
(E) Im Citratzyklus wird Citrat zu cis-Aconitat umgewandelt.

F08

→ 3.155 Bei welchem der Moleküle handelt es sich um ein Carbonsäureanhydrid?

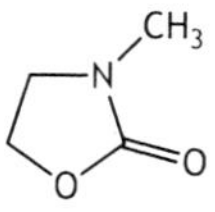
(A)

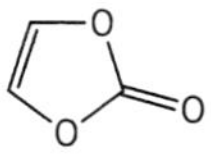
(B)

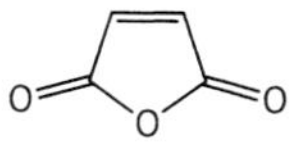
(C)

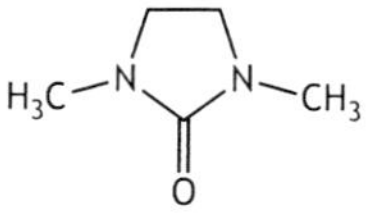
(D)

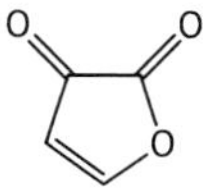
(E)

3.9.3 „Anorganische" Säuren

H00

→ 3.156 Welche Aussage zur Phosphorsäure trifft nicht zu?

(A) Phosphor hat in der Phosphorsäure die Oxidationszahl +5.
(B) Phosphorsäure ist ein starkes Oxidationsmittel.
(C) Für die Phosphorsäure gilt: $pK_{s1} < pK_{s2} < pK_{s3}$.
(D) Mit einer Mischung aus Natriumdihydrogenphosphat und Natriumhydrogenphosphat kann ein Puffersystem mit pH = 7 erhalten werden.
(E) Hydroxylapatit und Fluorapatit sind Salze der Phosphorsäure.

H92 ■

→ 3.157 Welche Aussage zur Phosphorsäure und ihrer Dissoziation in Wasser trifft nicht zu?

(A) Phosphorsäure ist dreiprotonig.
(B) Phosphorsäure hat die Strukturformel

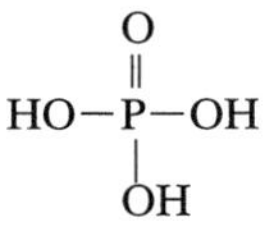

(C) Für die pK_s-Werte der Phosphorsäure gilt: $pK_{s1} > pK_{s2} > pK_{s3}$.
(D) Das Dissoziationsgleichgewicht der 2. Stufe lautet: $H_2PO_4^- + H_2O \rightleftharpoons H_3O^+ + HPO_4^{2-}$.
(F) $H_3PO_4/H_2PO_4^-$ sind ein konjugiertes Säure/Base-Paar.

3.153 (C) 3.154 (C) 3.155 (C) 3.156 (B) 3.157 (C)

H91

→ **3.158 Welche Aussage zur Phosphorsäure trifft <u>nicht</u> zu?**
(A) Die relative Molmasse ist 98 (Atommassen H = 1, O = 16, P = 31).
(B) Die Oxidationszahl des P ist +5.
(C) Sie ist dreiprotonig.
(D) Die Oxidationszahl des Anions – nach Abgabe aller Protonen – ist +3.
(E) Die Calciumverbindung ist in Wasser schlecht, in starken wässrigen Mineralsäuren gut löslich.

H84

→ **3.159 Bei welcher Verbindung handelt es sich um ein Sulfonamid?**

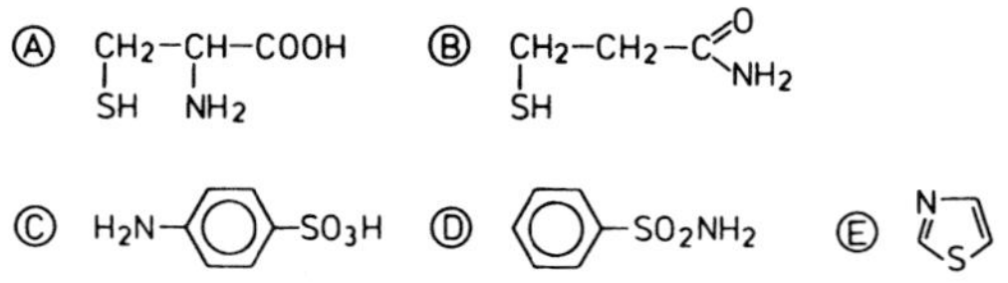

F99

→ **3.160 Welche Aussage zum Harnstoff trifft zu?**
(A) Harnstoff ist das Diamid der Oxalsäure.
(B) Eine wässrige Lösung von Harnstoff reagiert alkalisch.
(C) Harnstoff ist das Endprodukt des Abbaus von Purinbasen.
(D) Harnstoff wird im Harnstoffzyklus direkt aus Ornithin gebildet.
(E) Harnstoff kann von Urease hydrolysiert werden.

H83

→ **3.161 Welche Aussage zu $COCl_2$ trifft <u>nicht</u> zu?**
(A) Die Substanz heißt Phosgen.
(B) Es handelt sich um das Dichlorid der Kohlensäure.
(C) $COCl_2$ reagiert mit 2 NH_3 zu Harnstoff.
(D) Bei Reaktion mit 2 Ethanol entsteht ein Diester.
(E) Hydrolyse ergibt Chlor und CO_2.

F95 ■

→ **3.162 Welche Aussage zur Schwefelsäure und ihren Derivaten trifft <u>nicht</u> zu?**
(A) Schwefelsäure hat die Strukturformel

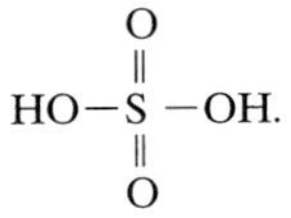

(B) Schwefelsäure besitzt zwei pK_s-Werte.
(C) Die Verbindung $CH_3–SO_3H$ ist eine Sulfonsäure.
(D) Die Verbindung

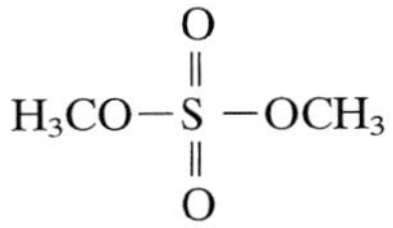

ist ein Diester der Schwefelsäure
(E) Die Verbindung

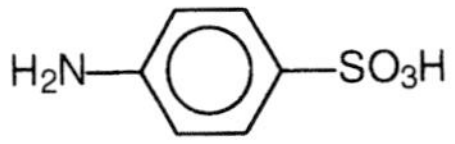

ist ein Sulfonamid.

F96

→ **3.163 Welche Aussagen zu den beiden abgebildeten Verbindungen treffen zu?**

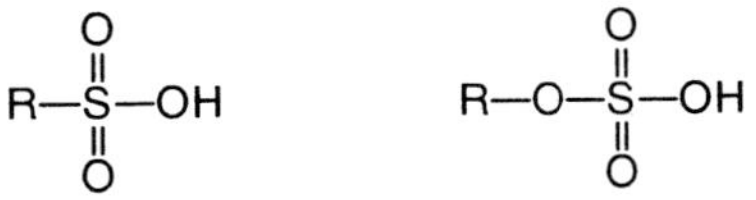

(1) (2)

(1) (1) ist eine Sulfonsäure.
(2) (2) ist ein Schwefelsäureester.
(3) Beide hydrolysieren zu Schwefelsäure und Alkohol.
(4) Beide sind starke Säuren.

(A) nur 1 und 4 sind richtig
(B) nur 2 und 3 sind richtig
(C) nur 1, 2 und 4 sind richtig
(D) nur 2, 3 und 4 sind richtig
(E) 1 – 4 = alle sind richtig

3.158 (D) 3.159 (D) 3.160 (E) 3.161 (E) 3.162 (E) 3.163 (C)

F97

→ **3.164 Welche Aussage zu $H_2PO_4^-$ und HPO_4^{2-} trifft <u>nicht</u> zu?**

(A) Beide Anionen sind Ampholyte.
(B) Bei gleicher Konzentration der zugehörigen Kaliumsalze erhält man eine Pufferlösung.
(C) HPO_4^{2-} ist die konjugierte Base zu $H_2PO_4^-$.
(D) Der pK_s-Wert der 1. Dissoziationsstufe von $H_2PO_4^-$ ist größer als der von HPO_4^{2-}.
(E) Bei der Titration der Phosphorsäure mit NaOH gibt es einen Punkt, an dem die Anionen in gleicher Konzentration vorliegen.

H97 ■

→ **3.165 Welche Aussage zu Harnstoff und Guanidin trifft <u>nicht</u> zu?**

(A) Wässrige Harnstofflösungen reagieren neutral.
(B) Wässrige Guanidinlösungen reagieren basisch.
(C) Harnstoff und Guanidin sind Moleküle mit einem C-Atom.
(D) Ein Harnstoffrest ist im Ornithin enthalten.
(E) Biotin ist formal ein zyklisches Harnstoffderivat.

3.10 Fragen aus Examen Frühjahr 2009

F09

→ **3.166 Bei welchem der Gemische handelt es sich am ehesten um eine Emulsion?**
Gemisch aus

(A) zwei festen Phasen
(B) einer festen und einer flüssigen Phase
(C) einer festen und einer gasförmigen Phase
(D) zwei flüssigen Phasen
(E) einer flüssigen und einer gasförmigen Phase

F09

→ **3.167 In welchem der hier aufgeführten Moleküle weist das N-Atom die höchste Oxidationszahl auf?**

(A) Ammoniumchlorid
(B) Kaliumcyanid
(C) Lachgas
(D) Stickstoff
(E) Stickstoffmonoxid

Chemie biologisch und medizinisch relevanter Naturstoffe

4 Kohlenhydrate

4.1 Monosaccharide

4.1.1 Klassifizierung

4.1.2 Beispiele

H02 ■

→ **4.1 Welche Aussage zu den folgenden Monosacchariden trifft <u>nicht</u> zu?**

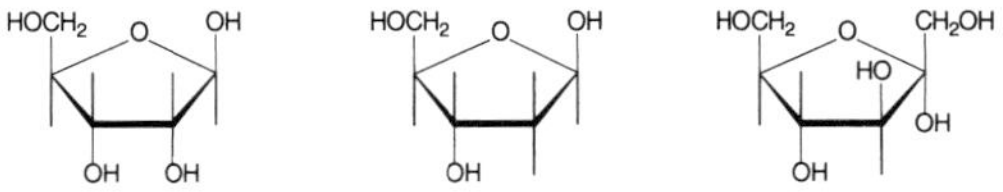

(1) (2) (3)

(A) Alle drei Verbindungen liegen als Furanosen vor.
(B) Alle drei Verbindungen sind Pentosen.
(C) (1) und (2) liegen als Halbacetal vor.
(D) (2) ist ein 2-Desoxyzucker.
(E) (3) liegt eine Ketose zugrunde.

F08

→ **4.2 Ein Patient mit Diabetes mellitus wird auf Glucosurie untersucht. Er hat in 24 Stunden 4 Liter Urin gesammelt. Die Glucose-Konzentration im Sammelurin beträgt 25 mmol/L.**
(Die ungefähre relative Atommasse von H ist 1, von C ist 12 und von O ist 16.)
Wie viel Gramm Glucose hat der Patient in 24 Stunden mit dem Urin verloren?

(A) 18 g
(B) 27 g
(C) 36 g
(D) 45 g
(E) 72 g

3.164 (D) 3.165 (D) 3.166 (D) 3.167 (E) 4.1 (B) 4.2 (A)

H07

4.3 Eine Patientin mit bekanntem Diabetes mellitus wurde als Notfall in die Klinik eingeliefert. Das Labor ermittelte eine Glucose-Konzentration im Blut mit dem Zahlenwert 25. Der Arzt vermutete eine Unterzuckerung, weil er von einer Angabe in mg/dL ausging. Doch noch bevor er eine hochprozentige Glucose-Lösung injizierte, bemerkte er seinen Irrtum: Es handelte sich um eine Angabe in mmol je Liter.
(Die ungefähre relativeAtommasse von H ist 1, von C 12 und O 16.)
Rechnen Sie für Glucose die Angabe 25 mmol/L in die Angabe mg/dL um!

(A) 45 mg/dL
(B) 72 mg/dL
(C) 120 mg/dL
(D) 240 mg/dL
(E) 450 mg/dL

H86 ■

4.4 Welche Aussage zu 1,3-Dihydroxyaceton trifft nicht zu?
1,3-Dihydroxyaceton

(A) ist die einfachste Ketose
(B) ist achiral
(C) enthält 2 sekundäre Alkoholgruppen
(D) wird zu Glycerin reduziert
(E) ist in wässriger Lösung solvatisiert

H86

4.5 Welche Aussage zum Glycerinaldehyd trifft nicht zu?
Glycerinaldehyd

(A) ist die einfachste Aldose
(B) ist chiral
(C) enthält 2 primäre Alkoholgruppen
(D) lässt sich zu Glycerin reduzieren
(E) ist in wässriger Lösung solvatisiert

F88

4.6 Welche Angabe zur abgebildeten Verbindung trifft nicht zu?

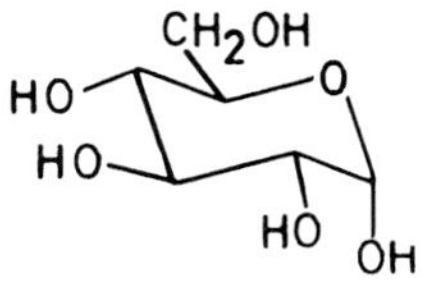

(A) Pyranose
(B) β-Form
(C) $^4C_1$-Konformation
(D) leicht oxidierbar zu Gluconsäure
(E) Baustein der Stärke

F04

4.7 Dies ist eine Formeldarstellung von Sorbitol:

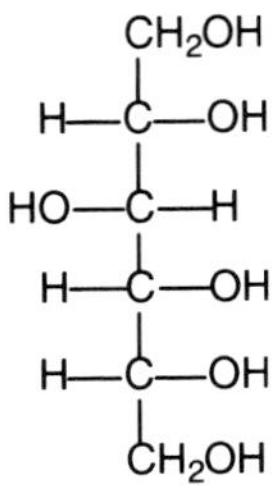

Welche Aussage zum Sorbitol trifft nicht zu?

(A) Es kann im Organismus durch Reduktion von Glucose entstehen.
(B) Es bildet ein zyklisches Halbacetal.
(C) Es hat mehrere Chiralitätszentren.
(D) Es neigt wegen der vielen OH-Gruppen zur Ausbildung von Wasserstoffbrücken.
(E) Es ist polar und hydrophil.

F03

4.8 Welche Aussage zum abgebildeten Sorbit (Sorbitol) in der Fischer-Projektion trifft nicht zu?

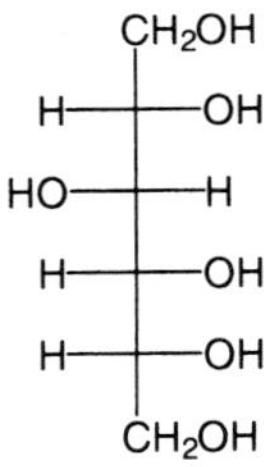

(A) Sorbit ist ein Zuckeralkohol.
(B) Sorbit entsteht aus D-Glucose durch Addition von Wasser.
(C) Sorbit hat vier sekundäre Hydroxylgruppen.
(D) Sorbit hat vier Chiralitätszentren.
(E) D-Mannit (Mannitol) ist ein Stereoisomer des Sorbits.

H03

4.9 Welche Aussage zu den Verbindungen (1) und (2) trifft zu?

(1) 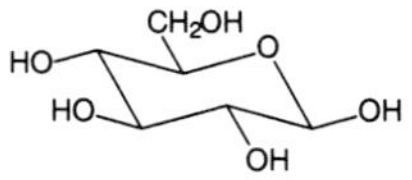

(2) 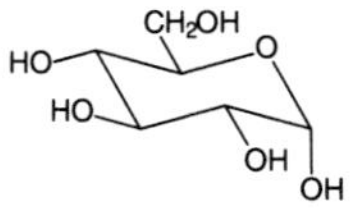

(1) und (2) sind

(A) α- und β-D-Mannose
(B) Enantiomere
(C) zyklische Halbacetale
(D) Furanosen
(E) Konstitutionsisomere

4.3 (E) 4.4 (C) 4.5 (C) 4.6 (B) 4.7 (B) 4.8 (B) 4.9 (C)

H02

→ **4.10 Welche Aussage zur abgebildeten Verbindung trifft nicht zu?**

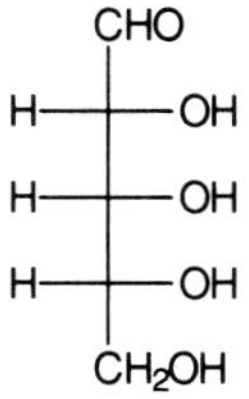

(A) Es handelt sich um eine Aldopentose.
(B) Die Verbindung ist Baustein der Saccharose.
(C) Die Verbindung enthält drei stereogene Zentren (Chiralitätszentren).
(D) Die Verbindung hat vier Hydroxylgruppen.
(E) Die Verbindung hat D-Konfiguration.

4.1.3 Schreibweisen

F05

→ **4.11 Welche Aussage zu der abgebildeten Verbindung trifft zu?**

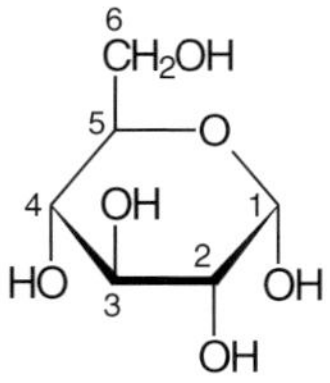

(A) Es handelt sich um ein D-konfiguriertes Monosaccharid.
(B) Es handelt sich um das β-Anomer eines Monosaccharids.
(C) Es handelt sich um die Galactose.
(D) Die Verbindung enthält fünf sekundäre OH-Gruppen.
(E) Es handelt sich um einen zyklischen Ester (Lacton).

4.1.4 Stereochemie

F02 H95 ■■

→ **4.12 α- und β-D-Glucose**
(A) sind enantiomer zueinander
(B) können sich in wässriger Lösung ineinander umwandeln
(C) haben gleichen Energiegehalt
(D) sind 1,4-verknüpft Bestandteil der Amylose
(E) unterscheiden sich durch die Stellung der OH-Gruppe an C-Atom 2

F92 ■

→ **4.13 Welche Aussage zu den Verbindungen (1) und (2) trifft nicht zu?**

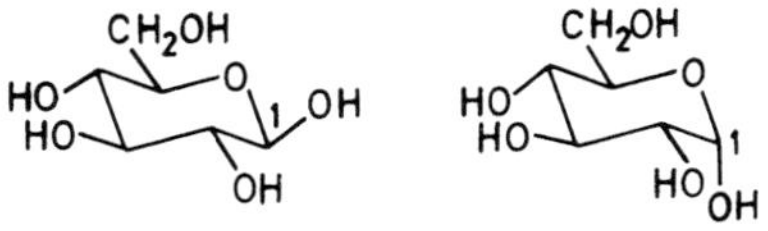

(1) (2)

Sie sind
(A) Pyranosen
(B) zyklische Halbacetale
(C) Anomere der D-Glucose
(D) Konformere
(E) Diastereomere

H93 ■

→ **4.14 Welche Aussage zur Glucose trifft nicht zu?**

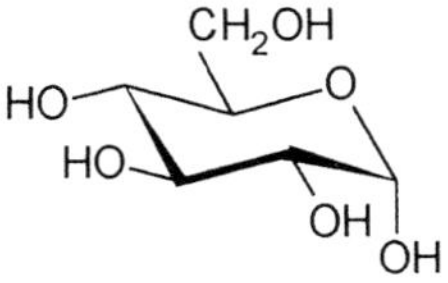

Die abgebildete Formel zeigt
(A) die Konfiguration der Chiralitätszentren
(B) die Konformation des Furanrings
(C) eine zyklische Halbacetalform
(D) die axiale Stellung der OH-Gruppe an C-1
(E) drei äquatorial stehende OH-Gruppen

H96

→ **4.15 Welche Aussage trifft nicht zu?**
D-Mannose und D-Glucose
(A) unterscheiden sich nur durch die Stellung der OH-Gruppe am C-Atom 2
(B) liegen in wässriger Lösung vor allem in der Pyranoseform vor
(C) sind Bestandteil der Lactose
(D) sind diastereomer zueinander
(E) können enzymatisch ineinander umgewandelt werden

4.10 (B) 4.11 (A) 4.12 (B) 4.13 (D) 4.14 (B) 4.15 (C)

F99 ■■

→ **4.16 Welche Aussage zum abgebildeten Molekül trifft nicht zu?**

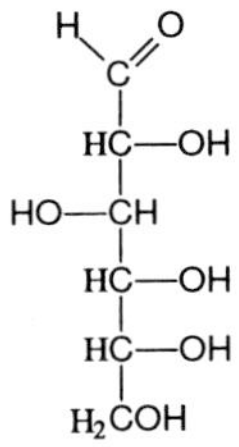

(A) Es handelt sich um D-Glucose in der offenkettigen Form.
(B) Es ist eine Aldohexose.
(C) Es kann an C_1 zu Gluconsäure oxidiert werden.
(D) Die D-Konfiguration an C_2 zeigt, dass es sich um einen Zucker der D-Reihe handelt.
(E) Es hat Asymmetriezentren an C_2 bis C_5.

H95

→ **4.17 Welche Aussage trifft nicht zu?**
Das abgebildete Monosaccharid

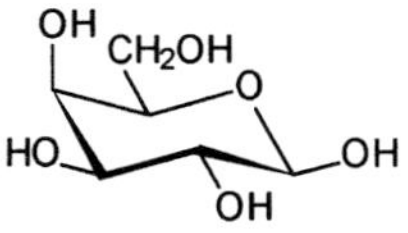

(A) ist Bestandteil der Saccharose
(B) ist ein β-Anomeres
(C) kann durch Ersatz der OH-Gruppe an C_2 durch eine NH_2-Gruppe einen Aminozucker bilden
(D) enthält die OH-Gruppen an C_3 und C_4 in cis-Konfiguration
(E) ist ein Epimeres der D-Glucose

F95

→ **4.18 Das abgebildete Monosaccharid**

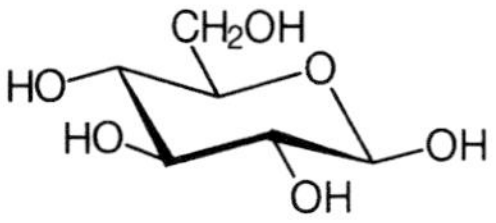

(A) ist β-D-Galaktose
(B) zeigt die Sesselkonformation der Furanoseform
(C) enthält sämtliche OH-Gruppen am Ring in äquatorialer Position
(D) zeigt eine trans-Konfiguration für die OH-Gruppen an C_1 und C_3
(E) kann an C_1 zur Uron-Säure oxidiert werden

H99

→ **4.19 β-D- und β-L-Glucopyranose unterscheiden sich**
(A) im Vorzeichen der spezifischen Drehung
(B) nur in der Konfiguration am C-Atom 5
(C) nur in der Konfiguration am C-Atom 1
(D) in der Wasserlöslichkeit
(E) in der Konstitution

H96

→ **4.20 Welche Aussage trifft nicht zu?**
Galaktose
(A) unterscheidet sich von der Glucose in der Konfiguration am C-Atom 4
(B) ist im Milchzucker β-glykosidisch mit Glucose verknüpft
(C) ist Bestandteil der Maltose
(D) ist eine Zuckerkomponente von Gangliosiden
(E) ist eine Strukturkomponente der Blutgruppensubstanzen des AB0-Systems

4.1.5 Reaktionen

■

→ **4.21 Welche Aussage über die nummerierten ringförmigen Verbindungen trifft nicht zu?**

(1)

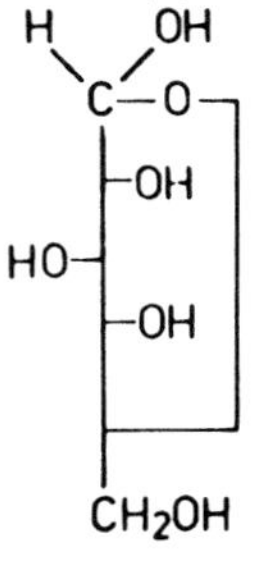

(2)

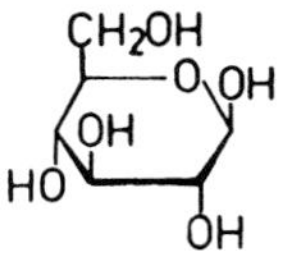

(3)

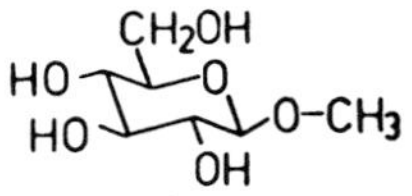

(A) 1 ist eine Hexose
(B) 1 ist ein Vollacetal
(C) 2 ist eine Pyranose
(D) 2 ist ein Halbacetal
(E) 3 ist ein Vollacetal

4.16 (D) 4.17 (A) 4.18 (C) 4.19 (A) 4.20 (C) 4.21 (B)

H82

→ **4.22 Welche Aussage trifft nicht zu?**

(A) D-Glucopyranose hat reduzierende Eigenschaften.
(B) D-Glucopyranose steht in wässriger Lösung im Gleichgewicht mit der α- und β-Form.
(C) In der β-D-Glucopyranose in $^4C_1$-Konformation stehen alle OH-Gruppen äquatorial.
(D) D-Glucopyranose ist an C-4 gleich konfiguriert wie Glucosamin.
(E) D-Glucopyranose wird durch Oxidation der OH-Gruppe an C-6 zu Gluconsäure umgewandelt.

H86

→ **4.23 Welche Aussage zu nachstehenden Verbindungen trifft nicht zu?**

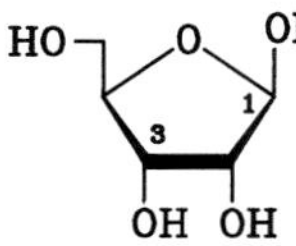
(1)

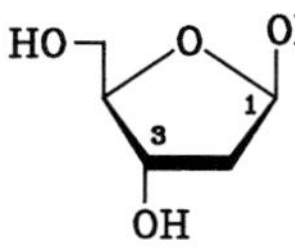
(2)

(A) (1) und (2) sind Pentosen.
(B) (1) und (2) liegen als Furanosen vor.
(C) (1) ist Baustein der RNA.
(D) (2) ist Baustein der DNA.
(E) Die Umwandlung von (1) in (2) entspricht einer Oxidation.

F86

→ **4.24 Welche Aussage zum abgebildeten α-D-Fructose-1,6-bisphosphat trifft nicht zu?**

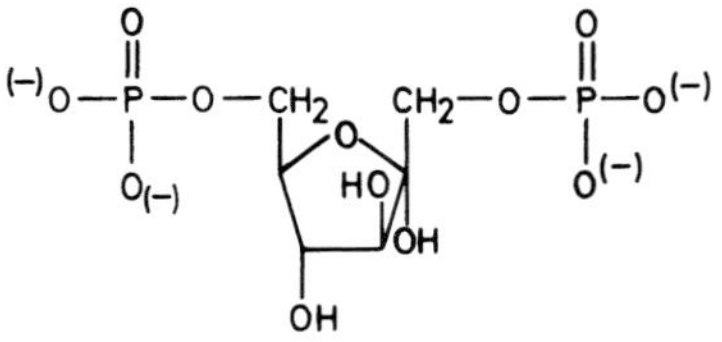

(A) Die Fructose liegt als Furanose vor.
(B) Diese Verbindung ist Zwischenprodukt beim Abbau der Glucose in der Zelle.
(C) Die beiden Phosphorsäurereste sind als Ester gebunden.
(D) Der zugrunde liegende Zucker ist auch Baustein im ATP.
(E) In Gegenwart des Enzyms Aldolase steht es im Gleichgewicht mit Dihydroxyaceton-phosphat und D-Glycerinaldehyd-3-phosphat.

F08

→ **4.25 Welche Aussage zur Ringschlussreaktion einer offenkettigen Aldohexose zu einem cyclischen Halbacetal trifft typischerweise zu?**

(A) Der Ringschluss erfolgt durch eine neue Bindung zwischen dem Carbonyl-O-Atom und einem C-Atom der Kohlenstoffkette, sodass das Carbonyl-O-Atom zur Brücke zwischen zwei C-Atomen wird.
(B) Die Zahl der stereogenen Zentren (Chiralitätszentren) ist im Halbacetal um eins höher als im offenkettigen Molekül.
(C) Es werden bevorzugt viergliedrige Ringe gebildet.
(D) Viergliedrige cyclische Halbacetale werden als Furanosen bezeichnet.
(E) Viergliedrige cyclische Halbacetale werden als Pyranosen bezeichnet.

H96

→ **4.26 Welche Aussage zum D-Fructose-1,6-bisphosphat trifft nicht zu?**

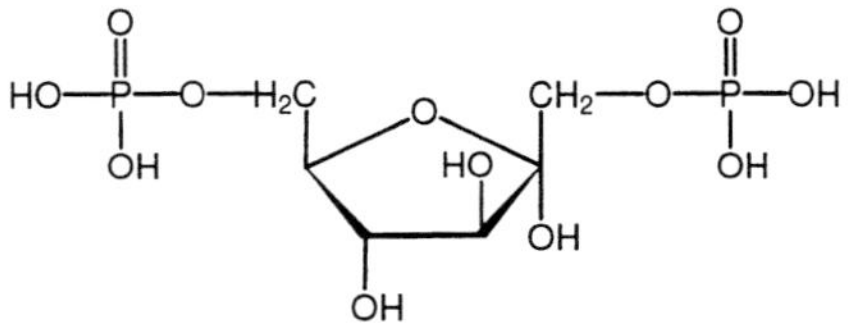
(1)

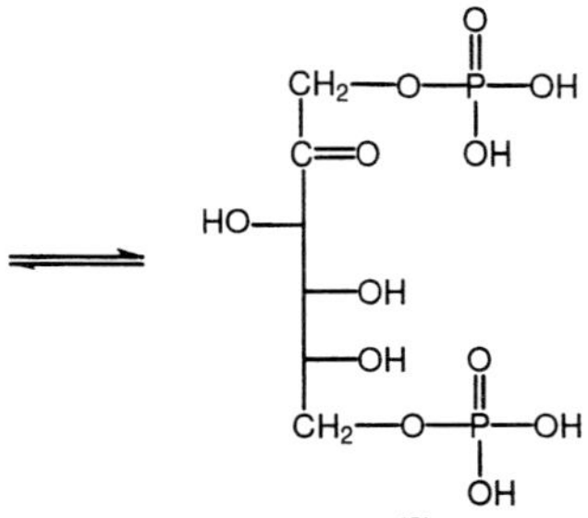
(2)

(A) Phosphorsäurediester
(B) (1) ist ein zyklisches Halbketal.
(C) (2) ist eine Darstellung in der Fischer-Projektion.
(D) (1) ist die Furanose-Form.
(E) Mit Hilfe von Aldolase entstehen zwei C_3-Körper.

F99

4.27 Welche Aussage zu nachstehenden Verbindungen trifft nicht zu?

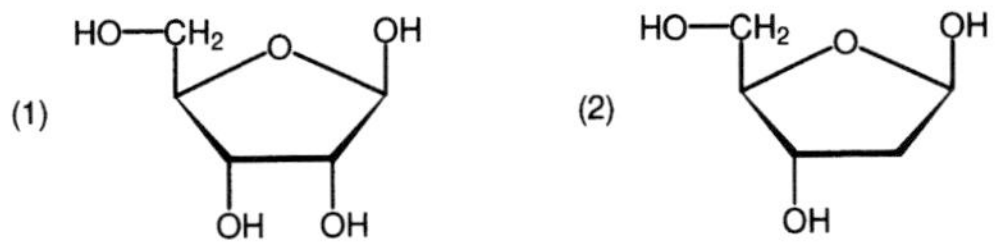

(A) Die Umwandlung von (1) in (2) entspricht einer Dehydratisierung.
(B) (1) und (2) liegen als Furanosen vor.
(C) (1) ist Baustein von ATP.
(D) (2) ist Baustein der DNA.
(E) (1) und (2) sind Pentosen der D-Reihe.

F02

4.28 Welche Aussage zur abgebildeten Verbindung trifft nicht zu?

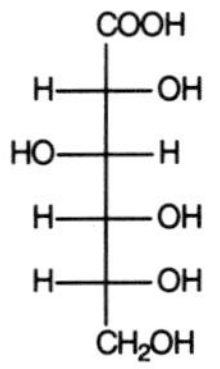

(A) Es handelt sich um D-Gluconsäure in der Fischer-Projektion.
(B) Die Verbindung kann durch Hydrolyse aus D-Glucose hergestellt werden.
(C) Die Reduktion der Carboxylgruppe zur primären Alkoholgruppe ergibt D-Sorbit(ol).
(D) Die Verbindung enthält vier stereogene Zentren (Chiralitätszentren).
(E) Die Verbindung enthält primäre und sekundäre Alkoholgruppen.

4.2 Disaccharide

4.2.1 Klassifizierung, Aufbau

F07

4.29 Welche Aussage zum abgebildeten Disaccharid trifft zu?

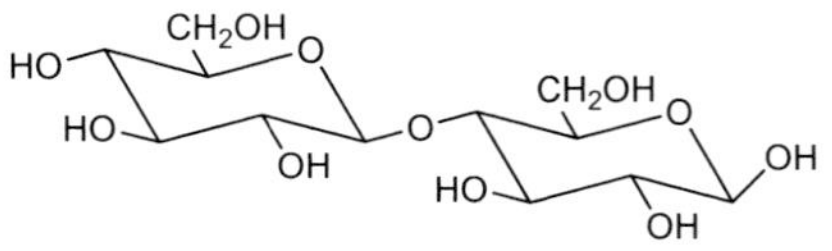

(A) Das Disaccharid enthält eine β-glycosidische Bindung.
(B) Die Hydrolyse des Disaccharids ergibt zwei Moleküle Mannose.
(C) Die Monosaccharidbausteine dieses Disaccharids liegen in der Furanose-Form vor.
(D) Es handelt sich um Maltose.
(E) Es handelt sich um einen Ausschnitt aus dem Biopolymer Amylose (Bestandteil der Stärke).

H95 ■

4.30 Welche Angabe zur Reaktion bzw. den denkbaren Produkten trifft nicht zu, wenn zwei Moleküle D-Glucose zu einem Disaccharid verknüpft werden?

(A) 1,6-Verknüpfung ist möglich.
(B) Es entsteht eine glykosidische Bindung.
(C) Bei 1,4-Verknüpfung hat das Produkt reduzierende Eigenschaften.
(D) Es erfolgt eine Wasserabspaltung.
(E) Das Produkt könnte Lactose sein.

H05

4.31 Welche Aussage zur Saccharose trifft zu?

(A) Wässriger Lösungen von Saccharose sind elektrisch gut leitend (Elektrolyt).
(B) Saccharose ist ein Trisaccharid.
(C) Das Auflösen von Saccharose in Wasser ist ein endergoner Vorgang.
(D) Saccharose ist aus D-Glucose und L-Fructose aufgebaut.
(E) Saccharose enthält keine Halbacetalfunktion.

4.27 (A) 4.28 (B) 4.29 (A) 4.30 (E) 4.31 (E)

4.2.2 Beispiele

F91

4.32 Welche Aussage trifft nicht zu?

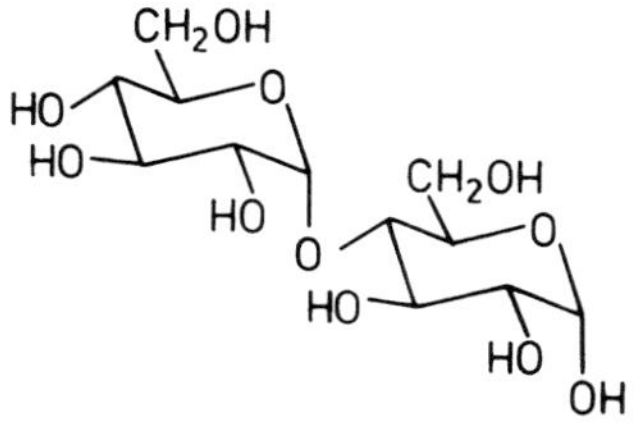

Bei der vorstehenden Verbindung handelt es sich um

(A) Maltose
(B) ein Stereoisomeres der Saccharose
(C) einen Baustein der Stärke
(D) 2 Moleküle D-Glucose in α-1,4-Verknüpfung
(E) ein Disaccharid

H00

4.33 Welche Aussage zur abgebildeten Lactose trifft nicht zu?

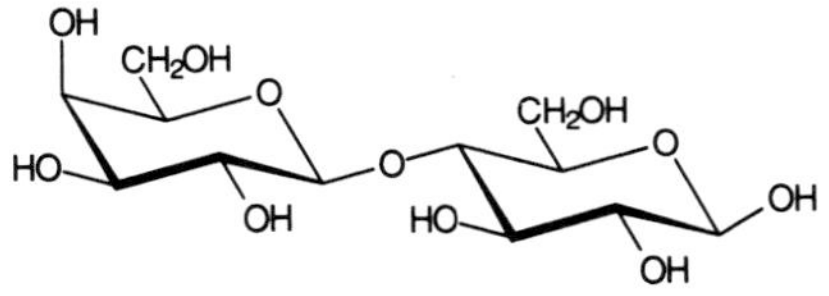

(A) Die Hydrolyse liefert zwei Moleküle Galaktose.
(B) Beide Monosaccharidbausteine liegen in der Pyranoseform vor.
(C) Lactose enthält eine Acetalfunktion.
(D) Lactose enthält eine glykosidische Bindung.
(E) Lactose ist ein reduzierender Zucker.

H07

4.34 Bei Säuglingen wird die Lactose enzymatisch in die Monosaccharidbausteine gespalten, die direkt bzw. nach Epimerisierung im Stoffwechsel genutzt werden.

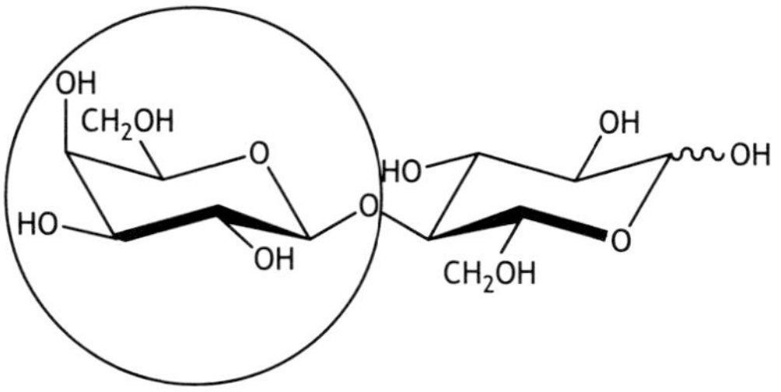

Welche Aussage zum abgebildeten Disaccharid Lactose trifft zu?

(A) Bei dem markierten (linken) Monosaccharidbaustein handelt es sich um das α-Anomer.
(B) Die Monosaccharidbausteine liegen als Furanosen vor.
(C) Die Monosaccharidbausteine sind miteinander 1,4-verknüpft.
(D) Lactose besteht aus den Monosaccharidbausteinen Mannose und Galactose.
(E) Lactose hat kein reduzierendes Ende.

H08

4.35 Die Formel zeigt Lactose (Milchzucker):

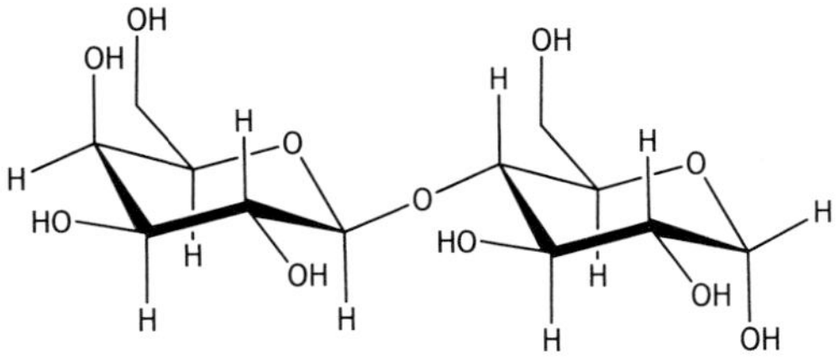

Welche Aussage trifft zu?

(A) Das Disaccharid Lactose gehört zu den reduzierenden Zuckern.
(B) Die Monosaccharidbausteine sind in der Wannen-Konformation abgebildet.
(C) Die Monosaccharidbausteine sind α-glykosidisch miteinander verknüpft.
(D) Eine Aufspaltung in Monosaccharidbausteine durch saure Hydrolyse ist nicht möglich.
(E) Lactose enthält außer Galactose den Monosaccharidbaustein Fructose.

4.32 (B) 4.33 (A) 4.34 (C) 4.35 (A)

F97

→ **4.36 Welche Angabe zu den Bausteinen bzw. funktionellen Gruppen nachstehender Verbindung trifft <u>nicht</u> zu?**

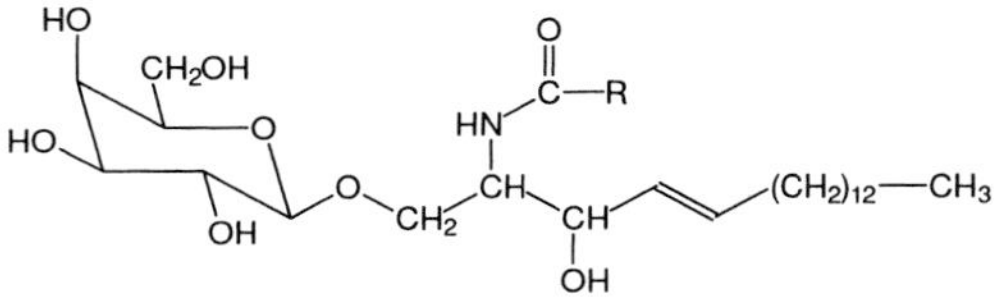

(A) D-Galaktose
(B) α-glykosidische Bindung
(C) Säureamid
(D) sekundärer Alkohol
(E) trans-Doppelbindung

H96

→ **4.37 Welche Angabe zu den Bausteinen bzw. funktionellen Gruppen der abgebildeten Verbindung trifft <u>nicht</u> zu?**

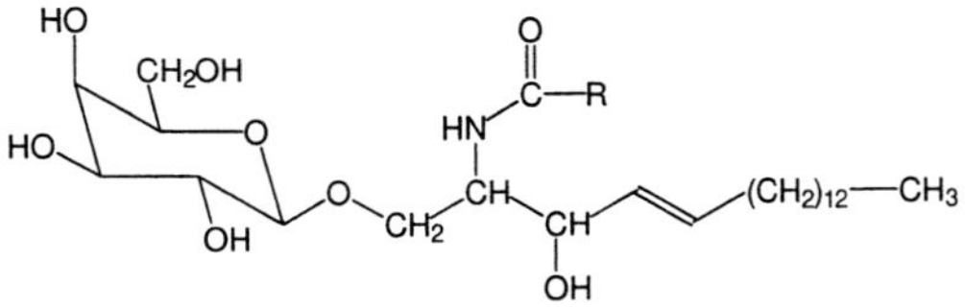

(A) D-Glucose
(B) β-glykosidische Bindung
(C) Säureamid
(D) sekundärer Alkohol
(E) trans-Doppelbindung

F98

→ **4.38 Welche Aussage trifft <u>nicht</u> zu?**
Bei der abgebildeten Verbindung handelt es sich um Saccharose

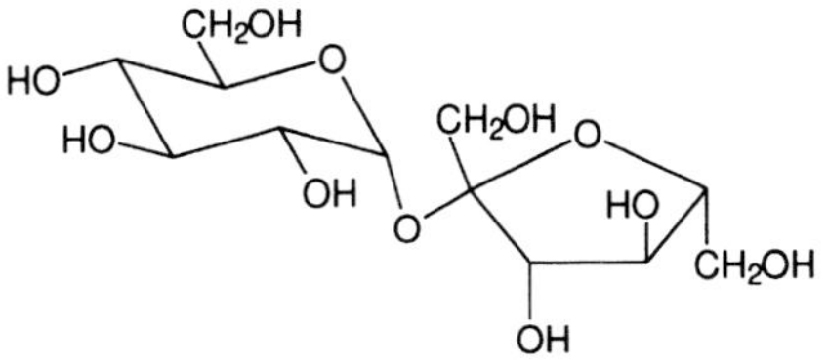

(A) Saccharose ist aus D-Glucose und D-Fructose aufgebaut.
(B) In der Saccharose liegen beide Monosaccharid-Bausteine als α-Anomere vor.
(C) Säuren katalysieren die Hydrolyse der Saccharose zu den Monosacchariden.
(D) Im Gastrointestinaltrakt wird Saccharose durch eine Disaccharidase gespalten.
(E) Saccharose ist ein nicht-reduzierender Zucker.

H86

→ **4.39 In Rohrzucker (Saccharose) liegt**
(1) eine 1–2-Verknüpfung vor
(2) Glucose in der α-Form vor
(3) Fructose in der β-Form vor
(4) Fructose in der Pyranose-Form vor

(A) nur 1 und 2 sind richtig
(B) nur 2 und 3 sind richtig
(C) nur 1, 2 und 3 sind richtig
(D) nur 1, 3 und 4 sind richtig
(E) 1–4 = alle sind richtig

4.3 Oligo- und Polysaccharide

4.3.1 Klassifizierung, Aufbau

F86 ■

→ **4.40 Welche Aussage zum abgebildeten Biopolymeren trifft <u>nicht</u> zu?**

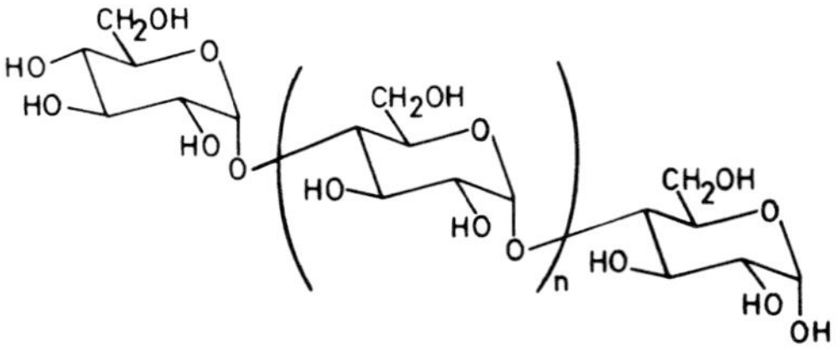

(A) Die Bausteine sind 1,4-verknüpft.
(B) Die Bausteine liegen als Pyranosen vor.
(C) Beim Erwärmen mit wässriger Säure entsteht als einziges Monosaccharid D-Glucose.
(D) Lange Ketten dieses Moleküls zeigen eine helikale Form.
(E) Für die enzymatische Hydrolyse wird eine β-Glucosidase benötigt.

4.36 (B) 4.37 (A) 4.38 (B) 4.39 (C) 4.40 (E)

H99

4.41 Welche Aussage zum abgebildeten Biopolymer trifft nicht zu?

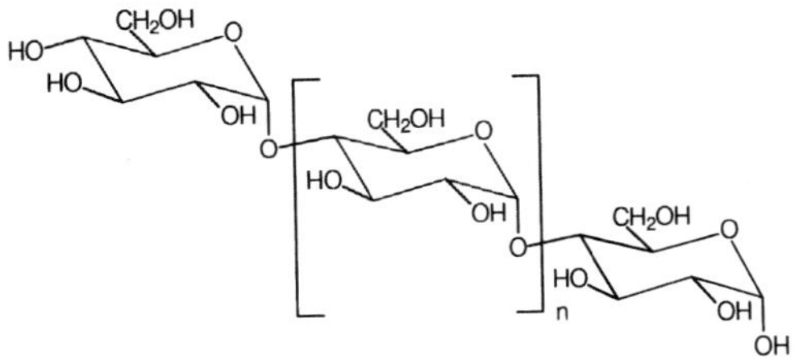

(A) Das Polymer ist aus D-Glucose-Einheiten aufgebaut.
(B) Es liegt eine 1– 4-glykosidische Verknüpfung der Monomere vor.
(C) Die Hydrolyse des Polymers wird durch α-Amylase katalysiert.
(D) Basen katalysieren die Hydrolyse des Polymers.
(E) Pro Kohlenhydrateinheit sind zwei sekundäre und eine primäre Alkoholfunktion vorhanden.

F90

4.42 Glykosaminoglykane (saure Mucopolysaccharide)
(1) haben aufgrund ihres hohen Gehalts an Uronsäure und Sulfatestergruppen anionischen Charakter
(2) sind aus Disaccharideinheiten aufgebaute Linearpolymere
(3) enthalten Glucosamin- oder Galaktosamin-Reste
(4) können kovalent mit Protein verknüpft sein

(A) nur 1 und 4 sind richtig
(B) nur 2 und 3 sind richtig
(C) nur 1, 2 und 3 sind richtig
(D) nur 2, 3 und 4 sind richtig
(E) 1– 4 = alle sind richtig

F03

4.43 Welche Aussage zu Struktur und Eigenschaft des Glucosidase-Inhibitors Acarbose trifft nicht zu?

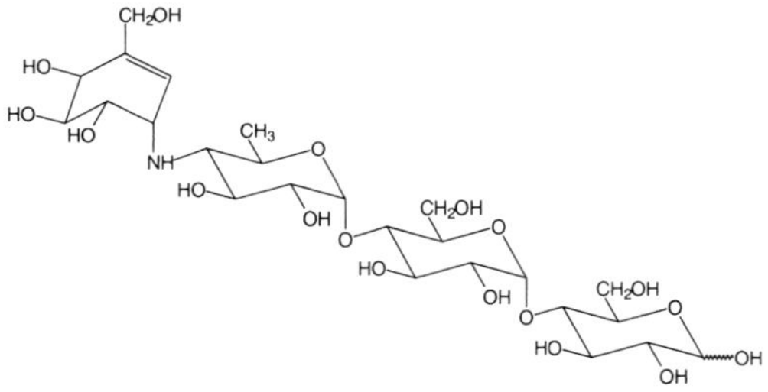

Acarbose
(A) ist ein sekundäres Amin
(B) enthält zwei α-O-glykosidische Bindungen
(C) enthält drei D-Glucose-Bausteine
(D) wirkt in Lösungen reduzierend
(E) ist gut wasserlöslich

4.3.2 Struktur

F87

4.44 Welche Aussage zum abgebildeten Biopolymeren trifft zu?

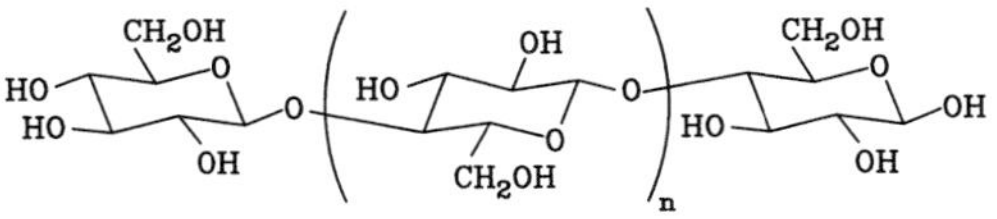

(A) Es ist das Grundgerüst der Stärke abgebildet.
(B) Lange Ketten dieses Moleküls zeigen einen helikalen Aufbau.
(C) Für seine enzymatische Hydrolyse benötigt man β-Glucosidasen.
(D) Die Bausteine liegen als Furanosen vor.
(E) Die Bausteine sind 1,6-verknüpft.

H03

4.45 Welche Aussage zur abgebildeten Formel, die einen Ausschnitt aus einem gleichförmig in dieser Art aufgebauten Biopolymer zeigt, trifft nicht zu?

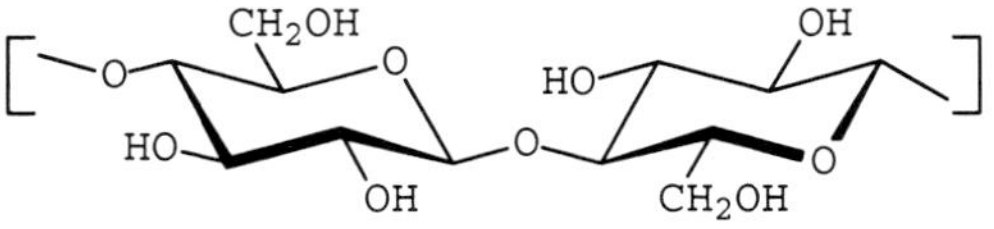

(A) Das Polymer ist aus D-Glucoseeinheiten aufgebaut.
(B) Es liegt eine 1,4-glykosidische Verknüpfung der Monomere vor.
(C) Das Polymer kann mit Hilfe von α-Amylase gespalten werden.
(D) Säuren können die Hydrolyse des Polymers katalysieren.
(E) In jeweils einer der abgebildeten Saccharideinheiten sind zwei sekundäre und eine primäre Alkoholfunktion vorhanden.

F89

4.46 Vergleichen Sie Cellulose und Stärke.
Welche Angabe trifft nicht für beide Substanzen zu?
(A) Biopolymere
(B) Polysaccharide
(C) Verzweigung durch 1,6-Verknüpfung
(D) 1,4-Verknüpfung der Hauptkette
(E) nur aus D-Glucose aufgebaut

4.41 (D) 4.42 (E) 4.43 (C) 4.44 (C) 4.45 (C) 4.46 (C)

H01

→ **4.47 Welche Aussage zur α- und β-D-Glucose (Pyranoseform) trifft nicht zu?**
Die beiden Isomere

(A) sind diastereomer zueinander
(B) haben unterschiedlichen Energiegehalt
(C) haben unterschiedliche Löslichkeit in Wasser
(D) sind in der Sesselkonformation stabiler als in der Wannenkonformation
(E) sind in der Lactose 1-4-glykosidisch miteinander verbunden

F88 ■

→ **4.48 Welche Aussage zum Kollagen trifft nicht zu?**

(A) Kollagen enthält glykosidisch gebundene Galaktose- und Glucosereste.
(B) Kollagen ist typischer Baubestandteil des Bindegewebes.
(C) Kollagen ist in Wasser unlöslich.
(D) Etwa jede dritte Aminosäure im Kollagenmolekül ist Glycin.
(E) Kollagen ist der Hauptbestandteil von Haaren und Nägeln.

5 Aminosäuren, Peptide, Proteine

5.1 Aminosäuren

5.1.1 Klassifizierung

H82

→ **5.1 Welche Aussage zur abgebildeten Substanz trifft nicht zu?**

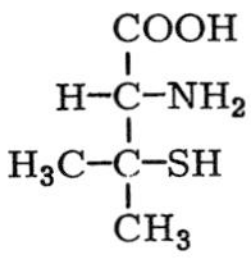

(A) Sie kann mit Schwermetallionen Chelatkomplexe bilden.
(B) Es handelt sich um Penicillamin.
(C) Durch vorsichtige Oxidation kann aus ihr ein Disulfid entstehen.
(D) Sie ist D-konfiguriert.
(E) Die Substanz ist eine essenzielle Aminosäure.

H90

→ **5.2 Welche Aussage zur Aminosäure mit der abgebildeten Formel trifft nicht zu?**

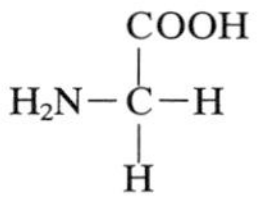

(A) Die Formel zeigt Glycin.
(B) Sie liegt in der L-Form vor.
(C) Sie ist an der Hämbiosynthese beteiligt.
(D) Sie wird zur Biosynthese des Purinringsystems und des Kreatins benötigt.
(E) Bei ihrer Decarboxylierung entsteht Methylamin.

5.1.2 Eigenschaften

■

→ **5.3 Die wichtigsten, bei Säugetieren vorkommenden Aminosäuren**

(A) sind Ampholyte
(B) haben D-Konfiguration am α-C-Atom
(C) haben einen isoelektrischen Punkt, der sich mit der Formel I.P. = $pK_{S1} + pK_{S2}$ berechnen lässt
(D) enthalten eine Peptidbindung
(E) Keine der vorstehenden Aussagen trifft zu.

F86

→ **5.4 Welche Aussage zur Elektrophorese von Aminosäuren und Proteinen trifft nicht zu?**

(A) Es können sowohl Aminosäuren als auch Proteine getrennt werden.
(B) Lysin wandert bei pH = 6 zur Kathode.
(C) Globuline lassen sich elektrophoretisch trennen.
(D) Bei einem pH-Wert, der dem isoelektrischen Punkt entspricht, zeigt ein Protein keine Wanderung.
(E) Die angelegte Spannung ist ohne Einfluss auf die Wanderungsgeschwindigkeit.

H05

→ **5.5 Welches Strukturmerkmal bzw. welche Eigenschaft liegt bei Glycin nicht vor?**

(A) α-Aminocarbonsäure
(B) isoelektrischer Punkt
(C) Peptidbaustein
(D) stereogenes Zentrum
(E) Zwitterion

4.47 (E) 4.48 (E) 5.1 (E) 5.2 (B) 5.3 (A) 5.4 (E) 5.5 (D)

F05

→ 5.6 Dies ist die Strukturformel von L-Cystein in der Fischer-Projektion:

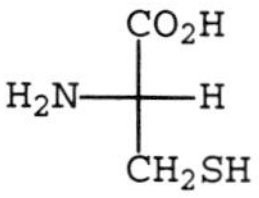

Welche Aussage trifft zu?

(A) L-Cystein hat zwei isoelektrische Punkte.
(B) L-Cystein gehört zu den Aminosäuren mit basischer Seitenkette.
(C) L-Cystein enthält eine Thioethergruppe.
(D) L-Cystein tritt im Citratzyklus auf.
(E) Zwei Moleküle L-Cystein können durch Oxidation in ein Molekül L-Cystin umgewandelt werden.

H88

→ 5.7 Welche Angabe(n) zur abgebildeten Verbindung trifft (treffen) zu?

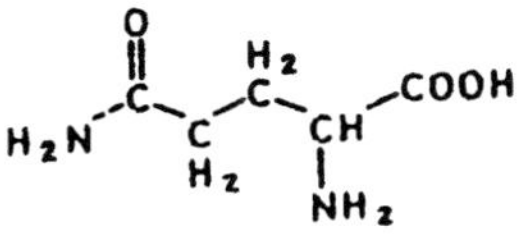

(1) α-Aminocarbonsäure
(2) basische Aminosäure
(3) besitzt zwei isoelektrische Punkte
(4) Lysin

(A) nur 1 ist richtig
(B) nur 2 ist richtig
(C) nur 1 und 2 sind richtig
(D) nur 1, 2 und 3 sind richtig
(E) 1–4 = alle sind richtig

H97

→ 5.8 Welche Aussage trifft <u>nicht</u> zu?
Glutamin

(A) ist ein biogenes Amin
(B) leitet sich von Glutaminsäure ab
(C) ist eine neutrale Aminosäure
(D) enthält eine Säureamidgruppe
(E) besitzt einen isoelektrischen Punkt

H84

→ 5.9 Wenn Sie 20 ml einer 0,1 molaren Alaninlösung mit 10 ml 0,1 molarer HCl versetzen, welchen pH-Wert hat die Lösung dann ungefähr?
(Alanin: $pK_{s1} = 2{,}3$; $pK_{S2} = 9{,}7$)

(A) 1,5
(B) 2,3
(C) 5,4
(D) 6,0
(E) 9,7

F00

→ 5.10 Welche Aussage zur abgebildeten Verbindung trifft <u>nicht</u> zu?

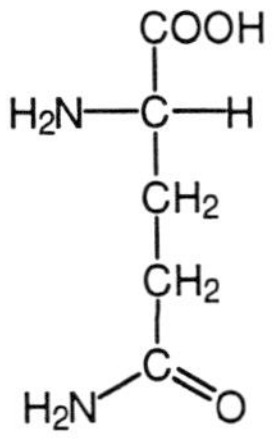

(A) Die Formel zeigt Glutamin.
(B) Sie ist das Amid der Glutaminsäure.
(C) Sie ist eine basische Aminosäure.
(D) Sie kann im Nierentubulus durch Hydrolyse Ammoniak liefern.
(E) Sie wird zur Aminozuckersynthese benötigt.

5.1.3 Beispiele

F03

→ 5.11 Welche Aussage zur abgebildeten Verbindung trifft <u>nicht</u> zu?

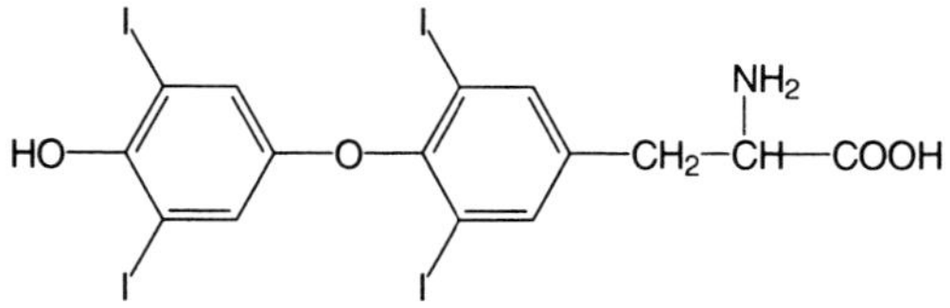

(A) Sie ist eine Aminosäure.
(B) Sie ist ein Ether.
(C) Sie ist ein zweiwertiges Phenol.
(D) Sie wird im Blut an Protein gebunden transportiert.
(E) Sie ist Baustein des Thyreoglobulins.

F05

→ 5.12 Bei welcher Aminosäure trägt die Seitenkette bei allen in vivo vorkommenden pH-Werten eine positive Ladung?

(A) Histidin
(B) Asparagin
(C) Arginin
(D) Alanin
(E) Tryptophan

5.6 (E) 5.7 (A) 5.8 (A) 5.9 (B) 5.10 (C) 5.11 (C) 5.12 (C)

F03

5.13 Welche Aussage zu den abgebildeten Verbindungen trifft zu?

(1) 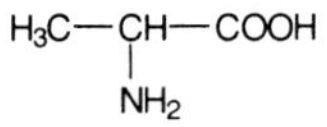

(2) 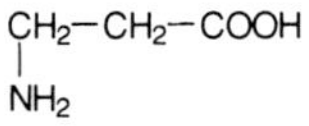

(A) (1) und (2) sind Konstitutionsisomere.
(B) (1) und (2) sind Enantiomere.
(C) (1) und (2) haben denselben isoelektrischen Punkt.
(D) (1) und (2) sind α-Aminocarbonsäuren.
(E) (1) und (2) sind proteinogene Aminosäuren.

F00

5.14 Welche Aussage zur abgebildeten Verbindung trifft nicht zu?

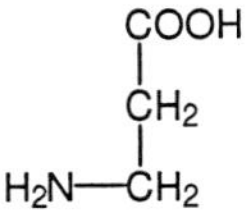

(A) Sie heißt β-Alanin.
(B) Sie ist L-konfiguriert.
(C) Sie entsteht im Stoffwechsel beim Abbau von Uracil.
(D) Die Aminogruppe ist basischer als die der isomeren α-Verbindung.
(E) Sie könnte als Chelator verwendet werden.

H04

5.15 Aminosäuren werden häufig nach der Polarität ihrer Seitenkette eingeteilt, weil diese ihre Eigenschaften wesentlich bestimmt.
Welche der folgenden Aminosäuren ist am ehesten zu den Aminosäuren mit polarer (hydrophiler) Seitenkette zu rechnen?

(A) Valin
(B) Leucin
(C) Lysin
(D) Isoleucin
(E) Phenylalanin

H96

5.16 Welche Aussage zum abgebildeten Threonin trifft nicht zu?

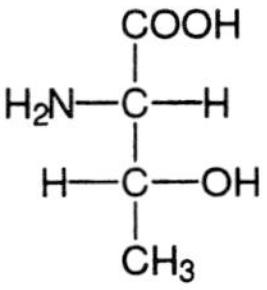

(A) Die Formel beschreibt L,D-Threonin.
(B) Es ist enantiomer mit dem D,L-Threonin.
(C) Es ist diastereomer mit D,D- oder L,L-Threonin.
(D) Die Drehwerte der Ebene des linear polarisierten Lichtes von L,D- und D,D-Threonin sind unterschiedlich.
(E) D,L-Threonin und L,D-Threonin haben in der Dünnschichtchromatographie unterschiedliche Laufgeschwindigkeiten.

F98

5.17 Welche Aussage trifft nicht zu?

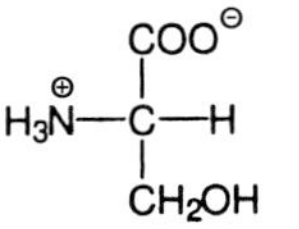

Die abgebildete Substanz

(A) ist L-konfiguriert
(B) hat einen isoelektrischen Punkt von etwa pH = 6
(C) ist proteinogen
(D) kann im Stoffwechsel aus Glycin entstehen
(E) wird zu Cholin decarboxyliert

H99

5.18 Welche Aussage zum abgebildeten Methionin trifft nicht zu?

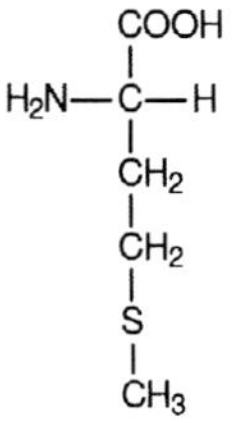

Methionin

(A) ist eine proteinogene Aminosäure
(B) ist eine essentielle Aminosäure
(C) enthält ein Chiralitätszentrum
(D) kann durch Methylierung von Cystein gebildet werden
(E) ist die biosynthetische Vorstufe von S-Adenosylmethionin

5.13 (A) 5.14 (B) 5.15 (C) 5.16 (E) 5.17 (E) 5.18 (D)

→ **5.19 Welche der aufgeführten Aminosäuren besitzen Seitenketten, die unter physiologischen Bedingungen zur positiven Ladung eines Proteins beitragen können?**

(1) Methionin
(2) Asparginsäure
(3) Tyrosin
(4) Lysin

(A) nur 4 ist richtig
(B) nur 1 und 4 sind richtig
(C) nur 2 und 3 sind richtig
(D) nur 1, 2 und 3 sind richtig
(E) nur 1, 3 und 4 sind richtig

H91 ■

→ **5.20 Welche Aussage zu den folgenden Verbindungen trifft <u>nicht</u> zu?**

(1)

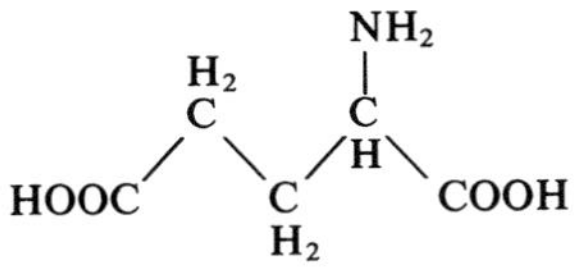

(2)

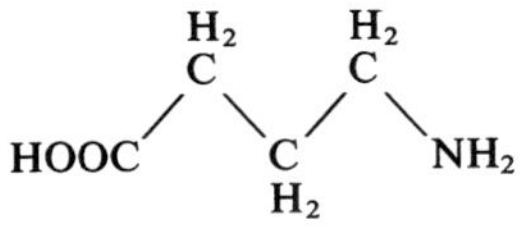

(A) Die Umwandlung von (1) in (2) ist eine Decarboxylierung.
(B) (1) und (2) besitzen einen isoelektrischen Punkt.
(C) (2) ist Glutamin.
(D) (1) ist ein Proteinbaustein.
(E) (1) ist eine saure Aminosäure.

H94

→ **5.21 Welche Aussage zur abgebildeten Glutaminsäure trifft <u>nicht</u> zu?**

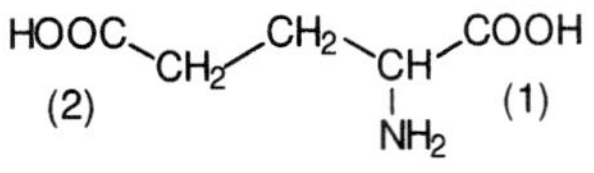

(A) Die Carboxylgruppe (1) ist azider als die Carboxylgruppe (2).
(B) Der isoelektrische Punkt liegt bei einem pH-Wert < 5.
(C) Die Glutaminsäure besitzt ein Chiralitätszentrum.
(D) Bei pH = 7 wandert Glutaminsäure zur Kathode.
(E) Glutaminsäure kann zu γ-Aminobuttersäure (GABA) decarboxyliert werden.

H99

→ **5.22 Welche Aussage zu den nachfolgenden Verbindungen trifft <u>nicht</u> zu?**

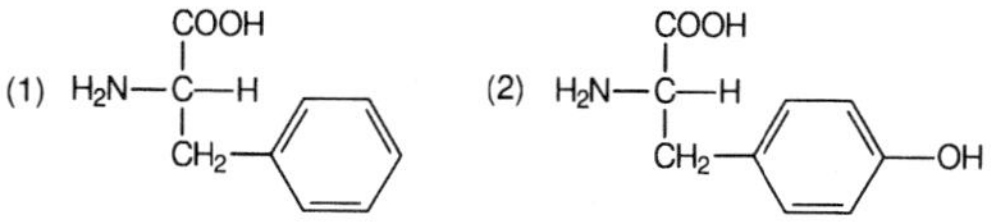

(A) (1) und (2) sind proteinogene α-L-Aminosäuren.
(B) (1) und (2) haben denselben isoelektrischen Punkt.
(C) (2) entsteht aus (1) mit Hilfe einer Monooxygenase.
(D) (1) und (2) werden zu Fumarat und Acetacetat abgebaut.
(E) (2) ist Biosynthesevorläufer des Adrenalins.

H98

→ **5.23 Welche Aussage trifft <u>nicht</u> zu?**

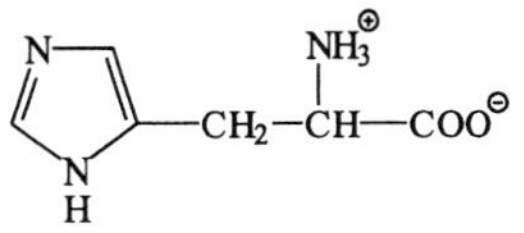

Die abgebildete Substanz

(A) ist ein Histidin
(B) enthält einen Imidazolring
(C) ist proteinogen
(D) kann am α-C-Atom D- oder L-konfiguriert sein
(E) ist bei pH = 2 ungeladen

F96 ■

→ **5.24 Welche Aussage trifft <u>nicht</u> zu?**

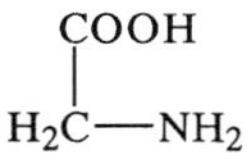

Die abgebildete Verbindung

(A) heißt Glycin
(B) ist eine am Aufbau von Proteinen beteiligte achirale Aminosäure
(C) kann mit Cholsäure konjugiert werden
(D) kann zu einem gefäßaktiven Gewebshormon decarboxyliert werden
(E) kann mit Hilfe von C_1-Donatoren unter Kettenverlängerung in Serin umgewandelt werden

F83

→ **5.25 Welche Aussage zu Glycin trifft nicht zu?**

(A) Bei der vollständigen Oxidation von 1 mol Glycin entstehen 88 g CO_2 (Atommasse C = 12, O = 16).
(B) Von den beiden Enantiomeren des Glycins ist nur die L-Form biologisch wichtig.
(C) Es kann im menschlichen Organismus synthetisiert werden.
(D) Es ist – zusammen mit Prolin, Hydroxyprolin, Lysin, Hydroxylysin u. a. – am Kollagenaufbau beteiligt.
(E) Es ist in der Leber an Entgiftungsreaktionen beteiligt.

F83

→ **Ordnen Sie den Neurotransmittern aus Liste 1 die jeweils zutreffende Synthesevorstufe aus Liste 2 zu!**

Liste 1
5.26 Noradrenalin
5.27 GABA
5.28 Serotonin

Liste 2
(A) Tryptophan
(B) Tyrosin
(C) Glutaminsäure
(D) Cholin
(E) Glycin

5.1.4 Reaktionen

F98

→ **5.29 Die Decarboxylierung einer α-Aminosäure erfolgt nach folgender Gleichung:**
$X \rightarrow HOOC{-}CH_2{-}CH_2{-}CH_2{-}NH_2 + CO_2$
Bei X handelt es sich um

(A) Lysin
(B) Glutamin
(C) Glutaminsäure
(D) Asparaginsäure
(E) Ornithin

H95

→ **5.30 Welche Aussage trifft nicht zu?**

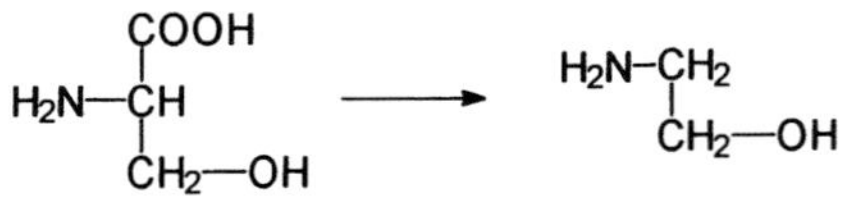

(1) (2)

(A) (1) ist L-Serin.
(B) Die Umwandlung von (1) in (2) ist eine Decarboxylierung.
(C) Die Reaktion dient im Stoffwechsel der Bereitstellung von (2), das seinerseits zu Cholin methyliert werden kann.
(D) Bei der Reaktion bleibt die Zahl der Chiralitätszentren gleich.
(E) (1) ist Proteinbestandteil, (2) nicht.

5.2 Peptide

5.2.1 Klassifizierung, Aufbau

H92 ■■

→ **5.31 Welche Aussage trifft zu?**
Die nachstehende Strukturformel zeigt ein biochemisch wichtiges Peptid.

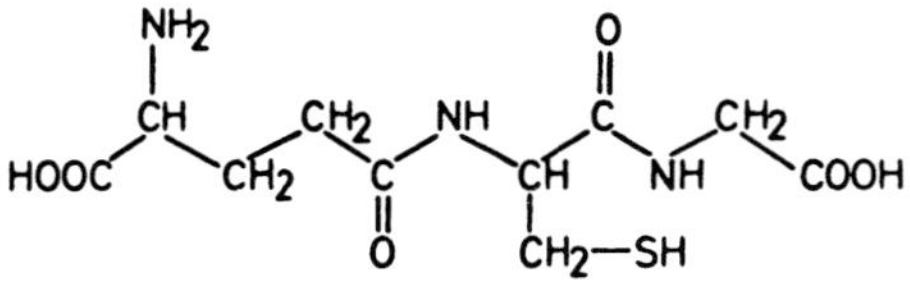

Welche Aminosäuren erhält man bei vollständiger Hydrolyse?

(A) Alanin, Glycin, Glutaminsäure
(B) Lysin, Glycin, Glutaminsäure
(C) Cystein, Glutaminsäure, Glycin
(D) Cystein, Alanin, Glycin
(E) Cystein, α-Alanin, β-Alanin

5.25 (B) 5.26 (B) 5.27 (C) 5.28 (A) 5.29 (C) 5.30 (D) 5.31 (C)

F99 ■

→ **5.32 Welche Aussage zum abgebildeten Glutathion trifft nicht zu?**

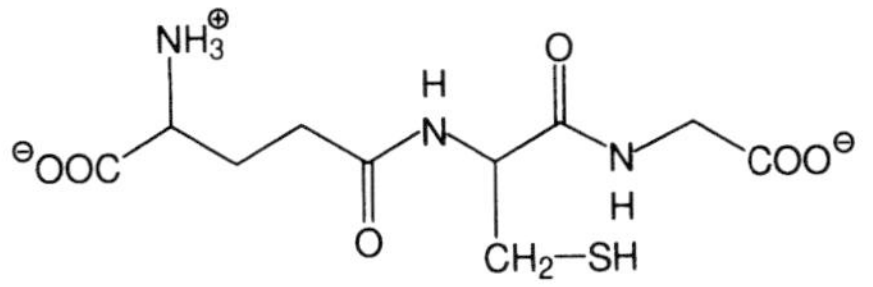

(A) Die Abbildung zeigt das Molekül in der Anion-Form.
(B) Die SH-Gruppe kann als Elektronenakzeptor wirken.
(C) Glutathion kann zu einem Disulfid oxidiert werden.
(D) Bei der vollständigen Hydrolyse entstehen Glutaminsäure, Cystein und Glycin.
(E) In den Erythrozyten liegt Glutathion überwiegend in der reduzierten Form vor.

H91

→ **5.33 Die dargestellte Verbindung**

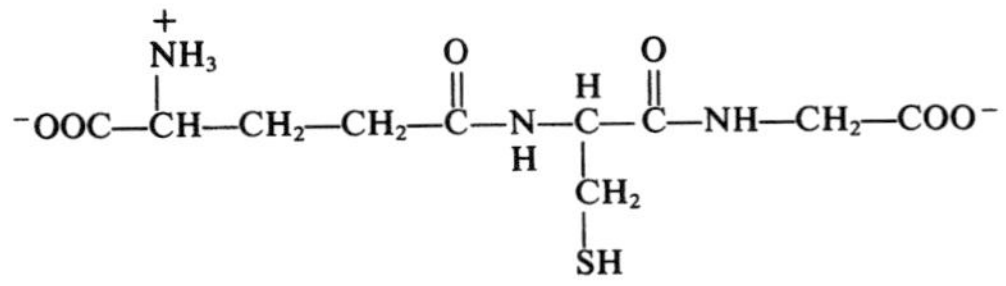

(1) enthält die Aminosäuren Glutamat, Cystein, Glycin
(2) enthält eine Peptidbindung in atypischer Position
(3) bildet einfache und gemischte Disulfide
(4) ist ein Thiol
(5) ist Bestandteil eines Leukotriens

(A) nur 2 und 4 sind richtig
(B) nur 1, 3 und 4 sind richtig
(C) nur 1, 3 und 5 sind richtig
(D) nur 3, 4 und 5 sind richtig
(E) 1–5 = alle sind richtig

5.2.2 Peptidbindung

F01

→ **5.34 Welche Aussage zur Hydrolyse von Peptiden in wässriger Lösung trifft nicht zu?**

(A) Die Hydrolyse eines Peptids kann durch Säure katalysiert werden.
(B) Für die Hydrolyse einer Peptidbindung wird ein Molekül Wasser benötigt.
(C) Bei der Hydrolyse einer Peptidbindung entsteht eine Aminogruppe und eine Carboxylgruppe.
(D) Die Hydrolyse von Peptiden kann durch Peptidasen katalysiert werden.
(E) Die Hydrolyse von Peptiden ist eine endergone Reaktion.

F87

→ **5.35 Welche Aussage trifft nicht zu?**
Vergleichen Sie folgende Verbindungen:

(1) H · Ala · Gly · Cys · OH
(2) H · Cys · Gly · Ala · OH

(A) Beide Verbindungen besitzen einen isoelektrischen Punkt.
(B) (1) und (2) unterscheiden sich in der Sequenz.
(C) Am Carboxylende steht in (1) Alanin, in (2) Cystein.
(D) Beide Verbindungen enthalten zwei Peptidbindungen.
(E) Beide Verbindungen enthalten Schwefel.

H98 ■

→ **5.36 Welche Aussage trifft nicht zu?**
Die abgebildete Formel zeigt ein Tripeptid.

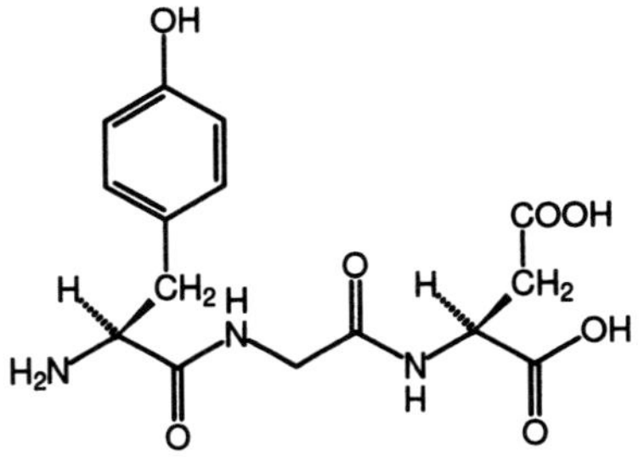

(A) Die Sequenz lautet Tyr-Gly-Asp.
(B) Es handelt sich um ein saures Tripeptid.
(C) Das Tripeptid ist nur aus proteinogenen Aminosäuren aufgebaut.
(D) Zur Hydrolyse des Tripeptids werden drei Äquivalente Wasser benötigt.
(E) Das Tripeptid enthält zwei Chiralitätszentren.

5.32 (B) 5.33 (E) 5.34 (E) 5.35 (C) 5.36 (D)

F98

5.37 Die abgebildete Formel zeigt ein Tripeptid.

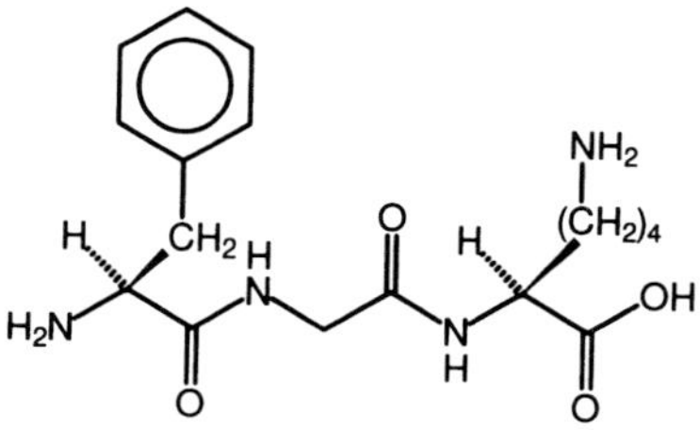

(1) Die Sequenz lautet Lys-Gly-Phe.
(2) Es handelt sich um ein basisches Tripeptid.
(3) Das Tripeptid ist nur aus proteinogenen Aminosäuren aufgebaut.
(4) Zur Hydrolyse des Tripeptids werden drei Äquivalente Wasser benötigt.
(5) Das Tripeptid enthält drei stereogene Zentren.

(A) nur 1 und 3 sind richtig
(B) nur 2 und 3 sind richtig
(C) nur 1, 2, 4 und 4 sind richtig
(D) nur 2, 3, 4 und 5 sind richtig
(E) 1–5 = alle sind richtig

H00

5.38 Welche Aussage zum abgebildeten Hormon Thyroliberin (TRH) trifft <u>nicht</u> zu?

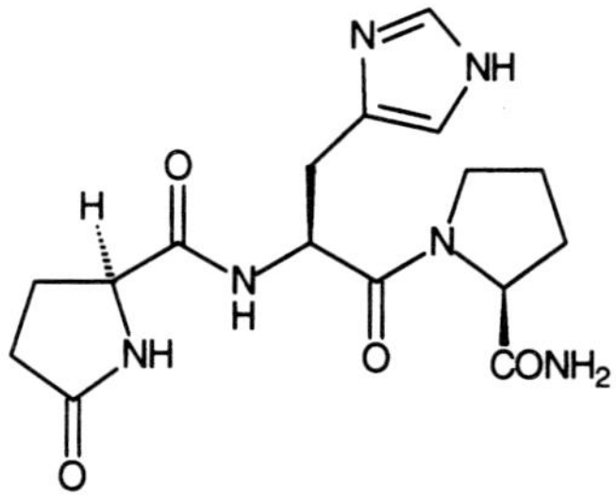

(A) TRH wird im Hypothalamus gebildet.
(B) TRH enthält einen Imidazolring.
(C) TRH enthält vier Amidbindungen.
(D) Es handelt sich um ein Tetrapeptid.
(E) Ein Wirkort von TRH ist die Adenohypophyse.

5.2.3 Reaktionen

F04

5.39 Welche Aussage zu den folgenden Verbindungen trifft <u>nicht</u> zu?

(1)

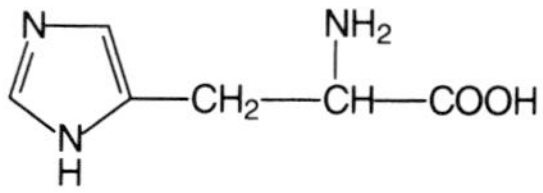

(2)

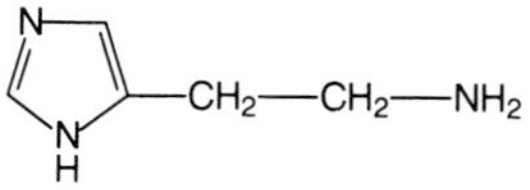

(A) Die Umwandlung von (1) in (2) ist eine Decarboxylierung.
(B) Beide enthalten einen Imidazolring.
(C) (1) ist Histidin.
(D) Beide sind chirale Verbindungen.
(E) (2) ist ein primäres Amin.

F85

5.40 Welche der folgenden Aussagen trifft <u>nicht</u> zu?

Bei der Hydrolyse eines Dipeptids entstehen unter Aufnahme von einem Molekül Wasser die Aminosäuren Glycin und Alanin in gleichen molaren Mengen.

(A) Es sind insgesamt drei Dipeptide denkbar, die sich in ihrer Sequenz unterscheiden.
(B) Alle denkbaren Dipeptide haben eine freie Carboxylgruppe.
(C) Alle denkbaren Dipeptide besitzen einen isoelektrischen Punkt.
(D) Das Dipeptid lässt sich im sauren oder basischen Milieu hydrolysieren.
(E) Im Dipeptid ist das N-Atom der Peptidbindung schwächer basisch als das der endständigen Aminogruppe.

■

→ **5.41 Welche Aussagen zur Peptidbindung sind richtig?**

(1) Die Atome der CO-Gruppe und der NH-Gruppe liegen in einer Ebene.
(2) Die Basizität des Amid-N-Atoms entspricht der des Methylamins.
(3) Sie wird durch Kochen mit Wasser leicht gespalten.
(4) Die Amid-CO-Gruppe kann Akzeptor für Wasserstoffbrücken sein.
(5) Die Reaktivität der CO-Gruppe gegenüber Nucleophilen entspricht der einer Säureanhydrid-CO-Gruppe.

(A) nur 1 und 4 sind richtig
(B) nur 2 und 5 sind richtig
(C) nur 1, 2 und 4 sind richtig
(D) nur 3, 4 und 5 sind richtig
(E) 1–5 = alle sind richtig

5.3 Proteine

5.3.1 Klassifizierung, Aufbau

F04

→ **5.42 Welche Aussage zum dargestellten Süßstoff Aspartam trifft <u>nicht</u> zu?**

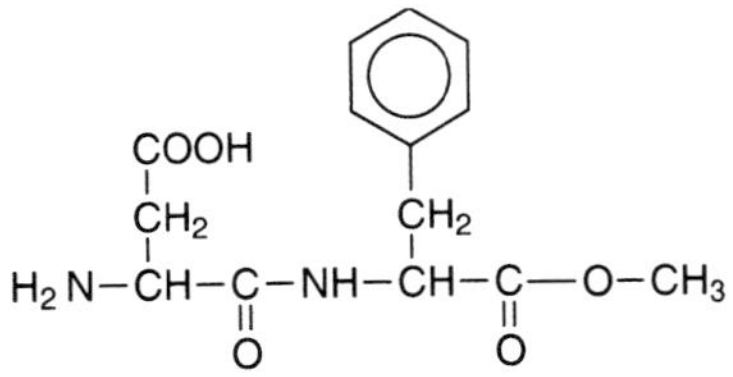

(A) Die Verbindung enthält zwei proteinogene Aminosäuren.
(B) Die beiden Aminosäuren sind durch eine Esterbindung miteinander verknüpft.
(C) Aspartam ist ein Molekül mit 2 Chiralitätszentren.
(D) Bei der vollständigen Hydrolyse der Verbindung werden zwei Äquivalente Wasser verbraucht.
(E) Bei der vollständigen Hydrolyse der Verbindung wird Methanol freigesetzt.

F94 ■

→ **5.43 Welche Aussage zur α-Helix trifft <u>nicht</u> zu?**

(A) Sie wird durch intramolekulare Wasserstoffbrücken stabilisiert.
(B) Die Seitenketten der Aminosäuren ragen aus der Helix heraus.
(C) Ein hoher Prolin-Anteil begünstigt ihre Ausbildung.
(D) Die α-Helix ist ein wesentliches Strukturelement der Globinkette im Hämoglobin.
(E) Die typische α-Helix setzt voraus, dass die Peptid-Bindung weitgehend planar konfiguriert ist.

H87 ■

→ **5.44 Welche Aussagen zur Struktur von Proteinen treffen zu?**

(1) Die Tripelhelix des Kollagens wird durch Wechselwirkungen zwischen benachbarten Polypeptidketten stabilisiert.
(2) Die α-Helix wird durch Wasserstoffbrücken zwischen NH- und CO-Gruppen der gleichen Polypeptidketten stabilisiert.
(3) Faltblattstrukturen können durch Wasserstoffbrücken zwischen parallel oder antiparallel laufenden Polypeptidketten gebildet werden.
(4) Zufallsknäuel entstehen, wenn die Aminosäuresequenz weder die Ausbildung von helikalen noch von Faltblattstrukturen erlaubt.

(A) nur 1 und 2 sind richtig
(B) nur 3 und 4 sind richtig
(C) nur 1, 2 und 3 sind richtig
(D) nur 1, 3 und 4 sind richtig
(E) 1–4 = alle sind richtig

H04

→ **5.45 Sekundärstrukturen in Proteinen (α-Helix, β-Faltblatt) kommen typischerweise zustande durch**

(A) elektrostatische Wechselwirkungen zwischen geladenen Gruppen der Seitenketten
(B) Disulfidbrücken zwischen Cysteinresten
(C) hydrophobe Effekte
(D) H-Brücken zwischen Carbonyl- und Amid-Gruppen (CO- und NH-Gruppen) der Hauptkette
(E) kovalente Aldol-Crosslinks

5.3.2 Eigenschaften

H01

→ **5.46 Welche Aussage zu den abgebildeten Verbindungen trifft nicht zu?**

(1) 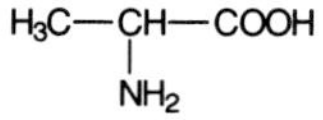

(2) 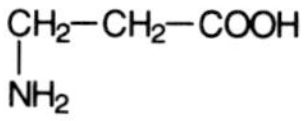

(A) (1) und (2) sind Konstitutionsisomere.
(B) (1) und (2) besitzen je ein stereogenes Zentrum (Chiralitätszentrum).
(C) (1) und (2) haben jeweils einen isoelektrischen Punkt.
(D) (1) heißt Alanin.
(E) (2) ist eine β-Aminosäure.

6 Fettsäuren, Lipide

6.1 Fettsäuren

6.1.1 Klassifizierung

6.1.2 Beispiele

F87

→ **6.1 Welche Aussage trifft nicht zu?**

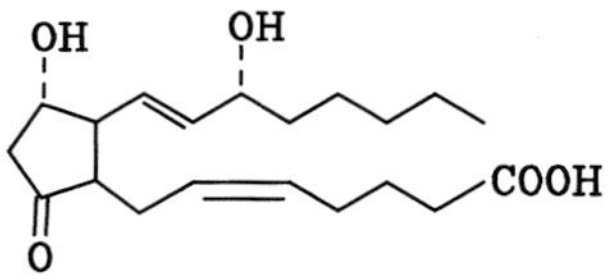

Die abgebildete Substanz (Prostaglandin E_2)
(A) trägt die OH-Gruppe am Ring in trans-Stellung zur benachbarten aliphatischen Kette
(B) ist ein zyklisches Keton
(C) enthält eine cis-konfigurierte Doppelbindung in der Kette mit der Säurefunktion
(D) enthält sekundäre alkoholische OH-Gruppen
(E) wird im Stoffwechsel aus Elaidinsäure gebildet

F98

→ **6.2 Welche Aussage zur abgebildeten Arachidonsäure trifft nicht zu?**

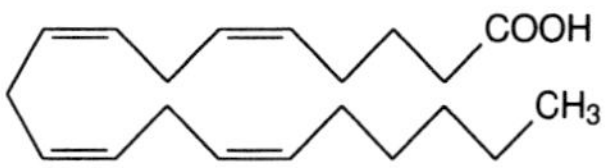

(A) Sie enthält vier cis-Doppelbindungen.
(B) Sie ist eine biologisch wichtige, ungesättigte Fettsäure.
(C) Sie enthält genau so viele C-Atome wie Ölsäure.
(D) Sie ist Biosynthese-Vorstufe der Thromboxane.
(E) Der Umbau zu den Prostaglandinen beginnt mit der Aufnahme von Sauerstoff unter Bildung eines Endoperoxids.

F95

→ **6.3 Welche Aussage trifft nicht zu?**

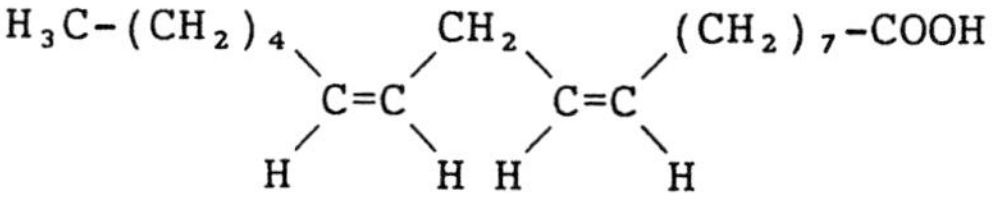

Die abgebildete Verbindung
(A) heißt Linolsäure
(B) ist all-trans-konfiguriert
(C) hat genau so viele C-Atome wie Stearinsäure
(D) hat einen niedrigeren Schmelzpunkt als Stearinsäure
(E) gehört zu den essentiellen Fettsäuren

5.46 (B) 6.1 (E) 6.2 (C) 6.3 (B)

F08

→ **6.4 In nachstehend abgebildeter Formel einer Verbindung sind zur Erleichterung die Nummern einiger C-Atome eingetragen:**

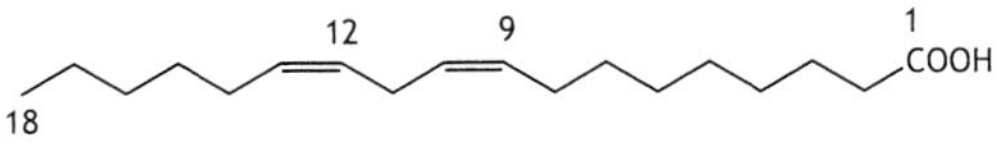

Bei der Verbindung handelt es sich um

(A) Arachidonsäure
(B) ein Dien mit konjugierten Doppelbindungen
(C) ein Steroid
(D) Linolsäure
(E) Ölsäure

F02

→ **6.5 Welche Aussage zur abgebildeten Linolsäure trifft nicht zu?**

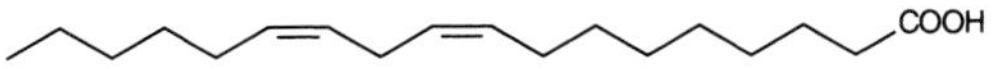

(A) Linolsäure gehört zu den ungesättigten Fettsäuren.
(B) Linolsäure enthält zwei isolierte C=C-Doppelbindungen.
(C) Durch Hydrierung kann aus Linolsäure Stearinsäure gewonnen werden.
(D) Linolsäure hat die Summenformel $C_{18}H_{32}O_2$.
(E) Durch oxidative Spaltung einer C=C-Doppelbindung entsteht aus Linolsäure Linolensäure.

H07

→ **6.6 Welche Aussage zur Umwandlung der Ölsäure in die Stearinsäure trifft zu?**

(A) Bei der Reaktion wird ein Acetylrest abgespalten.
(B) Die C-Atome im Produkt weisen dieselbe Hybridisierung auf wie die der Ausgangsverbindung.
(C) Die molare Masse (Molmasse) des Produkts ist um etwa 2 g/mol größer als die des Edukts.
(D) Es handelt sich um eine Dehydratisierung.
(E) Es handelt sich um eine Dehydrierung.

6.1.3 Eigenschaften

6.1.4 Reaktionen

F06

→ **6.7 Welche Aussage zur Chemie von Fetten trifft zu?**

(A) Bei der alkalischen Verseifung von Triglyceriden liegt das Gleichgewicht auf der Seite der Edukte.
(B) Die Wasserunlöslichkeit von Triglyceriden beruht auf intramolekularen Wasserstoffbrückenbindungen.
(C) Bei der vollständigen Hydrolyse von Triglyceriden werden pro Mol des Fetts zwei Mol Wasser verbraucht.
(D) Ein Triglycerid ist ein dreifach verestertes Glycerin.
(E) Triglyceride enthalten neben Carbonsäureester- auch Phosphorsäureester-Gruppen.

H93 ■

→ **6.8 Welche Aussage trifft nicht zu?**
Der Fettsäure-Abbau (β-Oxidation) läuft über folgende Zwischenstufen:

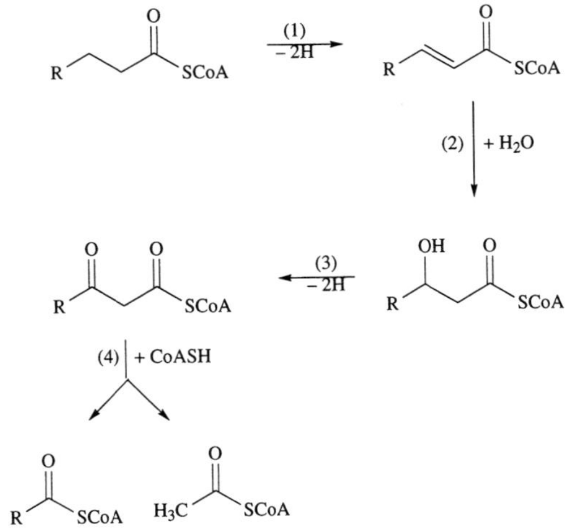

(A) Reaktion (1) ist eine Dehydrierung.
(B) Reaktion (2) ist eine Addition.
(C) Reaktion (3) ist eine Oxidation.
(D) Bei Reaktion (4) erhält man u. a. aktivierte Essigsäure.
(E) An Reaktion (3) ist FAD beteiligt.

6.4 (D) 6.5 (E) 6.6 (C) 6.7 (D) 6.8 (E)

6.2 Acylglycerine

6.2.1 Klassifizierung, Struktur

■

→ **6.9 Welche Aussage über die Triacylglycerine (Triglyceride) trifft nicht zu?**

(A) Sie liefern bei der alkalischen Hydrolyse Salze von Monocarbonsäuren.

(B) Sie lassen sich z. B. durch diese Formel beschreiben:

$CH_2-O-C_{17}H_{35}$
|
$CH-O-C_{17}H_{35}$
|
$CH_2-O-C_{17}H_{35}$

(C) Es sind lipophile Verbindungen.

(D) Sie liefern bei der Hydrolyse Glycerin.

(E) Sie enthalten drei Estergruppen.

H02 F83

→ **6.10 Welche Aussage zu folgender Verbindung trifft nicht zu?**

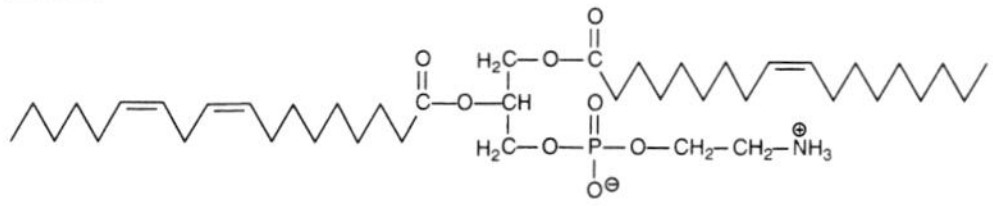

(A) Es handelt sich um ein Glycerinphosphatid.

(B) Die Verbindung enthält zwei Phosphorsäureesterbindungen.

(C) Die Verbindung enthält zwei Carbonsäureesterbindungen.

(D) Die Verbindung ist ein quartäres Ammoniumsalz.

(E) Bei der alkalischen Hydrolyse entsteht u. a. Ethanolamin.

H04

→ **6.11 Welche Aussage zum nachfolgend abgebildeten Sphingomyelin trifft zu?**

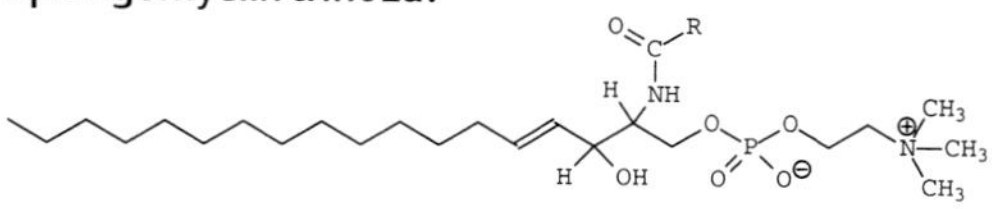

(A) Es handelt sich um ein Phospholipid.

(B) Es handelt sich um ein Lactam.

(C) Es handelt sich um ein Phosphoglycerid.

(D) Die Phosphorsäure ist mit Sphingosin und mit Ethanolamin verestert.

(E) Es ist struktureller Bestandteil des Cardiolipins.

F98 H96 ■

→ **6.12 Welche Aussage zur abgebildeten Verbindung trifft zu?**

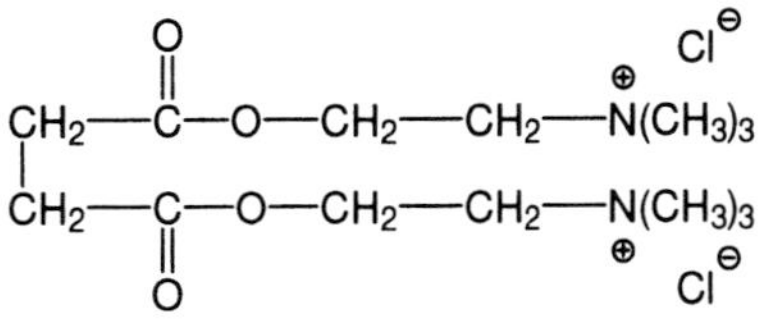

Sie ist ein

(A) Diacylglycerin

(B) Sphingomyelin

(C) quartäres Ammoniumsalz

(D) Zwitter-Ion

(E) Ester der Oxalsäure

F00 ■

→ **6.13 Welche Aussage zur abgebildeten Verbindung (das Muskelrelaxans Suxamethoniumchlorid) trifft nicht zu?**

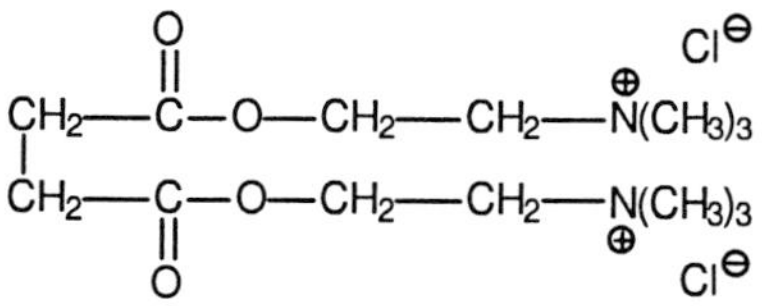

(A) Sie ist ein quartäres Ammoniumsalz.

(B) Sie ist ein Diester der Bernsteinsäure.

(C) Bei der alkalischen Verseifung von 1 mol werden 2 mol NaOH verbraucht.

(D) Sie ist ein Diacylglycerin.

(E) Sie enthält Cholin als Alkoholkomponente.

6.2.2 Eigenschaften

F04

→ **6.14 Welche Aussage zur Verbindung $CH_3-(CH_2)_{16}-COOH$ trifft nicht zu?**

(A) Sie heißt Stearinsäure.

(B) Sie ist eine ungesättigte Fettsäure.

(C) Sie entsteht durch Hydrierung von Ölsäure.

(D) Sie lässt sich mit einem Alkohol verestern.

(E) Sie löst sich in Natronlauge besser als in Wasser.

6.9 (B) 6.10 (D) 6.11 (A) 6.12 (C) 6.13 (D) 6.14 (B)

F94 ■

→ **6.15 Welche Aussage trifft nicht zu?**
Mizellen
(A) können entstehen, wenn amphiphile Stoffe in ein wässriges Milieu eingebracht werden
(B) entstehen in wässriger Lösung aufgrund hydrophober Wechselwirkungen
(C) zeigen Ordnungsstrukturen
(D) liegen in verdünnten wässrigen Lösungen von Natriumstearat vor
(E) werden durch Wasserstoffbrücken zwischen den amphiphilen Molekülen stabilisiert

6.3 Sphingolipide

Zu diesem Kapitel wurden bisher keine Fragen gestellt.

6.4 Steroide

6.4.1 Klassifizierung, Struktur

F98

→ **6.16 Welche Aussage trifft nicht zu?**

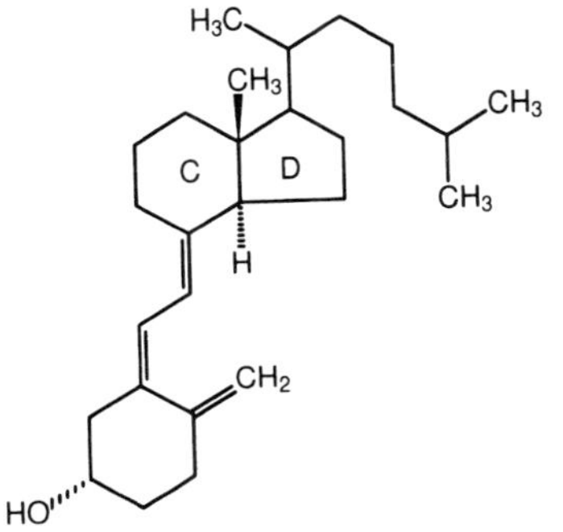

Vitamin D_3
(A) enthält das Sterangerüst
(B) enthält ein konjugiertes Trien-System
(C) wird in der Leber und der Niere hydroxyliert
(D) ist lipidlöslich
(E) wird auch als Cholecalciferol bezeichnet

F08

→ **6.17 Die Grundstruktur des Cholesterins ist ein Gonanring.**

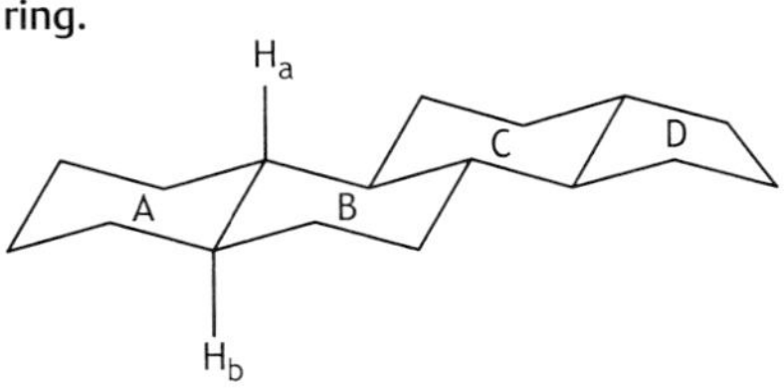

Welche Aussage zum abgebildeten Gonan trifft zu?
(A) Das Gonan weist kein asymmetrisches (asymmetrisch substituiertes) C-Atom auf.
(B) Das Wasserstoffatom H_a ist äquatorial angeordnet.
(C) Die Cyclohexanringe weisen die Wannenkonformation auf.
(D) Es ist ein polycyclischer aromatischer Kohlenwasserstoff.
(E) Es handelt sich um eine trans-Verknüpfung der Cyclohexanringe A und B.

H97

→ **6.18 Welche Aussage zur dargestellten Verbindung (das Gestagen Norgestrel) trifft nicht zu?**

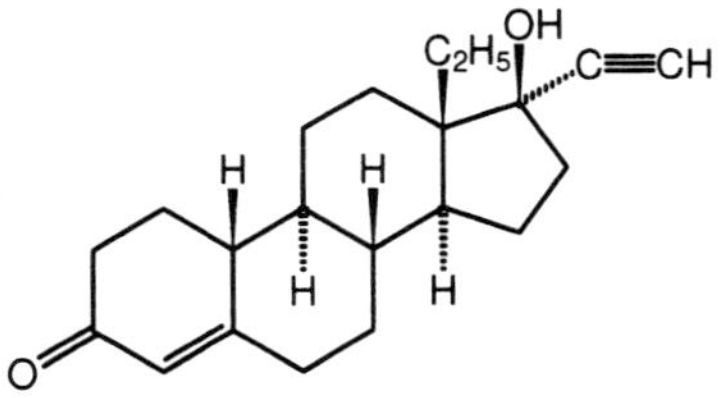

(A) Es handelt sich um ein Derivat des Sterans.
(B) Die Verbindung enthält eine Alkingruppe.
(C) Die Verbindung enthält eine sekundäre Alkoholgruppe.
(D) Fünf- und Sechsring sind miteinander „trans" verknüpft.
(E) Die Verbindung enthält eine Carbonylgruppe.

6.5 Fragen aus Examen Frühjahr 2009

F09

→ **6.19 Bei welcher der genannten Strukturen handelt es sich um das Anion einer gesättigten Fettsäure?**
(A) Arachidonat
(B) Linolat
(C) Nervonat
(D) Palmitoleat
(E) Stearat

6.15 (E) 6.16 (A) 6.17 (E) 6.18 (C) 6.19 (E)

7 Nukleotide, Nukleinsäuren, Chromatin

7.1 Nukleotide

7.1.1 Struktur

H90

→ **7.1 Welche Aussage trifft nicht zu?**

(A) Guanin und Adenin sind die Purinbasen der DNA und RNA.

(B) Guanin enthält ein Sauerstoffatom, das eine negative Partialladung hat.

(C) Das Sauerstoffatom des Guanins ist Protonenakzeptor bei der Basenpaarung mit Cytosin.

(D) Guanin enthält 2 Gruppen, die als Protonendonatoren für Wasserstoffbrücken fungieren.

(E) Guanin bildet mit Cytosin in der DNA 2 Wasserstoffbrückenbindungen aus.

H98

→ **7.2 Welche Aussage trifft nicht zu?**

Bei der abgebildeten Verbindung handelt es sich um Coenzym A (CoA).

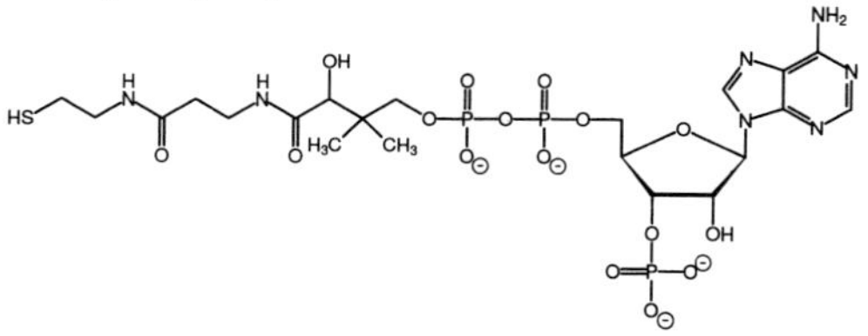

(A) CoA weist eine Thiolgruppe auf.

(B) Carbonsäuren werden im Rahmen des Carbonsäure-Metabolismus als Thioester mit CoA aktiviert.

(C) CoA weist eine Phosphorsäureanhydrid-Bindung auf.

(D) CoA ist an der Aktivierung von Glucuronat beteiligt.

(E) CoA enthält das Strukturelement der Pantothensäure.

H04

→ **7.3 Nachfolgend sind die Strukturformeln von Adenin und Ribose abgebildet:**

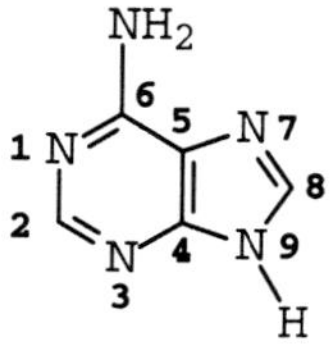

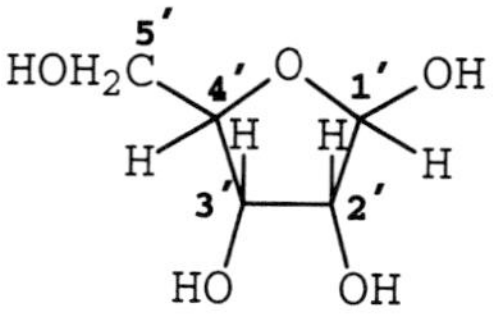

Adenin und Ribose sind im Adenosin verknüpft zwischen

(A) der primären Aminogruppe am C-Atom **6** des Adenins und dem C-Atom **1'** der Ribose

(B) der primären Aminogruppe am C-Atom **6** des Adenins und dem C-Atom **3'** der Ribose

(C) der primären Aminogruppe am C-Atom **6** des Adenins und dem C-Atom **5'** der Ribose

(D) dem N-Atom **7** des Adenins und dem C-Atom **1'** der Ribose

(E) dem N-Atom **9** des Adenins und dem C-Atom **1'** der Ribose

F01 H87

→ **7.4 Welche Aussage trifft nicht zu?**

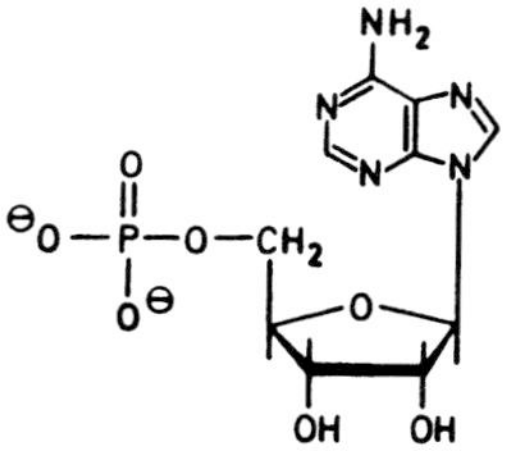

Die abgebildete Substanz

(A) ist AMP

(B) ist „energieärmer“ als Kreatinphosphat

(C) enthält das Strukturelement eines Säureanhydrids

(D) enthält ein Purinringsystem

(E) enthält eine N-ribosidische Bindung

F05

→ **7.5 Bei welchem der folgenden Moleküle handelt es sich um eine in der DNA vorkommende Nukleobase?**

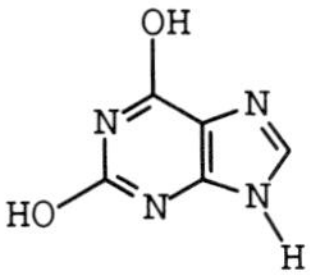

(A)

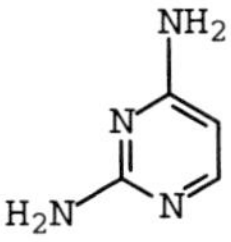

(B)

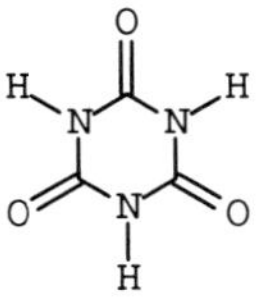

(C)

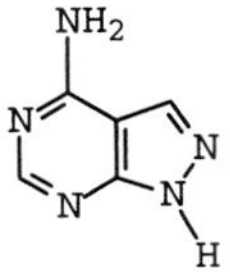

(D)

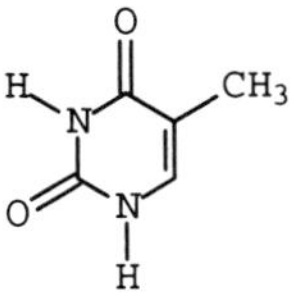

(E)

F07

→ **7.6 Wie heißt die abgebildete Nucleobase?**

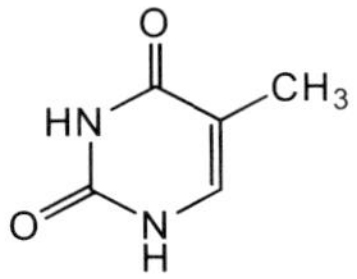

(A) Adenin
(B) Cytosin
(C) Guanin
(D) Thymin
(E) Uracil

7.1.2 Reaktionen

H07

→ **7.7 Bei der Spaltung von Pyrophosphat (anorganisches Diphosphat) in zwei Phosphat-Ionen (katalysiert durch die in allen Zellen vorkommenden Pyrophosphatasen) handelt es sich um eine**

(A) elektrophile Substitution am P-Atom
(B) Homolyse
(C) Hydrolyse
(D) nucleophile Addition am O-Atom
(E) Redoxdisproportionierung

H90 ■

→ **7.8 Welche Aussage trifft <u>nicht</u> zu?**
Betrachten Sie die folgenden Reaktionen

(1) ATP + $H_2O \rightarrow$ ADP + P_i $\Delta G^{0\prime} = -30{,}5$ kJ
(2) Glucose-6-phosphat + $H_2O \rightarrow$ Glucose + P_i $\Delta G^{0\prime} = -13{,}8$ kJ

(A) Bei beiden Reaktionen handelt es sich um eine Hydrolyse.
(B) Beide Reaktionen sind exergon.
(C) Bei beiden Reaktionen wird eine Phosphorsäureesterbindung gespalten.
(D) Vom Energiegehalt her kann ATP Glucose in Glucose-6-phosphat überführen.
(E) ATP besitzt ein größeres Energiepotential zur Übertragung von Phosphatgruppen als Glucose-6-phosphat.

H01 F89

→ **7.9 Welche Aussage trifft <u>nicht</u> zu?**

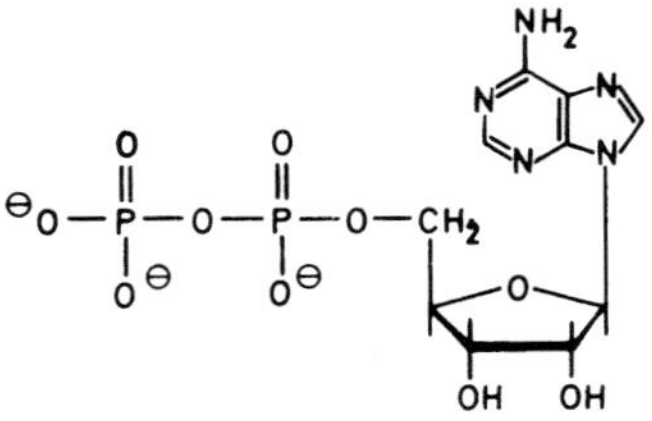

Die abgebildete Substanz
(A) ist ADP
(B) entsteht in exergoner Reaktion aus ATP
(C) enthält eine Säureanhydridbindung
(D) liegt intrazellulär als Anion vor
(E) überträgt den Phosphatrest auf Kreatin unter Bildung von Kreatinphosphat.

7.5 (E) 7.6 (D) 7.7 (C) 7.8 (C) 7.9 (E)

F03

→ **7.10 Welche Aussage zum abgebildeten Ausschnitt aus einer Nukleinsäurekette trifft <u>nicht</u> zu?**

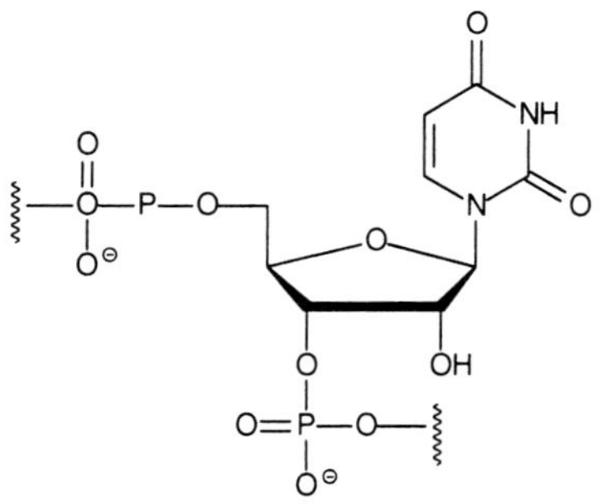

(A) Es handelt sich um einen Ausschnitt aus einem RNA-Molekül.
(B) Die Base ist ein Pyrimidinderivat.
(C) Die Base heißt Uracil.
(D) Nukleinsäuren enthalten energiereiche Phosphorsäureanhydridbindungen.
(E) Die abgebildete Nukleinsäure enthält D-Ribose.

F95

→ **7.11 Welche Aussage trifft <u>nicht</u> zu?**
Die nachstehend abgebildete Harnsäure

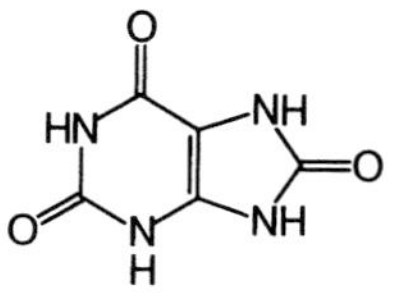

(A) ist ein Purinderivat
(B) ist ein Guanidinderivat
(C) enthält in jedem der beiden Ringe substituierten Harnstoff als Strukturelement
(D) kann durch Protonenwanderung ein aromatisches Ringsystem ausbilden
(E) ist für den Menschen das wichtigste Endabbauprodukt des Purinstoffwechsels

7.2 Fragen aus Examen Frühjahr 2009

F09

→ **7.12 Die Summenformel der Purinbase Adenin entspricht fünf Molekülen**
(A) Ammoniak
(B) Cyanwasserstoff
(C) Harnstoff
(D) Methansäureamid (Formamid)
(E) Methylamin

8 Vitamine, Vitaminderivate, Coenzyme

Dieses Kapitel wird im Fachband GK1 Biochemie abgehandelt.

9 Grundlagen der Thermodynamik und Kinetik

9.1 Grundbegriffe der Energetik und Kinetik

H06

9.1 Die chemische Umsetzung von A zu B läuft nach einer Kinetik erster Ordnung mit der Geschwindigkeitskonstanten k ab.
Welche Aussage trifft zu?

(A) Die Geschwindigkeitskonstante k der Umsetzung nimmt mit abnehmender Substratkonzentration kontinuierlich ab.
(B) Die Geschwindigkeitskonstante k ist nicht von der Temperatur abhängig.
(C) Die Halbwertzeit einer Reaktion erster Ordnung errechnet sich als $t_{1/2} = \frac{\ln 2}{k}$.
(D) Die Reaktionsgeschwindigkeit −dA/dt bleibt während der gesamten Reaktionszeit konstant.
(E) Eine Verdoppelung der Konzentration des Substrats A führt zu einer Vervierfachung der Reaktionsgeschwindigkeit −dA/dt.

9.1.1 Endergon/exergon, endotherm/exotherm

H99 ■

9.2 Welche Aussage zu Phasenumwandlungen von Stoffen trifft nicht zu?

(A) Ein Phasendiagramm beschreibt die Existenzbereiche der Phasen in Abhängigkeit von Druck und Temperatur.
(B) Eis kann durch Druckerhöhung verflüssigt werden.
(C) Das Schmelzen eines Feststoffs ist ein exothermer Prozess.
(D) Sublimation ist der direkte Übergang zwischen festem und gasförmigem Zustand.
(E) Während einer Phasenumwandlung bleibt die Temperatur des Systems konstant.

F06

9.3 Welche Aussage zur Energetik chemischer Reaktionen trifft zu?

(A) Bei einer exergonen Reaktion ist stets die Gibbs' freie Energie $\Delta G > 0$.
(B) Bei einer spontan ablaufenden Reaktion muss die Gibbs' freie Energie $\Delta G < 0$ sein.
(C) Bei einer exergonen Reaktion ist stets die Reaktionsentropie $\Delta S > 0$.
(D) Bei einer exergonen Reaktion ist stets die Reaktionsenthalpie $\Delta H < 0$.
(E) Eine exergone Reaktion kann keine mechanische oder elektrische Arbeit vollbringen.

9.1.2 Gibbs' freie Energie

F97 ■■

9.4 Welche Aussage trifft nicht zu?
Gibbs' freie Standardenergie einer Reaktion ΔG^{0}'

(A) ist um so größer, je schneller die Reaktion abläuft
(B) steht in Beziehung zur Gleichgewichtskonstanten der Reaktion
(C) ist bei exergonen Reaktionen negativ
(D) kann aus der Konzentration der Reaktionspartner im Gleichgewicht berechnet werden
(E) gibt an, wie viel Arbeit eine Reaktion maximal leisten kann

H08

9.5 Die freie Enthalpie (Gibbs' freie Energie) ΔG einer Reaktion

(A) ist ein anderer Ausdruck für die Aktivierungsenergie
(B) ist ein quantitativer Ausdruck für die Unordnung des Systems der Reaktion
(C) gibt die Wärme an, die bei einer Reaktion gebildet oder verbraucht wird
(D) ist beim Erreichen des Reaktionsgleichgewichts = 0
(E) ist für eine enzymatisch katalysierte Reaktion niedriger als für eine unkatalysierte Reaktion

H97 H95

9.6 Die Triebkraft ΔG einer exergonen Reaktion im geschlossenen, isobaren und isothermen System ändert sich im Verlauf der Reaktion wie folgt:
Die Triebkraft

(A) nimmt ab
(B) nimmt zu
(C) bleibt konstant
(D) durchläuft ein Minimum
(E) durchläuft ein Maximum

9.1 (C) 9.2 (C) 9.3 (B) 9.4 (A) 9.5 (D) 9.6 (A)

F84 ■■

9.7 Welche Aussage zur freien Enthalpie ΔG trifft nicht zu?

(A) Bei gekoppelten Reaktionen lässt sich die freie Enthalpie einer Einzelreaktion mit Hilfe der Arrhenius-Gleichung berechnen.
(B) Der Wert der freien Enthalpie einer Reaktion ist temperaturabhängig.
(C) Den Wert der freien Enthalpie kann man bei Redoxprozessen auch aus der EMK berechnen.
(D) Man kann sie aus der Gleichgewichtskonstanten bestimmen, wenn ΔG_0 bekannt ist
(E) Die Änderung der freien Enthalpie ist in einem eingestellten Gleichgewicht gleich Null.

F02

9.8 Welche Aussage zur thermodynamischen Größe $\Delta G^{0\prime}$ trifft nicht zu?

(A) Es handelt sich um eine Angabe für Gibbs' freie Energie.
(B) $\Delta G^{0\prime}$ bezieht sich auf biochemische Reaktionen in verdünnten Lösungen.
(C) $\Delta G^{0\prime}$ wird bei pH = 7 gemessen.
(D) Aus der Größe $\Delta G^{0\prime}$ kann die Gleichgewichtslage der Reaktion errechnet werden.
(E) Im Gegensatz zu ΔG^0 kann aus $\Delta G^{0\prime}$ zusätzlich die Geschwindigkeit der Reaktion errechnet werden.

H02

9.9 Im Gleichgewicht gilt: $\Delta G° = -R \cdot T \cdot \ln K$
Welche Aussage zu dieser Gleichung und den darin enthaltenen Größen trifft nicht zu?

(A) Die Gleichgewichtslage einer chemischen Reaktion ist temperaturabhängig.
(B) ΔG° kann aus den freien Standardbildungsenthalpien der Edukte und Produkte berechnet werden.
(C) Für ΔG° = 0 ergibt sich ein Verhältnis von Edukt- zu Produktkonzentrationen von 1 : 1.
(D) ΔG° beinhaltet sowohl die Reaktionsenthalpie als auch die Reaktionsentropie.
(E) Wärmezufuhr bewirkt für jede Reaktion eine Verschiebung der Gleichgewichtslage zugunsten der Produkte.

F01

9.10 Welche Aussage zur Reaktion ADP + PO_4^{3-} → ATP + H_2O mit $\Delta G^{o\prime}$ = +30,7 kJ/mol trifft nicht zu?

(A) $\Delta G^{o\prime}$ ist die Änderung von Gibbs' freier Energie unter Standardbedingungen bei pH = 7.
(B) Die Reaktion ist endergon.
(C) Die Bildung von ATP erfordert die Bereitstellung von mehr als 30,7 kJ/mol aus einer anderen Reaktion.
(D) ATP ist energiereicher als ADP.
(E) Das Gleichgewicht dieser Reaktion liegt weit rechts.

H91

9.11 Eine Reaktion A ⇌ B hat eine freie Standardreaktionsenthalpie $\Delta G^{0\prime}$ = 5,0 kJ/mol. Bei welchem der unten angegebenen Konzentrationsverhältnisse B/A läuft die Reaktion bei 25°C gerade spontan in Richtung A → B ab?

$$\Delta G = \Delta G^{0\prime} + R \cdot T \cdot \ln\frac{[B]}{[A]} = \Delta G^{0\prime} + R \cdot T \cdot 2{,}303 \cdot \log\frac{[B]}{[A]}$$

(R·T·2,303 = 5,77 kJ/mol)

(A) 10^{5}
(B) 10^{1}
(C) 10^{-1}
(D) 10^{-4}
(E) 10^{-5}

9.1.3 Reaktionsenthalpie

■

9.12 Das „Ammoniak-Gleichgewicht" wird für die gasförmigen Komponenten durch folgende Gleichung beschrieben:
$N_2 + 3\,H_2 \rightleftharpoons 2\,NH_3$ ΔH = – 92 kJ/mol
Das Gleichgewicht wird auf die rechte Seite verschoben, wenn

(A) die Temperatur und der Druck erhöht werden
(B) die Temperatur erniedrigt, der Druck erhöht wird
(C) die Temperatur erhöht, der Druck erniedrigt wird
(D) die Temperatur und der Druck erniedrigt werden
(E) es besteht kein Zusammenhang zwischen Gleichgewichtslage, Reaktionstemperatur und Druck

9.1.4 Reaktionsentropie

Zu diesem Kapitel wurden bisher keine Fragen gestellt.

9.7 (A) 9.8 (E) 9.9 (E) 9.10 (E) 9.11 (C) 9.12 (B)

9.1.5 Gibbs-Helmholtz-Gleichung

H98 ■■

→ **9.13 Welche Aussage trifft nicht zu?**
Gibbs' freie Energie (ΔG) gehorcht der Beziehung $\Delta G = \Delta H - T\Delta S$.

(A) ΔG wird üblicherweise in $kJ \cdot mol^{-1}$ angegeben.
(B) ΔG wird negativ, wenn ΔH negativ ist und die Entropie ΔS zunimmt.
(C) Ist der Wert negativ, kann eine Reaktion spontan ablaufen.
(D) Eine endotherme Reaktion kann trotz Enthalpiezunahme negative ΔG-Werte liefern.
(E) In der lebenden Zelle gilt $\Delta G = 0$.

F95 ■

→ **9.14 Eine Reaktion ist exergon, wenn**

(1) ΔG negativ ist
(2) ΔH negativ ist
(3) Wärme frei wird
(4) ein Katalysator benötigt wird
(5) kein Katalysator benötigt wird

(A) nur 1 ist richtig
(B) nur 5 ist richtig
(C) nur 2 und 5 sind richtig
(D) nur 1, 2 und 3 sind richtig
(E) nur 1, 3 und 4 sind richtig

F91

→ **9.15 Welche Aussage zu nachstehender Reaktion trifft nicht zu?**

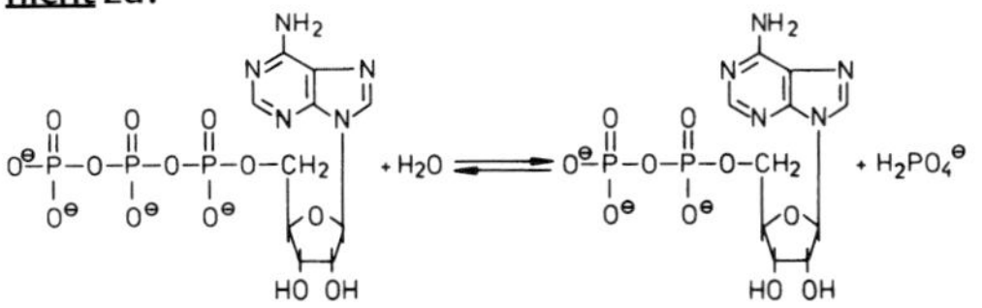

$\Delta G^{0'} = -30{,}7$ kJ/mol für die Hinreaktion

(A) $\Delta G^{0'}$ kann bei Kenntnis der Gleichgewichtskonstanten K berechnet werden.
(B) Die Hydrolyse von ATP wird in der Zelle durch Ca^{2+} katalysiert.
(C) Die Hydrolyse von ATP ist unter Standardbedingungen bei pH = 7 exergonisch.
(D) Bei der Reaktion ATP → ADP wird eine Phosphorsäureanhydrid-Bindung gespalten.
(E) Die freie Enthalpie der Hydrolyse von ATP kann durch Kopplung mit einer endergonen Reaktion genutzt werden.

H91

→ **9.16 Überprüfen Sie die folgenden Aussagen:**

(1) Die Änderungen der freien Enthalpie (G), der Enthalpie (H) und der Entropie (S) sind über die Gleichung $\Delta G = \Delta S - T\Delta H$ miteinander verknüpft.
(2) Für eine Reaktion, die sich im Gleichgewicht befindet, ist $\Delta G = 0$.
(3) Bei einer spontan ablaufenden Reaktion ist ΔG positiv.
(4) Wenn $\Delta H < 0$, verläuft die Reaktion exergonisch.

(A) nur 2 ist richtig
(B) nur 1 und 2 sind richtig
(C) nur 3 und 4 sind richtig
(D) nur 1, 2, und 4 sind richtig
(E) 1–4 = alle sind richtig

9.1.6 Änderung von Gibbs' freier Energie bei Konzentrationsänderungen

9.1.7 Gibbs' freie Energie und EMK („elektromotorische Kraft")

H88 ■

→ **9.17 Welche Aussage trifft nicht zu?**
Für die freie Energie ΔG^0 gilt:
$\Delta G^0 = -2{,}3\,RT \cdot \lg K$:

(A) Für die Dissoziation einer schwachen Säure gilt dann $\Delta G^0 = 2{,}3\,RT \cdot pK$.
(B) Die Dissoziation einer starken Säure verläuft exergon.
(C) Das Dissoziationsgleichgewicht einer schwachen Säure liegt auf der Seite der undissoziierten Säure.
(D) Die Dissoziation einer schwachen Säure kann durch Kopplung mit einem exergonen Vorgang erhöht werden.
(E) Die freie Energie kann direkt durch Kalorimetrie bestimmt werden.

9.1.8 Reaktionsgeschwindigkeit

H03 ■

→ 9.18 Welche Aussage zur folgenden Gleichung trifft <u>nicht</u> zu?

$$K = \frac{[\text{Ester}][H_2O]}{[\text{Säure}][\text{Alkohol}]}$$

(A) Der Ausdruck beschreibt das Massenwirkungsgesetz für die Reaktion der Esterbildung.
(B) Zur Erhöhung der Ausbeute an Ester ist es nützlich, das gebildete Wasser zu entfernen.
(C) Zur Erhöhung der Ausbeute ist es nützlich, die Säurekonzentration oder die Alkoholkonzentration zu erhöhen.
(D) Die freie Standardreaktionsenthalpie (Gibb's freie Energie der Reaktion unter Standardbedingungen) kann aus dem Wert der Gleichgewichtskonstanten K (bei Standardtemperatur) berechnet werden.
(E) Wenn $K > 1$, ist die Reaktion endergon.

■■

→ 9.19 Welche Aussage zur Reaktionsgeschwindigkeit trifft <u>nicht</u> zu?

(A) $\frac{dc}{dt}$ wird mit positivem Vorzeichen gerechnet, wenn die Geschwindigkeit der Zunahme eines Stoffes gemessen werden soll.
(B) Die Reaktionsgeschwindigkeit bei gekoppelten Systemen wird durch die Reaktion bestimmt, bei der die Geschwindigkeit am größten ist.
(C) Bei einer Reaktion 1. Ordnung ist die Geschwindigkeitskonstante unabhängig von der Konzentration.
(D) Bei einem eingestellten chemischen Gleichgewicht im geschlossenen System sind die Geschwindigkeiten von Hin- und Rückreaktionen gleich.
(E) Für eine Reaktion 1. Ordnung gilt, dass $-\frac{dc}{dt} = kc$.

F90

→ 9.20 Durch welchen Ausdruck wird die Reaktionsgeschwindigkeit für die Reaktion $A + B \rightleftharpoons C + D$ beschrieben?

(A) $\frac{dc}{dt}A = k \cdot [A] \cdot [B]$

(B) $-\frac{dc}{dt}A = k \cdot [A] \cdot [B]$

(C) $\frac{dc}{dt}A = k \cdot [A]$

(D) $\frac{dc}{dt}A = -k \cdot [B]$

(E) $-\frac{dc}{dt}A = k \cdot [C] \cdot [D]$

F01

→ 9.21 Welche Aussage zur Geschwindigkeitskonstante k einer chemischen Reaktion trifft <u>nicht</u> zu?

(A) Die Geschwindigkeitskonstante k ist von der Temperatur abhängig.
(B) Die Geschwindigkeitskonstante k ist von der Eduktkonzentration unabhängig.
(C) Bei einer Reaktion erster Ordnung gibt das Produkt aus Geschwindigkeitskonstante und Eduktkonzentration die Geschwindigkeit der Produktbildung an.
(D) Die Geschwindigkeitskonstante k kann mit Hilfe der freien Aktivierungsenthalpie berechnet werden.
(E) In Reaktionszyklen (z. B. dem Citratzyklus) haben die Teilschritte gleiche Geschwindigkeitskonstanten.

9.1.9 Reaktionsordnung

H01

→ 9.22 Welche Aussage zu einer chemischen Umsetzung $A \rightarrow B$, die nach einer Kinetik erster Ordnung verlaufen soll, trifft <u>nicht</u> zu?

(A) Die Reaktionsgeschwindigkeit $-dc_A/dt$ bleibt während der gesamten Reaktionszeit konstant.
(B) Die Geschwindigkeitskonstante k der Umsetzung bleibt während der gesamten Reaktionszeit konstant.
(C) Eine Verdoppelung der Konzentration von A führt zu einer Verdoppelung der Reaktionsgeschwindigkeit $-dc_A/dt$.
(D) Die Geschwindigkeitskonstante k ist eine Funktion der Temperatur.
(E) Die Halbwertszeit $[t_{1/2}]$ einer Reaktion erster Ordnung errechnet sich als: $t_{1/2} = \ln 2 \cdot k^{-1}$.

9.18 (E) 9.19 (B) 9.20 (B) 9.21 (E) 9.22 (A)

F91

→ 9.23 Welche Aussage über eine Reaktion 1. Ordnung trifft <u>nicht</u> zu?

(A) Die Verseifung eines Esters mit einem Überschuss an Alkalihydroxid ist eine Reaktion 1. Ordnung.
(B) Die Halbwertszeit ist konstant.
(C) Im Verlauf der Halbwertszeit hat die Hälfte einer chemischen Verbindung A reagiert, wenn ihre Umwandlung in einen Stoff B nach der Reaktion 1. Ordnung verläuft.
(D) Die Geschwindigkeit der Umwandlung von A in B wird durch die Gleichung beschrieben:

$$-\frac{dc}{dt}A = k \cdot c_A .$$

(E) Der Zerfall eines radioaktiven Präparates ist eine Reaktion 1. Ordnung.

F93

→ 9.24 In welchem der Bereiche a – e der dargestellten Enzymkinetik liegt am ehesten eine Reaktion (pseudo)-erster Ordnung vor?

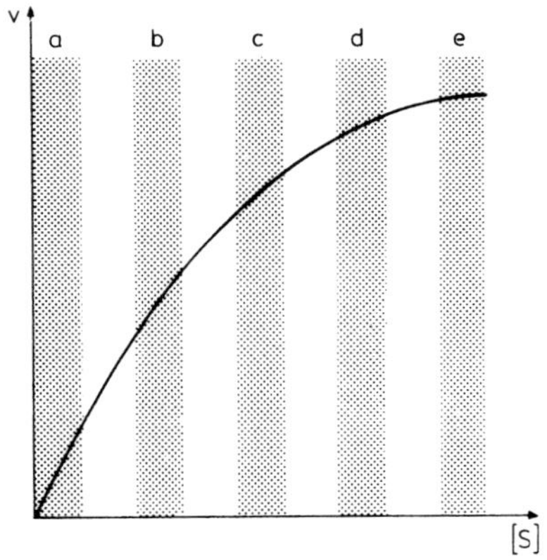

(A) Bereich a
(B) Bereich b
(C) Bereich c
(D) Bereich d
(E) Bereich e

H03

→ 9.25 Die Umsetzung 2 X → Y soll nach einer Kinetik zweiter Ordnung verlaufen.
Welche Aussage trifft <u>nicht</u> zu?

(A) Eine Verdoppelung der Konzentration von X führt zu einer Verdoppelung der Reaktionsgeschwindigkeit.
(B) Die Geschwindigkeitskonstante *k* dieser Reaktion ist eine Funktion der Temperatur.
(C) Die Geschwindigkeitskonstante *k* dieser Reaktion bleibt während der gesamten Umsetzung konstant.
(D) Reaktionen zweiter Ordnung können reversibel oder irreversibel sein.
(E) Die Geschwindigkeit der Produktbildung dc_Y/dt nimmt während der Reaktionszeit ab.

9.1.10 Geschwindigkeitsbestimmender Teilschritt

9.1.11 Energieprofil

■■

→ 9.26 Welche Angabe zum Diagramm trifft <u>nicht</u> zu?

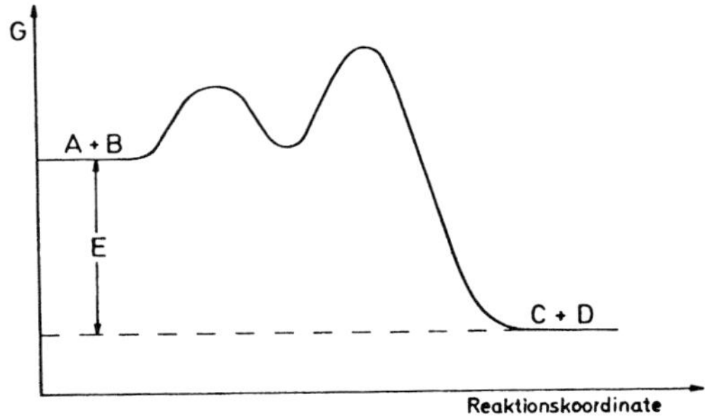

(A) Der Übergangszustand der Reaktion ist energieärmer als die Ausgangsverbindungen.
(B) Aus dem Diagramm lassen sich die Beträge der Aktivierungsenergien entnehmen.
(C) Die Reaktion verläuft über eine Zwischenstufe.
(D) Die freie Enthalpie entspricht der Strecke E.
(E) Die dargestellte Reaktion A + B → C + D verläuft exergon.

F92

→ **9.27 Zwei Gleichgewichtsreaktionen werden durch die beiden Reaktionswegdiagramme beschrieben.**

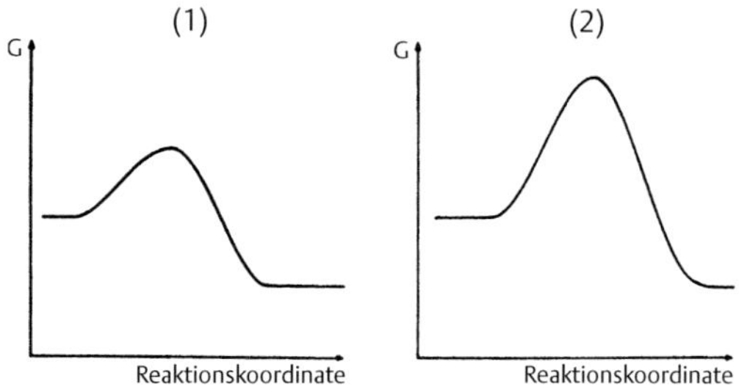

Welche Aussage trifft nicht zu?

(A) Reaktion (1) läuft schneller ab als Reaktion (2).
(B) Beide Reaktionen haben die gleiche freie Reaktionsenthalpie.
(C) Bei beiden Reaktionen wird ein Übergangszustand durchlaufen.
(D) Beide Reaktionen haben die gleiche Gleichgewichtskonstante.
(E) Wenn beide Reaktionen die gleiche freie Reaktionsenthalpie haben, dann wird diese auch für beide Reaktionen durch den gleichen Katalysator erniedrigt.

F03 F98 ■■

→ **9.28 Welche Aussage zur Reaktion, deren Energieprofil gezeigt ist, trifft nicht zu?**

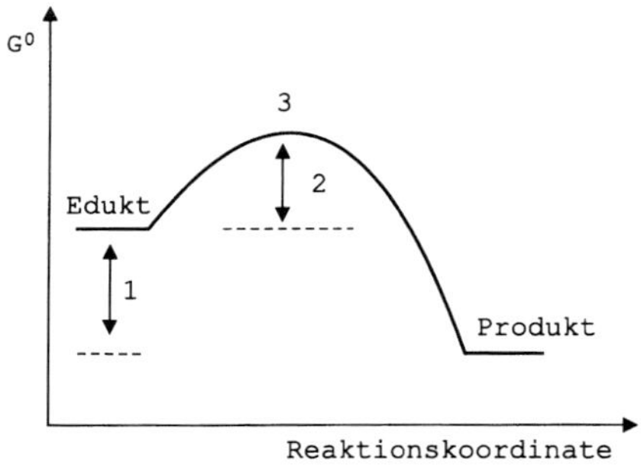

(A) 1 gibt Gibbs' freie Energie der Reaktion an.
(B) 2 gibt die freie Aktivierungsenthalpie an.
(C) An der mit 3 gekennzeichneten Stelle wird ein Übergangszustand der Reaktion durchlaufen.
(D) Die Geschwindigkeit der Reaktion wird durch die Größe von 2 bestimmt.
(E) Die Gleichgewichtslage wird durch die Differenz von 1 und 2 bestimmt.

H02

→ **9.29 Welche Aussage zur Reaktion, deren Energieprofil gezeigt ist, trifft nicht zu?**

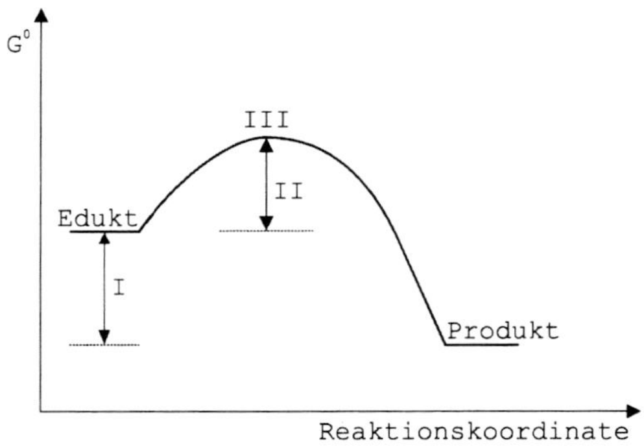

(A) Die freie Reaktionsenthalpie errechnet sich als die Summe von „I" und „II".
(B) Der mit „II" gekennzeichnete Doppelpfeil gibt die freie Aktivierungsenthalpie an.
(C) An der mit „III" gekennzeichneten Stelle wird der Übergangszustand der Reaktion durchlaufen.
(D) Die Geschwindigkeit der Reaktion wird durch den Wert von „II" bestimmt.
(E) Die Gleichgewichtslage wird durch den Wert von „I" bestimmt.

H03

→ **9.30 Welche Aussage trifft für die Reaktion, deren Energieprofil gezeigt ist, nicht zu?**

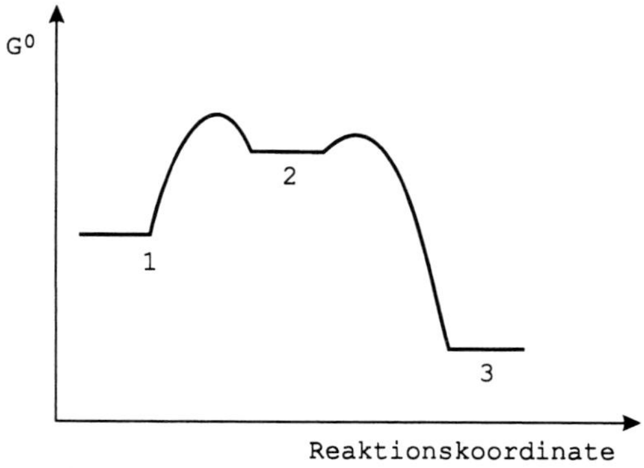

(A) Die Reaktion (1)→(3) ist exergonisch.
(B) (2) ist ein Zwischenprodukt der Reaktion.
(C) Die Umwandlung (1)→(2) erfolgt unter Energieaufnahme.
(D) Der Teilschritt (2)→(3) ist geschwindigkeitsbestimmend für die Gesamtreaktion (1)→(3).
(E) Bei der Umwandlung (1)→(3) werden zwei Übergangszustände durchlaufen.

9.27 (E) 9.28 (E) 9.29 (A) 9.30 (D)

F88 ■

→ **9.31 Welche Aussage zu den beiden folgenden Reaktionen trifft nicht zu?**

1. Glc-1-P + $H_2O \rightleftharpoons$ Glc + Phosphat
   $\Delta G^0 = -20{,}9$ kJ/mol
2. Glc-6-P + $H_2O \rightleftharpoons$ Glc + Phosphat
   $\Delta G^0 = -13{,}8$ kJ/mol

(A) An beiden Reaktionen werden P-Ester-Bindungen hydrolytisch gespalten.
(B) Reaktion 2 ist schwächer exergon als Reaktion 1.
(C) Reaktion 2 verläuft schneller, weil ΔG^0 größer ist.
(D) Durch Erhöhung der Konzentration der Glucosephosphate wird der Betrag von ΔG erhöht.
(E) Zur Bildung von 1 Mol Glc-1-P aus 1 Mol Glucose und 1 Mol Phosphat müssen 20,9 kJ investiert werden.

9.1.12 Parallelreaktionen

Zu diesem Kapitel wurden bisher keine Fragen gestellt.

9.1.13 Katalyse

■

→ **9.32 Welche Aussage trifft nicht zu?**
Ein Katalysator beeinflusst

(A) die Gleichgewichtslage
(B) die Geschwindigkeit, mit der das Gleichgewicht eingestellt wird
(C) die Geschwindigkeit der Hinreaktion
(D) die Geschwindigkeit der Rückreaktion
(E) die Aktivierungsenergie

9.2 Fragen aus Examen Frühjahr 2009

F09

→ **9.33 Wie ändert sich die Entropie eines Stoffes bei Übergang des Aggregatzustandes von fest über flüssig nach gasförmig?**

(A) Im ersten Schritt nimmt sie zu, im zweiten ab.
(B) Im ersten Schritt nimmt sie ab, im zweiten zu.
(C) Sie nimmt in beiden Schritten ab.
(D) Sie nimmt in beiden Schritten zu.
(E) Die Entropie ist als Stoffkonstante vom Aggregatzustand unabhängig.

9.31 (C) 9.32 (A) 9.33 (D)

Kommentare

Grundlagen der Chemie

1 Makroskopische Erscheinungsformen der Materie

Das Kapitel 1 umfasst die Formeln und Namen ausgewählter organischer Verbindungen. Examensfragen zu Kapitel 1 wurden in andere Kapitel des Fragen- und Kommentarteils integriert.

2 Aufbau und Eigenschaften der Materie

2.1 Atome, Isotope, Periodensystem

2.1.1 Begriffe

II.1 Atom: Begriff, Aufbau, Ordnungszahl, Kernladungszahl, Massenzahl

Ein Atom besteht aus einem Atomkern mit positiver Ladung und einer Atomhülle mit negativ geladenen Elektronen. Der Atomkern besteht in der Regel aus positiv geladenen Protonen (p) und neutralen Neutronen (n); Ausnahme ist Wasserstoff mit nur einem Proton im Kern. Protonen und Neutronen bezeichnet man zusammen als Nukleonen; beide haben in etwa die gleiche Masse. Die Elektronen der Atomhülle haben eine sehr viel geringere Masse (ca. 1/1800 der Nukleonen).

Atomteilchen	Ort	Symbol	Ladung	Masse
Proton	Kern	p	+1	1 u
Neutron	Kern	n	0	1 u
Elektron	Hülle	e (e^-)	–1	1/1800 u

Die **Ordnungszahl** wird durch die Anzahl der Protonen vorgegeben. Sie bestimmt die Stellung des Elements im Periodensystem.
Die **Kernladungszahl** gibt die Ladung im Atomkern an. Sie wird durch die Anzahl der positiv geladenen Protonen bestimmt. Zahlenmäßig entspricht sie der Ordnungszahl. Ein neutrales Atom besitzt pro positiv geladenem Proton ein negativ geladenes Elektron; d. h. die Anzahl der Elektronen entspricht der Kernladungszahl.
Die **Massenzahl** wird durch die Anzahl der Protonen und Neutronen vorgegeben.
Die Anzahl der Neutronen errechnet sich aus der Differenz zwischen Massenzahl und Ordnungszahl. Die Ordnungszahl wird jeweils unten, die Massenzahl oben vor dem Element angegeben.

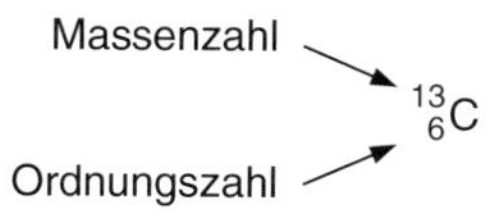

Beispiele:
Helium ($^{4}_{2}He$) hat die Ordnungszahl 2 (also 2 Protonen im Kern), die Massenzahl ist 4, die Anzahl der Neutronen also 2.
Kohlenstoff ($^{13}_{6}C$) hat die Ordnungszahl 6 (d. h. 6 Protonen im Kern), die Massenzahl ist 13, die Anzahl der Neutronen demnach 7.

F83
→ **Frage 2.1:** Lösung A

Zu **(A)**: Atome bestehen bis auf das Wasserstoffatom (H) alle aus drei Elementarteilchen: Protonen und Neutronen im Atomkern (daher auch Nukleonen genannt) und Elektronen in der Atomhülle. Das Wasserstoffatom hat nur ein Proton und ein Elektron, aber kein Neutron!
Zu **(B)** und **(D)**: Im Kern des H-Atoms gibt es kein Neutron.
Zu **(C)**: Elektronen sind nie im Atomkern.
Zu **(E)**: Abgesehen davon, dass es im H-Atom überhaupt kein Neutron gibt, liegen auch bei anderen Elementen nicht immer Protonen und Neutronen im Verhältnis 1:1 vor (siehe auch Isotope, Lerntext II.3).

II.2 Orbital

Orbitale lassen sich als räumliche Struktur beschreiben, in denen sich ein Elektron ca. 90% der Zeit aufhält. Die existierenden unterschiedlichen Orbitaltypen sind symmetrisch, z. B. kann man sich das s-Orbital kugelförmig und das p-Orbital hantelförmig vorstellen.
Synonyme für den Begriff Orbital sind „Elektronendichteraum“ oder „negativ geladener Elektronenwolkenraum“.

H91
→ **Frage 2.2:** Lösung B

Zu **(B)**: Der Begriff Ionisierungsenergie (Ionisierungspotenzial) bezeichnet die Energie, die zur vollständigen Abtrennung des am wenigsten fest gebundenen Elektrons von einem Atom oder Ion benötigt wird. Siehe Lerntext II.6.

F02

→ **Frage 2.3:** Lösung C

Zu **(A)–(E)**: Die absolute Masse (g) beträgt für ein Proton $1{,}673 \cdot 10^{-24}$, ein Neutron $1{,}675 \cdot 10^{-24}$ und für ein Elektron $9{,}109 \cdot 10^{-28}$. Das Positron besitzt die Masse des Elektrons, ist aber positiv geladen („Anti-Elektron"). α-Teilchen bestehen aus zwei Protonen und zwei Neutronen. Als sog. α-Strahlung werden sie mit extrem hoher Geschwindigkeit aus dem radioaktiven Atom emittiert.

H02

→ **Frage 2.4:** Lösung D

Zu **(A)–(E)**: Radikale zeichnen sich durch ein **ungepaartes Elektron** aus. Allein Stickstoffmonoxid besitzt ein solches.

2.1.2 Ordnungszahl, Kernladungszahl, Massenzahl

2.1.3 Isotope

II.3 Isotope

Isotope stehen im Periodensystem an der gleichen Stelle, haben also die gleiche Kernladungszahl und damit die gleiche Zahl von Protonen und Elektronen. Sie unterscheiden sich in ihrer Neutronenzahl und damit auch in ihrer Massenzahl. Die absolute Atommasse wird im Wesentlichen durch die Anzahl der Protonen und Neutronen im Kern bestimmt, die Elektronen tragen zur Gesamtmasse nur in verschwindend geringem Umfang bei. Aufgrund der unterschiedlichen Neutronenzahl haben Isotope auch verschieden große absolute und damit natürlich auch verschieden große relative Atommassen.
Isotope sind damit physikalisch verschiedene Nuklide ein und desselben chemischen Elementes.

Klinischer Bezug
Medizinisch relevant sind folgende Isotope:

Isotop	Verwendung
^{32}P	als β-Strahler in der Therapie maligner Tumoren, Messung des Blutvolumens durch radioaktive Markierung von Erythrozyten
^{60}Co	in der Strahlentherapie maligner Tumoren (β- und γ-Strahler)
^{125}I	zur Kennzeichnung von Hormonen und Eiweißen (γ-Strahler)
^{131}I	in der Radiojodtherapie von Tumoren der Schilddrüse (β- und γ-Strahler)
^{1}H	in der Kernspintomographie
^{3}H, ^{14}C	zur radioaktiven Markierung von Molekülen

Merke:
Isotope
- *gleiche Kernladungszahl (gleiche Anzahl von Protonen und Elektronen)*
- *unterschiedliche Massenzahl (unterschiedliche Anzahl von Neutronen)*
- *verschiedene absolute und relative Atommasse.*

F91 ■

→ **Frage 2.5:** Lösung B

Zu **(1)** und **(2)**: Isotope besitzen die gleiche Anzahl von Protonen und Elektronen, aber eine unterschiedliche Anzahl von Neutronen. Demzufolge können Isotope nicht die gleiche Anzahl von Nukleonen besitzen. (Die Nukleonenzahl ist die Summe von Protonen und Neutronen im Atomkern!)

Zu **(3)**: Von Wasserstoff existieren zwei stabile $^{1}_{1}H$ und $^{2}_{1}H$ = Deuterium) und ein instabiles Isotop $^{3}_{1}H$ = Tritium); genauso verhält es sich beim Kohlenstoff (stabil: $^{12}_{6}C$, $^{13}_{6}C$; instabil: $^{14}_{6}C$). Ein Gemisch von Isotopen muss also nicht zwangsläufig radioaktiv sein. Siehe Lerntext II.3.

F88

→ **Frage 2.6:** Lösung D

Zu **(1)**: Vom Wasserstoff existieren drei Isotope:

$^{1}_{1}H$ = Wasserstoff

$^{2}_{1}H$ = Deuterium

$^{3}_{1}H$ = Tritium.

Tritium besteht aus einem Proton und zwei Neutronen, während der Kern von ^{3}He aus zwei Protonen und einem Neutron aufgebaut ist. Die Anzahl der Nukleonen, d. h. der Kernteilchen insgesamt, ist für Tritium und ^{3}Helium gleich.
Zu **(2)**: Isotope sind Elemente gleicher Protonenzahl, aber unterschiedlicher Neutronenzahl. Da Tritium ein Proton, Helium hingegen zwei Protonen besitzt, liegen keine Isotope vor.
Zu **(3)**: Die Zahl der Elektronen entspricht der Kernladungszahl unten am Element, d. h. $^{3}_{1}H$ besitzt ein Elektron, während $^{3}_{2}He$ zwei Elektronen besitzt.

H07

→ **Frage 2.7:** Lösung C

Zu **(A)–(E)**: Ein Atom ist eindeutig charakterisiert und wird als Nuklid bezeichnet, wenn vor dem Elementsymbol die Massen- und Ordnungszahl angegeben werden. Die Ordnungszahl wird durch die Anzahl der Protonen vorgegeben. Sie bestimmt die Stellung des Elements im Periodensystem. Die Massenzahl ergibt sich aus der Anzahl der Protonen und Neutronen. Die Anzahl der Neutronen errechnet sich aus der Differenz zwischen Massen- und Ordnungszahl. Die Ordnungszahl wird jeweils unten, die Massenzahl oben vor dem Element angegeben. Für das aufgeführte, in der Schilddrüsendiagnostik benutzte Iod-Nuklid gilt:

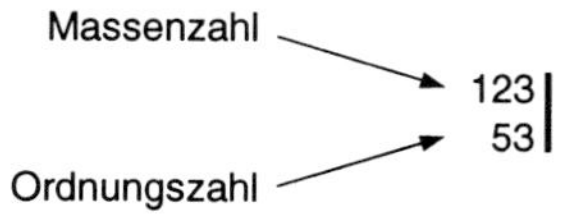

$^{123}_{53}I$ besitzt demnach 53 Protonen und 70 Neutronen.

F00 ■

→ **Frage 2.8:** Lösung E

Zu **(A)**–**(C)**: Das genannte Kohlenstoffisotop hat die Ordnungszahl (= Kernladungszahl) 6 und die Nukleonenzahl (= Massenzahl) 13.
Die Differenz entspricht der Neutronenzahl. Das Kohlenstoffisotop $^{13}_{6}C$ besitzt im Kern daher 6 Protonen und 7 Neutronen, in der Hülle 6 Elektronen, davon 4 Valenzelektronen (4. Gruppe des Periodensystems). Valenzelektronen sind die Elektronen, die sich in der äußersten, noch nicht vollständig besetzten Schale befinden.

Zu **(D)**: Das Kohlenstoffisotop $^{13}_{6}C$ hat die relative Atommasse 13 (Massenzahl), resultierend aus dem Gewicht der Protonen und Neutronen.

Zu **(E)**: $^{14}_{7}N$ besitzt im Kern 7 Protonen und 7 Neutronen und hat die relative Atommasse 14.

F04

→ **Frage 2.9:** Lösung C

Zu **(A)**–**(E)**: Phosphor ist ein Element der 5. Hauptgruppe und der Ordnungszahl 15. Das hier angeführte Radioisotop ^{32}P besitzt die Ordnungszahl (= Kernladungszahl) 15 und die Nukleonenzahl (= Massenzahl) 32. Die Differenz entspricht der Neutronenzahl. Das Isotop besitzt daher im Kern 15 Protonen und 17 Neutronen, in der Hülle 15 Elektronen. Es hat eine Halbwertszeit von ca. 14 Tagen, emittiert β-Strahlung und findet Verwendung in der Strahlentherapie.

2.1.4 Elemente, Moleküle

II.4 Element, Molekül

Elemente bestehen nur aus einer einzigen Sorte von Atomen. Die Atome eines Elements haben also dieselbe Anzahl von Protonen und Elektronen; die Anzahl der Neutronen kann jedoch variieren (bei Isotopen eines Elements, siehe Lerntext II.3).
Moleküle bestehen aus gleichen oder verschiedenen Atomen, die durch atomare Bindungskräfte zusammengehalten werden. Ein Sauerstoffmolekül besteht bspw. aus zwei gleichen (Sauerstoff) Atomen (O_2), ein Wassermolekül aus zwei unterschiedlichen Atomen: Wasserstoff und Sauerstoff (H_2O).
Atommasse: Die relative Atommasse bezieht sich auf die **Atommasseneinheit u.** Dabei ist u definiert als $^1/_{12}$ der Masse des Kohlenstoffisotops ^{12}C.
Z. B. ist ein Magnesiumatom (Massenzahl 24,31) 24,31mal so schwer wie $^1/_{12}$ eines Atoms des Kohlenstoffisotops ^{12}C.
Molekülmasse: Die Molekülmasse berechnet sich aus der Summe der **relativen Atommassen** der am Molekül beteiligten Elemente.
Z. B. H_2O:
relative Atommasse H: 1,008, gerundet 1
relative Atommasse O: 15,999, gerundet 16
relative Molekülmasse von $H_2O = 2 \times 1 + 16 = 18$
Mol: Die Einheit Mol bezieht sich nicht auf das Gewicht eines Stoffes, sondern auf die Anzahl seiner Teilchen.
1 Mol einer Substanz entspricht der Stoffmenge, die exakt 6×10^{23} Teilchen enthält.
Genau diese Anzahl Teilchen enthalten 12g des Kohlenstoffisotops ^{12}C. ■

H06

→ **Frage 2.10:** Lösung C

Zu **(A)** und **(E)**: Kohlenstoff ist Element der 4. Hauptgruppe des Periodensystems der Elemente. Bei der Reaktion mit Sauerstoff erhöht sich die Oxidationsstufe des Kohlenstoffs.
Zu **(B)** und **(C)**: Diamant, Graphit und die so genannten Fullerene sind Modifikationen des Kohlenstoffs. Modifikationen (auch Polymorphien genannt) beschreiben die verschiedenen Kristallstrukturen einer Substanz. Alle oben genannten bestehen ausschließlich aus Kohlenstoffatomen, unterscheiden sich aber in der räumlichen Anordnung ihrer Kristallgitter. Dadurch haben sie auch unterschiedliche Eigenschaften. Diamant ist ein Isolator, Graphit ein anisotroper Leiter.
Zu **(D)**: Pflanzen synthetisieren Kohlenhydrate in Form von Einfachzuckern auf dem Wege der Photosynthese im Calvin-Zyklus aus Kohlendioxid und Wasser. Die Pflanzen verketten diese Monosaccharide zu Mehrfachzuckern; auch Tiere und der Mensch sind in der Lage, aus Einfachzuckern Mehrfachzucker zu produzieren.

→ **Frage 2.11:** Lösung D

Bei manchen Säuren gibt es Ortho-, Pyro- und Metasäuren, die sich in ihrem Wassergehalt unterscheiden. Orthosäure ist am wasserreichsten, Metasäure am wasserärmsten. Die Orthophosphorsäure hat die Summenformel H_3PO_4, Pyrophosphorsäure $H_4P_2O_7$, Metaphosphorsäure HPO_3. Die relative Molekülmasse errechnet sich als Summe der einzelnen relativen Atommassen, im Falle der Orthophosphorsäure also folgendermaßen:

3 × die Atommasse für H (1) = 3
1 × die Atommasse für P (31) = 31
4 × die Atommasse für O (16) = 64
= 98

Siehe auch Lerntext II.4.

F02

→ **Frage 2.12:** Lösung C

Zu **(A)**: Durch Aufnahme eines Elektrons entsteht das Superoxid-Anion: $O_2 + e^- \rightarrow O_2^-$.
Zu **(B)**: Durch Aufnahme von zwei Protonen und zwei Elektronen entsteht Wasserstoffperoxid: $O_2 + 2H^+ + 2e^- \rightarrow H_2O_2$.
Zu **(C)**: Monooxygenasen katalysieren die Übertragung nur eines (Mono!) Sauerstoffatoms auf das entsprechende Substrat. Dioxygenasen übertragen beide Sauerstoffatome des O_2-Moleküls auf ihr Substrat.
Zu **(D)**: Die Bindung des Sauerstoffmoleküls an Hämoglobin ist reversibel, z. B. kann Kohlenmonoxid (CO) den Sauerstoff am Hämoglobin ersetzen. Kohlenmonoxid hat dabei eine hohe Affinität zum Eisen des Häms im Hämoglobin. Es ist daher in der Lage, allen Sauerstoff vom Häm zu verdrängen und mit diesem einen Komplex auszubilden.
Zu **(E)**: In der Atmungskette wird das Sauerstoffmolekül von der Cytochrom-c-Oxidase zu Wasser reduziert.

H06

→ **Frage 2.13:** Lösung C

Zu **(A)–(C)**: Chlorwasserstoff (Hydrogenchlorid) weist 3 und Diethylether 2 freie Valenzelektronenpaare auf. Harnstoff weist mit 4 freien Valenzelektronenpaaren die größte Zahl an freien Valenzelektronenpaaren auf und ist damit die richtige Lösung.

Chlorwasserstoff (Hydrogenchlorid)

$|\overline{\underline{Cl}}-H$

Diethylether

$H_3C-CH_2-\overline{\underline{O}}-CH_2-CH_3$

Harnstoff

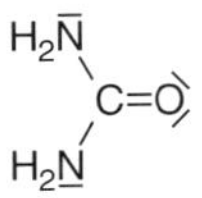

Zu **(D)** und **(E)**: Die Gruppennummer des Periodensystems der Elemente entspricht deren Zahl der Valenzelektronen, d. h. Wasserstoff (1. Gruppe) hat ein Valenzelektron und Stickstoff (7. Gruppe) hat 7 Valenzelektronen.

2.1.5 Periodensystem

II.5 Wichtige Elemente

Die Gruppenzugehörigkeit einiger wichtiger Elemente:

1. Hauptgruppe (Alkaligruppe)	**2. Hauptgruppe (Erdalkaligruppe)**
Wasserstoff (H)	Magnesium (Mg)
Lithium (Li)	Calcium (Ca)
Natrium (Na)	
Kalium (K)	
3. Hauptgruppe	**4. Hauptgruppe**
Bor (B)	Kohlenstoff (C)
Aluminium (Al)	Silicium (Si)
5. Hauptgruppe	**6. Hauptgruppe**
Stickstoff (N)	Sauerstoff (O)
Phosphor (P)	Schwefel (S)
7. Hauptgruppe (Halogene)	**8. Hauptgruppe (Edelgase)**
Fluor (F)	Helium (He)
Chlor (Cl)	Neon (Ne)
Brom (Br)	Argon (Ar)
Jod (J)	
Wichtige Nebengruppenelemente	
Cobalt (Co)	Quecksilber (Hg)
Chrom (Cr)	Eisen (Fe)
Kupfer (Cu)	Silber (Ag)
Zinn (Sn)	Gold (Au)
Zink (Zn)	Platin (Pt)

Klinischer Bezug

Medizinisch relevante Elemente:

Element	
Calcium	Vorkommen als Hydroxylapatit in Knochen und Zähnen, Beteiligung bei der Muskelkontraktion, der Blutgerinnung, der Signalübertragung
Chlor	Teil des Magensaftes (HCl)
Cobalt	Bestandteil der Cobalmine, des Vitamines B_{12} (Cobalmine sind Coenzyme bei Methylierungen, Umlagerungen und Reduktionen)
Eisen	Bestandteil des Hämoglobins, Myoglobins, Cytochroms, Ferritins, Transferrins, der Aconitase
Fluor	trägt zur Härtung des Zahnschmelzes bei
Iod	wichtig bei der Synthese der Schilddrüsenhormone 3,3,5,5-Tetraiod-L-Thyronin (T_4) und 3,3,5-Triiod-L-Thyronin (T_3)
Kupfer	Bestandteil der Cytochrom-Oxidase der Mitochondrien und der Tyrosinhydroxylase; Caeruloplasmin transportiert Kupfer im Blut

Magnesium	essenzieller Bestandteil der Gewebe- und Körperflüssigkeiten, Enzymaktivator, Beteiligung bei allen ATP-abhängigen Reaktionen
Natrium, Kalium	Natrium- und Kaliumionen sind essenziell für das Zellvolumen, den Extrazellulärraum, die Erregbarkeit von Nerven- und Muskelzellen, den Transport von Aminosäuren und Kohlenhydraten
Phosphor	Vorkommen als Hydroxylapatit in Knochen und Zähnen. Die Ester der Phosphorsäure mit Alkoholen und Phenolen haben größte Bedeutung, z. B. verbinden Phosphatbrücken die Nucleoside der Nucleinsäuren. Die Adenosinphosphate ATP, AMP und ADP sind Energiereservoire; Zellmembrane bestehen zu einem grossen Teil aus Phospholipiden
Schwefel	findet sich in den sog. Eisen-Schwefelproteinen, die wiederum an verschiedenen Redoxprozessen beteiligt sind; Bestandteil von Cysteamin und Cystein
Zink	Bestandteil von multiplen Enzymen, z. B. der Carboanhydrase, der Alkohol-Dehydrogenase

II.6 Gesetzmäßigkeiten des Periodensystems

Die Eigenschaften der Elemente innerhalb der Perioden und Gruppen des Periodensystems weisen bestimmte Gesetzmäßigkeiten auf, die man sich nach Möglichkeit einprägen sollte.

1. Atomradius

In einer Periode bleibt die Zahl der Elektronenschalen konstant, die positive Kernladung steigt aber an. Dadurch werden die Elektronen näher an den Kern herangezogen und der Atomradius nimmt innerhalb der Periode mit steigender Kernladungszahl ab.

Wenn nun in der neuen Periode wieder eine neue Schale hinzukommt, wird der Atomradius größer, nimmt aber beim Durchlaufen der Periode wieder ab. Das zusätzliche Volumen einer neuen Elektronenschale überwiegt also über die vermehrte Anziehung des Kerns auf die Elektronenwolken. Der Atomradius nimmt also innerhalb einer Gruppe von oben nach unten zu.

2. Ionenradius

Hier verhält es sich genauso wie beim Atomradius auch: Innerhalb der Periode nimmt der Ionenradius mit steigender Kernladungszahl ab, innerhalb einer Gruppe nimmt der Ionenradius dagegen von oben nach unten zu.

Daneben verhält es sich mit den Ionenradien folgendermaßen:

a) Werden Elektronen abgegeben, so ist das Teilchen positiv geladen und heißt Kation. Durch die Elektronenabgabe verkleinert sich der Ionenradius im Vergleich zum entsprechenden Atom.
   Kationen sind also kleiner als die zugehörigen Atome.
b) Werden Elektronen aufgenommen, so ist das Teilchen negativ geladen und heißt Anion. Durch die Elektronenaufnahme vergrößert sich der Ionenradius im Vergleich zum entsprechenden Atom.

Anionen sind also größer als die zugehörigen Atome.

3. Ionisierungsenergie

Die Bildung eines Kations, also die Abtrennung eines Elektrons von einem Atom, wird als Ionisierung bezeichnet. Dazu ist Energie notwendig, die man als Ionisierungsenergie bezeichnet. Ionisierungsenergie ist also die Energie, die gebraucht wird, um ein Atom in ein Kation zu überführen. Bei großen Atomen ist das Außenelektron, das abgetrennt werden soll, relativ weit vom Atomkern entfernt, sodass die Anziehungskraft auf das Außenelektron kleiner ist als bei kleineren Atomen. Folglich zeigt die Ionisierungsenergie umgekehrtes Verhalten wie der Atomradius: Innerhalb einer Periode nimmt die Ionisierungsenergie mit steigender Kernladungszahl zu (der Atomradius ab), innerhalb einer Gruppe nimmt die Ionisierungsenergie dagegen von oben nach unten ab (der Atomradius zu).

4. Elektronenaffinität

Die Energie, die bei der Elektronenaufnahme durch ein Atom – also bei einer Bildung eines Anions – frei wird, wird als Elektronenaffinität bezeichnet. Da die Atome das Bestreben haben, möglichst Edelgaskonfiguration zu erreichen (z. B. mit acht Außenelektronen in der äußersten Schale innerhalb der ersten 3 Perioden), nehmen die Atome, die viele Außenelektronen haben, eher Elektronen auf, während Atome, die wenig Außenelektronen haben, eher Elektronen abgeben.

In einer Periode nimmt also die Elektronenaffinität mit steigender Kernladungszahl – und damit auch mit steigender Außenelektronenzahl – zu. Innerhalb einer Gruppe haben alle Atome die gleiche Zahl von Außenelektronen. Hier richtet sich die Elektronenaffinität nach der Atomgröße: bei kleinen Atomen ist die Entfernung zwischen Atomkern und den Elektronenschalen kleiner, die Anziehung auf die äußerste Schale also größer. Kleinere Atome haben daher ein größeres Bestreben, Elektronen aufzunehmen, als große.

Innerhalb einer Gruppe nimmt die Elektronenaffinität von oben nach unten ab (der Atomradius zu).

5. Elektronegativität

Als Elektronegativität bezeichnet man die Fähigkeit eines Atoms, in einer kovalenten Bindung Elektronen anzuziehen. Diese Eigenschaft hängt eng mit der Elektronenaffinität zusammen. Wie diese nimmt auch die Elektronegativität innerhalb einer Periode mit steigender Kernladungszahl zu, innerhalb einer Gruppe nimmt die Elektronegativität von oben nach unten ab. Bei HCl zum Beispiel steht das bindende Elektronenpaar näher beim Cl-Atom, da dessen Elektronegativität größer ist als die des H-Atoms.

	Periode	Gruppe
Atomradius	►	▲
Ionisierungsaffinität	◄	▼
Elektronenaffinität	◄	▼
Elektronegativität	◄	▼
Metallcharakter	►	▲

► Abnahme von links nach rechts
◄ Zunahme von links nach rechts
▼ Abnahme von oben nach unten
▲ Zunahme von oben nach unten

Merke: *Wenn eine Eigenschaft innerhalb einer Periode von links nach rechts zunimmt, dann nimmt sie innerhalb einer Gruppe von oben nach unten immer ab und umgekehrt!*

■

→ **Frage 2.14:** Lösung E

Im Periodensystem sind die Elemente nach steigender Kernladungszahl geordnet und zusätzlich chemisch ähnliche Elemente zu verschiedenen Gruppen zusammengefasst; z. B.:
1. Gruppe mit jeweils einem Außenelektron – Alkalimetalle
2. Gruppe mit jeweils zwei Außenelektronen – Erdalkalimetalle
7. Gruppe mit jeweils sieben Außenelektronen – Halogene
8. Gruppe mit jeweils acht Außenelektronen – Edelgase.

Merke: *Für die Reihenfolge der Elemente ist die Ordnungszahl, d.h. die Kernladungszahl maßgebend. Innerhalb einer Periode nimmt die Elektronegativität von links nach rechts zu!*
Bei den Nebengruppenelementen werden innere, bei den Hauptgruppenelementen äußere Elektronenschalen aufgefüllt.

H04

→ **Frage 2.15:** Lösung B

Zu **(A)**: Die **Ordnungszahl** gibt die Zahl der Protonen bzw. Elektronen an, die **Nukleonenzahl** ist die Summe der Protonen und Neutronen im Atomkern.
Zu **(B)**: Isotope haben die gleiche Zahl an Protonen bzw. Elektronen (Ordnungszahl), aber eine unterschiedliche Zahl an Neutronen und damit auch eine unterschiedliche Massenzahl. Damit sind auch ihre relativen und absoluten Atommassen verschieden.
Zu **(C)–(E)**: Elemente einer Periode (waagerechte Zeile im Periodensystem) haben eine unterschiedliche Anzahl an Valenzelektronen; innerhalb einer solchen Periode nimmt die Elektronegativität der Elemente von links nach rechts zu. Die Alkalimetalle finden sich in der ersten Hauptgruppe, die Erdalkalimetalle in der zweiten Hauptgruppe des Periodensystems.

H87 ■

→ **Frage 2.16:** Lösung D

Beim Durchlaufen einer Periode des Periodensystems von Elementen mit kleiner zu solchen mit großer relativer Atommasse wird in den Hauptgruppen die äußere, in den Nebengruppen die innere Schale mit Elektronen aufgefüllt.

F93

→ **Frage 2.17:** Lösung D

Zu **(1)–(3)**: Nicht alle Hauptgruppenelemente sind Metalle (z. B. Sauer- und Stickstoff). Sie besitzen in der äußeren Elektronenschale ausschließlich s- bzw. p-Orbitale, die beim Durchlaufen einer Periode mit Elektronen aufgefüllt werden. Die Elemente im Periodensystem (auch die Nebengruppenelemente!) unterscheiden sich durch ihre Elektronenkonfiguration.
Zu **(4)**: Selen (Ordnungszahl 34) und Iod (Ordnungszahl 53) sind als Hauptgruppenelemente für den Menschen essenzielle Spurenelemente.

F90 ■

→ **Frage 2.18:** Lösung A

Zu **(A)**: Alle Nebengruppenelemente einschließlich der Lanthaniden und Actiniden haben metallischen Charakter.
Zu **(B)–(D)**: Die Nebengruppenelemente unterscheiden sich (genau wie die Hauptgruppenelemente) durch ihre Elektronenkonfiguration. Die einzelnen „Schalen" weisen eine unterschiedliche Orbital-Zusammensetzung auf.
1. Schale: 1 s-Orbital
2. Schale: 1 s-, 3 p-Orbitale
3. Schale: 1 s-, 3 p- und 5 d-Orbitale
4. Schale: 1 s-Orbital
Bei den Hauptgruppenelementen wird innerhalb einer Periode die jeweils äußere Schale aufgefüllt; im Gegensatz dazu werden bei den Nebengruppenelementen, den Lanthaniden und Actiniden, mit steigender Kernladungszahl innere Elektronenschalen mit ihren Orbitalen besetzt.
Zu **(E)**: Biochemische Bedeutung haben Zink (Zn), Eisen (Fe), Kobalt (Co), Kupfer (Cu) u. a.
Schwierige Frage! Lösung A wurde nur von 28% der Kandidaten als richtig erkannt (C = 39%, D = 33%).

Merke: *Alle Nebengruppenelemente einschließlich der Lanthaniden und Actiniden haben metallischen Charakter.*

2.2 Chemische Bindung

2.2.1 Ionenbindung, Atombindung

II.7 Kovalente Atombindung

Die kovalente Bindung ist eine chemische Bindung und als solche bei chemischen Stoffen für den festen Zusammenhalt der Atome verantwortlich. Die wichtigsten Kennzeichen einer kovalenten Atombindung (auch Elektronenpaarbindung oder homöopolare Bindung genannt) sind folgende:

1. Die kovalente Atombindung bildet sich in der Regel zwischen Atomen ähnlicher Elektronegativität aus, d. h. der Abstand zwischen zwei Atomen im Periodensystem, die eine Atombindung eingehen, darf nicht allzu groß sein.
2. Die Elektronenpaarbindung wird durch Überlappung von Elektronenorbitalen gebildet und ist daher gerichtet. Zwischen den Bindungspartnern bestehen definierte Bindungswinkel, z. B. im Wassermolekül 105°.

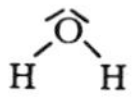

3. Die Bindung kommt durch Überlappung zweier Atomorbitale zustande, es entsteht ein neues Molekülorbital, das zu beiden Atomen gehört (z. B. die Bildung von H_2 aus 2 H-Atomen):

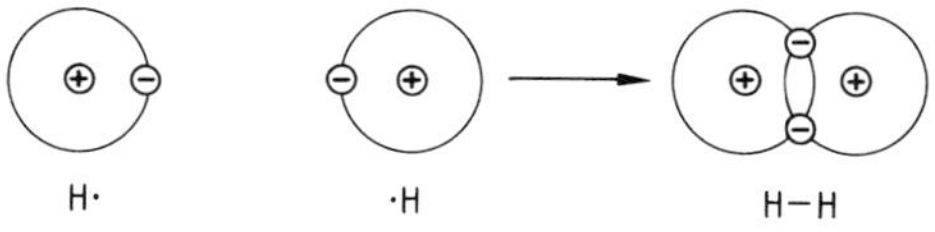

Einsame Valenzelektronen werden durch Punkte gekennzeichnet, Elektronenpaare und das bindende Elektronenpaar durch Striche – sog. Lewis-Schreibweise (z. B. die Bildung von O_2):

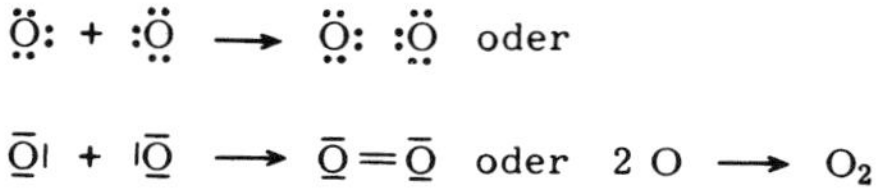

4. Die Bindungsenergie beträgt zwischen 250 und 460 kJ/mol.

II.8 Polare Atombindung, Ionenbindung

Verbinden sich Elemente unterschiedlicher Elektronegativität, verschieben sich die bindenden Elektronen zum elektronegativeren Partner, eine **polare Atombindung** ist entstanden.

Gehen die bindenden Elektronen im Extremfall gänzlich auf den elektronegativeren Partner über, entstehen geladene Teilchen, nämlich **Anionen** und **Kationen**. Diese wiederum werden durch elektrostatische Kräfte zusammengehalten, die nicht gerichtet sind. Dieser Bindungstyp wird als **Ionenbindung** bezeichnet.

→ **Frage 2.19:** Lösung A

Zu (**A**): Die koordinative Bindung unterscheidet sich von der kovalenten Bindung dadurch, dass bei zwei Bindungspartnern einer ausschließlich als Donor, einer als Akzeptor eines freien Elektronenpaares auftritt. Nachdem beide Partner die Bindung eingegangen sind, kann die resultierende Elektronenpaarbindung nicht von einer kovalenten Bindung unterschieden werden. Folglich beträgt die Bindungsenergie koordinativer Bindungen – wie bei den kovalenten Bindungen – ca. 96 kcal/mol (400 kJ/mol).

Bei H_2S – Schwefelwasserstoff – liegt aber wie bei H_2O eine kovalente Bindung vor, bei der die beiden bindenden Elektronenpaare je zur Hälfte von den Wasserstoffatomen und dem Schwefelatom stammen.

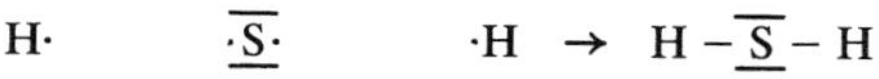

Ein gutes Beispiel für eine koordinative Bindung ist das Ammoniumion NH_4^+. Dabei verbindet sich ein Wasserstoffion (H^+) mit Ammoniak NH_3,

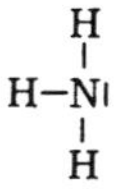

bei dem der Stickstoff N noch ein freies Elektronenpaar hat, das als bindendes Elektronenpaar beim Ammonium fungiert. Beim gebildeten Ammoniumion ist nachträglich nicht mehr feststellbar, welches der vier H-Atome koordinativ gebunden ist.

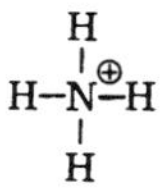

Zu (**B**): Die Ionenbindung (polare, heteropolare Bindung) entsteht aus Elementen, die sich hinsichtlich ihrer Elektronegativität stark unterscheiden. Klassische Beispiele sind die Verbindungen von Alkali- oder Erdalkalimetallen (1. und 2. Hauptgruppe) mit den Halogenen (7. Hauptgruppe). Es bilden sich Halogenide der Alkali- bzw. Erdalkalimetalle, wobei einfach bzw. zweifach positive Kationen und einfach negativ geladene Anionen, die infolge elektrostatischer Anziehung zusammenhängen, entstehen. Dabei umgibt sich jedes Kation mit möglichst vielen Anionen und umgekehrt. So entsteht als regelmäßige Anordnung der Teilchen untereinander das sog. Ionengitter. Bei elektrostatischer Anziehung gibt es aber keine Vorzugsrich-

tung im Raum. Die Bindungsenergie bei Ionenbindungen liegt bei ca. 180 kcal/mol (750 kJ/mol).
Zu **(C)**: Das Ammoniakmolekül NH_3 besteht aus einem N-Atom und drei kovalent gebundenen Wasserstoffatomen. Der Stickstoff hat als Element der 5. Hauptgruppe fünf Außenelektronen ($2\,s^2\,2\,p^3$). Damit ist neben den drei bindenden Elektronen im Ammoniakmolekül ein freies Elektronenpaar vorhanden.

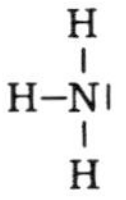

Zu **(D)**: Sauerstoff (O) gehört zur 6. Hauptgruppe des Periodensystems und hat damit sechs Außenelektronen ($2\,s^2\;2\,p^4$). Im Sauerstoffmolekül (O_2) gibt es zwischen den beiden O-Atomen zwei bindende Elektronenpaare zur Erlangung der Edelgaskonfiguration. Damit sind die Elektronen im Sauerstoffmolekül folgendermaßen verteilt:

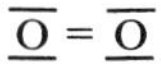

Jedem O-Atom bleiben also 2 freie Elektronenpaare.
Zu **(E)**: Im Harnstoff liegen Verbindungen der Elemente Stickstoff (N), Sauerstoff (O), Kohlenstoff (C) und Wasserstoff (H) vor.

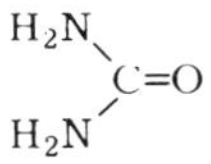

Diese Elemente unterscheiden sich in Bezug auf ihre Elektronegativität nur wenig und bilden keine Ionenbindung miteinander aus. Der Kohlenstoff liefert vier Außenelektronen zur Bindung mit Sauerstoff und den beiden Stickstoffatomen, die ihrerseits wieder je zwei H-Atome binden.
Die vollständige Elektronenkonfiguration sieht so aus:

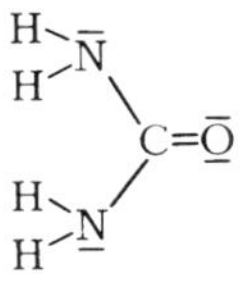

Merke: *Die Ionenbindung ist ungerichtet.*

■

→ **Frage 2.20:** Lösung D

Zu **(A)**: Als Oxidation bezeichnet man die Abgabe von Elektronen, also z. B. die Bildung von Kationen aus den entsprechenden Atomen ($Na \rightarrow Na^+ + e^-$).
Zu **(B)**: Die Elektronenkonfiguration des Na-Atoms ist $1\,s^2\;2\,s^2\;2\,p^6\;3\,s^1$. Bei der Bildung des Na^+-Ions wird das äußerste Elektron abgegeben, und es entsteht ein positiv geladenes Teilchen: Na^+ mit der Elektronenkonfiguration des Edelgases Neon: $1\,s^2\;2\,s^2\;2\,p^6$.
Zu **(C)**: Beim Wassermolekül sind die H-Atome in einer Atombindung mit dem O-Atom verbunden. Durch die unterschiedlichen Elektronegativitäten der Teilchen halten sich die bindenden Elektronen im zeitlichen Mittel mehr beim elektronegativen O-Atom als bei den H-Atomen auf. Dabei treten Ladungen auf, die aber kleiner sind als bei Ionenbindungen und daher als Partialladungen bezeichnet werden. Man spricht daher beim H_2O-Molekül von einem Dipol, bei dem eine negative Partialladung δ – auf der Seite des Sauerstoffs vorliegt und eine ebenso große positive Partialladung auf der entgegengesetzten Seite δ+.

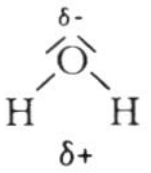

Als Dipol kann das Wasser mit Teilchen, die in Wasser gelöst sind, in Wechselwirkung treten. Bei Ionen bilden sich dabei Hydrathüllen um das vorliegende Ion. Man spricht von Hydratisierung:

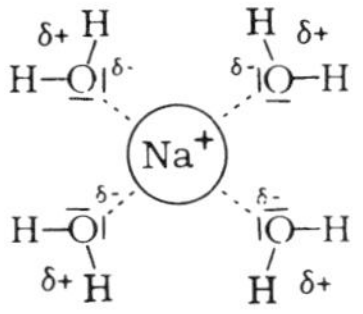

Zu **(D)**: Bei der Bildung des Na^+-Ions wird ein Elektron abgegeben. Das Kation hat eine Elektronenschale weniger als das Na-Atom und ist daher kleiner.
Zu **(E)**: Natrium gehört zusammen mit K^+, Cl^-, Ca^{2+}, Mg^{2-} und PO_4^{3-} zu den Elektrolyten, ist für die Aufrechterhaltung der Elektroneutralität von großer Bedeutung und spielt im Wasserhaushalt eine wichtige Rolle (osmotische Funktion). In der Zelle liegt es in einer Konzentration von ~ 10 mval/l, extrazellulär in einer Konzentration von 150 mval/l vor.

F02

→ **Frage 2.21:** Lösung C

Zu **(A)–(D)**: Die Ionenbindung (polare, heteropolare Bindung) entsteht aus Elementen, die sich hinsichtlich ihrer Elektronegativität stark unterscheiden. Klassische Beispiele sind die Verbindungen von Alkali- oder Erdalkalimetallen (1. und 2. Hauptgruppe) mit den Halogenen (7. Hauptgruppe). Dabei entstehen durch Elektronenabgabe bzw. -aufnahme einfach bzw. zweifach positiv geladene Kationen und einfach negativ geladene Anionen, die infolge elektrostatischer Anziehung zusammenhängen. Jedes Kation umgibt sich mit möglichst vielen Anionen und umgekehrt. So entsteht als regelmäßige Anordnung der Teilchen untereinander das sog. Ionengitter (wie z. B. in Salzen). Bei dieser elektrostatischen Anziehung gibt es aber keine Vorzugsrichtung im Raum, die Ionenbindung ist daher **ungerichtet**.

Zu (E): Der Ionenradius für ein Kation ist immer kleiner als der Atomradius des zugehörigen Elementes. Anionen hingegen besitzen größere Radien als die zugehörigen Atome. Bei der Abgabe oder Aufnahme von Elektronen wird der Besetzungszustand der Orbitale geändert, dies führt zur Änderung des Radius.

F04

→ **Frage 2.22:** Lösung C

Zu (**A**) und (**C**): Die kovalente Atombindung bildet sich zwischen Atomen ähnlicher Elektronegativität aus; sie wird durch Überlappung von Elektronenorbitalen gebildet und ist daher gerichtet. Bei der Überlappung entsteht ein neues Molekülorbital, das dann zu beiden Atomen gehört. Dieser Bindungstyp findet sich im Wasserstoffmolekül:

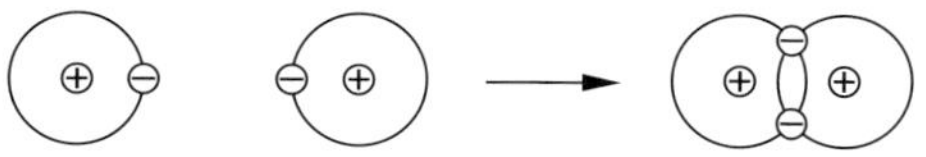

Zu (**B**): Die Bindungsenergie der kovalenten Atombindung beträgt zwar zwischen 250 und 460 kJ/mol, trotzdem benötigt man zur Schmelze von Salzen wesentlich höhere Temperaturen.

Zu (**D**) und (**E**): Die Zahl der eingegangenen Atombindungen entspricht **nicht** bei jedem Atom genau der Zahl der Valenzelektronen. Die Atome eines Moleküls, die über eine Ionenbindung verbunden sind, dissoziieren leicht in Wasser, diejenigen mit einer Atombindung hingegen nicht.

H04

→ **Frage 2.23:** Lösung C

Zu (**A**)–(**E**): Reaktionen von organischen Molekülen beinhalten immer das Knüpfen und Brechen von kovalenten Bindungen. Für die Spaltung dieser Bindungen gibt es zwei Möglichkeiten:

Zum einen können nach dem Bindungsbruch beide Bindungselektronen bei einem der beiden ehemaligen Bindungspartner verbleiben, die dadurch zu Ionen werden. Dieser Vorgang wird als Heterolyse oder **heterolytischer Bindungsbruch** bezeichnet.

Zum anderen kann die Bindung symmetrisch auseinander brechen, so dass jeder der vormaligen Bindungspartner eines der beiden Bindungselektronen erhält. Dabei resultieren sog. Radikale. Diese Radikale sind Atome oder Moleküle mit ungepaarten Elektronen. Sie besitzen also immer ein einfach besetztes Atom- oder Molekülorbital. Diese Art des Bindungsbruchs bezeichnet man als Homolyse oder **homolytischen Bindungsbruch**.

2.2.2 Polarität von Molekülen

II.9 Wasserstoffbrückenbindung

Verbinden sich Atome unterschiedlicher Elektronegativität, wird die Elektronendichte zum elektronegativeren Partner verschoben, es entstehen Dipole, die eine positive (δ+) oder negative (δ–) Partialladung tragen:

$\overset{\delta+}{C}—\overset{\delta-}{O}$ $\overset{\delta+}{C}—\overset{\delta-}{Cl}$ $\overset{\delta+}{H}—\overset{\delta-}{N}$

Polarisierte Atombindungen können nach außen als Dipolmoment in Erscheinung treten, tun dies allerdings nicht immer. Tetrachlormethan besitzt vier polare Bindungen, diese sind jedoch gleichmäßig um den Kohlenstoff verteilt; es resultiert ein unpolares Molekül.

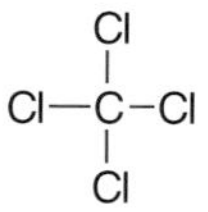

Tetrachlormethan

Dipolare Moleküle „assoziieren" wegen der Dipol-Dipol-Wechselwirkungen. Diese so genannten **Wasserstoffbrückenbindungen** resultieren durch die Wechselwirkung des δ+-H-Atoms mit dem freien Elektronenpaar des δ–-Atoms. Wasserstoffbrücken kommen hauptsächlich im Wasser, aber auch bei Alkoholen, Aminen und Carbonsäuren vor. Diese intermolekularen Wasserstoffbrücken erhöhen dann auch die Siede- und Schmelzpunkte der entsprechenden Verbindungen.

Klinischer Bezug

Wasserstoffbrücken existieren zwischen verschiedenen dipolaren Molekülen; z. B. ist die gute Wasserlöslichkeit der Alkohole, Carbonsäuren und Amine auch auf die Ausbildung von Wasserstoffbrückenbindungen zurückzuführen. Wasserstoffbrücken stabilisieren auch die Sekundärstruktur von komplexen Molekülen, wie der DNA!

II.10 Hydrophobe Wechselwirkungen

Hydrophobe Wechselwirkungen kommen durch die Abstoßung von hydrophoben Teilchen oder Molekülbestandteilen durch das Wasser zustande (z. B. bei der Verdrängung von kolloidalen Öltröpfchen aus Wasser unter Ausbildung von Aggregaten). Sie stellen die schwächsten Bindungskräfte dar, spielen aber eine große Rolle bei der Anlagerung von Enzymen, der Tertiärstruktur von Proteinen, dem Aufbau von Membranen und der Mizellenbildung.

Bindungsenergien der verschiedenen Bindungstypen:

Atombindung (kovalente Bindung)	50–1000 kJ
Ionenbindung	50–1000 kJ
Wasserstoffbrücken	1–50 kJ
hydrophobe Wechselwirkung	<20 kJ

F99 ■

→ **Frage 2.24:** Lösung E

Zu **(A)** und **(C)**: Als hydrophobe Wechselwirkungen bezeichnet man die Kräfte, die zwischen apolaren Resten in einem polaren Medium herrschen (z. B. Seifen in Wasser). Dabei bilden sich so genannte Mizellen aus der apolaren (vom polaren Medium umgebenen) Substanz aus. Hydrophobe Wechselwirkungen besitzen etwa eine Energie von 3 kJ/Mol, kovalente Bindungen hingegen etwa 400 kJ/Mol.
Zu **(B)**: Die Mizellenbildung stellt einen Zustand „höherer Ordnung" im Gesamtsystem her; es kommt zu einer **Abnahme der Entropie**. Die Entropie ist das Maß für den Unordnungsgrad eines Systems.
Zu **(D)**: Hydrophobe Wechselwirkungen sind wichtig bei der Stabilisierung von Proteinmolekülen mit apolaren Aminosäureresten. Diese apolaren Gruppen (meist längere Kohlenwasserstoffreste) lagern sich im Inneren der Proteine zusammen und stabilisieren dadurch die räumliche Anordnung (Konformation).
Zu **(E)**: H_2O-Moleküle bilden untereinander so genannte Wasserstoffbrücken aus. Es kommt zur Schwarmbildung und damit zur Siedepunkterhöhung (H_2O würde, berechnete man den Siedepunkt allein nach dem Molekülgewicht, einen Siedepunkt von $< -60°C$ erwarten lassen!).

F98 ■

→ **Frage 2.25:** Lösung E

Zu **(A)** und **(B)**: Unpolare, also hydrophobe Moleküle, wie beispielsweise Kohlenwasserstoffe, die man in polaren Lösungsmitteln wie Wasser suspendiert, haben die Tendenz zu assoziieren. Die zwischen den Alkylresten resultierende Wirkung bezeichnet man als „hydrophobe Wechselwirkung"; sie spielt sowohl bei der Mizellen-Bildung der Seifen als auch beim Aufbau von Bilayer-Membranen durch Phospholipide eine Rolle.
Zu **(C)** und **(D)**: Entropie ist das Maß für den Unordnungsgrad eines Systems. Bei der Ausbildung einer Mizellenstruktur erhöht sich der Ordnungsgrad im System, die Entropie nimmt ab. Diese Änderungen der Entropie erlauben, unter Zuhilfenahme der Gibbs-Helmholtz-Gleichung, die hydrophoben Wechselwirkungen zu quantifizieren. Sie liegen in einer Größenordnung von 10 kJ/mol und sind damit erheblich schwächer als kovalente Bindungen mit ca. 400 kJ/mol. Kovalente bzw. Atombindung genannte Bindungen bilden sich zwischen Atomen, die keine oder nur eine sehr geringe Elektronegativitätsdifferenz haben, aus (z. B. im Cl_2-Molekül).
Zu **(E)**: Für den vergleichsweise hohen Siedepunkt des Wassers sind die Wasserstoffbrückenbindungen verantwortlich, deren Bindungsenergie ca. 40 kJ/mol beträgt:

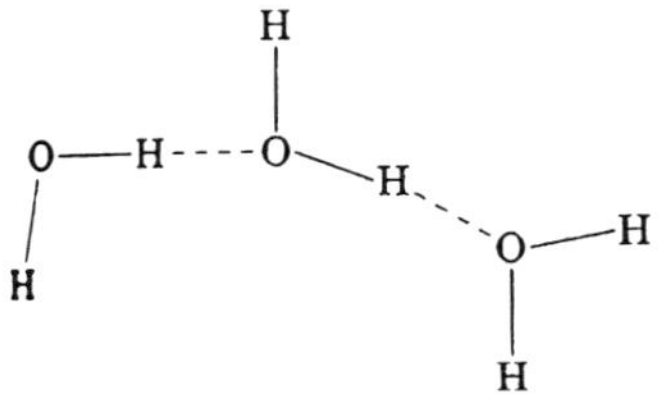

F86

→ **Frage 2.26:** Lösung D

Zu **(A)**: Hydrophobe Wechselwirkungen sind Kräfte, die zwischen apolaren Resten in einem polaren Medium herrschen. Dabei bilden sich so genannte Mizellen aus der apolaren Substanz, die vom polaren Medium umgeben sind. Hydrophobe Wechselwirkungen sind wichtig bei der Stabilisierung von Proteinmolekülen mit apolaren Aminosäureresten. Diese apolaren Gruppen (meist längere Kohlenwasserstoffreste) lagern sich im Innern der Proteine zusammen und stabilisieren dadurch die räumliche Anordnung (Konformation).
Zu **(B)**: In der unit membrane sind die Moleküle der Sandwich-Struktur mit ihren polaren Köpfen nach außen zu den polaren Protein-Molekülen gerichtet; innerhalb der Lipidabschnitte bilden sich hydrophobe Wechselwirkungen zwischen den Kohlenstoffketten der Lipidmoleküle Cholesterin und Lecithin aus.
Zu **(C)**: Emulgatormoleküle sind Stoffe, die sowohl polare als auch apolare Abschnitte im Molekül tragen und daher sowohl hydrophilen als auch lipophilen Charakter haben. Derartige Emulgatoren ordnen sich an der Phasengrenze polar/unpolar an, indem sie mit ihrem unpolaren „Schwanz" in die Lipidphase ragen, während der polare „Kopf" in die hydrophile Schicht weist. Da diese Substanzen nur in der Grenzschicht zwischen zwei Phasen wirksam sind und hydrophobe Wechselwirkungen auftreten, sind geringe Konzentrationen zur emulsionsfördernden Wirkung nötig.
Zu **(D)**: Glucose ist als polare Substanz in Wasser, einem polaren Lösungsmittel, gut löslich.

F05 ■

→ **Frage 2.27:** Lösung E

Zu **(A)** und **(B)**: Dipolare Moleküle, die über eine polare H-X-Bindung verfügen, assoziieren infolge von Dipol-Dipol-Wechselwirkungen. Diese Wasserstoffbrückenbindung kommt durch die Wechselwirkung eines positivierten Wasserstoffatoms in einer Bindung H-X mit einem freien Elektronenpaar eines elektronegativen Atoms zustande. OH- und NH-Gruppen sind gute Wasserstoffbrücken-Donatoren. Wasserstoffbrückenbindungen besitzen eine wesentlich schwächere Bindungsenergie als Atombindungen (= kovalente Bindungen). Alkane sind unpolare Kohlenwasserstoffe und daher nicht zur Ausbildung von Wasserstoffbrückenbindungen befähigt.

Zu (**C**): Wasserstoffbrücken werden nicht nur intermolekular, sondern auch – bei langkettigen Molekülen – intramolekular ausgebildet.
Zu (**D**): Sauerstoff steht in der 6. Hauptgruppe und in der 2. Periode und besitzt damit eine deutlich höhere Elektronegativität als Schwefel (6. Hauptgruppe, 3. Periode). H_2O und H_2S liegen zwar beide als Dipolmoleküle vor, die OH-Bindung im Wasser ist aber stärker polarisiert als die SH-Bindung im Schwefelwasserstoff. H_2O kann deshalb im Gegensatz zu H_2S vermehrt Wasserstoffbrücken ausbilden; H_2O-Moleküle sind stärker als H_2S-Moleküle assoziiert.
Zu (**E**): In flüssiger reiner Essigsäure (CH_3COOH) liegen die Moleküle als Dimere (= Zwillingsmoleküle) vor, die durch zwei H-Brücken stabilisiert werden:

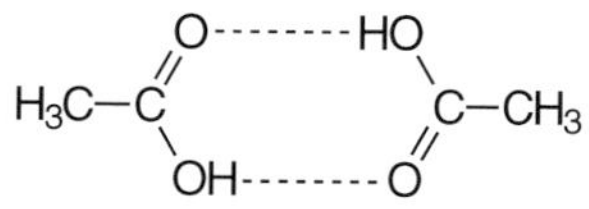

F03
→ **Frage 2.28:** Lösung C

Zu (**A**)–(**E**): Die einzelnen Aminosäuren sind in Proteinen durch Peptidbindungen verbunden. Liegen zwei Peptidbindungen eng beisammen, kann sich zwischen dem O-Atom und dem N-Atom zweier Peptidbindungen eine Wasserstoffbrücke ausbilden. Liegen die Peptidketten parallel oder antiparallel zueinander, kommt es durch diesen Mechanismus zur Ausbildung der so genannten Faltblattstruktur.
Bei den anderen genannten Reaktionen spielen Wasserstoffbrückenbindungen keine Rolle.

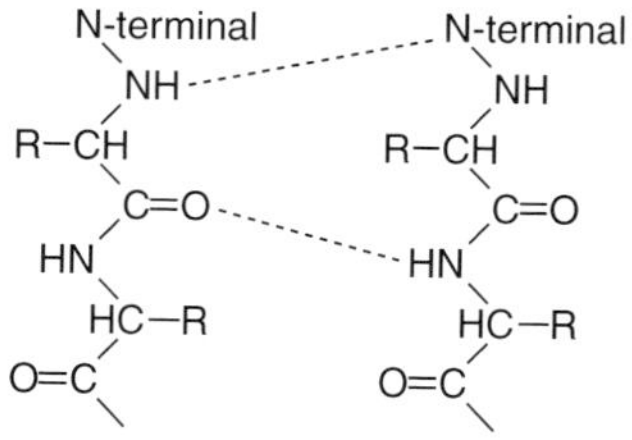

parallel

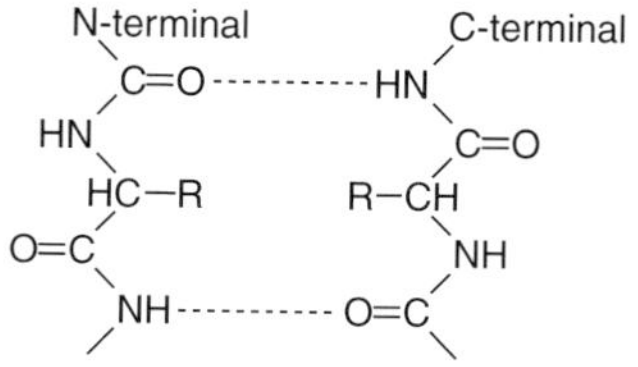

antiparallel

H86
→ **Frage 2.29:** Lösung E

Zu (**A**): Entspricht der Dampfdruck einer Flüssigkeit dem Atmosphärendruck, so hat sie ihren Siedepunkt (= Siedetemperatur) erreicht.

Zu (**B**): Jede Flüssigkeit (auch Essigsäure) verdampft in geringem Umfang auch unterhalb der Siedetemperatur (z. B. beim Wäschetrocknen). Der Umfang dieser Verdampfung ist allein von der einwirkenden Temperatur abhängig und um so geringer, je mehr sich diese vom Siedepunkt entfernt.
Zu (**C**) und (**D**): Reduzierung (Erhöhung) des umgebenden Luftdruckes bewirkt eine Siedepunkterniedrigung (Siedepunkterhöhung). H_2O siedet in 1700 m Höhe (hier herrschen nur noch 635 Torr = 0,83 Atmosphären) schon bei ca. 95°C. Auf diese Weise kann man auch Nahrungsmitteln Wasser entziehen, die hohe Temperaturen nicht vertragen würden. Im Vakuum (= Luftleere) existiert kein Luftdruck mehr, die Siedetemperatur erniedrigt sich also, was man sich bei der Vakuumdestillation zu Nutze macht.
Zu (**E**): Die Höhe des Siedepunktes kann man auch als Maß für die Stärke der intermolekularen Kräfte verstehen. Essigsäuremoleküle „haften" stärker (Wasserstoffbrücken) zusammen als Essigsäuremethylestermoleküle, daher besitzt Essigsäure einen höheren Siedepunkt als Essigsäuremethylester.

Merke: *Entspricht der Dampfdruck einer Flüssigkeit dem Atmosphärendruck, so hat sie ihren Siedepunkt (= Siedetemperatur) erreicht.*

2.2.3 Beispiele

2.2.4 Biochemisch wichtige Bindungen

H95 ■
→ **Frage 2.30:** Lösung D

Zu (**A**)–(**C**): CO_2 ist linear aufgebaut:

CO_2 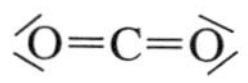

Die Doppelbindungen sind schwach polarisiert; die stark elektronegativen Sauerstoffatome, die jeweils noch 2 freie Elektronenpaare besitzen, „neutralisieren" sich gegenseitig.
Zu (**D**) und (**E**): CO_2 entsteht in den Zellen des menschlichen Körpers als Endprodukt des Stoffwechsels. Über das Blut erreicht es die Alveolen der Lunge, wo es abgeatmet wird. Für die intraerythrozytäre Bindung existieren zwei Möglichkeiten:

a) Die Hydratation zu Kohlensäure mit konsekutiver Bikarbonatbildung mittels katalytischer Unterstützung des Enzyms Carboanhydrase.
$CO_2 + H_2O \rightleftharpoons H_2CO_3 \rightleftharpoons HCO_3^- + H^+$
b) Ein kleiner Teil des CO_2 wird als Carbaminoverbindung (–NH–COO) an die Aminogruppen der Seitenketten gebunden und transportiert.

Eine Bindung von CO_2 an das Porphyrinringsystem des Hämoglobins findet nicht statt (Aussage (D) ist unzutreffend). Allerdings kann Kohlenmonoxid (CO) an Hämoglobin gebunden werden; ein Anteil von > 65% HbCO am Gesamthämoglobin ist tödlich!

F85

→ **Frage 2.31:** Lösung D

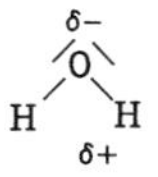

Wasser

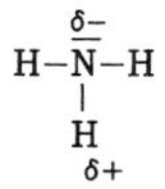

Ammoniak

Zu (**A**) und (**E**): Beide Moleküle sind Dipol-Moleküle, da Ammoniak am Stickstoff ein freies Elektronenpaar, Wasser am Sauerstoff zwei freie Elektronenpaare aufweist, welche man durch Striche kennzeichnet. Auf der Seite der freien Elektronenpaare liegt daher der negative, auf der Seite der Wasserstoff-Atome der positive Pol.

Zu (**B**): Beide Stoffe können als Nucleophile reagieren, d. h. sie können am freien Elektronenpaar Protonen addieren.

$H_2O + H^+ \rightarrow H_3O^+$

$NH_3 + H^+ \rightarrow NH_4^+$

NH_4^+ kann als Kation mit entsprechenden Anionen (z. B. Cl^-) Salze bilden, so genannte quartäre Ammoniumsalze!

Zu (**C**): Sowohl Wasser als auch Ammoniak können Wasserstoffbrücken ausbilden. Es kommt zur Schwarmbildung. Dadurch liegt der Siedepunkt beider Substanzen beträchtlich höher, als es ihr Molekülgewicht erwarten lassen würde (mit steigendem Molekülgewicht steigt im allgemeinen auch der Siedepunkt). H_2O siedet bei 100°C, NH_3 bei −33,5°C. Die Wasserstoffbrücken sind beim Ammoniak allerdings deutlich geringer ausgeprägt als beim Wasser, denn Stickstoff ist nicht so elektronegativ wie Sauerstoff, und Sauerstoff besitzt zwei freie Elektronenpaare, Stickstoff nur eines.

Zu (**D**): Ammoniak ist gut in H_2O löslich. Es reagiert wie folgt:

$NH_3 + H_2O \rightarrow OH^- + NH_4^+$

Brönsted definierte Säuren als Protonendonatoren, Basen als Protonenakzeptoren. NH_3 ist in der vorliegenden Reaktion die Brönsted-Base, H_2O ist die Brönsted-Säure.

→ **Frage 2.32:** Lösung A

Um diese Frage zu beantworten, ist die Kenntnis der Strukturformeln unerlässlich.

Methan

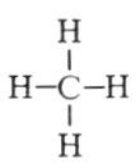

Diethylether

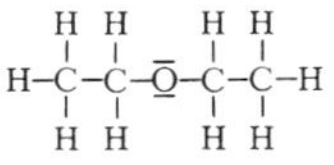

Ammoniak

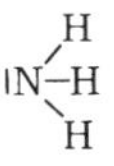

Wasser

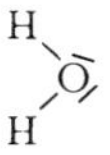

Schwefelwasserstoff

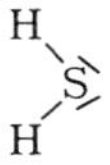

In einem freien Elektronenpaar liegen Valenzelektronen vor, die nicht an einer Bindungsbildung beteiligt sind. Die Valenzelektronen treten hier – wie der Name Elektronenpaar schon sagt – paarweise auf, um stabil zu sein. Methan besitzt kein freies Elektronenpaar.

F08

→ **Frage 2.33:** Lösung A

Zu (**A**) bis (**E**): Stickstoffmonoxid hat die Strukturformel:

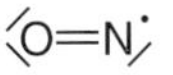

Die Oxidationszahl des Stickstoffatoms ist mit +2 positiv (denn O wird mit -2 bewertet). Eine Edelgaskonfiguration liegt hier nicht vor. Oxidation von NO führt zu Stickstoffdioxid, welches in Wasser zu Salpetersäure und salpetriger Säure disproportioniert.

F08

→ **Frage 2.34:** Lösung B

Zu (**A**) bis (**E**): Die Bindungsenergien der verschiedenen Bindungstypen seien hier als Übersicht dargestellt:

– Atombindung (kovalente Bindung)	50–1000 kJ/mol
– Ionenbindung	50–1000 kJ/mol
– Wasserstoffbrückenbindung	1–50 kJ/mol
– Hydrophobe Wechselwirkung	<20 kJ/mol

Siehe auch Lerntexte II.9 und II.10.

2.2.5 Metallkomplexe

II.11 Metallkomplexe

Metallkomplexe bestehen aus einem Zentralatom oder Zentralion (z. B. einem Kation eines Übergangsmetalls), das regelmäßig von **Liganden** umgeben ist. Sie gelten als Paradebeispiel der koordinativen Bindung. Moleküle oder Ionen mit einem oder mehreren freien Elektronenpaaren können als Liganden wirken. Die Koodinationszahl beschreibt, wie viele Atome oder Ionen an das Zentralatom gebunden sind. Cave: Die Koodinationszahl beschreibt **nicht** die Ladung des Zentralions!

Die Gesamtladung eines Metallkomplexes versteht sich als die Summe der Ladung des Zentralions und seiner Liganden.

Klinischer Bezug

Nitroprussid-Natrium wird zur Gefäßerweiterung eingesetzt. Es ist ein Metallkomplex mit Fe^{2+} als Zentralion mit 6 Liganden (Koordinationszahl 6). Die Gesamtladung ist −2 (5 × CN^-, 1 × NO^+, 1 × Fe^{2+})

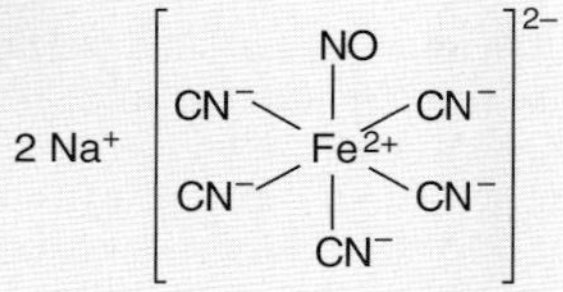

Nitroprussid-Natrium

■

→ **Frage 2.35:** Lösung E

Metallkomplexe entstehen aus einem Metallion, an das Teilchen mit freiem Elektronenpaar angelagert werden. Das Metallion stellt dabei den Akzeptor, der Partner mit freiem Elektronenpaar den Donator dar. Das Metallion bezeichnet man auch als Zentralteilchen, die Atomgruppen, die damit verbunden sind, als Liganden. Die Anzahl der Liganden, die mit dem Zentralteilchen in Wechselwirkung treten, bezeichnet man als Koordinationszahl (sie beträgt z. B. beim $[Ag(NH_3)_2]^+$ = Diaminsilberion 2, beim $[Fe(CN)_6]^{3-}$ = Hexacyanoferrat(III)-Ion 6).
Zu **(E)**: Metallkomplexe sind nicht derart stabil, z. B. können primär vorhandene Liganden durch andere ersetzt werden.

Merke: *Koordinationszahl = Anzahl der Bindungen zwischen Zentralion und Ligand.*

H91 ■

→ **Frage 2.36:** Lösung D

Zu **(A)–(C), (E)**: Das Kation Zn^{2+} ist bei beiden dargestellten Reaktionen das Zentralion; bei beiden findet ein Ligandenaustausch statt: H_2O wird durch NH_3 bzw. CN ersetzt. Wendet man auf die Komplexbildung das Massenwirkungsgesetz an, so erhält man die sog. Bildungskonstante K_k. Die höhere Bildungskonstante K_k bei Reaktion (2) zeigt, dass die koordinative Bindung von CN^- an Zn^{2+} fester ist als die von NH_3 und dass der Komplex $[Zn(CN)_4]$ eine höhere Stabilität als $[Zn(NH_3)_4]$ besitzt. Der reziproke Wert der Bildungskonstanten wird übrigens als Dissoziations- oder Zerfallskonstante bezeichnet.
Zu **(D)**: Die Gesamtladung des gebildeten Metallkomplexes in Reaktion (1) ist zweifach positiv, die des gebildeten Metallkomplexes in Reaktion (2) zweifach negativ.

F98 ■■

→ **Frage 2.37:** Lösung D

Zu **(A)–(E)**: Gezeigt ist die Metallkomplex-Reaktion mit Me als Zentralion. H_2O als Ligand wird dabei gegen L ausgetauscht. Der Ausgangskomplex ist daher in der Tat ein Aquokomplex. Die Koordinationszahl bezeichnet das Verhältnis von Liganden zu Zentral-Ion und ist im vorliegenden Beispiel x. Für den Fall, dass L neutral ist, entspricht die Gesamtladung des Komplexes der Ladung von Me.

II.12 Chelatkomplexe und Chelatoren

Liganden mit mehreren zu einer koordinativen Bindung fähigen Zentren können u. U. auch mehrere Bindungen mit einem Zentralatom/-ion ausbilden. Solche Verbindungen werden **Chelatkomplexe** genannt; die Liganden heißen Chelatoren. Die **Zähnigkeit** der Chelatoren beschreibt die Anzahl der Bindungen mit dem Zentralatom/-ion (zweizähnig, dreizähnig, etc.).

Klinischer Bezug

Biologisch wichtigster Chelatkomplex ist der **Porphin-Eisen(II)-Komplex** im Hämoglobin.

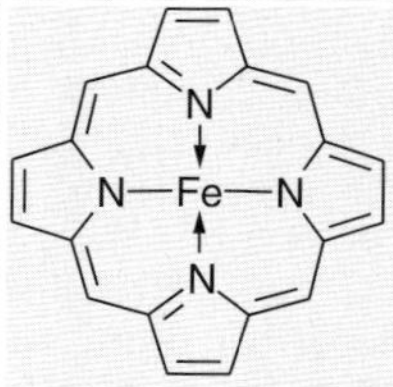

Porphin-Eisen(II)-Chelatkomplex

EDTA (Ethylendiamintetraacetat) verwendet man zur Hemmung der Blutgerinnung; es bildet mit Ca^{2+} einen stabilen Komplex. **Platinkomplexe** finden bei der Chemotherapie maligner Tumoren Verwendung. **D-Penicillamin** ist Therapeutikum bei der Entfernung des Kupfers beim Morbus Wilson (Kupferspeicherkrankheit) oder auch bei der Bleivergiftung.

H00

→ **Frage 2.38:** Lösung D

Zu **(A)–(E)**: Chelatkomplexe sind eine Spezialform der Metallkomplexe. Ihr wichtigstes Kennzeichen ist die Mehrzähnigkeit der Liganden, die man als Chelatoren bezeichnet. Das (einzige!) Zentralteilchen (Zentralion) tritt dabei als Akzeptor von Elektronenpaaren auf. Die Chelatoren müssen also mindestens zwei Atome aufweisen können, die Elektronendonorfunktion besitzen; solche bezeichnet man als zweizähnig (bidental), andere mit drei derartigen Funktionen als tridental etc. Die Koordinationszahl beschreibt die Anzahl der Verbindungen mit dem Zentralion und nimmt sehr häufig die Werte 4, 6 oder 8 an.

H02

→ **Frage 2.39:** Lösung E

Zu **(A)–(E)**: Angesprochen ist ein Kobalt(III)-Komplex, besser bekannt als Vitamin B_{12}. Dieser Chelatkomplex ist von komplizierter Struktur; Kobalt als Zentralion (6 Koordinationsstellen) ist dabei mit 4 N-Atomen eines Corrin-Ringsystems, mit einem N-Atom von Adenin (Benzimidazolrest) und schließlich noch mit einem CN^--Ion koordiniert.
Anmerkung: Diese Frage setzt voraus, dass man die Strukturformel des Vitamin B_{12} vor seinem geistigen Auge hat. Ein Anspruch, der meiner Meinung nach jedes Maß im Rahmen eines Medizinstudiums sprengt.

F08

→ **Frage 2.40:** Lösung B

Zu **(A)** bis **(E)**: Ethylendiamintetraessigsäure (EDTA) hat die folgende Strukturformel:

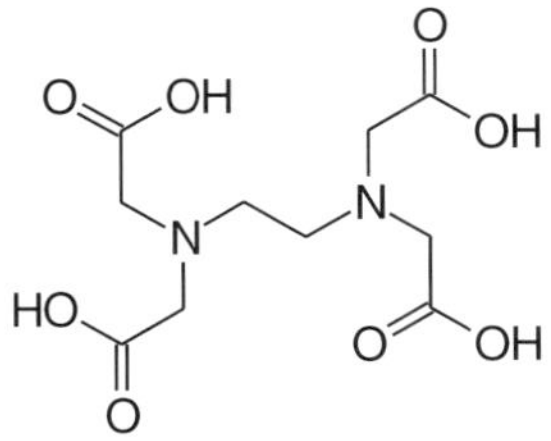

Die freie Säure ist insbesondere bei niedrigen pH-Werten schlecht löslich, die Salze hingegen sind sehr gut wasserlöslich. Ein Chiralitätszentrum ist nicht vorhanden.
$EDTA^{4-}$ bildet mit dem Ca^{2+}-Ion als Zentralkation einen Chelatkomplex aus. Die Gesamtladung des Komplexes beträgt dabei –2. $EDTA^{4-}$ bildet als sechszähniger Ligand (Chelator) mit Ca^{2+} (als Metallion M) sechs koordinative Bindungen aus:

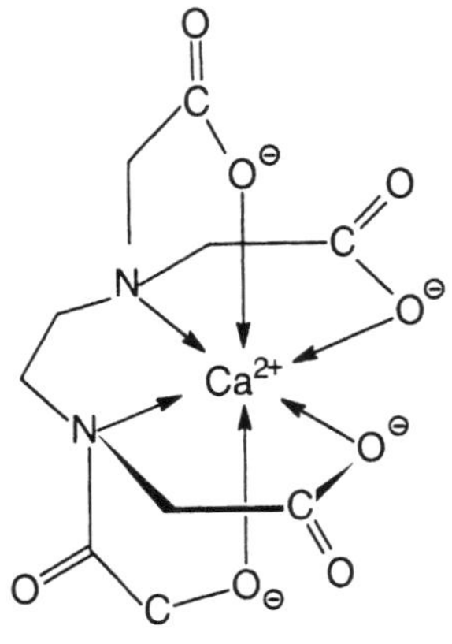

F00

→ **Frage 2.41:** Lösung E

Zu **(A)–(D)**: Hämoglobin enthält folgendes Strukturelement:

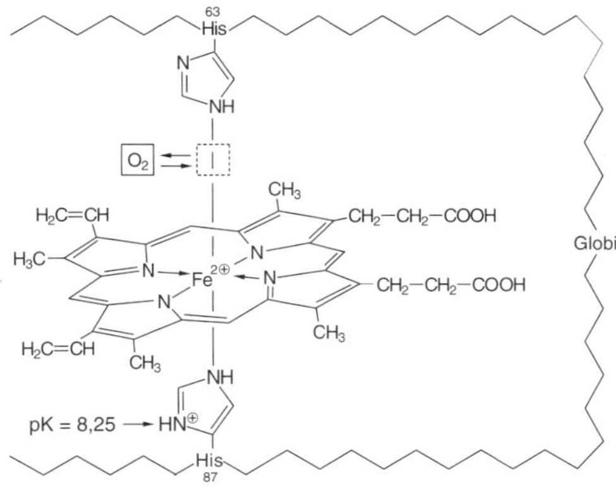

Das Zentralkation ist Fe^{2+}. Es hat die Koordinationszahl 6, d. h. es ist mit 6 Liganden verknüpft. 4 stammen dabei aus Stickstoffatomen des Tetrapyrrol-Systems des Häms („vierzähniges" Häm!), zwei weitere aus dem Imidazol-Stickstoff zweier Histidinreste des Globins, der Proteinkomponente.
Zu **(E)**: Die Wertigkeit des Zentralions ändert sich bei der Beladung des Hämoglobins mit O_2 oder Kohlenmonoxid **nicht**.

H95

→ **Frage 2.42:** Lösung C

Zu **(A)–(E)**: Abgebildet ist eine vereinfachte Darstellung des Cytochrom c. Die Cytochrome wirken in der Atmungskette als Elektronenüberträger. Das zentrale Eisen der Eisenporphyrinverbindung fungiert dabei durch Wertigkeitsänderung (Fe^{2+}/Fe^{3+}) als Redoxsystem. Die Cytochrome sind hintereinander („Kaskade") geschaltet; das Cytochrom c „erhält" sein Elektron vom Cytochrom b. Unter Mitwirkung der Cytochromoxidase wird es selbst oxidiert und gibt sein Elektron an letzteres Enzym weiter. Die Cytochromoxidase ist das eigentliche, mit dem Atmungssauerstoff reagierende Endenzym. Das Ringsystem des Cytochrom c ist über S-Brücken mit einem entsprechenden Protein kovalent verbunden (und nicht mit der Cytochromoxidase, Lösung (C) ist falsch)!

2.3 Acyclische Kohlenstoffverbindungen, einfache funktionelle Gruppen

2.3.1 Kohlenwasserstoffe

II.13 Kohlenwasserstoffe, Alkylreste

Kohlenwasserstoffe sind organische Verbindungen und bestehen aus den Elementen Kohlenstoff und Wasserstoff (z. B. Alkane, Alkene, Alkine).
Bei **gesättigten Kohlenwasserstoffen** (Alkanen) binden die C-Atome die höchstmögliche Anzahl

Anzahl der C-Atome	Stammname	Alkane		Alkene		Alkine	
		Summenformel	Strukturformel	Summenformel	Strukturformel	Summenformel	Strukturformel
1	Meth-	CH_4	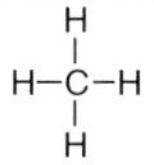				
2	Eth-	C_2H_6	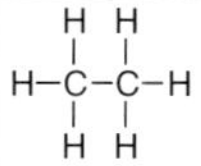	C_2H_4	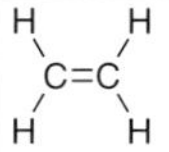	C_2H_2	H−C≡C−H
3	Prop-	C_3H_8	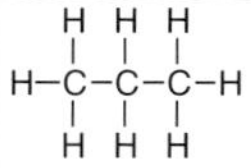	C_3H_6	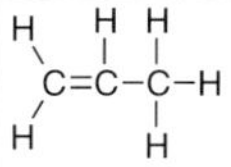	C_3H_4	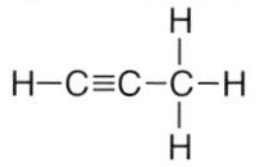
4	But-	C_4H_{10}	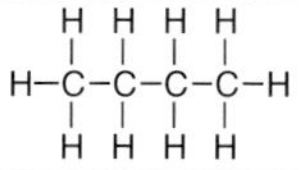	C_4H_8	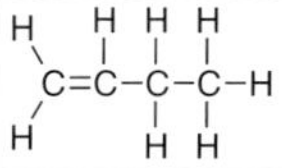	C_4H_6	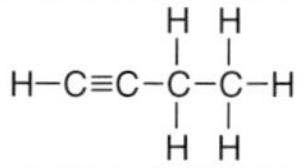
5	Pent-	C_5H_{12}	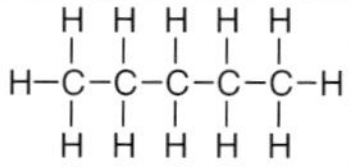	C_5H_{10}	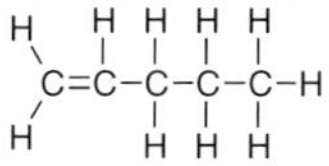	C_5H_8	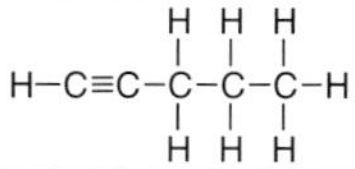

von H-Atomen (Einfachbindung). Die Summenformel lautet C_nH_{2n+2}. **Ungesättigte Kohlenwasserstoffe** (Alkene, Alkine) können noch H- Atome aufnehmen, d. h. hydriert werden; sie sind durch Doppel- oder Dreifachbindungen miteinander verknüpft. Die Summenformel der Alkene lautet C_nH_{2n} und der Alkine C_nH_{2n-2}.
Kohlenwasserstoffe können als kettenförmige (aliphatische) oder ringförmige (zyklische) Strukturen vorliegen. Kettenförmige Strukturen können verzweigt und unverzweigt sein.
Organische Verbindungen werden nach Regeln benannt: Der Stamm gibt die größtmögliche Anzahl an Kohlenstoffatomen an; am Suffix erkennt man, ob es sich um gesättigte (Suffix „-an") oder Kohlenstoffverbindungen mit Doppelbindungen (Suffix „-en") oder Dreifachbindungen (Suffix „-in") handelt.
Alkylreste leiten sich von den Alkanen durch homolytische Spaltung einer C-C- oder C-H-Bindung von den Alkanen ab. An den Stammnamen wird das Suffix „-yl" angehängt.
Beispiel:

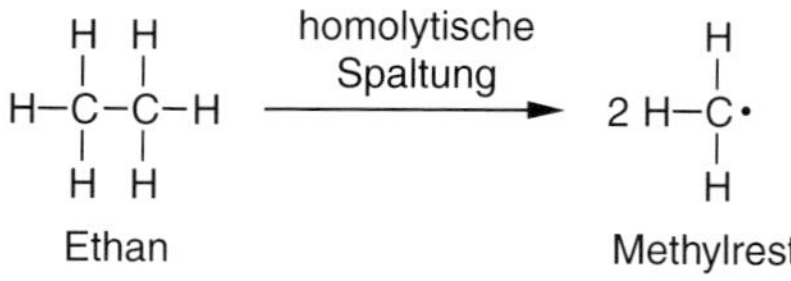

2.3.2 Formeln

H84

→ **Frage 2.43:** Lösung A

Zu **(A)**: Ethen als Alken besitzt folgende Strukturformel,

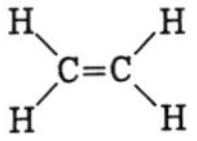

wobei an die reaktive Doppelbindung zwei Wasserstoffatome addiert werden können (Hydrierung), es entsteht:

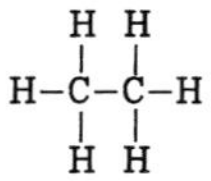

Ethan

Zu **(B)**: Molekülformen, die durch freie Drehbarkeit ineinander überführbar sind, bezeichnet man als Konformationsisomere (= Konformere). Beim Ethan unterscheidet man die beiden folgenden Konformere:

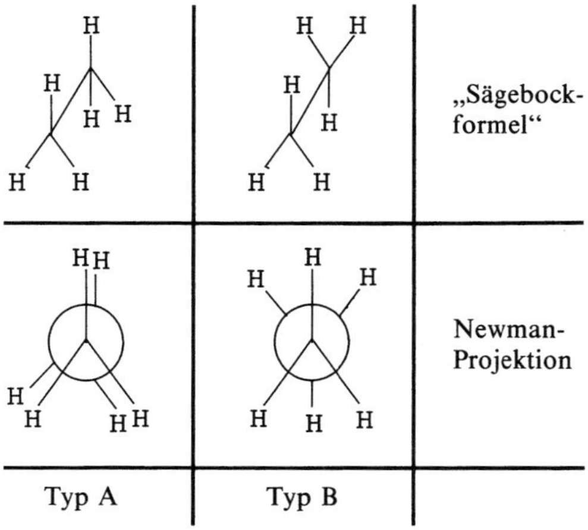

Beide Formen stehen bei Zimmertemperatur im Gleichgewicht miteinander, wobei Typ B die sta-

bilere ist, da hier die H-Atome den maximal möglichen Abstand zueinander haben.
Zu **(C)–(E)**: Alkane weisen einen unpolaren Bau auf, sie sind aus diesem Grunde reaktionsträge, lipophil (fettfreundlich) und hydrophob (wasserabweisend). Sie lösen sich nicht in Wasser. Ethan liegt bei Raumtemperatur als Gas vor.
Ameisensäure entsteht durch Oxidation von Methanol über die Zwischenstufe Methanal (= Formaldehyd).

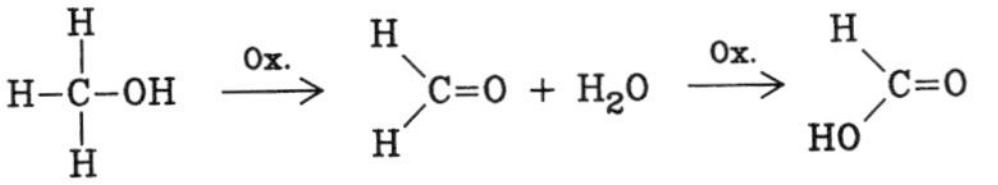

Methanol **Formaldehyd** **Ameisensäure**

H08

→ **Frage 2.44:** Lösung C

Zu **(A)–(E)**: Methanal (Formaldehyd) ist ein farbloses, stechend riechendes Gas (bei Raumtemperatur) und wirkt möglicherweise kanzerogen. Die Oxidation von Methanal (Formaldehyd) liefert Ameisensäure:

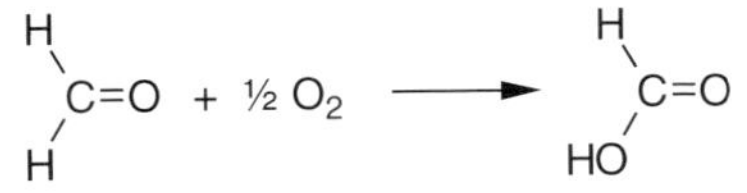

Methanal Ameisensäure

2.3.3 Bindungen

II.14 Orbitale, Bindungen

Orbital:
Bezeichnet den Raum der 90%-Aufenthaltswahrscheinlichkeit von Elektronen.
s-Orbital:
Es besitzt ein kugelförmiges Aussehen und breitet sich um den Atomkern als Zentrum aus. Es kann maximal zwei Elektronen aufnehmen.
p-Orbital:
Es besitzt hantelförmiges Aussehen, wobei der Kern im Knotenpunkt der Hantel steht. Es kann ebenfalls höchstens zwei Elektronen aufnehmen. Man unterscheidet p_x-, p_y- und p_z-Orbitale unterschiedlicher räumlicher Ausrichtung.
d-Orbital:
In der Form ist es exzentrischer als ein p-Orbital. Auch dieses kann höchstens zwei Elektronen aufnehmen. Man unterscheidet 5d-Orbitale.
Orbitalaufbau des C-Atoms:
$1s^2\ 2s^2\ 2p_x^1\ 2p_y^1\ 2p_z^0$, d. h.: Das dem Kern nächstgelegene s-Orbital erhält die Hauptquantenzahl 1. Ist es mit zwei Elektronen voll besetzt, schreibt man $1s^2$. Diese Elektronenschale ist damit abgeschlossen. Nun werden kernfernere Orbitale zur Verfügung gestellt (Hauptquantenzahl 2), auf die sich die restlichen 4 Elektronen wie oben angegeben verteilen. Betrachtet man allein die Orbitale dieser äußeren „Schale" mit der Hauptquantenzahl 2, so kann man die Elektronenverteilung des C-Atoms auch durch die Kurzschreibweise s^2p^2 charakterisieren.
C-Verbindungen:
Bei der Ausbildung von Verbindungen verändert sich die beschriebene Elektronenverteilung völlig. Es entstehen vier gleiche, so genannte Hybridorbitale, in denen sich die vier Valenzelektronen (= Elektronen der äußeren Schale) gleichmäßig verteilen. In die Bildung dieser vier Hybridorbitale gehen das 2s- und die drei 2p-Orbitale ein. Man bezeichnet diesen Zustand deshalb als *sp^3-Hybridisierung.* Die Hybridorbitale zeigen in die vier Ecken eines Tetraeders und bilden somit zueinander jeweils einen Winkel von 109° aus.
Davon abzugrenzen ist die *sp^2-Hybridisierung.* Aus dem 2s-, dem $2p_x$- und dem $2p_y$-Orbital entstehen drei sp^2-Hybride, die, in einer Ebene liegend, im Winkel von 120° zueinander stehen.
σ-Bindungen:
Diese Bindungen entstehen durch Überlappung von Atomorbitalen: es entstehen Molekülorbitale mit einem gemeinsamen Elektronenpaar. Es resultiert eine gerichtete Bindungsachse mit **freier Drehbarkeit** der Partner um diese.
Merke: Bei **Einfachbindungen** kommt es zu σ-Bindungen. Die C-Atome sind ausschließlich sp^3-hybridisiert, z. B. wenn ein sp^3-C-Atom mit vier s-H-Atomen reagiert (es entsteht CH_4 [Methan]).
π-Bindungen:
Bei den sp^2-hybridisierten C-Atomen steht das dritte p-Orbital (= p_z) senkrecht auf der σ-Bindungsebene. Es enthält das vierte Valenzelektron (im Gegensatz zur Elektronenverteilung im nicht hybridisierten C-Atom). Nähern sich nun zwei solche sp^2-hybridisierte C-Atome, so bildet sich zusätzlich zu der σ-Bindung aus der Überlappung der sp^2-Orbitale durch Überlappung der p_z-Orbitale ober- und unterhalb der σ-Bindungsebene ein sog. π-Orbital. Eine **Doppelbindung** ist entstanden, denn die C-Atome sind nun durch eine σ-Bindung und eine π-Bindung verbunden. Bilden sich π-Orbitale aus, gibt es **keine freie Drehbarkeit** der Atome um die entstandene Doppelbindung mehr.
Diese Art der Bindung ist typisch für die Alkene. ■

■

→ **Frage 2.45:** Lösung D

Siehe Lerntext II.14.
Zu **(1)**: Korrekt, da jedes C-Atom an einer Doppelbindung beteiligt ist.
Zu **(2)**: Doppelbindungen werden durch die Endung -en im Substanznamen charakterisiert, drei solche sind vorhanden (= Trien). Konjugiert heißt, dass sich Einfach- mit Doppelbindungen abwechseln.

Zu **(3)**: Die drei π-Orbitale verschmelzen bei diesem konjugierten System miteinander, dadurch ist die freie Drehbarkeit zwischen den C-Atomen aufgehoben.

Merke: *Bei Doppelbindungen kommt es zusätzlich neben σ-Bindungen zu π-Orbitalen und die C-Atome sind sp^2-hybridisiert.*

2.3.4 Isomerien

II.15 Isomere

Die Konstitution eines Moleküls ist durch die am Molekül beteiligten Atome und durch die Art der Bindung zwischen ihnen festgelegt.
Konstitutionsisomere haben dieselbe Summenformel. Die einzelnen Atome sind aber nicht in derselben Weise miteinander verbunden. Das bedeutet, dass verschiedene Konstitutionsisomere auch unterschiedliche funktionelle Gruppen beinhalten können und so zu unterschiedlichen Substanzklassen gehören können.

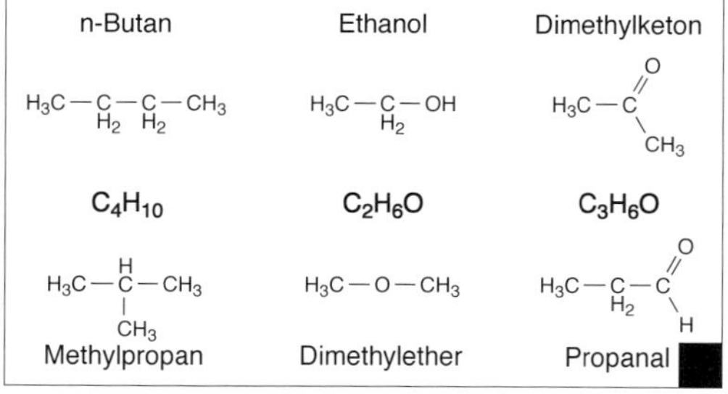

H08
→ **Frage 2.46:** Lösung B

Zu **(A)–(E)**: Die bekannte **cis/trans-Isomerie wird** nach Empfehlung der IUPAC (International Union of Pure and Applied Chemistry) **heute als Z/E-Isomerie bezeichnet**. Dabei unterscheiden sich die Moleküle nur hinsichtlich der relativen Stellung der Substituenten um eine Referenzebene (Doppelbindung, Ringsystem). **Wenn** sich **beide Substituenten auf** der **gleichen Seite der Referenzebene** befinden, nennt man dies **Z- (oder** veraltet **cis-) Isomerie**. Befinden sie sich auf der **entgegengesetzten Seite** dieser Ebene, spricht man von **E-** (veraltet **trans-**) **Isomerie**. Demnach ist (B) die gesuchte Lösung.

2.3.5 Funktionelle Gruppen

F01
→ **Frage 2.47:** Lösung A

Zu **(A)**: Sorbitol ist, wie auch Mannitol, ein **Polyalkohol**; eine Aldehyd- oder Ketogruppe weisen beide nicht auf. Entsprechend kann es sich nicht um eine Aldose oder Ketose handeln. **Kohlenhydrate (Zucker)** hingegen sind Polyalkohole, die eine Aldehyd- oder Ketogruppe besitzen. Man unterscheidet Mono-, Oligo- und Polysaccharide. Nach der Zahl der vorhandenen C-Atome bezeichnet man sie auch als Triosen (3 C-Atome), Tetrosen (4), Pentosen (5), Hexosen (6) und Heptosen (7). Zucker mit einer Aldehyd-(Keto)-Gruppe nennt man Aldosen (Ketosen).
Zu **(B)–(D)**: Primäre OH-Gruppen sitzen an einem primären C-Atom, sekundäre OH-Gruppen an einem sekundären C-Atom. Ein primäres C-Atom ist nur mit einem weiteren C-Atom verbunden, ein sekundäres C-Atom mit zwei C-Atomen. Primäre OH-Gruppen befinden sich beim Sorbitol am C-Atom 1 und 6, die übrigen sind asymmetrisch substituiert (4 unterschiedliche Substituenten) und besitzen sekundäre OH-Gruppen.
Zu **(E)**: Sorbitol entsteht durch Reduktion (Anlagerung von H_2) aus Fructose (oder auch aus Glucose):

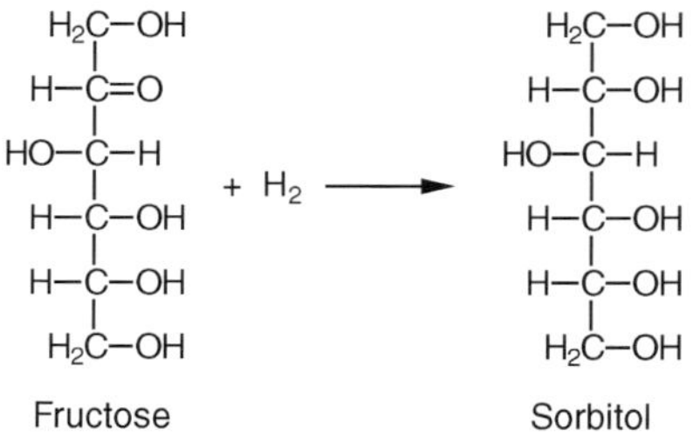

II.16 Funktionelle Gruppen und Stoffklassen (Alkohole, Ether, Amine, Aldehyde, Ketone, Karbonsäuren, Karbonsäurederivate)

Wasserstoffatome der Kohlenwasserstoffe können durch andere Atome bzw. Atomgruppen substituiert werden. Diese Substituenten werden auch als funktionelle Gruppen bezeichnet und haben je nach Atom bzw. Atomgruppe einen spezifischen Namen, der den Stammnamen der Kohlenwasserstoffverbindung, den organischen Rest (R-) ergänzt. Es entstehen neue Stoffklassen.
Werden Wasserstoffatome in Alkanen durch Halogene (Chlor, Fluor, Brom, Jod) ersetzt, spricht man von **Halogenalkanen**.

Die funktionelle Gruppe der **Alkohole** ist **-OH** (Hydroxygruppe). Alkohole werden nach der entsprechenden Kohlenwasserstoffkette mit der Endung „-ol" benannt, evtl. unter Angabe der Positionsziffer für die Lage der OH-Gruppe.

Einwertige Alkohole enthalten eine, zweiwertige zwei OH-Gruppen usw. Je nachdem, ob die OH-Gruppe an einem primären, sekundären oder tertiären Kohlenstoffatom sitzt, unterscheidet man primäre, sekundäre und tertiäre Alkohole. Primäre Kohlenstoffatome sind mit einem, sekundäre mit zwei, tertiäre mit drei und quartäre mit vier weiteren C-Atomen verbunden.
Bsp. Butanole C_4H_9OH
1) 1-Butanol
(primärer Alkohol)

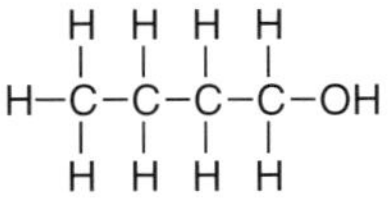

2) 2-Butanol
(sekundärer Alkohol)

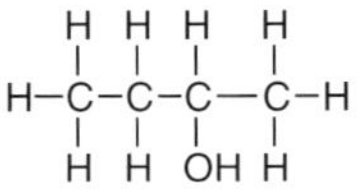

3) 2-Methyl-2-propanol
(tertiärer Alkohol)

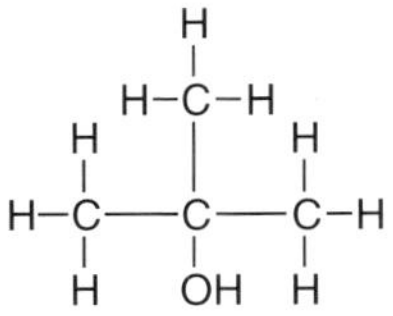

Ether haben die funktionelle Gruppe **-O-**. Ihr Name setzt sich aus den Namen der beiden Alkylreste in alphabetischer Reihenfolge und im Suffix „-ether" zusammen (z. B. Diethylether).

$H_3C-CH_2-O-CH_2-CH_3$

Amine sind formal Substitutionsprodukte des Ammoniaks. Man unterscheidet Amine je nach der Anzahl der im NH_3 substituierten Wasserstoffatome in primäre, sekundäre, tertiäre und quartäre Amine.
Beispiel:

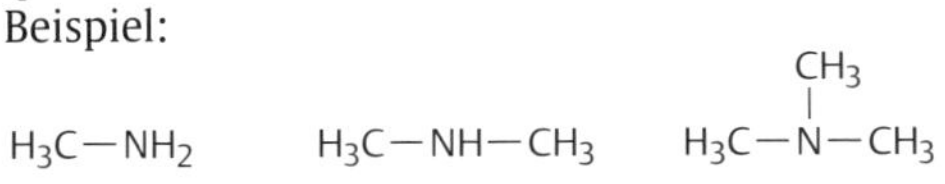

primäres Amin sekundäres Amin tertiäres Amin

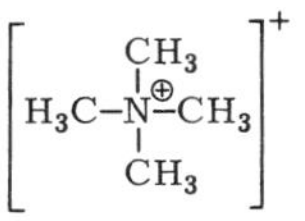

quartäres Amin

Klinischer Bezug

Biogene Amine (z. B. Histamin, Tyramin, Phenylethylamin) sind Produkte der Decarboxylierung von Aminosäuren; sie spielen als Hormone und in der Neurochemie eine wesentliche Rolle. Die Stresshormone Adrenalin und Noradrenalin leiten sich vom Tyrosin ab. Die Pharmazeutika Ephedrin (vasokonstriktorisch) und Amphetamine (sympathomimetisch) gehören ebenfalls zur Stoffklasse der Amine.

Aldehyde haben die funktionelle Gruppe **-CHO** (Carbonylgruppe) und werden nach der entsprechenden Kohlenwasserstoffkette mit der Endung „-al" bezeichnet.

Formaldehyd H_2CO
(Methanal)

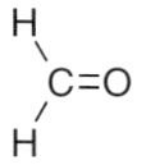

Acetaldehyd C_2H_4O
(Ethanal)

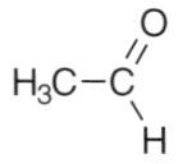

Ketone haben die funktionelle Gruppe **-(CO)-** (Carbonylgruppe) und werden nach der entsprechenden Kohlenwasserstoffkette mit der Endung „-on" bezeichnet.

Aceton C_3H_6O
(Propanon)

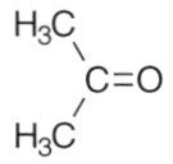

Karbonsäuren haben die funktionelle Gruppe **-COOH** (Carboxylgruppe) und werden häufig mit Trivialnamen bezeichnet (z. B. Methansäure = Ameisensäure, Ethansäure = Essigsäure, Butansäure = Buttersäure).

Ameisensäure H_2CO_2

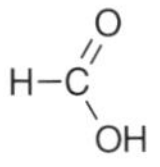

Essigsäure $H_4C_2O_2$

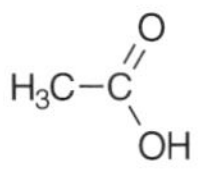

Buttersäure $H_8C_4O_2$

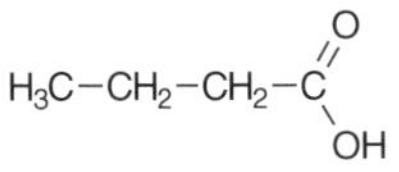

Karbonsäurederivate
Die OH-Gruppe der Carboxylgruppe in Karbonsäuren kann durch verschiedene andere Atome bzw. Atomgruppen substituiert werden.

Karbonsäurehalegonide
(R = organischer Rest, X = Chlor, Jod, Brom, Fluor)

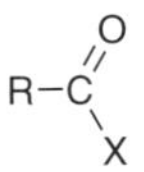

Karbonsäurethioester

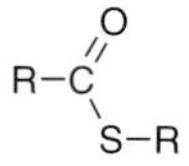

Karbonsäureamide

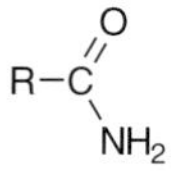

Es kann auch nur das Wasserstoffatom der OH-Gruppe der Carboxylgruppe in Karbonsäuren substituiert werden.

Karbonsäureester

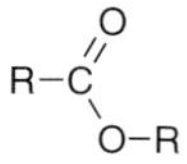

Verbinden sich zwei Karbonsäuren unter Abspaltung von Wasser, erhält man Karbonsäureanhydride.

Karbonsäureanhydride

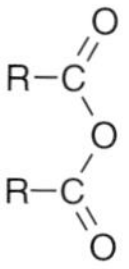

■

→ **Frage 2.48:** Lösung D

Zu **(A)**: Verbindungen gleicher Summenformel, die einen unterschiedlichen Bau ihrer C-Skelette bzw. eine unterschiedliche Stellung ihrer funktionellen Gruppen haben, bezeichnet man mit dem Begriff Struktur- oder Konstitutionsisomere. Diese wandeln sich nicht freiwillig (= spontan) ineinander um, da hierbei kovalente Bindungen aufgebrochen und anschließend neu geknüpft werden müssten.
Zu **(B)**: Verbindung (1) ist Ethanol, also ein Alkohol, Verbindung (2) ist Dimethylether.
Ether haben folgende „typische" Struktureinheit: R_1-O-R_2
Zu **(C)–(D)**: Ether können keine Wasserstoffbrücken ausbilden. Sie haben daher einen niedrigeren Siedepunkt als Wasser oder Alkohol. Aus diesem Grund sind sie auch schlechter als Alkohole in Wasser löslich, dagegen sind sie selbst sehr gute Lösungsmittel für unpolare Stoffe. In der Fragestellung wird Wasser als Lösungsmittel nicht explizit genannt; strenggenommen hat die Frage damit gar keine Lösung!
Zu **(E)**: Ether neigen eher zu Protonenanlagerung. Primäre Alkohole können dagegen zu Aldehyden und weiter zu Carbonsäuren oxidiert werden.

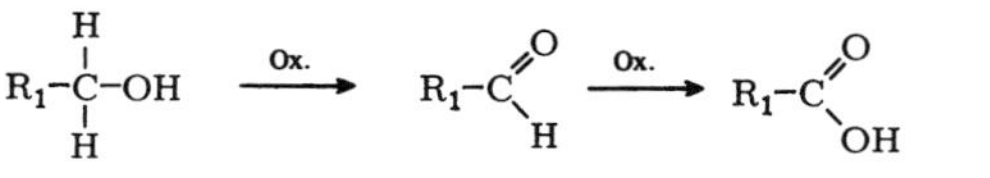

primärer Alkohol Aldehyd Carbonsäure

Merke: *Struktur- oder Konstitutionsisomere sind Verbindungen gleicher Summenformel, die einen unterschiedlichen Bau ihrer C-Skelette bzw. eine unterschiedliche Stellung ihrer funktionellen Gruppen haben.*

F99 H96

→ **Frage 2.49:** Lösung E

Zu **(A)** und **(B)**: Verbindung (1) ist (2)-Butanol (Alkohol), Verbindung (2) heißt Diethylether. Beide sind Konstitutionsisomere, sie haben die Summenformel C_4H_9OH.
Zu **(C)**: Ether können im Gegensatz zu Alkoholen keine Wasserstoffbrücken ausbilden. Dies erklärt, dass die Assoziation des Alkohols mit den Wassermolekülen stärker als bei den Ethern ausgeprägt ist und Alkohole einen höheren Siedepunkt als Ether besitzen.
Zu **(D)**: Primäre Alkohole können zu Aldehyden, sekundäre (Verbindung (1)) zu Ketonen oxidiert werden:

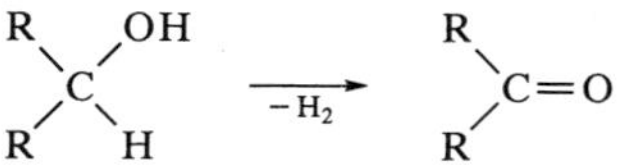

Zu **(E)**: Salze entstehen durch Ersatz von Protonen aus einer Säure durch Metallkationen. Säurecharakter hat aber weder Verbindung (1) noch Verbindung (2).

H04

→ **Frage 2.50:** Lösung C

Zu **(A)** und **(E)**: Amide entstehen durch die Reaktion von Säuren mit Aminen:

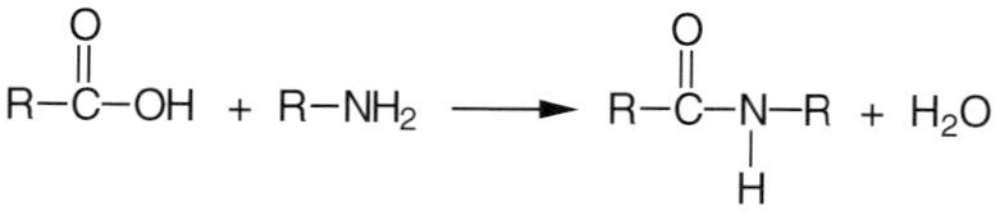

Harnstoff ist das Diamid der Kohlensäure; beide OH-Gruppen sind durch NH_2-Gruppen ersetzt.

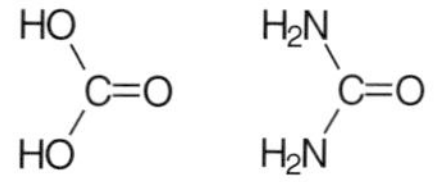

Kohlensäure Harnstoff

Zu **(B)** und **(C)**: Harnstoff kann im Intestinaltrakt mittels des Enzyms Urease in CO_2 und NH_3 hydrolysiert werden.
Zu **(D)**: Bei Amiden befindet sich in der direkten Nachbarschaft zum N ein an C oder S doppelt gebundenes Sauerstoffatom. Das stark elektronegative O bewirkt, dass das freie Elektronenpaar am N nicht mehr zur Bindung von Protonen zur Verfügung steht. Amide reagieren daher (im Gegensatz zu Aminen) neutral.

F01

→ **Frage 2.51:** Lösung D

Zu (**A**): Oxalessigsäure besitzt zwei Carboxyl-(-COOH)-Gruppen und gehört daher zu den Dicarbonsäuren.
Zu (**B**): Ein Chiralitätszentrum mit 4 unterschiedlichen Liganden hat Oxalessigsäure nicht; sie ist deshalb eine achirale Verbindung.
Zu (**C**): Oxalessigsäure kann zu Äpfelsäure hydriert werden, dies ist eine Reduktion:

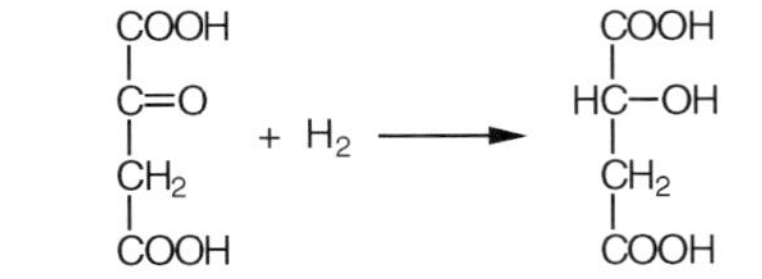

Oxalessigsäure Äpfelsäure

Zu (**D**): Fumarsäure ist das trans-Isomer der Maleinsäure und hat die folgende Strukturformel:

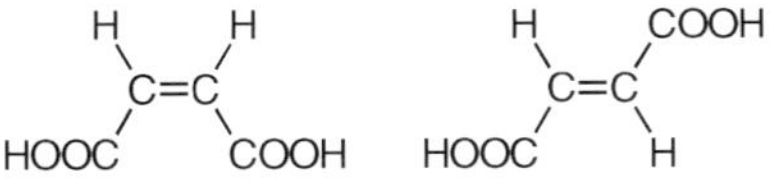

Maleinsäure Fumarsäure

Oxalessigsäure hat im Vergleich zu Fumarsäure lediglich ein zusätzliches O-Atom; eine H_2O-Addition an Fumarsäure liefert Äpfelsäure.
Zu (**E**): Oxalessigsäure reagiert im Citratzyklus mit Acetyl-CoA zu Citronensäure:

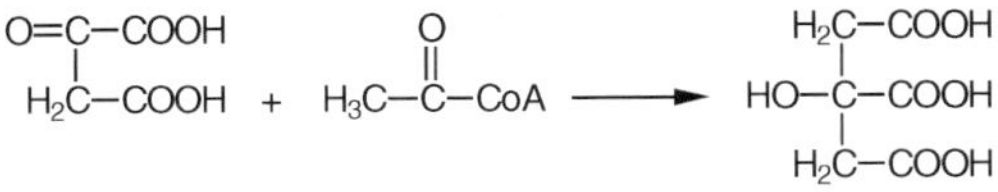

Oxalacetat Acetyl-CoA Citrat

F97 ■

→ **Frage 2.52:** Lösung B

Zu (**A**) und (**B**): Dargestellt ist die Dicarbonsäure Maleinsäure.
Zu (**C**) und (**E**): Der pK_{s1} von Maleinsäure ist 1,8; ihr pK_{s2} beträgt 6,0. Bei pH = 7 liegt Maleinsäure demnach als Anion vor.
Zu (**D**): Das trans-Isomer der Maleinsäure ist die Fumarsäure:

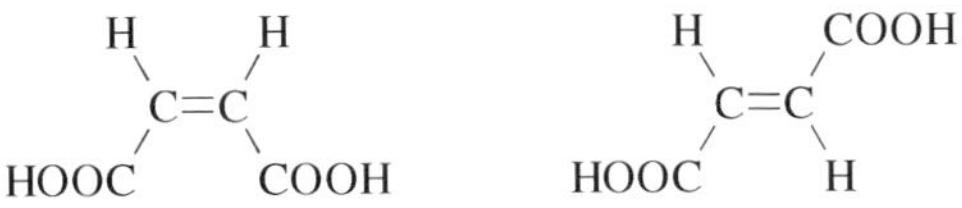

Maleinsäure Fumarsäure

F99

→ **Frage 2.53:** Lösung C

Zu (**A**) und (**C**): Abgebildet ist die Dicarbonsäure Bernsteinsäure (Succinat). Sie besitzt zwei Carboxygruppen und kann zwei Protonen abgeben. Entsprechend hat sie zwei pK-Werte: pK_{S1}: 4,17 und pK_{S2}: 5,64.

Zu (**B**) und (**D**): Bernsteinsäure kann nicht zu Brenztraubensäure (Pyruvat) decarboxyliert werden und ist auch nicht Zwischenprodukt beim Aufbau von Fettsäuren. Pyruvat hat die folgende Strukturformel:

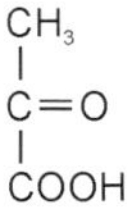

Zu (**E**): Bernsteinsäure kann unter Wasserentzug in ein zyklisches Anhydrid überführt werden:

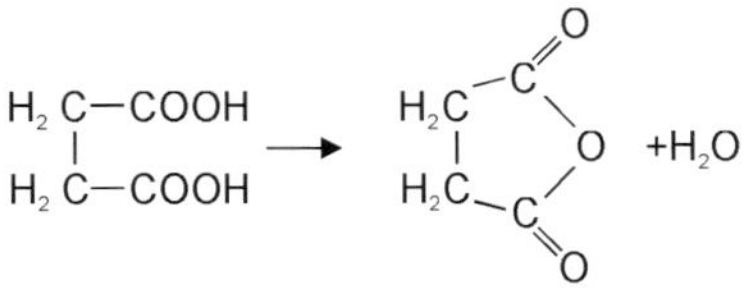

F97

→ **Frage 2.54:** Lösung C

Zu (**A**) und (**D**): Glycerinsäure hat die folgende Strukturformel:

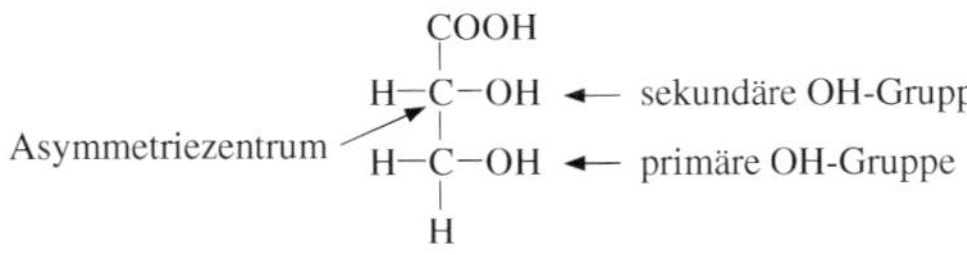

D-Form

Zu (**B**): Phosphoglycerinsäuren sind Zwischenstufen bei der Glykolyse (z. B. 1,3-Diphosphoglycerinsäure; 3-Phosphoglycerat; 2-Phosphoglycerat).

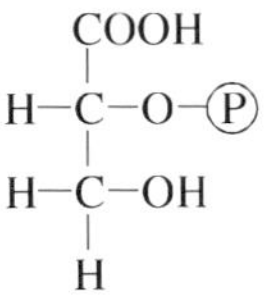

Zu (**C**): 2-Phosphoglycerinsäure leitet sich von der Glycerinsäure ab: s. o.
Glycerin-2-phosphorsäure leitet sich vom Glycerin ab:

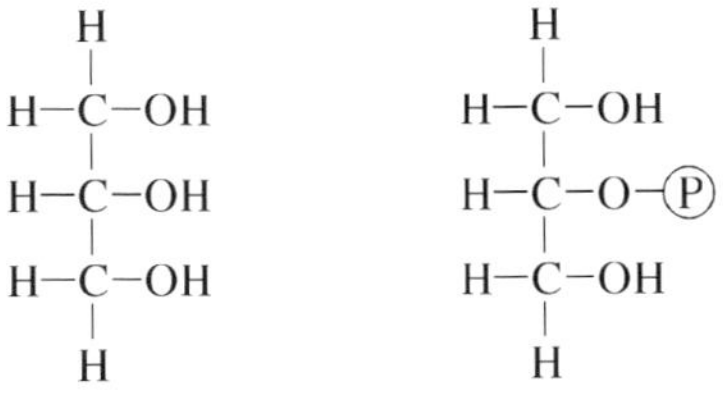

Glycerin Glycerin-2-phosphorsäure

Zu (**E**): Veresterung der Glycerinsäure mit Phosphorsäure an der primären OH-Gruppe (s. o.) ergibt 3-Phosphoglycerinsäure, an der sekundären 2-Phosphoglycerinsäure.

H02

→ **Frage 2.55:** Lösung C

Zu **(A)** und **(B)**: Acetylsalicylsäure enthält sowohl eine Carboxyl- (*) als auch eine Estergruppe (**):

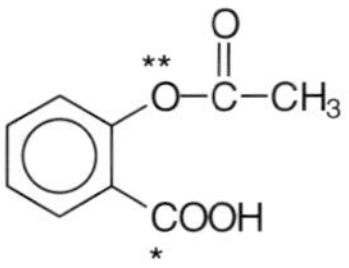

Zu **(C)**: Bei der Hydrolyse von Acetylsalicylsäure mit Natronlauge entsteht **nicht** Natriumsalicylat **und** Natriumbenzoat.

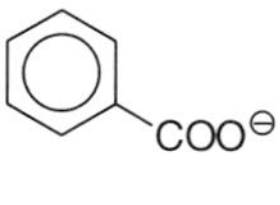

Benzoat

Zu **(D)** und **(E)**: Acetylsalicylsäure kann aus Salicylsäure und Essigsäureanhydrid produziert werden; ein Chiralitätszentrum besitzt die Verbindung hingegen nicht.

■

→ **Frage 2.56:** Lösung D

Zu **(A)**: Die aufzustellende Prioritätenreihenfolge der Liganden hat folgendes Aussehen:
OH > COOH > CH_3
Vom Liganden höchster (OH) zu dem niedrigster Priorität (CH_3) muss man eine Bewegung nach links (= S) herum machen (Wichtig: das H-Atom weist bei dieser Betrachtung nach hinten, in der abgebildeten Keilformelprojektion jedoch nach vorne, d. h. man muss vor der Entscheidung, ob R- oder S-Konfiguration vorliegt, das Molekül erst gedanklich drehen!). Hier liegt die S-Konfiguration vor.
Zu **(B)**, **(C)** und **(E)**: Es handelt sich bei der abgebildeten Carbonsäure um Milchsäure. An dem der COOH-Gruppe benachbarten C-Atom (= α-C-Atom) befindet sich eine Hydroxygruppe. Man bezeichnet solche Carbonsäuren auch als α-Hydroxycarbonsäuren. Das α-C-Atom weist dabei vier unterschiedliche Liganden auf, ist also ein Chiralitätszentrum. Milchsäure ist daher optisch aktiv.
Zu **(D)**: Malonsäure hat die Strukturformel:

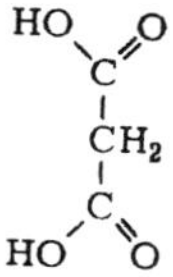

Milchsäure ist nicht zu Malonsäure oxidierbar.

H99 ■

→ **Frage 2.57:** Lösung D

Zu **(A)**, **(B)** und **(E)**: Abgebildet ist die α-Ketocarbonsäure Brenztraubensäure (Pyruvat), die zu Milchsäure reduziert werden kann:

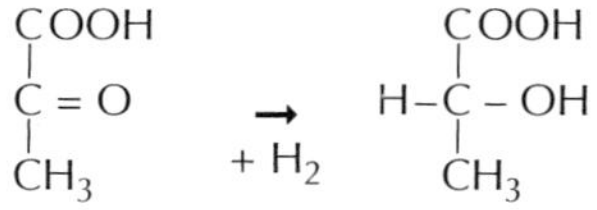

Brenztraubensäure Milchsäure

Zu **(C)**: Brenztraubensäure ist Zwischenprodukt bei der anaeroben Glykolyse.
Zu **(D)**: Brenztraubensäure kann zu Acetaldehyd decarboxyliert werden:

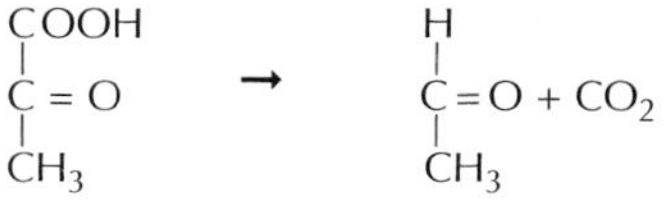

Brenztraubensäure Acetaldehyd

Ameisensäure hat die Strukturformel:
H–COOH

F94

→ **Frage 2.58:** Lösung D

Zu **(A)** und **(B)**: Abgebildet ist die α-Ketoglutarsäure, die im Citratzyklus durch oxidative Decarboxylierung aus Isocitronensäure entsteht:

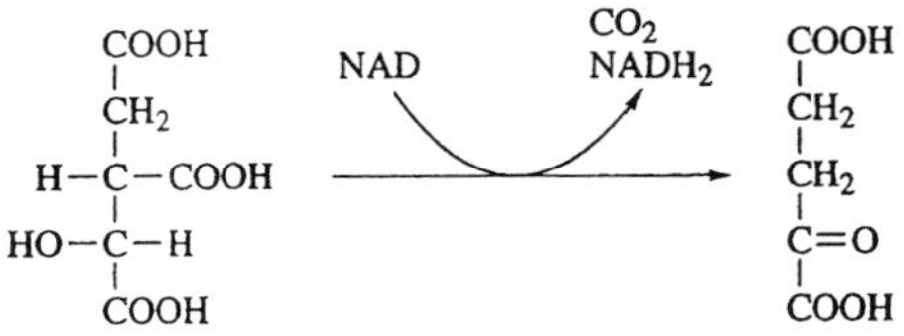

Isocitronensäure α-Ketoglutarsäure

Zu **(C)**: Durch weitere oxidative Decarboxylierung entsteht Succinyl-CoA, ein Derivat der Bernsteinsäure:

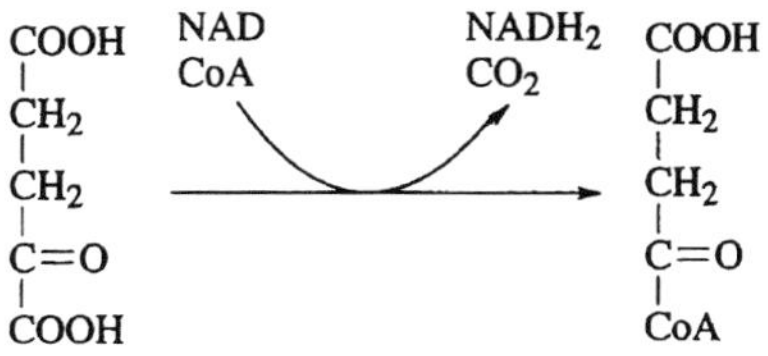

α-Ketoglutarsäure Succinyl-CoA

Zu **(D)**: α-Ketoglutarsäure kann zu Glutaminsäure transaminiert werden, nicht jedoch zu Asparaginsäure!

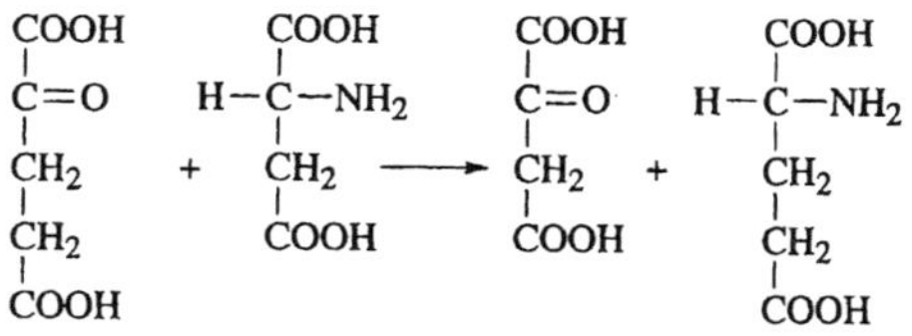

α-Ketoglutarat Aspartat Oxalacetat Glutaminsäure

Zu (E): α-Ketoglutarsäure kann zu einer α-Hydroxyglutarsäure reduziert werden:

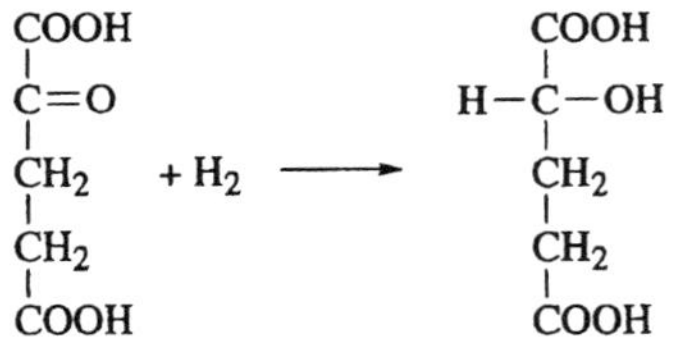

α-Ketoglutarsäure α-Hydroxyglutarsäure

H86

→ **Frage 2.59:** Lösung D

Zu (A)–(D):

Ketone 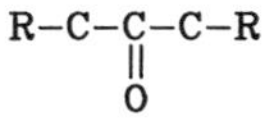

Sulfonamide 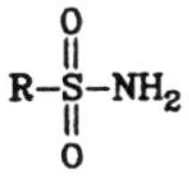

Carbonsäureamide 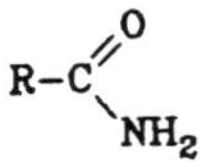

primäre Amine $R{-}NH_2$

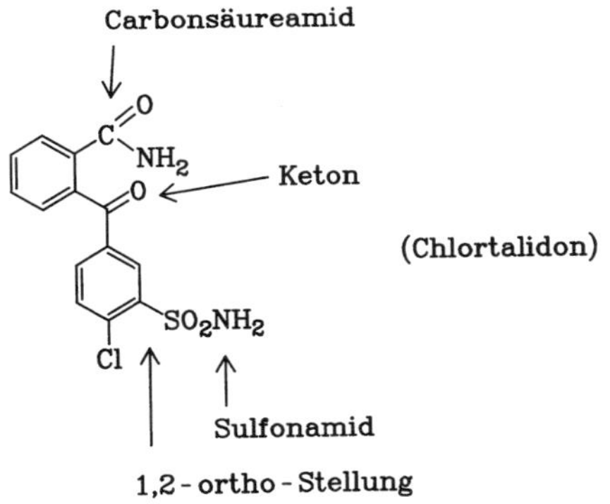

Zu (E): Der Benzolring ist sowohl ortho (1.2) als auch para (1.4) substituiert.

F99 ■

→ **Frage 2.60:** Lösung C

Zu (A)–(C): Paracetamol ist ein Carabonsäureamid, es weist die typische Formation auf.
Paracetamol ist gleichzeitig ein para (= 1,4)-substituiertes Benzol sowie ein Phenol:

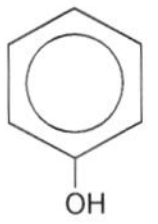

Hier liegt keine sekundäre sondern eine phenolische Hydroxy-Gruppe vor.

Zu (D): Paracetamol kann aus Acetanhydrid und p-Aminophenol hergestellt werden:

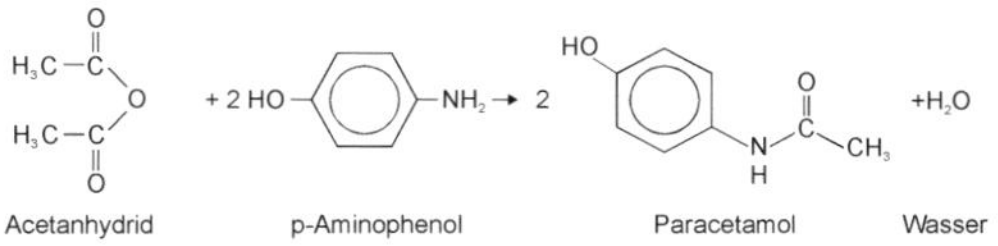

Zu (E): Paracetamol bildet bei der Reaktion mit NaOH Natriumacetat:

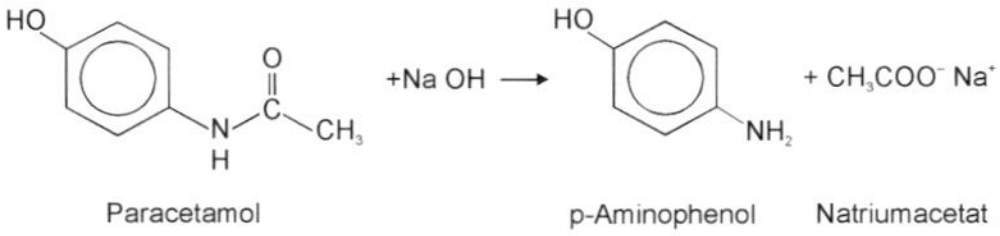

H87

→ **Frage 2.61:** Lösung D

Zu (A), (B) und (D): Dehydroascorbinsäure enthält zwei Ketogruppen, **eine** primäre und **eine** sekundäre Hydroxygruppe. Als γ-Hydroxycarbonsäure hat sie einen inneren Ester, ein sogenanntes Lacton ausgebildet.

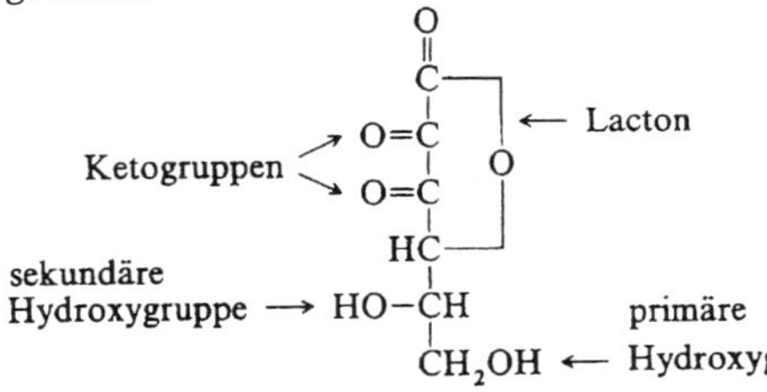

Zu (C): Unter Verbrauch eines Moleküles H_2O kann der Lactonring gespalten werden.

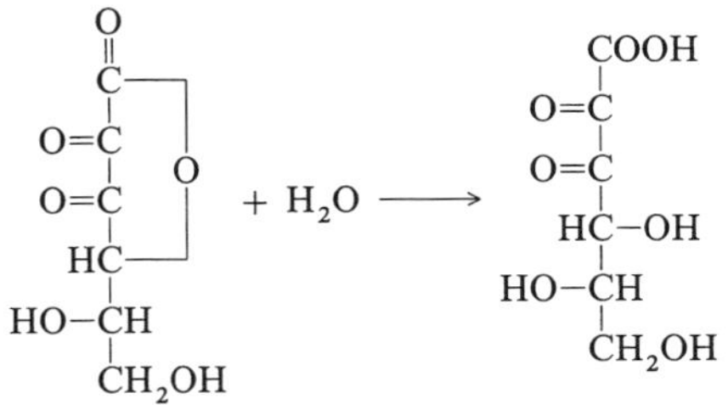

Zu (E): Dehydroascorbinsäure kann leicht zu Ascorbinsäure reduziert werden.

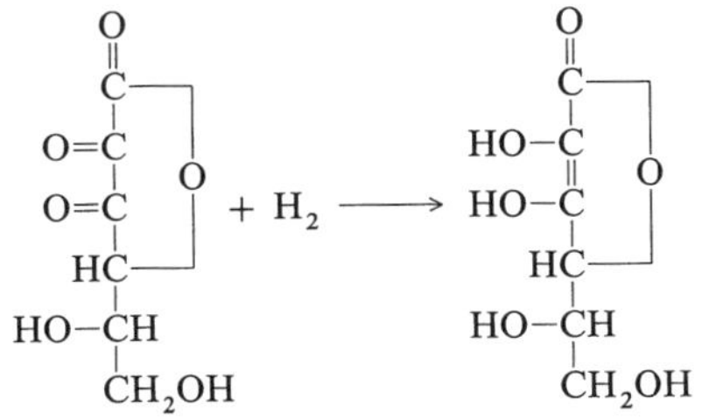

F87

→ **Frage 2.62:** Lösung C

Zu (**A**) und (**B**):

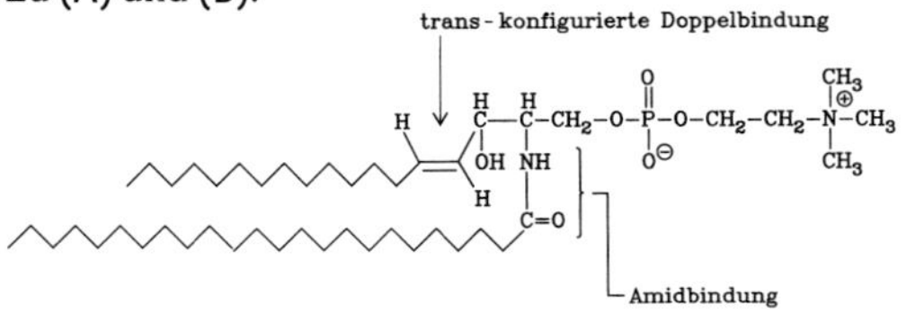

Zu (**D**) und (**E**): Abgebildet ist Sphingomyelin. Sphingomyeline bilden zusammen mit den Glyceridphosphatiden die Lipidklasse der Phosphatide. Bei bestimmten Speicherkrankheiten sind sie (besonders im Gehirn) vermehrt (z. B. Niemann-Pick-Erkrankung). Sphingomyelin enthält sowohl eine positive als auch eine negative Partialladung und ist somit Zwitterion.

F86

→ **Frage 2.63:** Lösung D

Zu (**A**): Man unterscheidet primäre, sekundäre und tertiäre Alkohole, je nachdem, ob die alkoholische OH-Gruppe an einem primären, sekundären oder tertiärem C-Atom sitzt. Ein primäres Kohlenstoffatom hat Verbindung zu einem, ein sekundäres zu zwei, ein tertiäres C-Atom zu drei weiteren C-Atomen.
Zu (**B**): Die Einteilung in primäre, sekundäre und tertiäre Amine wird durch die Anzahl der im NH_3 ersetzten Wasserstoffatome bestimmt.
Zu (**C**): Ein Keton wird durch die Ketogruppe

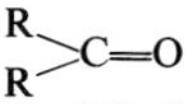 charakterisiert.

Zu (**D**): Lactone lassen sich durch Wasserabspaltung aus den entsprechenden Hydroxycarbonsäuren gewinnen und entstehen nach intramuraler Esterbildung.
Beispiel:

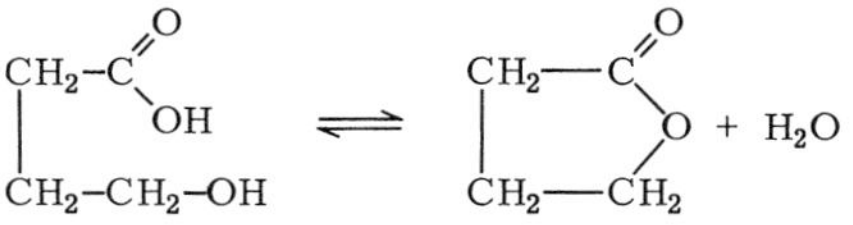

γ-Hydroxybuttersäure   γ-Butylolacton

Zu (**E**): Heterocyclen sind cyclische Verbindungen, bei denen ein oder mehrere Kohlenstoffatome durch andere Atome wie N, O und S ersetzt sind, wie zum Beispiel Spectinomycin:

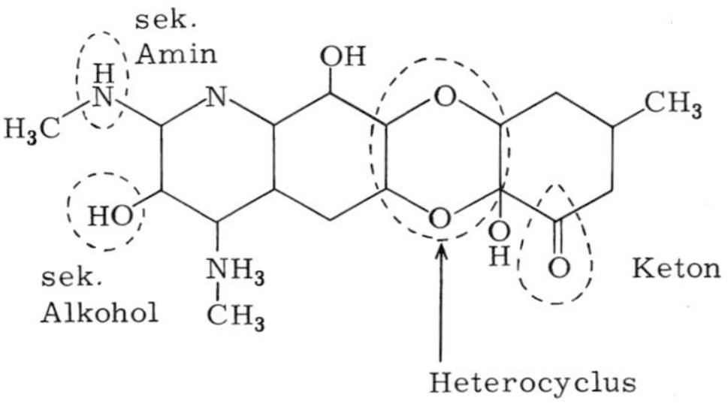

Merke: *Man unterscheidet primäre, sekundäre und tertiäre Alkohole, je nachdem, ob die alkoholische OH-Gruppe an einem primären, sekundären oder tertiären C-Atom sitzt. Ein primäres Kohlenstoffatom hat Verbindung zu einem, ein sekundäres zu zwei, ein tertiäres C-Atom zu drei weiteren C-Atomen.*

F98

→ **Frage 2.64:** Lösung C

Zu (**1**)–(**3**): Als Kohlenwasserstoff ist β-Carotin formal aus 8 Isopren-Einheiten aufgebaut und gehört damit zu den Isoprenoiden. Sämtliche Doppelbindungen sind konjugiert; d. h. Einzelbindungen treten abwechselnd mit Doppelbindungen auf.

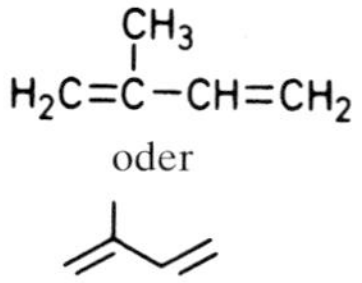

2-Methyl-1,3-butadien (Isopren)

Zu (**4**): Thiamin (Vitamin B_1) besteht aus einem Pyrimidin- und einem Thiazolrest; β-Carotin ist keine biosynthetische Vorstufe:

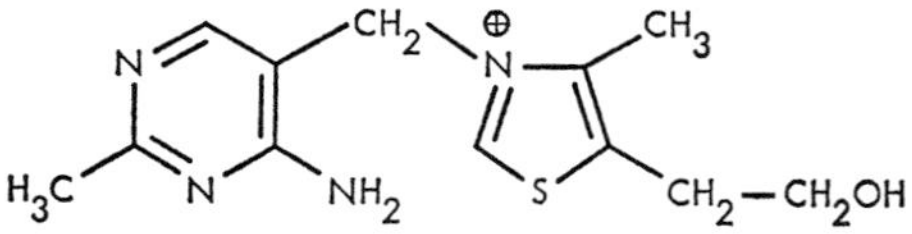

Thiamin

Zu (**5**): β-Carotin hat keine Funktion als Cofaktor bei Oxidoreduktasen.

F04

→ **Frage 2.65:** Lösung C

Zu (**C**): Amine sind formal Substitutionsprodukte des Ammoniaks; sekundäre Amine haben 2 organische Reste, z. B.

$H_3C-NH-CH_3$

Dimethylamin

Tertiäre Amine haben in ihrer Struktur drei organische Reste, z. B.

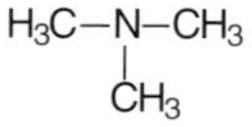

Trimethylamin

Ein solches tertiäres Amin liegt hier vor!

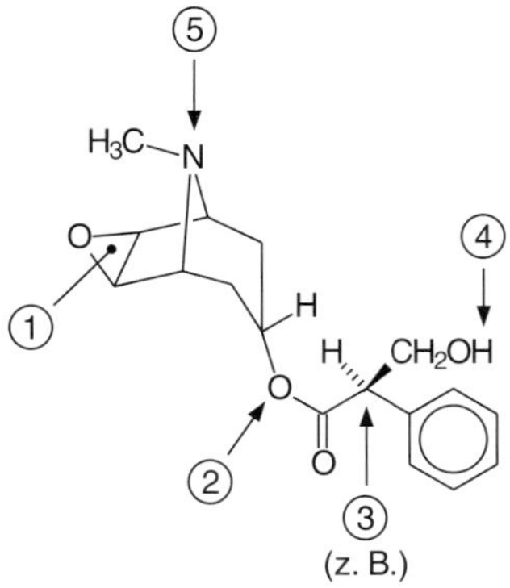

(1) Epoxidring
(2) Estergruppe
(3) Chiralitätszentrum
(4) primäre Hydroxylgruppe
(5) tertiäres Amin

F03

→ **Frage 2.66:** Lösung B

Zu **(A)** und **(B)**: Ubichinon enthält eine Benzochinon-Struktur, jedoch keine Estergruppe:

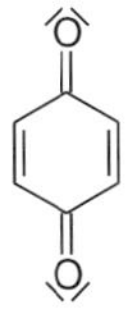

para-1,4-Benzochinon

Zu **(D)**: Die Seitenkette des Ubichinons enthält Isopren-Einheiten:

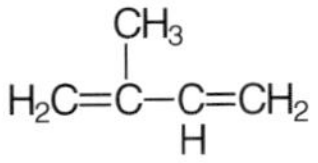

Zu **(C)** und **(E)**: In der Atmungskette findet ein pH-abhängiger Elektronentransport mittels des Redoxsystems Ubichinon/Ubihydrochinon statt:

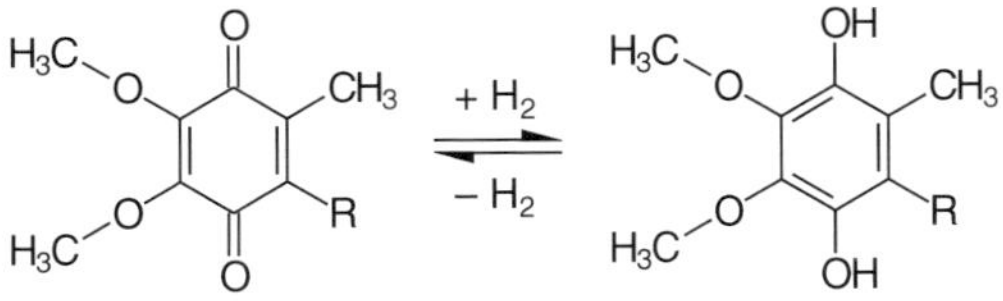

Ubichinon Ubihydrochinon

F05

→ **Frage 2.67:** Lösung C

Zu **(A)–(E)**: Glycerin ist der einfachste dreiwertige Alkohol (1,2,3-Propantriol); er entsteht durch Reduktion von Glycerinaldehyd:

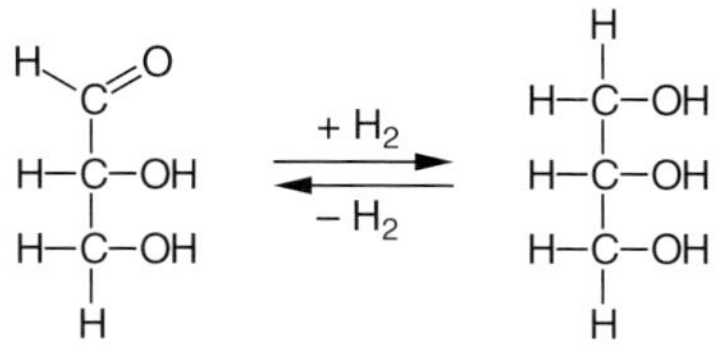

Glycerinaldehyd Glycerin

Als Alkohol ist er kein Zucker und damit auch keine Aldose bzw. Ketose. Eine Aldehyd- bzw. Ketogruppe weist Glycerin nicht auf, ebenso wenig ein stereogenes Zentrum (Chiralitätszentrum). Glycerin hat nur eine sekundäre OH-Gruppe.

F05

→ **Frage 2.68:** Lösung B

Zu **(A)–(E)**: Imidazol hat die Strukturformel:

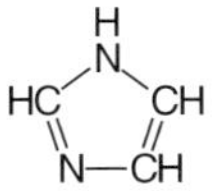

Imidazol ist ein fünfgliedriger Heterozyklus mit zwei Stickstoffatomen als Heteroatome. Es reagiert basisch; die Protonierung erfolgt am freien Elektronenpaar des N-Atoms, der pK_B-Wert ist 7. Daneben besitzt Imidazol aber auch schwach azide Eigenschaften (Folge der Elektronen anziehenden Wirkung des zweiten N-Atoms).
Die Purinbasen Adenin und Guanin besitzen Imidazolringsysteme:

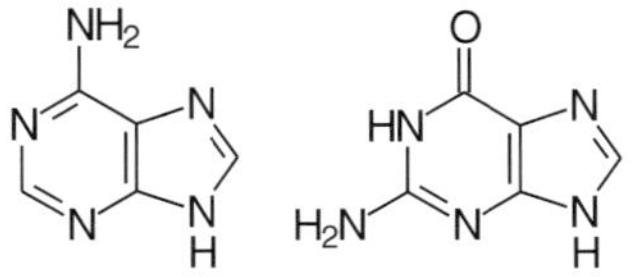

Adenin Guanin

Imidazol hat kein Chiralitätszentrum und kann keine Enantiomere ausbilden. Imidazol ist keine Aminocarbonsäure. Die Porphyrine haben als Basisstruktur den Porphinring:

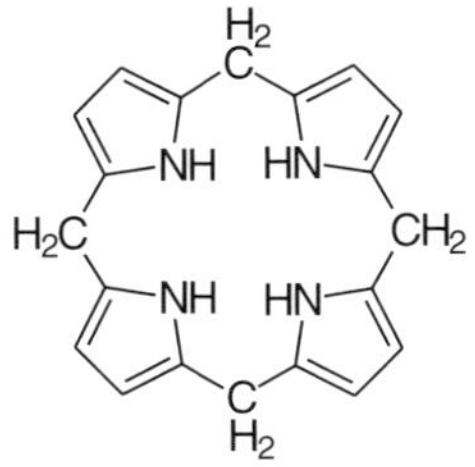

H05

→ **Frage 2.69:** Lösung C

Zu **(A)–(E)**: Die Konfiguration beschreibt die räumliche Anordnung aller Atome innerhalb eines Moleküls um ein einzelnes Zentrum (z. B. asymmetrisch substituiertes Kohlenstoffatom, eine Doppelbindung oder eben ein Ringsystem). Mögliche Drehungen der Atome um Einfachbindungen werden nicht berücksichtigt:

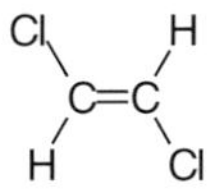

trans-Isomer (Substituenten stehen sich gegenüber)

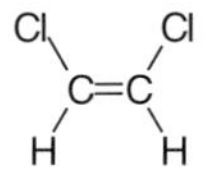

cis-Isomer (Substituenten stehen auf der gleichen Seite)

Fosfomycin ist damit ein cis-disubstituierter Dreiring-Heterozyklus. Es enthält lediglich zwei Chiralitätszentren. Es liegt kein Anion eines Phosphorsäureesters vor, ebensowenig ein Ester.
Halbacetale haben das folgende Grundgerüst:

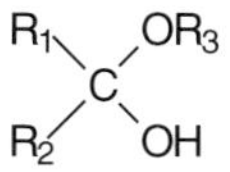

Bei den Zuckern bilden sich intramolekulare (innere) Halbacetale (bei Aldosen) bzw. Halbketale (bei Ketosen).

H05

→ **Frage 2.70:** Lösung D

Zu **(C)** und **(D)**: Indometacin ist eine Carbonsäure (-COOH), sie enthält zwei Benzolringe:

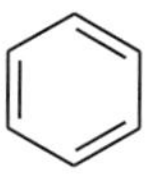

Zu **(A)** und **(B)**: Ein Chiralitätszentrum besitzt sie nicht, ebenso findet sich kein Imidazolring:

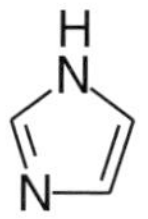

Zu **(E)**: Eine Esterverbindung mit der (z. B. für Carbonsäureester) typischen Atomfolge liegt ebenso nicht vor.

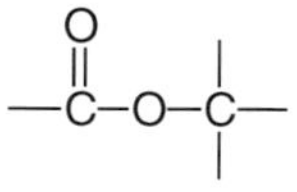

F06

→ **Frage 2.71:** Lösung B

Zu **(A)** und **(B)**: Bei beiden Verbindungen handelt es sich in der Tat um Tetrapyrrolderivate. Diese werden auch Porphyrine (aus dem Griechischen: porphyra = Purpurfarbstoff) genannt. Dabei sind Pyrrol-Ringe über Methingruppen miteinander verbunden. Mesomeriestabilisierte Ringsysteme, wie z. B. im Benzol, liegen nicht vor. Vitamin B_{12} und Häm haben die folgende Strukturformeln:

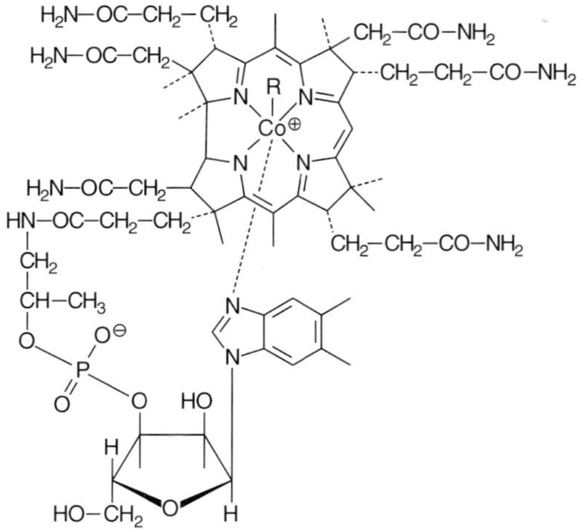

Vitamin B_{12}

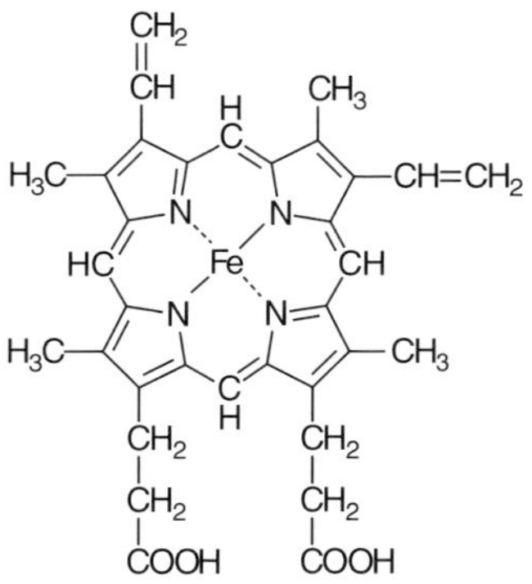

Häm

Zu **(C)**, **(D)** und **(E)**: Im Vitamin B_{12} dient ein dreiwertiges Cobalt als Zentralatom, im Häm ein zweiwertiges Eisen.

F06

→ **Frage 2.72:** Lösung A

Zu **(A)–(E)**: Vardenafil (Levitra®) dient der Behandlung der erektilen Dysfunktion. Vardenafil wirkt ähnlich wie Sildenafil (Viagra®) und Tadalafil (Cialis®), indem es das Enzym Phosphodiesterase-5 (PDE-5) hemmt. Es besitzt eine Sulfonsäureamidgruppe: $R\text{-}SO_2NH_2$

H06

→ **Frage 2.73:** Lösung B

Zu **(B)**: Beim abgebildeten Ethinylestradiol liegt eine Phenolringstruktur vor.

Zu (**A**):
Hydrochinon:

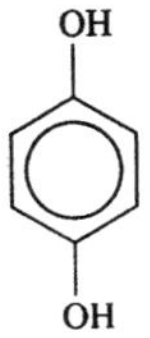

Ethinylestradiol:

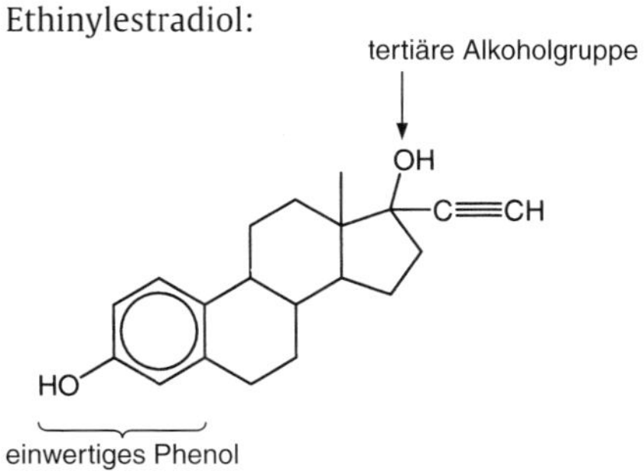

Zu (**C**) und (**D**): Es liegt weder eine primäre noch eine sekundäre Alkoholgruppe vor.
Zu (**E**): Kohlenwasserstoffe mit einer oder mehreren Doppelbindungen werden als Olfine bzw. Alkene bezeichnet.

F07

→ **Frage 2.74:** Lösung E

Zu (**A**): Alkohole haben die Eigenschaft zur Ausbildung von Wasserstoffbrückenbindungen und sind daher „polarer" als konstitutionsisomere Ether. Der Siedepunkt der Alkohole ist höher als der Siedepunkt der entsprechenden Ether.
Zu (**B**): Cyclohexanol ist ein Alkohol und weist im Gegensatz zu Phenolen keinen aromatischen Benzolring auf. Phenole sind schwache Säuren.
Zu (**C**) und (**D**): Alkohole enthalten mindestens eine Hydroxy-Gruppe. Je nachdem, ob sich die OH-Gruppe an einem primären, sekundären oder tertiären C-Atom befindet, klassifiziert man die Alkohole als primär, sekundär oder tertiär. Ein Alkohol mit nur einer OH-Gruppe ist ein einwertiger, einer mit zwei OH-Gruppen (Ethan-1,2-diol) ein zweiwertiger und einer mit drei OH-Gruppen (Glycerin) entsprechend ein dreiwertiger Alkohol:

HOH_2C-CH_2OH 1,2-Ethandiol (Glykol)

$HOH_2C-CH(OH)-CH_2OH$ 1,2,3-Propantriol (Glycerin)

Zu (**E**): Werden primäre Alkohole oxidiert, resultieren Aldehyde. Oxidation sekundärer Alkohole liefert Ketone. Tertiäre Alkohole können nicht oxidiert werden.

F07

→ **Frage 2.75:** Lösung C

Zu (**A**)–(**E**):

Indol C_8H_7N 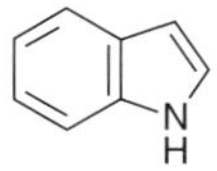

Purin $C_5H_4N_4$ 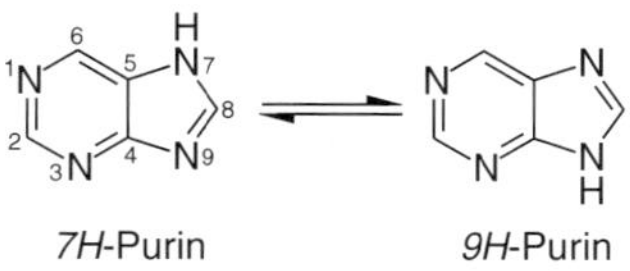

Pyridin C_5H_5N 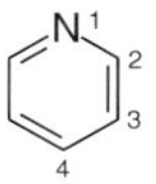

Pyrimidin $C_4H_4N_2$ 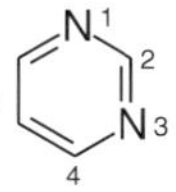

Thiophen (Thiofuran) C_4H_4S 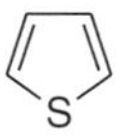

H07

→ **Frage 2.76:** Lösung A

Zu (**A**): Der Grundkörper des in der Aufgabe abgebildeten Theophyllins ist ein Purinderivat. Das Purin-Gerüst hat die folgende Strukturformel:

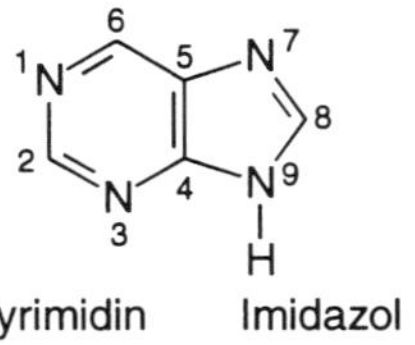

Purin

Zu (**B**): Chiralitätszentren sind asymmetrisch substituierte C-Atome, d. h. Atome mit vier unterschiedlichen Substituenten. Die Kohlenstoffatome 4 und 5 des abgebildeten Theophyllins stellen (aufgrund der Doppelbindung!) jeweils kein Chiralitätszentrum dar.
Zu (**C**): Am N-Atom 1 befindet sich keine Iminolstruktur:

$>C=N-R$

Zu (**D**) und (**E**): Theophyllin enthält weder einen Indol- noch einen Pyridinring:

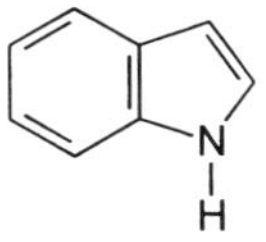

Indol

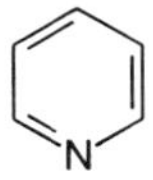

Pyridin

H07

→ **Frage 2.77:** Lösung E

Zu **(A)**: Für konjugierte Doppelbindungen gilt: Einzelbindungen treten abwechselnd mit Doppelbindungen auf.
Zu **(B)**: α-Tocopherol-Hydrochinon entsteht nicht durch Reduktion von Vitamin K_1.
Zu **(C)**: Isopren (2-Methyl-1,3-butadien) gehört wegen seiner konjugierten Kohlenstoffdoppelbindungen zu den Dienen. Vom Isopren leiten sich zwei wichtige Lipidgruppen ab: die Terpene und die Steroide. Für den menschlichen Organismus sind vor allem die Vitamine A, E und K (als Terpene) bedeutsam sowie Cholesterol und Sexualhormone (als Steroide). Isopren hat folgende Strukturformel:

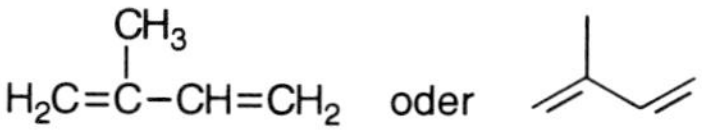

Zu **(D)**: Die Verbindung enthält zwei Chiralitätszentren (*):

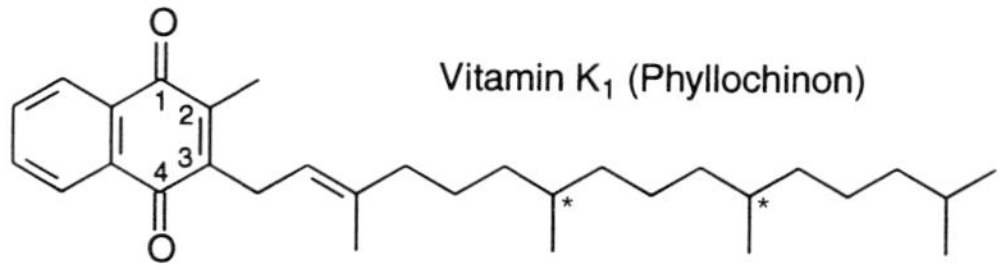

Zu **(E)**: Vitamin K enthält ein 1,4-Naphtochinon-Gerüst:

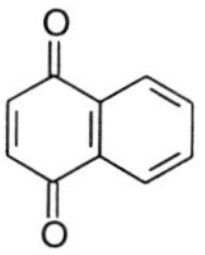

1,4-Naphthochinon

F08

→ **Frage 2.78:** Lösung C

Zu **(C)**: Abgebildet ist α-Tocopherol; die Chiralitätszentren sind gekennzeichnet (*):

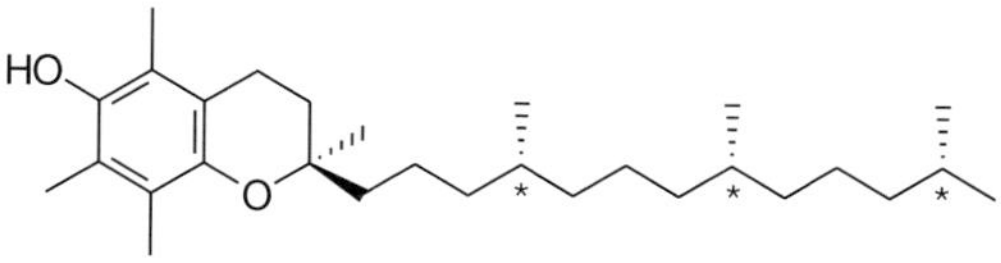

Zu **(A)**: Essigsäure ist eine stärkere Säure als α-Tocopherol.
Zu **(B)**: Isopren (2-Methyl-1,3-butadien) hat folgende Strukturformel:

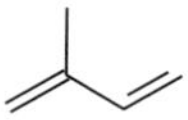

Zu **(D)**: Naphthalin hat folgende Strukturformel:

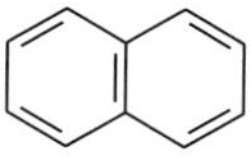

Zu **(E)**: Lactone sind intramolekulare Ester, z. B. von γ- und δ-Hydroxycarbonsäuren, z. B. bei der Entstehung von γ-Butyrolacton aus γ-Hydroxybuttersäure:

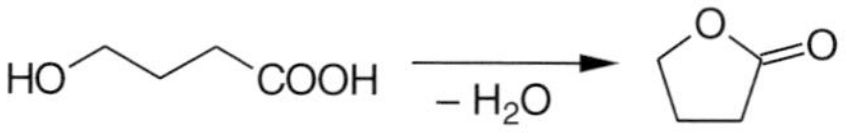

F08

→ **Frage 2.79:** Lösung D

Zu **(A)** bis **(E)**: Dargestellt ist Levodopa (auch L-Dopa oder L-3,4-**D**ihydr**o**xy**p**henyl**a**lanin genannt), ein Therapeutikum des Morbus Parkinson. Die Verbindung ist optisch aktiv, das Chiralitätszentrum weist eine L-Konfiguration auf und die OH-Gruppen am Phenylrest stehen in ortho-Stellung. Ein Pyridin-Ring ist nicht vorhanden, er hat folgende Struktur:

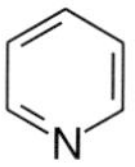

H08

→ **Frage 2.80:** Lösung E

Zu **(E)**: Nicotinamid-Adenin-Dinucleotid (NAD^+) hat die Strukturformel:

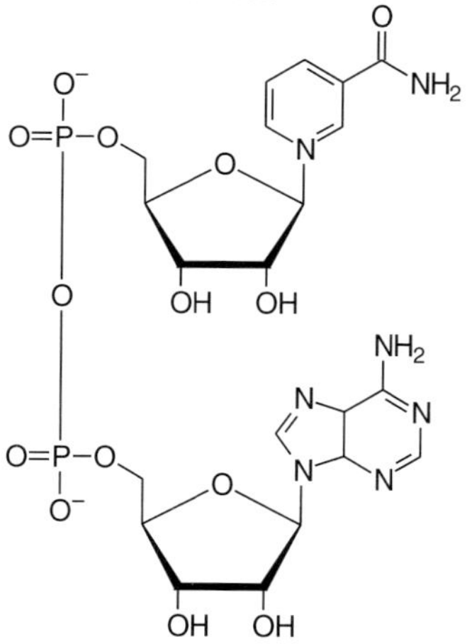

NAD^+ kann durch Aufnahme von zwei Elektronen und einem Proton zu **NADH** (die in der Frage gezeigte Verbindung) reduziert werden.

H08

→ **Frage 2.81:** Lösung A

Zu **(A)**–**(E)**: Eine Carboxylatgruppe ($R–COO^-$) ist eine deprotonierte Carboxylgruppe, bei der die negative Ladung gleichmäßig über die beiden Sauerstoffatome verteilt ist (Mesomerie). Die Carboxylatgruppe hat folgende Struktur:

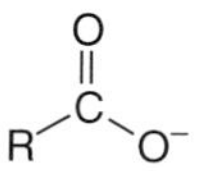

H08

→ **Frage 2.82:** Lösung A

Zu **(A)**: Bei dem gesuchten Strukturelement, das (formal) im Penicillin gespalten und mit dem Protein neu gebildet wurde, handelt es sich um Carbonsäureamid. Carbonsäureamide (die aufgrund ihrer Mesomeriemöglichkeit neutral reagieren) sind Derivate der Carbonsäuren und leiten sich formal durch den Ersatz der OH-Gruppe der Carboxylgruppe (–COOH) durch NH_2 ab. Carbonsäureamide haben daher folgende allgemeine Struktur:

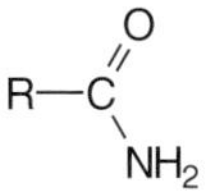

Zu **(B)**: Carbonsäureester haben die funktionelle Gruppe –COOR.
Zu **(C)**: Ether hat die allgemeine Formel R–O–R.
Zu **(D)**: Halbacetal ist das Reaktionsprodukt von Aldehyd und Alkohol.
Zu **(E)**: Die funktionelle Gruppe von Nitril besteht aus Kohlenstoff und dreifach gebundenem Stickstoff.
Siehe auch Lerntext II.16.

H08

→ **Frage 2.83:** Lösung C

Zu **(A)–(E)**: In **Carbonsäureamiden** befindet sich **in Nachbarschaft zum Stickstoff ein an Kohlenstoff doppelt gebundenes Sauerstoff-Atom** (Aussage (C) ist richtig).

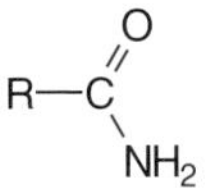

N-Acteylneuraminsäure (NANA), auch Sialinsäure genannt, bindet Calcium an Makromoleküle und Zellen. NANA ist typischer Bestandteil von Aminozuckern.

H08

→ **Frage 2.84:** Lösung C

Zu **(C)**: Treten **Doppel- und Einfachbindungen alternierend im Molekül** auf, **bezeichnet man** dies **als konjugierte C–C-Doppelbindungen**. Von den aufgeführten ungesättigten Kohlenwasserstoffen enthält lediglich Retinal konjugierte C–C-Doppelbindungen.

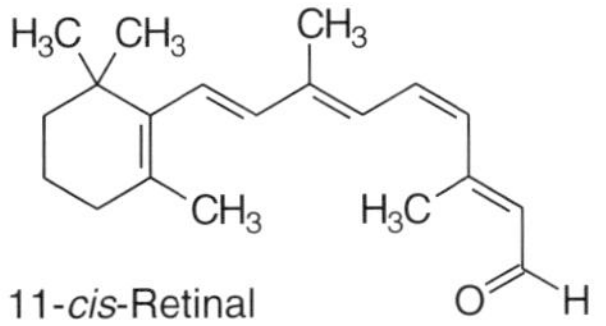

11-*cis*-Retinal

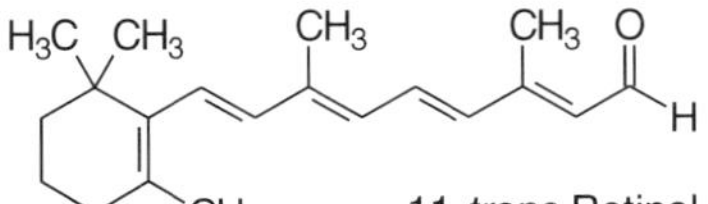

11-*trans*-Retinal

Zu **(A)**: Arachidonsäure hat die Strukturformel:

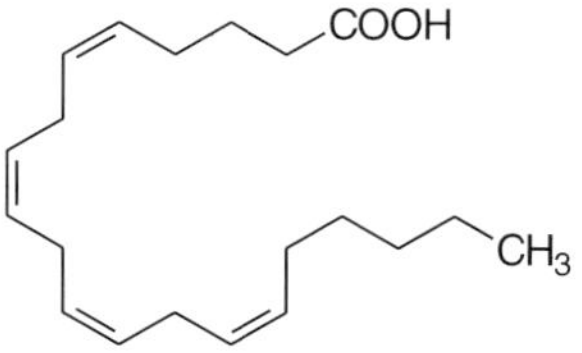

Zu **(B)**: Prostacyclin hat die Strukturformel:

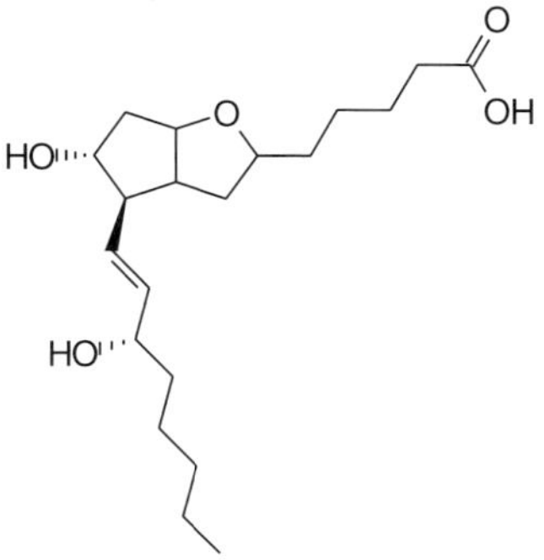

Zu **(D)**: Squalen hat die Strukturformel:

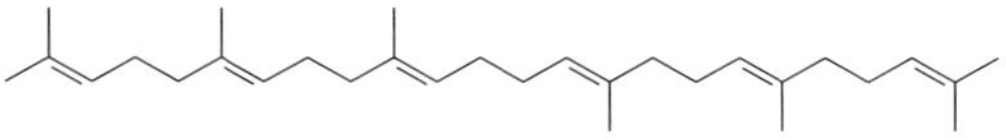

Zu **(E)**: Die Strukturformel von Thromboxan A_2 lautet:

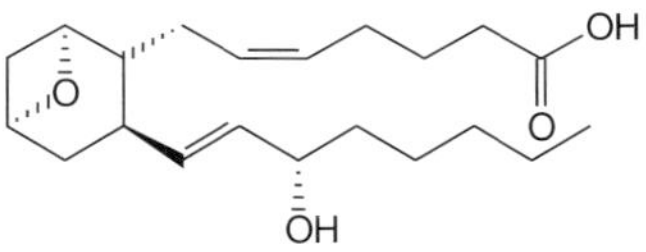

2.4 Carbo- und Heterocyclen

2.4.1 Cycloalkane, Aromaten

II.17 Cycloalkane, Heterocyclen und Aromaten

Kohlenwasserstoffe mit einer ringförmigen Kohlenwasserstoffkette werden als **Cycloalkane** bezeichnet. Sie weisen zwei H-Atome weniger als ihre offenkettigen Entsprechungen auf.
Beispiele sind Cyclopentan (C_5H_{10}) und Cyclohexan (C_6H_{12}).
In Cycloalkanen liegen **sp^3-hybridisierte** C-Atome vor; bis auf Cyclopropan sind die Verbindungen **nicht planar** (eben).

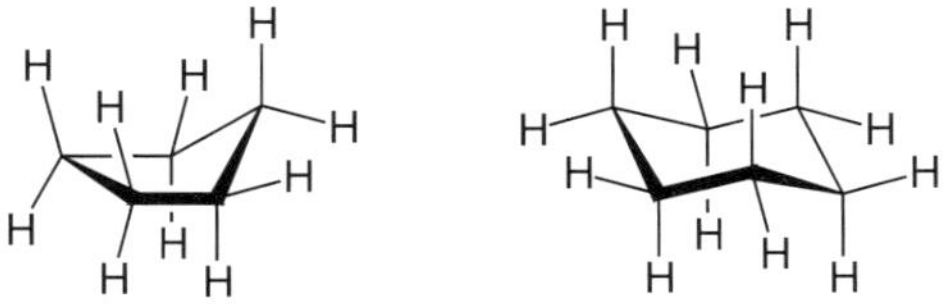

Cyclopentan Cyclohexan

Name	Summenformel	Strukturformel
Pyrrol	C_4H_5N	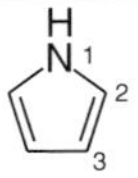
Imidazol	$C_3H_4N_2$	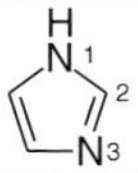
Pyridin	C_5H_5N	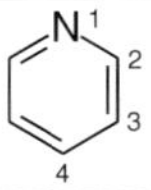
Pyrimidin	$C_4H_4N_2$	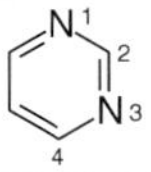
Purin	$C_5H_4N_4$	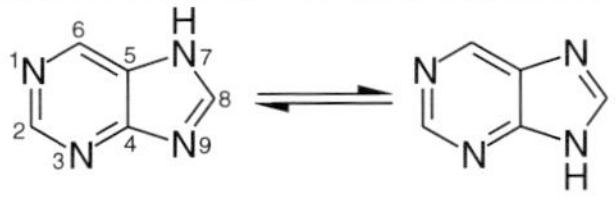 *7H*-Purin *9H*-Purin
Thiazol	C_3H_3NS	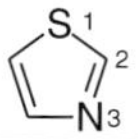
Furan	C_4H_4O	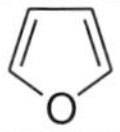

Aromaten sind ringförmig gebaute, konjugierte π-Systeme. Dabei liegen **sp^2-hybridisierte** C-Atome mit σ-Bindungen zwischen den C-C- und den C-H-Bindungen. Die p-Orbitale bilden ein delokalisiertes π-System mit einer ringförmigen Elektronenwolke ober- und unterhalb des aromatischen Ringsystems; sie sind daher **planar**.
Beispiele sind Benzol (C_6H_6) oder Phenol (C_6H_5OH).

Benzol

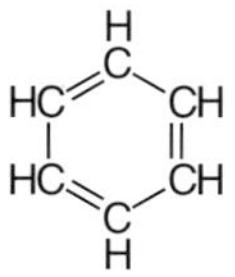

oder verkürzt

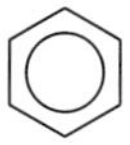

Phenol

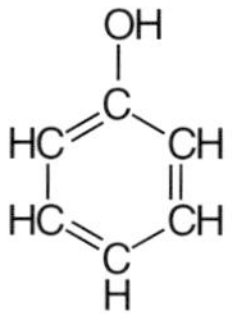

oder verkürzt

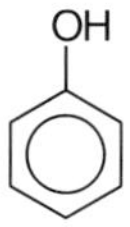

Heterocyclen haben in ihrem Ringsystem ein oder mehrere „Nichtkohlenstoffatome".

H86 ■■

→ **Frage 2.85:** Lösung A

Zu (**A**) und (**B**): Cyclohexan (C_6H_{12}) entsteht bei der Hydrierung von Cyclohexen:

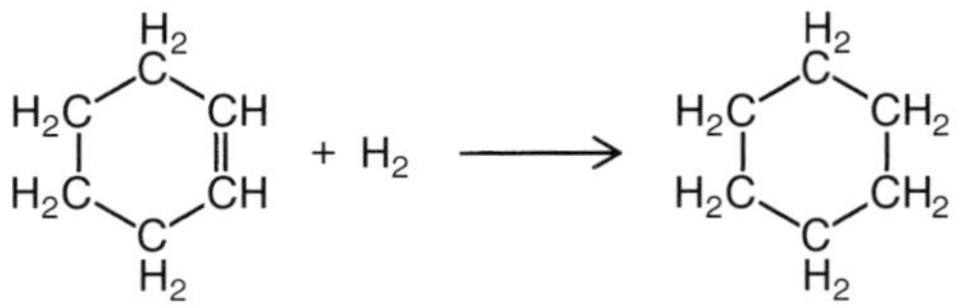

Zu (**C**): Würden bei den Cycloalkanringen (z. B. Cyclohexan) die C-Atome in einer Ebene liegen, müssten die H-Atome ekliptisch zueinander angeordnet sein, es würde sich eine beträchtliche Torsionsspannung (sogenannte Pitzer-Spannung) entwickeln. Bei ebenem Aufbau, bei dem jedes C-Atom mit 4 anderen Atomen verbunden ist, käme es zudem zu einer Deformation des Tetraederwinkels von 109 Grad. Die Kohlenstoffatome würden dann einen Winkel von 120 Grad einschließen, der Ring stünde unter starker Spannung (sogenannte Baeyer-Spannung). Die Sesselform ist daher auch die stabilste Konformation des Cyclohexans, hier treten dann weder Pitzer- noch Baeyer-Spannung auf.
Zu (**D**): Als unpolares Molekül löst sich Cyclohexan nur äußerst schlecht in Wasser.

■

→ **Frage 2.86:** Lösung D

Benzol hat die Strukturformel:

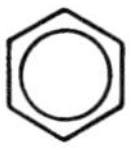

Zu (**A**): Benzol besitzt drei cyclische, konjugierte Doppelbindungen. Es kommt zur Ausbildung der

σ-Bindungsebene (sp^2-hybridisierte C-Atome) und zu π-Orbitalen. Alle C- und H-Atome liegen somit in der σ-Bindungsebene.
Zu **(B)**: Mesomerie (oder Resonanz) besagt, dass man die Elektronenverteilung nicht allein mit einer Struktur beschreiben kann. Für das Benzol ergeben sich u. a. folgende Möglichkeiten der Elektronenzuordnung:

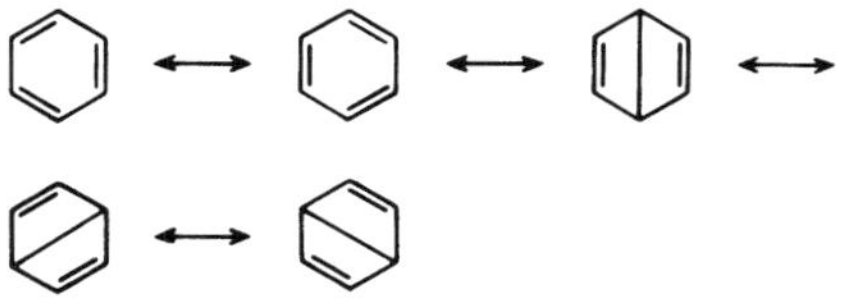

Man nimmt nun an, dass die „wahre" Elektronenstruktur zwischen all diesen Möglichkeiten liegt und symbolisiert dies durch einen Kreis.
Zu **(C)**: Im Benzolmolekül sind die Abstände zwischen den aufeinanderfolgenden C-Atomen gleich.
Zu **(D)**: Bei cyclischen, keine Doppelbindung enthaltenden Verbindungen (man bezeichnet Verbindungen ohne Doppelbindungen als gesättigt), ist die freie Drehbarkeit noch eingeschränkt möglich (z. B. beim Cyclohexan). Es können hier mehrere Molekülkonformationen unterschieden werden, von denen die stabilsten die Sessel- bzw. Wannenkonformation sind. Beim Benzol ist dies nicht der Fall, da Benzol drei konjugierte Doppelbindungen enthält.
Zu **(E)**: Hexatrien ist im Gegensatz zu Benzol ein offenkettiges Molekül. Cyclische Systeme zeigen eine ausgeprägtere Resonanz als offenkettige, daher erniedrigt sich ihr Energiegehalt. Aromatische Systeme sind aus diesem Grund weniger reaktiv.

II.18 Phenole

Die Gruppe der Phenole besitzt die folgende Grundstruktur:

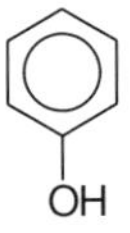

Phenole können auch mehrere OH-Gruppen aufweisen, entsprechend werden sie als ein-, zwei- oder mehrwertig bezeichnet. Das mesomere π-Elektronensystem des Rings übt eine elektrophile Kraft aus; das bei der H-Dissoziation entstehende Phenolation wird dadurch stabilisiert. Phenole geben daher leichter als aliphatische Alkohole Protonen ab. Die unsubstituierten Phenole stellen schwache Säuren dar und sind im Vergleich zu Benzol reaktiver.

Klinischer Bezug
Ubichinone sind als Coenzym Q als Elektronenüberträger in der Atmungskette der Mitochondrien beteiligt.
Vitamin E ist ebenfalls ein Phenol (α-Tocopherol); es dient u. a. als Radikalfänger für Peroxy-Radikale.

H00
→ **Frage 2.87:** Lösung C

Zu **(A)**–**(C)**: Abbildung (1) zeigt Phenol (C_6H_5OH); Verbindung (2) Hydroxy-Cyclohexan ($C_6H_{11}OH$); wegen der unterschiedlichen Summenformeln kann es sich nicht um Isomere handeln. Aufgrund der drei cyclischen, konjugierten Doppelbindungen ist (1) azider als (2). Die alkoholische Hydroxy-Gruppe beider Verbindungen lässt sich mit Säuren verestern.
Zu **(D)**: Lediglich Verbindung (2) als sekundärer Alkohol kann zu einem Keton oxidiert werden. o- und p-Diphenole sind zu Chinonen oxidierbar.
Zu **(E)**: Bei Verbindung (1) kommt es wegen der drei cyclischen, konjugierten Doppelbindungen zur Ausbildung der σ-Bindungsebene (sp^2-hybridisierte C-Atome) und zu π-Orbitalen. Alle C- und H-Atome liegen somit in der σ-Bindungsebene; der Sechsring ist eben aufgebaut. Bei Verbindung (2) käme es, lägen alle C- und H-Atome in einer Ebene, zu beträchtlichen Torsions- und Ringspannungen. Hier stellt deshalb die Sesselform die stabilste Konformation dar.

H08
→ **Frage 2.88:** Lösung C

Zu **(C)**: Phenole besitzen folgende Grundstruktur:

Phenole können auch mehrere OH-Gruppen aufweisen, entsprechend werden sie als ein-, zwei- oder mehrwertig bezeichnet. 1,2-Dihydroxybenzol ist ein Phenol und hat folgende Struktur:

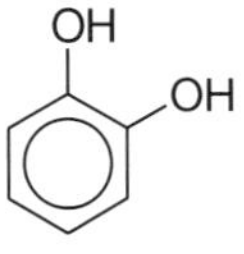

Zu **(A)**: Benzoesäure ist kein Phenol und hat die Struktur:

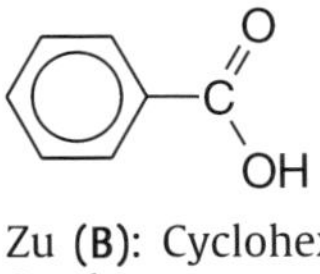

Zu **(B)**: Cyclohexanol ist kein Phenol und hat die Struktur:

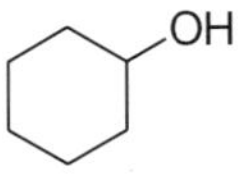

Zu **(D)**: Bei Phenolen übt das mesomere π-Elektronensystem des Rings eine elektrophile Kraft aus. Das bei der H-Dissoziation entstehende Phenolation wird dadurch stabilisiert. Phenole geben daher leichter als aliphatische Alkohole Protonen ab. **Die**

unsubstituierten Phenole sind schwächere Säuren als Carbonsäuren.
Zu **(E)**: Zweiwertige **Phenole** können **zu Chinonen oxidiert** werden:

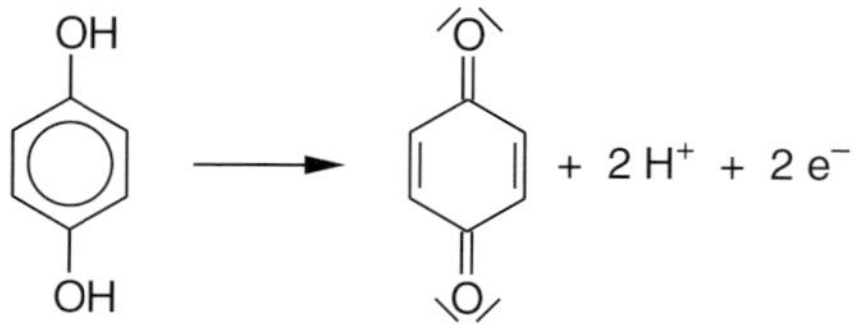

Hydrochinon (1,4-Dihydroxybenzol) Chinon

H94

→ **Frage 2.89:** Lösung C

Zu **(A)** und **(B)**: Dargestellt sind die beiden zweiwertigen, d. h. zwei OH-Gruppen aufweisenden Phenole Hydrochinon (1,4-Dihydroxybenzol, Verbindung 1) und Resorcin (1,3-Dihydroxybenzol, Verbindung 2). Die 1,4-Position wird dabei als para-, die 1,3-Position als meta-Stellung bezeichnet.
Zu **(C)**: Hydrochinon kann zu Chinon (1,4-Benzochinon) oxidiert werden:

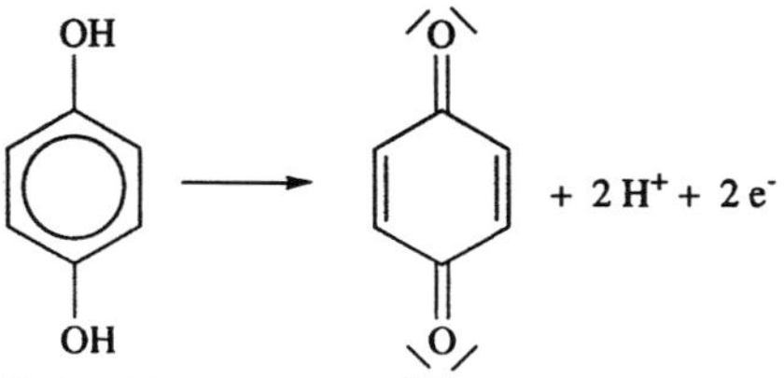

Hydrochinon **Chinon**

Oxidation von Resorcin müsste zu einem m-chinoiden System führen, dessen Existenz aber auf Grund der Bindungsverhältnisse nicht möglich ist.
Zu **(D)** und **(E)**: Die Substitution eines oder mehrerer Wasserstoffatome am aromatischen Ring durch Hydroxy-Gruppen führten dort zu Stellen erhöhter Negativität. Diese Stellen sind dann bevorzugte Angriffspunkte von Kationen, eine elektrophile Substitution erfolgt im Vergleich zum Benzol leichter. Die Elektronen anziehende Wirkung des mesomeren π-Elektronensystems im Ring verleiht der Hydroxy-Gruppe aziden Charakter. Phenole sind dennoch schwächere Säuren als Carbonsäuren.

F99 ■

→ **Frage 2.90:** Lösung C

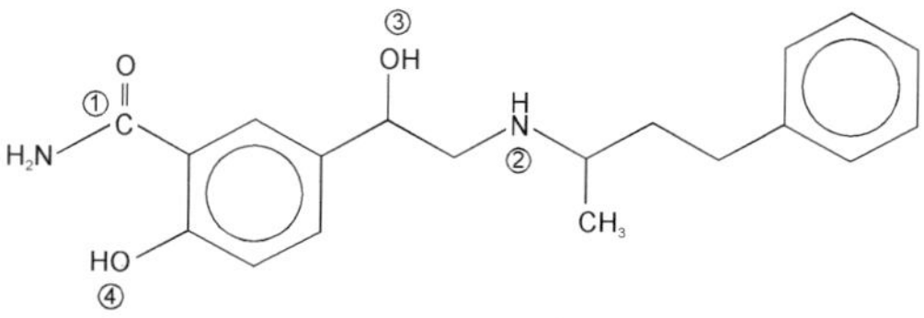

(1) Carbonsäureamid
(2) sekundäres Amin
(3) sekundärer Alkohol
(4) phenolische Hydroxylgruppe

2.4.2 Heterocyclen

H04

→ **Frage 2.91:** Lösung B

Zu **(A)–(E)**: Die Porphyrinogene haben folgende Grundstruktur:

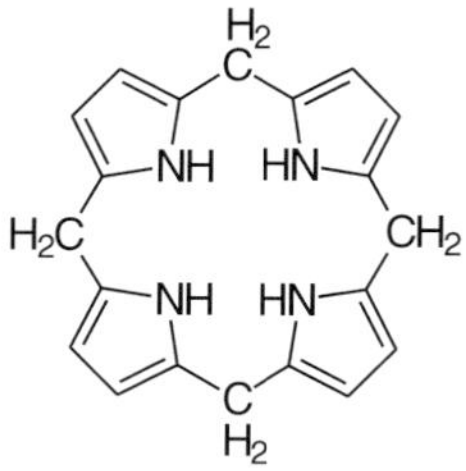

Die vier heterozyklischen Ringelemente sind Pyrrol:

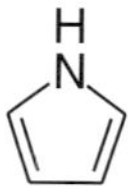

F00

→ **Frage 2.92:** Lösung E

Zu **(A)–(E)**: Abgebildet ist das Vitamin B_6 in der Pyridoxal-Form; Reduzierung an der Aldehydgruppe führt zur zweiten Form des Vitamins B_6, dem Pyridoxol (= Pyridoxin). Vitamin B_6 existiert daneben noch in der Form des Pyridoxamin:

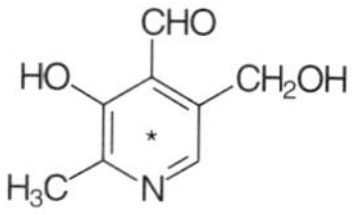

Pyridoxal

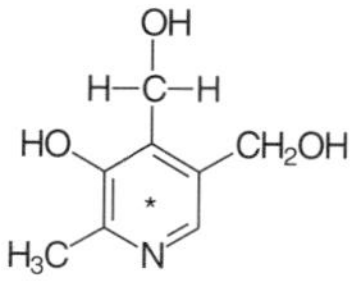

Pyridoxin

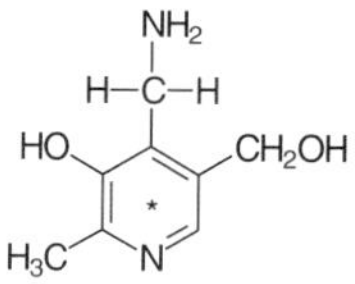

Pyridoxamin

* Pyridinring

Vitamin B_6 kann in einer ATP-abhängigen Phosphorylierungsreaktion in ein Coenzym überführt werden. Am Stickstoff-Atom kann Pyridoxal auch protoniert werden. Lipidlöslich sind lediglich die Vitamine E, D, K, A („EDEKA").

H96

→ **Frage 2.93:** Lösung E

Zu **(A)**: Harnsäure als Aromat enthält ein Purinringsystem:

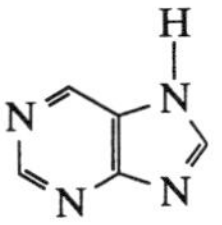

Zu **(B)**: Auf Grund der an Doppelbindungen beteiligten sp^2-hybridisierten C-Atome ist das Purinringsystem eben gebaut.
Zu **(C)**: Die Formel zeigt 3 Keto-Gruppierungen. Intramolekulare Amide nennt man Lactame. Bei der Reaktion einer γ- oder δ-Carboxylgruppe mit einer nukleophilen Gruppe entstehen dann unter Wasserabspaltung spannungsfreie Ringsysteme, z. B.:

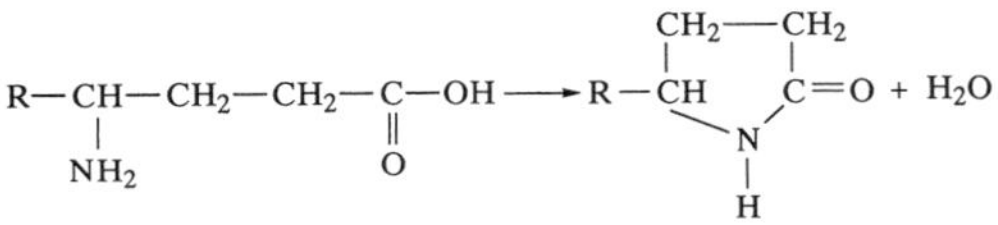

Zu **(D)** und **(E)**: Harnsäure ist beim Menschen das Endprodukt des Abbaus der Purinbasen Adenin und Guanin und wird als solches auch physiologischerweise ausgeschieden.

F95

→ **Frage 2.94:** Lösung D

Zu **(A)–(C)**: Abgebildet ist Ascorbinsäure, das Vitamin C. Ascorbinsäure ist ein starkes Reduktionsmittel und wird als solches leicht zu Dehydroascorbinsäure ($C_6H_6O_6$) oxidiert:

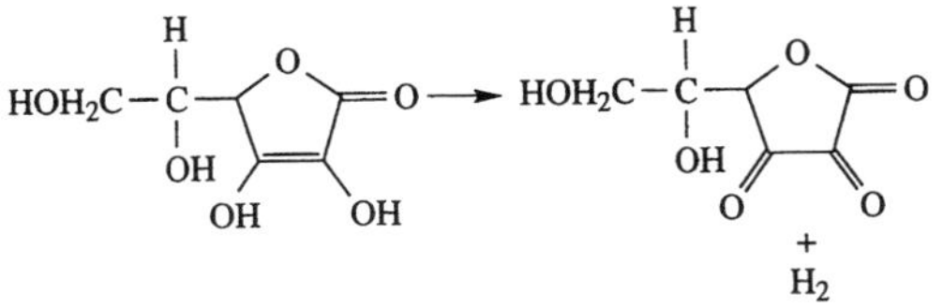

Wegen der vielen polaren Gruppen ist Vitamin C wasserlöslich.
Zu **(D)** und **(E)**: Eine Mangelversorgung mit Vitamin C führt auch zu Störungen des Kollagenmetabolismus (pathologischer Knochenaufbau, subperiostale Blutungen, rissige Haut etc.). Am mitochondrialen Elektronentransport ist es hingegen nicht beteiligt.

F87

→ **Frage 2.95:** Lösung C

Grundgerüst der Cephalosporine ist 7-Amino-Cephalosporansäure.
Zu **(A)**: Estergruppierungen entstehen unter Abspaltung von Wasser aus Säuren und Alkoholen und sind durch die Sequenz

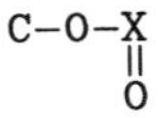 gekennzeichnet. (X = C, N, P, S u. a.)

Zu **(B)**: Kennzeichen der Amidbildung ist die Sequenz

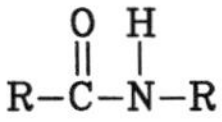

Zu **(C)**: Einen Thiazolring mit der Struktur 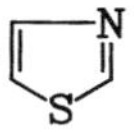 weist das Cephalosporin C nicht auf.
Zu **(D)**: Eine Carboxyl-Gruppe hat folgende Struktur:

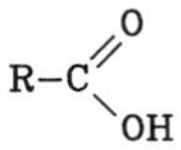

Zu **(E)**: Primäre Aminogruppen als Derivate des Ammoniaks weisen lediglich einen Substituenten auf: $R{-}NH_2$.

F86

→ **Frage 2.96:** Lösung B

Zu **(A)**: Serotonin (5-Hydroxytryptamin) entsteht im Organismus aus Tryptophan, das durch eine spezifische Hydroxylase zu 5-Hydroxy-L-Tryptophan hydroxyliert wird. Der Hydroxylierung folgt die Decarboxylierung durch die DOPA-Decarboxylase zu 5-Hydroxytryptamin (Serotonin).

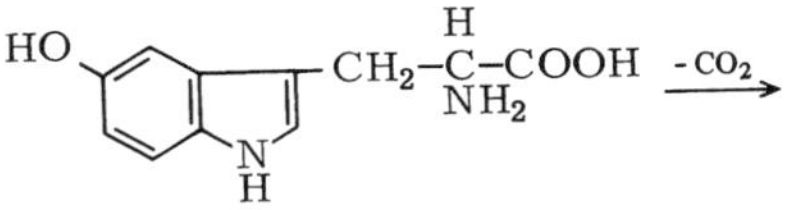

5-Hydroxy-L-tryptophan

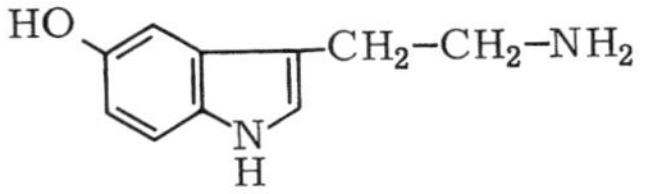

Serotonin (5-Hydoxytryptamin)

Zu **(B)**: Nur bei der Vorstufe des Serotonins, dem 5-Hydroxytryptophan, kann eine D- und eine L-Form unterschieden werden.
Zu **(C)**: Serotoninerge Synapsen finden sich besonders im Schlaf- und Sexualzentrum der Formatio reticularis.
Zu **(D)**: Indol:

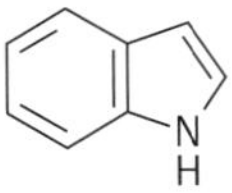

Zu **(E)**: Der Abbau des Serotonin erfolgt über eine Monoaminoxidase zu 5-Hydroxyindolacetat, das über den Urin ausgeschieden wird.

F85

→ **Frage 2.97:** Lösung E

Zu **(A)–(E)**: Die abgebildete Verbindung ist Thiaminpyrophosphat. Sie ist Coenzym und aktives Zentrum der α-Ketosäure-Decarboxylasen, der α-Keto-

Oxydasen, der Transketolasen und der Phosphoketolasen.
Der sechsgliedrige Heterozyklus ist ein substituiertes Pyrimidin.

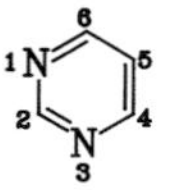

Pyrimidin

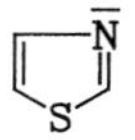

Thiazol

Der Stickstoff am Thiazolring des Thiaminpyrophosphats hat eine Doppelbindung mit einem C-Atom sowie je eine Einfachbindung mit zwei weiteren C-Atomen ausgebildet. Das freie Elektronenpaar am Stickstoff ist „verbraucht“, es ist damit ein quartäres Stickstoffatom.
Die Verbindung enthält eine Phosphorsäureanhydridbindung. Phosphorsäureanhydridbindungen entstehen, wenn zwei Moleküle Phosphorsäure unter H_2O-Abspaltung miteinander reagieren.

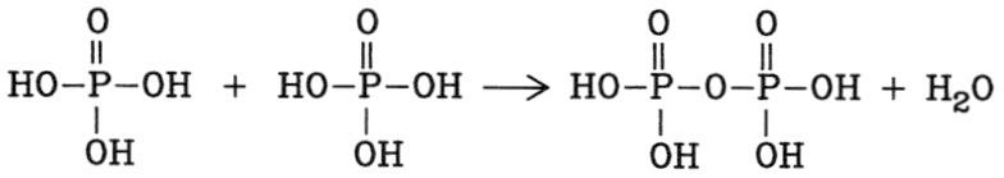

Thiamin (= Vitamin B_1) und Phosphorsäure bilden zusätzlich noch eine Esterbindung aus:

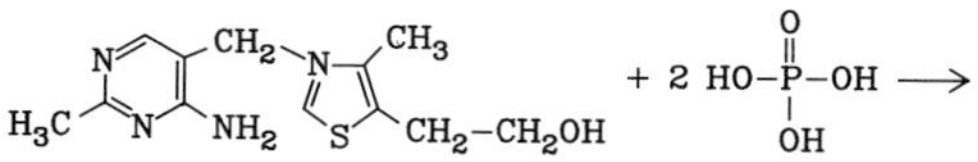

Thiamin **Phosphorsäure**

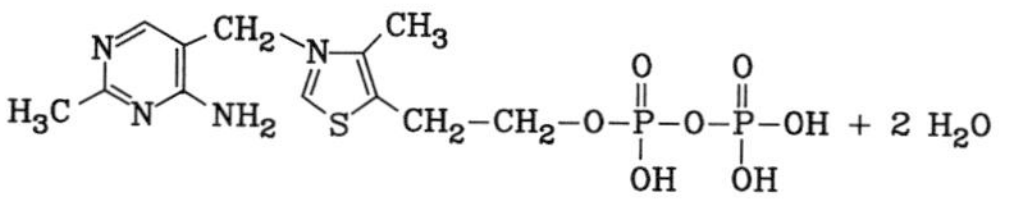

Thiaminpyrophosphat **Wasser**

Thiaminpyrophosphat ist Coenzym der α-Ketosäure-Decarboxylasen, α-Keto-Oxydasen, Transketolasen und Phosphoketolasen. Das H-Atom am C-Atom 2 des Thiazolringes besitzt auf Grund der hohen Elektronegativität der benachbarten Heteroatome aziden Charakter; dissoziiert es ab, entsteht ein Carbanion. Reagiert das Carbanion dann mit einer Ketocarbonsäure, wird diese decarboxyliert und es entsteht ein „aktivierter Aldehyd“.

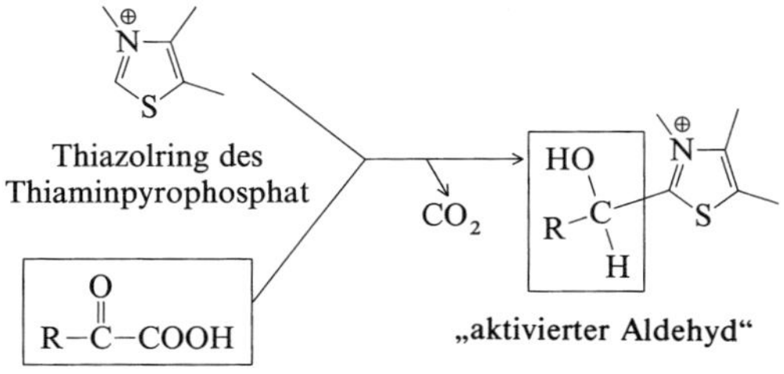

(α-Ketosäure)

Diese Reaktion verläuft auch unter anaeroben Bedingungen. TPP-katalysierte Reaktionen finden sich u. a. im Pentosephosphatzyklus, bei der Oxidation von Pyruvat und im Citratzyklus (Details siehe in den Lehrbüchern der Biochemie).

H86

→ **Frage 2.98:** Lösung C

Zu (**1**): Imidazol 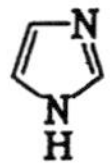

Zu (**2**): Thiazol 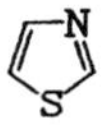

Zu (**3**): Pyrimidin 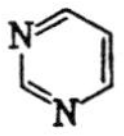

Zu (**4**): Pyridin 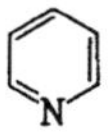

Zu (**5**): Purin 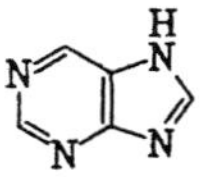

H03

→ **Frage 2.99:** Lösung B

Zu (**A**)–(**E**): Histidin hat den folgenden Aufbau:

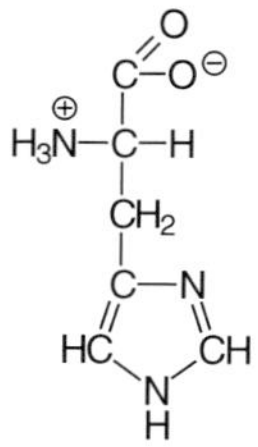

Der Imidazol-Ring ist das gemeinsame Merkmal beider Verbindungen:

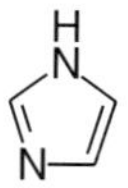

Imidazol

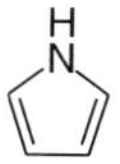

Pyrrol

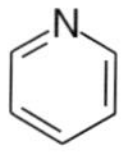

Pyridin

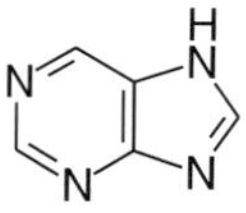

Purin

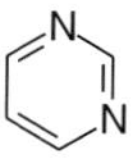

Pyrimidin

F03

→ **Frage 2.100:** Lösung C

Zu **(A)**: Hydroxycarbonsäuren sind in der Lage, innere Ester auszubilden. Lactone sind innere, cyclische Ester der γ- und δ-Hydroxycarbonsäuren:

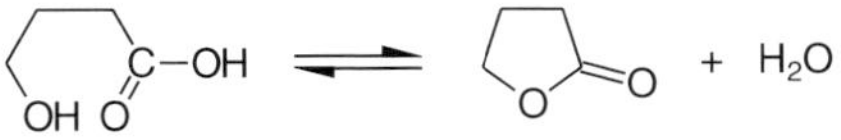

Zu **(B)** und **(D)**:

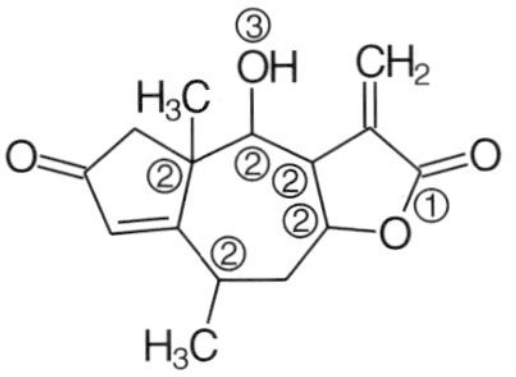

(1) Lactonformation
(2) Chiralitätszentrum
(3) sekundäre Alkoholgruppe

Zu **(C)**: Helenalin ist zwar tricyclisch, aber kein Diketon. Ketone haben folgende Struktur (für $R_1, R_2 \neq H$):

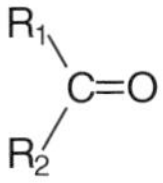

Zu **(E)**: Beide C=O-Gruppen stehen in der Tat „in Konjugation" mit je einer C=C-Doppelbindung, d. h. Doppel- und Einfachbindungen wechseln sich ab.

F03

→ **Frage 2.101:** Lösung A

Zu **(A)–(E)**: Entacapon besitzt das Strukturmerkmal eines Carbonsäureamids:

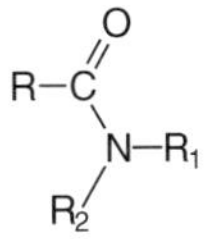

2.5 Stereochemie

2.5.1 Konfiguration

II.19 Konstitution, Konformation, Konfiguration

Die **Konstitution** gibt die Art und Reihenfolge der in einem Molekül vorhandenen Atome und Bindungen an. Die Ausrichtung der Atome im Raum wird dabei nicht berücksichtigt.
Die **Konformation** gibt die genaue sterische Anordnung aller Atome wieder, einschließlich der unterschiedlichen Drehmöglichkeiten um Einfachbindungen. Graphische Darstellungsmöglichkeiten von Konformationsisomeren sind die „Sägebockformel" und die Newman-Projektion (s. Lerntext II.24).
Die **Konfiguration** beschreibt die räumliche Anordnung aller Atome innerhalb eines Moleküls um ein einzelnes Zentrum (z. B. asymmetrisch substituiertes Kohlenstoffatom, eine Doppelbindung oder ein Ringsystem). Mögliche Drehungen der Atome um Einfachbindungen werden nicht berücksichtigt.

trans-Isomer (Substituenten stehen sich gegenüber) — cis-Isomer (Substituenten stehen auf der gleichen Seite der Doppelbindung)

Isomere des 1,2-Dichlorethans

Konfigurationsisomere sind z. B. cis-trans-Isomere, Enantiomere und Diastereomere (s. Lerntext II.22).

H03

→ **Frage 2.102:** Lösung C

Zu **(A)**: Konstitutionsisomerie tritt bei Molekülen mit gleicher Summenformel, aber unterschiedlicher Konstitution auf. Konstitutionsisomere können nur durch Lösen und Neu-Knüpfen von Bindungen ineinander überführt werden. 2-Butanol hat die Summenformel $C_4H_{10}O$, Ethylmethylether die Summenformel C_3H_8O. Die genannten Verbindungen sind daher **keine** Konstitutionsisomere.
Zu **(B)**: Ether (Verbindung (2)) als relativ reaktionsträge Substanzen haben eine höhere **Basizität** als Alkohole (Verbindung (1)).
Zu **(C)**: Ether können keine Wasserstoffbrücken ausbilden, entsprechend ist ihr Siedepunkt niedriger als der von Alkoholen.
Zu **(D)**: Die Oxidation der primären Alkohole liefert Aldehyde, die Oxidation der sekundären Alkohole hingegen Ketone. 2-Butanol ist ein sekundärer Alkohol und kann nur zu einem Keton oxidiert werden. Ether können nicht oxidiert werden.
Zu **(E)**: Ethylmethylether kann durch Hydrierung nicht in 2-Butanol umgewandelt werden.

H96 ■■

→ **Frage 2.103:** Lösung E

Zu **(A)**: Ether haben die charakteristische Struktur $R_1–O–R_2$. Verbindung (2) ist ein solcher.
Zu **(B)**: Die Verbindungen sind Konstitutionsisomere. Sie haben beide die Summenformel C_7H_7OH.
Zu **(C)** und **(D)**: Phenole entstehen durch Substitution eines Wasserstoffatoms an einem aromatischen Ring durch eine Hydroxygruppe. Phenole sind schwache Säuren. Verbindung (1) ist ein Phenol; entsprechend ist mit NaOH eine Salzbildung möglich.
Zu **(E)**: Nur die an einer C=C-Doppelbindung beteiligten C-Atome sind sp^2-hybridisiert. Die C-Atome der Einfachbindungen sind sp^3-hybridisiert.

II.20 Aldehyde, Ketone, Acetale, Ketale

Aldehyde haben die Struktureinheit

$$\mathrm{\overset{H}{\underset{R^1}{>}}C{=}O}$$

Sie werden durch Anhängen der Endung „al“ an den Namen des Grundkohlenwasserstoffs gekennzeichnet.

Ketone haben die Struktureinheit

$$\mathrm{\overset{R_1}{\underset{R_2}{>}}C{=}O}$$

Sie werden durch Anhängen der Endung „on“ an den Namen des Grundkohlenwasserstoffs gekennzeichnet. Aldehyde und Ketone können H_2O addieren. Es entstehen **Hydrate**.

$$\mathrm{\overset{H}{\underset{R^1}{>}}C{=}O \;+\; \overset{H\;\;H}{\diagdown O \diagup} \;\rightleftharpoons\; H{-}\overset{\overset{H}{|}}{\overset{O}{|}}{\underset{\underset{R^1}{|}}{C}}{-}OH}$$

Aldehyd + Wasser ⇌ Hydrat

Entsprechend können Aldehyde und Ketone mit Alkohol reagieren.

$$\mathrm{\overset{H}{\underset{R^1}{>}}C{=}O \;+\; \overset{H\;\;R_2}{\diagdown O \diagup} \;\rightleftharpoons\; H{-}\overset{OR_2}{\underset{R_1}{C}}{-}OH}$$

Aldehyd + Alkohol ⇌ Halbacetal

Das entstandene Reaktionsprodukt bezeichnet man als **Halbacetal** (Halbketal). Reagiert nun dieses Halbacetal (Halbketal) mit einem weiteren Molekül Alkohol, so entsteht unter H_2O-Austritt ein **Vollacetal** (Vollketal).

$$\mathrm{H{-}\overset{OR_2}{\underset{R_1}{C}}{-}OH \;+\; \overset{H\;\;R_3}{\diagdown O \diagup} \;\underset{H^+}{\overset{H^+}{\rightleftharpoons}}\; H{-}\overset{OR_2}{\underset{R_1}{C}}{-}OR_3 \;+\; \overset{H\;\;H}{\diagdown O \diagup}}$$

Halbacetal + Alkohol ⇌ Vollacetal + Wasser

H00 F97 H82 ■

→ **Frage 2.104:** Lösung D

Zu (**A**): Zu (**A**): Siehe auch Lerntext II.20.

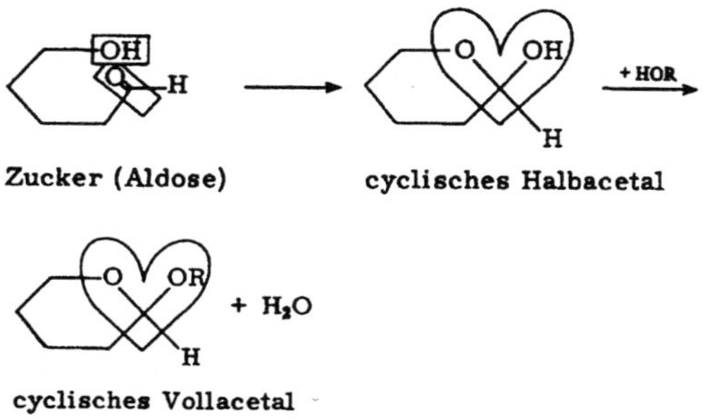

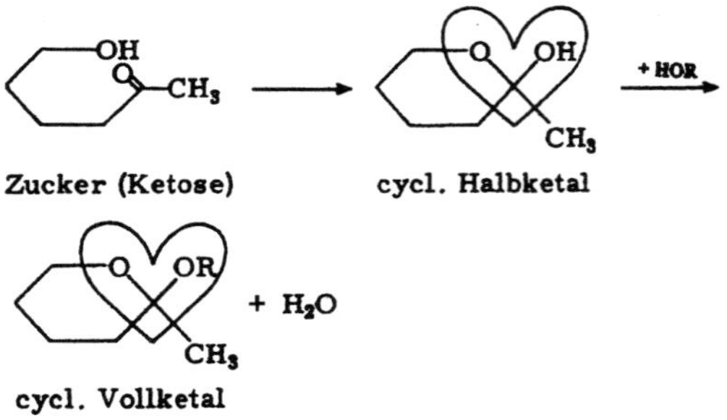

Zu (**B**): Chiralitätszentren sind asymmetrisch substituierte C-Atome, d. h. C-Atome mit vier unterschiedlichen Substituenten. Dies liegt bei allen Verbindungen vor.

Zu (**C**): (2) ist die Fischer-Projektion der L-Milchsäure. Zur Fischer-Projektion kommt man über die Keilformeln. Nach Fischer symbolisieren die senkrechten Striche die nach hinten gerichteten Bindungen, die waagerechten die vor der Papierebene gelegenen.

Zu (**D**): Formel (1) kennzeichnet die Konstitution des Alanins! Konstitution des Glycins:

$$\mathrm{H_2N{-}\overset{COOH}{\underset{H}{C}}{-}H}$$

Zu (**E**): Die Konstitution eines Moleküls wird durch die Strukturformel beschrieben. Man kann also die Reihenfolge und die Art der Atome erkennen, erhält aber keine Angabe über deren Stellung im Raum. Konfigurationen eines Moleküls werden durch Keilformel und Fischer-Projektion beschrieben. Sie geben Auskunft über die räumliche Stellung

a) der Substituenten an einer Doppelbindung (cis-trans),
b) vier verschiedener Substituenten an einem C-Atom (Chiralität) oder
c) der Substituenten an einem Ringsystem.

Konformationen eines Moleküls sind z. B. Zick-Zack-Ketten, Sessel- oder Wannenform. Verschiedene Konformationsisomere eines Moleküls unterscheiden sich in ihrem Energiegehalt, können aber aufgrund der bei Einfachbindungen vorliegenden freien Drehbarkeit der Atome um die Bindungsachse ineinander überführt werden. Natürlich kann man aus der Darstellung der Sesselkonformation der Verbindung auch erkennen, welche Atome ober- oder unterhalb der „Sitzfläche“ liegen, also Aussagen bezüglich der Konfiguration machen. Die Strukturformel der Verbindung (1) erlaubt aber nur Aussagen über die Konstitution des Moleküls.

Merke: *Zucker weisen gleichzeitig eine Hydroxy-Gruppe (OH-Gruppe) und eine Aldehyd- oder Ketogruppe auf. Durch intramolekulare Reaktionen dieser Gruppen können die cyclischen Halbacetale bzw. -ketale und, in einem weiteren Schritt, zyklische Vollacetale bzw. -ketale entstehen.*

H04

→ **Frage 2.105:** Lösung D

Zu **(A)–(E)**: Aldehyde bzw. Ketone reagieren mit Alkoholen nach folgendem Schema:

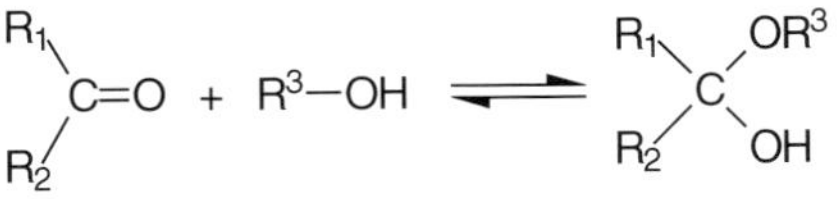

Es entstehen Halbacetale bzw. Halbketale. Nur Verbindung (D) ist ein Halbacetal.

F06

→ **Frage 2.106:** Lösung D

Zu **(A)–(E)**: Das Zwischenprodukt (X) ist ein Halbacetal; Halbacetale haben die Strukturformel

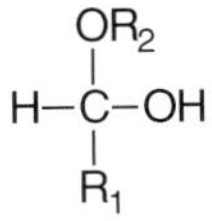

H97 ■

→ **Frage 2.107:** Lösung E

Zu **(A)–(C)**: Dem Formelbild kann man Konstitution, Konfiguration und Konformation entnehmen.
Zu **(D)**: Durch Bildung des zyklischen Halbacetals wird bei der Glucose das C_1-Atom asymmetrisch, daher sind die folgenden zwei räumlichen Anordnungen, auch als Anomere bezeichnet, möglich:

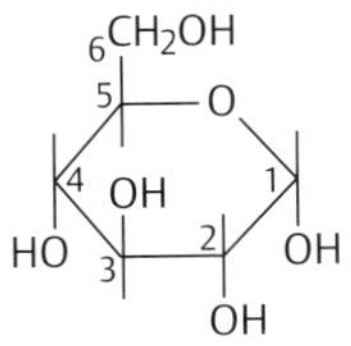

α-D-Glucose

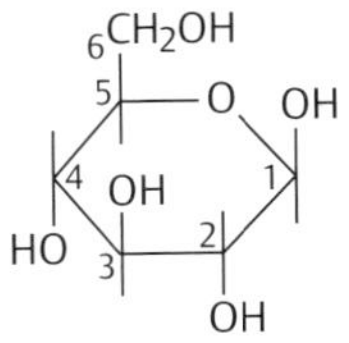

β-D-Glucose

Zu **(E)**: Die OH-Gruppe am C_6 ist eine primäre Alkoholgruppe, da das C_6 lediglich an ein weiteres C-Atom gebunden ist!

2.5.2 Stereoisomerie

II.21 Stereoisomerie

Stereoisomerie beschreibt (abgesehen von der Konstitutionsisomerie) alle Formen der Isomerie. Stereoisomere unterscheiden sich in der räumlichen Anordnung ihrer Atome, nicht aber in ihrer Konstitution.
Chirale Verbindungen verhalten sich wie Bild und Spiegelbild. Eine mögliche Ursache hierfür ist ein in dem Molekül vorhandenes Chiralitätszentrum. Ein solches besteht aus einem C-Atom mit vier unterschiedlichen Substituenten („asymmetrisches Kohlenstoffatom"). Es ist sp^3-hybridisiert, die vom C-Atom ausgehenden Bindungen weisen jeweils in die Ecken eines Tetraeders:

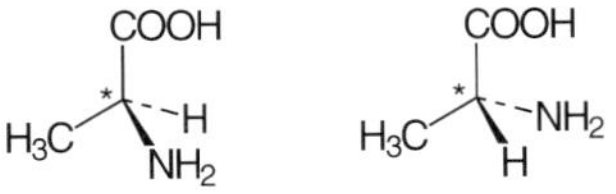

Die sog. **Fischer-Projektion** verwendet man zur einfacheren zeichnerischen Darstellung, wobei definitionsgemäß die waagrechten vor, die senkrechten Bindungen hinter die Papierebene weisen:

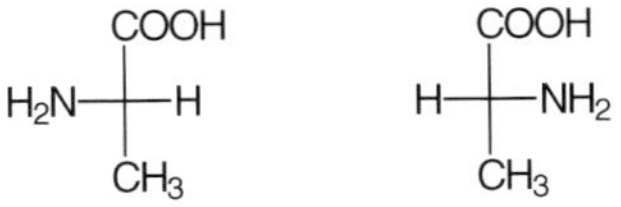

Die **R/S-Nomenklatur** dient der Beschreibung der absoluten Konfiguration an Chiralitätszentren. Zunächst rangiert man die Substituenten nach deren Ordnungszahl. **Mit steigender Ordnungszahl steigt deren sogenannte Priorität.** Der Substituent mit der niedrigsten Priorität (Ordnungszahl) wird nach unten geschrieben und bei der weiteren Beobachtung ignoriert (!). Die verbliebenen drei Substituenten werden dann mit einem Pfeil von der höheren zur niedrigen Priorität verbunden. Verläuft der **Pfeil im Uhrzeigersinn**, haben wir es mit einer **R-Konfiguration**, im entgegengesetzten Fall mit einer S-Konfiguration zu tun. Diese Betrachtung wird für jedes
Chiralitätszentrum eines Moleküls getrennt durchgeführt. Mit der Zahl n der Chiralitätszentren wächst die Zahl möglicher Stereoisomere (2^n als maximal mögliche Anzahl von Stereoisomeren).

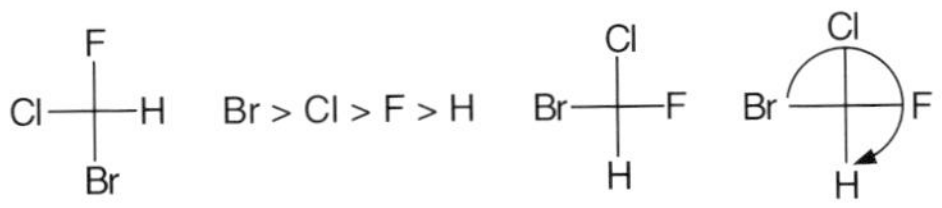

Eine weitere Form der Stereoisomerie ist die **cis/trans-Isomerie.** Sie entsteht an Doppelbindungen, da dort die freie Drehbarkeit um die C-C-Achse aufgehoben ist:

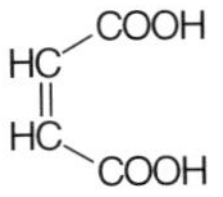

Maleinsäure
cis-konfiguriert

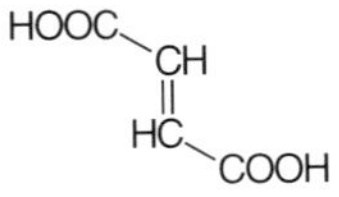

Fumarsäure
trans-konfiguriert

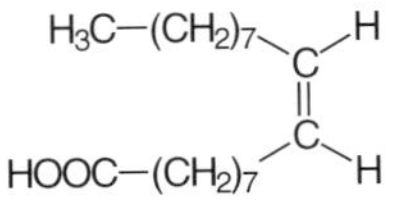

Ölsäure
cis-konfiguriert

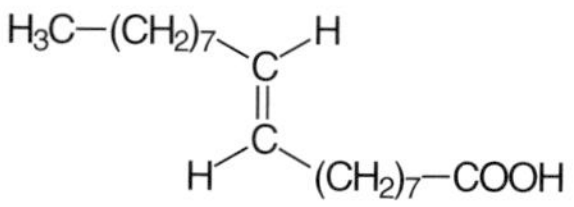

Elaidinsäure
trans-konfiguriert

F01

→ **Frage 2.108:** Lösung E

Zu **(A)–(C)**: **Konstitution** gibt die Art und Reihenfolge der in einem Molekül vorhandenen Atome und Bindungen an. Die Ausrichtung der Atome im Raum wird dabei nicht berücksichtigt.
Konformation gibt die genaue sterische Anordnung aller Atome wieder, einschließlich der unterschiedlichen Drehmöglichkeiten um Einfachbindungen. Grafische Darstellungsmöglichkeiten sind die „Sägebockformel" und die Newman-Projektion.
Konfiguration (**„Stereoisomere"**) beschreibt die räumliche Anordnung aller Atome innerhalb eines Moleküls um ein einzelnes Zentrum (z. B. asymmetrisch substituiertes Kohlenstoffatom, eine Doppelbindung oder ein Ringsystem). Konfigurationsisomere sind z. B. cis-trans-Isomere, Enantiomere und Diastereomere. Stereoisomere haben die gleiche Summenformel, können aber unterschiedliche biologische Wirkung aufweisen.
Zu **(D)**: Maleinsäure und Fumarsäure sind Stereoisomere. Es besteht eine cis-trans-Isomerie:

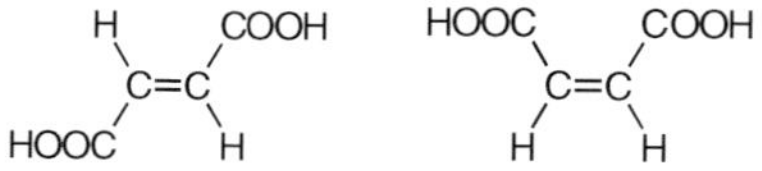

Fumarsäure (*trans*) Maleinsäure (*cis*)

Zu **(E)**: Glucose und Fructose sind, bei gleicher Summenformel ($C_6H_{12}O_6$), keine Stereoisomere, sie weisen unterschiedliche Konstitution auf:

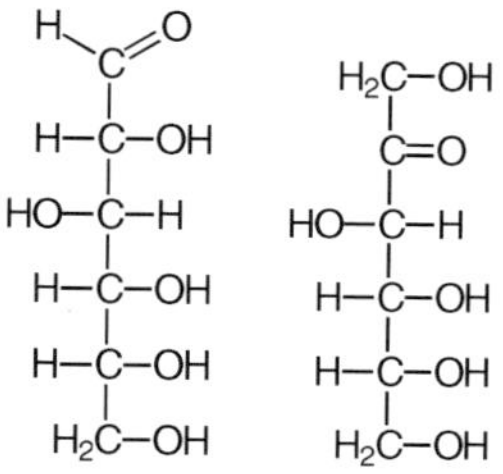

D-Glucose D-Fructose

F86 ■■

→ **Frage 2.109:** Lösung C

Zu **(A)**: Cis-trans-Isomerie bildet sich aus bei Molekülen mit Doppel- oder Ringbildungen. Bei der cis-Form stehen die benachbarten Atome oder Atomgruppen auf der gleichen Molekülseite, während sie bei der trans-Form auf verschiedenen Seiten stehen.

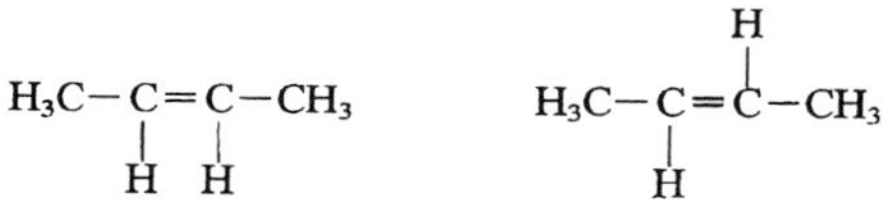

cis-Form trans-Form

Zu **(B)**: Alkene leiten sich von den Alkanen ab und haben in ihrem Molekül zwei Wasserstoffatome weniger als das entsprechende Alkan. Zwischen zwei Kohlenstoffatomen besteht eine Doppelbindung.
Zu **(C)**: Durch Wasseranlagerung entsteht 2-Butanol, ein sekundärer Alkohol. Isomere existieren nicht.

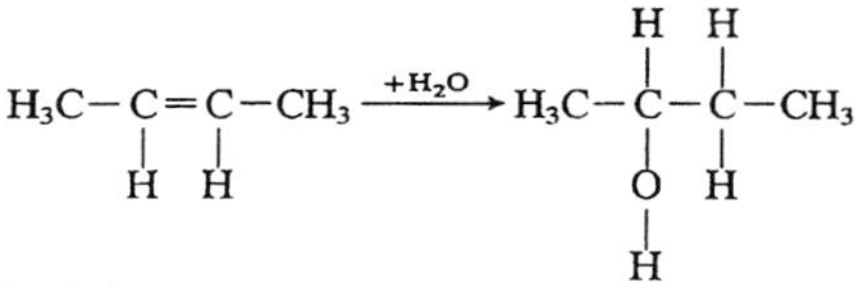

Zu **(D)**:

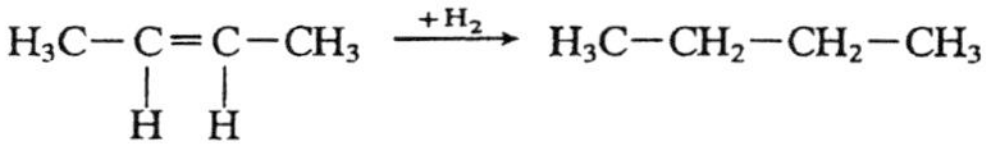

Zu **(E)**: Die Hydroxylgruppe des Alkohols ist aufgrund der unterschiedlichen Elektronegativität sehr stark polarisiert.

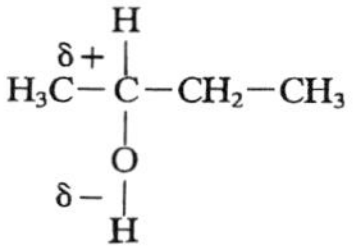

Merke zur Nomenklatur:

Die Bezeichnung des Alkens geschieht durch Auswahl der längsten Kohlenwasserstoffkette, die die Doppelbindung enthält. Bei der Nummerierung dieser Kette sollen die doppelt gebundenen C-Atome möglichst niedrige Zahlen haben. Die Ziffer des C-Atoms, von dem die Doppel-bindung ausgeht, schreibt man vor den Namen des Alkens. Also: 2-Buten.

F02

→ **Frage 2.110:** Lösung E

Zu **(A)**: Acetessigester kann durch eine Esterkondensation aus Essigsäureethylester erhalten werden; diese Reaktion findet unter Erhitzung in Gegenwart einer starken Base statt:

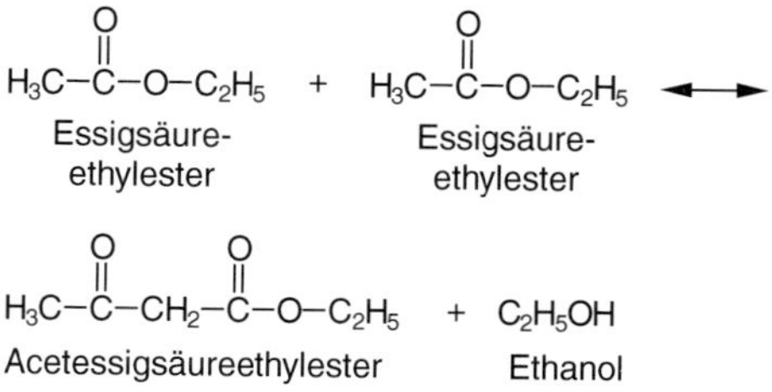

Zu (**B**): Keto-Enol-Tautomerie beschreibt eine Form von Isomerie, bei der zwei Formen einer Verbindung, die durch intramolekulare Protonenwanderung und Bindungsverschiebung ineinander umwandelbar sind, im Gleichgewicht stehen. Acetessigester ist zur Ausbildung einer solchen Keto-Enol-Tautomerie in der Lage:

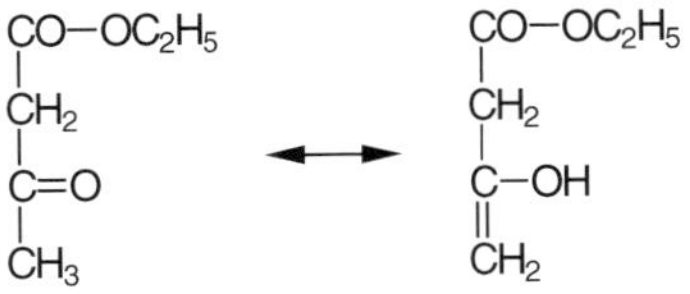

Ketoform Enolform

Zu (**C**): Die Hydrolyse von Acetessigester liefert eine β-Ketocarbonsäure, nämlich Acetessigsäure, und Ethanol:

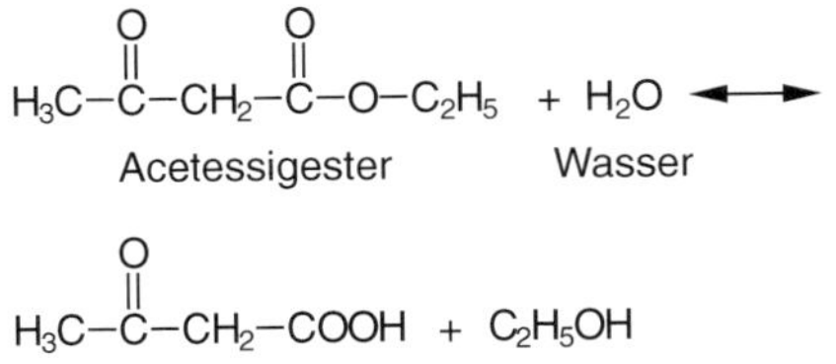

Acetessigester, Wasser

Acetessigsäure, Ethanol

Zu (**D**): Durch Reduktion der Ketogruppe des Acetessigesters erhält man 3-Hydroxybuttersäureethylester:

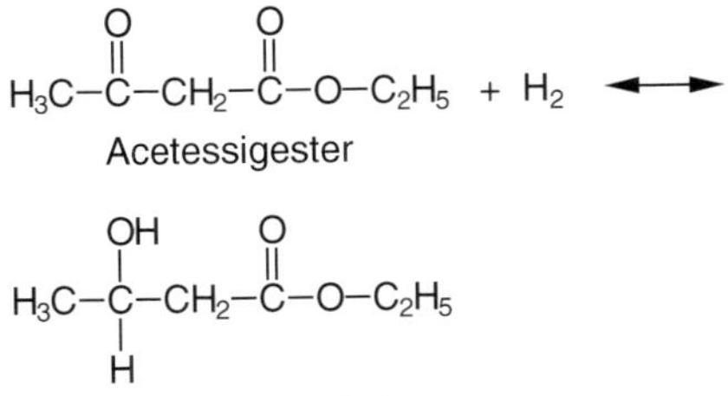

Acetessigester

3-OH-Buttersäureethylester

Zu (**E**): Ein Kohlenstoffatom mit vier verschiedenen Liganden wird als Chiralitätszentrum bezeichnet; Acetessigester besitzt ein solches nicht.

H87

→ **Frage 2.111:** Lösung E

Zu (**A**) und (**B**): Die Abbildung zeigt die Umwandlung des 11-cis-Retinals in das all-trans-Retinal; diese Reaktion ist für das Dämmerungssehen, eine Funktion der retinalen Stäbchenrezeptoren, von essenzieller Bedeutung. Das 11-cis-Retinal bildet zusammen mit dem Opsin, einem Proteinkomplex, das Rhodopsin. Unter dem Einfluss von Licht findet die gezeigte Umwandlung statt, es entsteht ein nervöser Impuls.
Zu (**C**) und (**D**): Die Reaktion ist exergon; da ΔG negativ ist, verläuft sie spontan. Das all-trans-Retinal ist stabiler als das 11-cis-Retinal, unter Energieverbrauch wird 11-cis-Retinal anschließend wieder aus all-trans-Retinal regeneriert.
Zu (**E**): Isopren

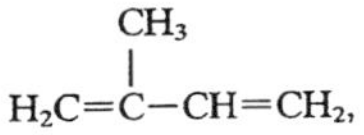

wird nur in Pflanzen und Mikroorganismen synthetisiert und ist der Grundbaustein der Olefine, wie etwa des β-Carotins. Nach Aufnahme mit der Nahrung wird β-Carotin dann im menschlichen Körper gespalten, es entsteht das Vitamin A. Retinal ist das Aldehyd des Vitamin A; Mangel an Vitamin A führt über Rhodopsinmangel zu Hemeralopie (= Nachtblindheit).

F02

→ **Frage 2.112:** Lösung C

Zu (**A**), (**B**) und (**E**): Verbindung (1) ist das Androgen Δ^4-Androsten-3,17-dion, welches zwei Keto-Gruppen (Diketon) aufweist. Daraus entstehen die Estrogene Estron (2) und Estradiol-17β (3).
Zu (**C**): Die Verbindungen (1) und (2) sind keine Isomere, d. h. das katalysierende Enzym kann keine Isomerase sein.
Zu (**D**): Die Reaktion (2) → (3) ist eine Hydrierung mittels $NADPH_2$.

H95 H89 ■

→ **Frage 2.113:** Lösung C

Zu (**A**) und (**B**): Dargestellt ist die Dehydratisierung (Eliminierung von Wasser) von 2-Phosphoglycerat (Verbindung (1)) zu Phosphoenolpyruvat (PEP, Verbindung (2)). Das Chiralitätszentrum am C-Atom 2 geht dabei verloren.
Zu (**C**): Cis-trans-Isomere können sich an durch eine Doppelbindung verbundenen C-Atomen mit jeweils einem Substituenten ausbilden:

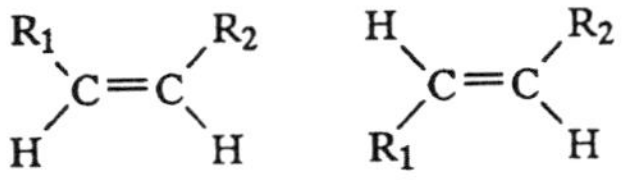

cis-Form trans-Form

PEP ist dazu nicht in der Lage, ein an der Doppelbindung beteiligtes C-Atom ist nicht substituiert.
Zu (**D**) und (**E**): Die gezeigte Reaktion ist ein wichtiger Schritt der anaeroben Glykolyse. PEP besitzt ein sehr hohes Phosphatgruppen-Übertragungspotential (ΔG: –33,5 kJ/mol) und nimmt auch eine zentrale Stelle im Stoffwechsel ein.

H98 ■

→ **Frage 2.114:** Lösung C

Zu (**A**): Abgebildet ist die trans-konfigurierte Fumarsäure, die entsprechende cis-Verbindung heißt Maleinsäure:

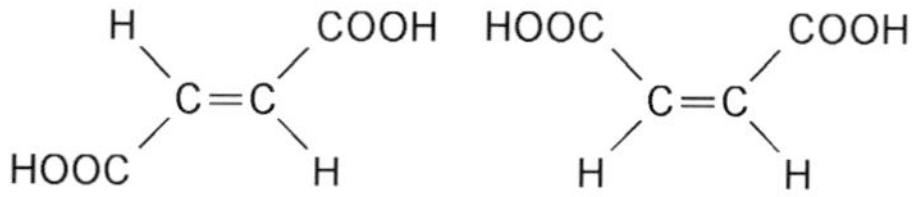

Fumarsäure Maleinsäure

Zu (**B**) und (**C**): Bei der Addition von Wasser an Fumarsäure entsteht Äpfelsäure (Malat), eine Teilreaktion des Citratzyklus:

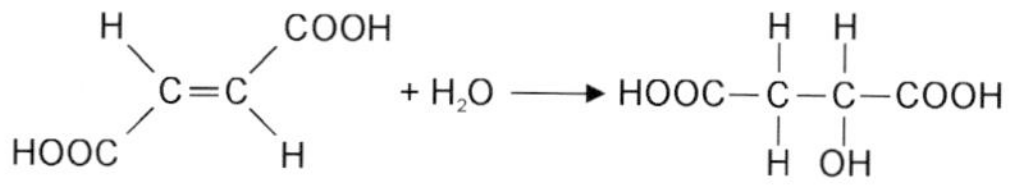

Fumarsäure Wasser Äpfelsäure

Zu (**D**): Bei der Addition von Wasserstoff an Fumarsäure entsteht Bernsteinsäure:

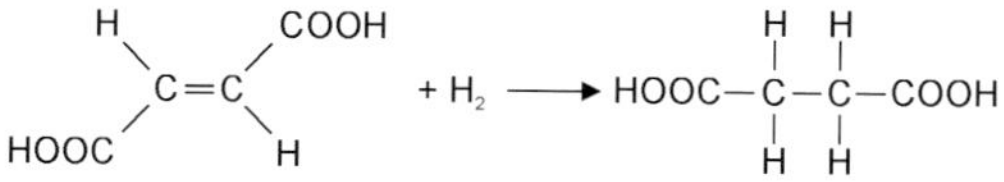

Fumarsäure Wasserstoff Bernsteinsäure

Zu (**E**): Enzymatische Spaltung von Argininosuccinat führt zu Fumarsäure und Arginin, einem Teilschritt der Harnstoffbiosynthese:

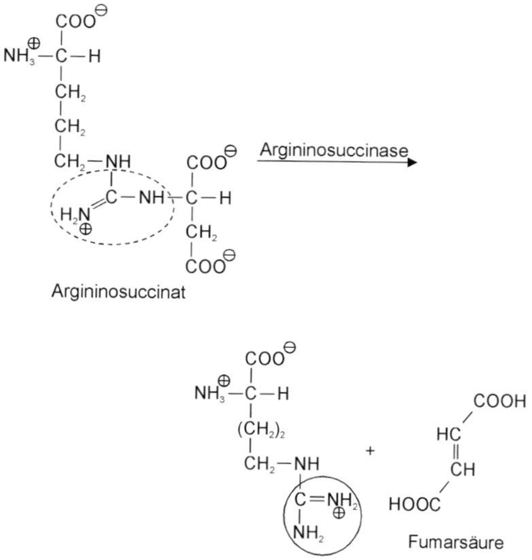

Argininosuccinat

Arginin Fumarsäure

H97

→ **Frage 2.115:** Lösung D

Zu (**A**): D-Fructose ist eine Ketohexose (Keto-Gruppe und 6 C-Atome).
Zu (**B**): Die C-Atome 3, 4 und 5 sind asymmetrisch und damit Chiralitätszentren (= stereogene Zentren).
Zu (**C**): Saccharose (Rohrzucker) ist ein Disaccharid aus Fructose und Glucose: Glu α (1 → 2) β-Fru.
Zu (**D**) und (**E**): Konstitutionsisomerie entsteht, wenn gleiche Baubestandteile in verschiedener Reihenfolge miteinander verknüpft werden. Stereoisomerie (Konfigurationsisomerie) beschreibt die räumlichen Unterschiede an asymmetrisch substituierten C-Atomen (Chiralitätszentren) bzw. an Doppelbindungen und Ringsystemen. D-Fructose ist ein Konstitutionsisomer der D-Mannose, jedoch **kein** Stereoisomer der D-Glucose:

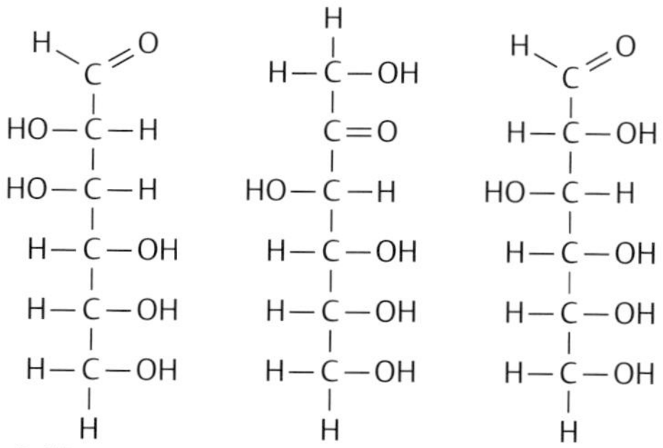

D-Mannose D-Fructose D-Glucose

F84

→ **Frage 2.116:** Lösung A

Zu (**A**): Nur die Konstitution der Shikimisäure ist der angegebenen Strukturformel zu entnehmen. Die Konfiguration einer Verbindung wird durch die Fischer-Projektion oder durch die Keilformel beschrieben.
Zu (**B**): Shikimisäure besitzt die folgenden Chiralitätszentren (*). Dabei handelt es sich um die C-Atome, die jeweils 4 verschiedene Substituenten besitzen.

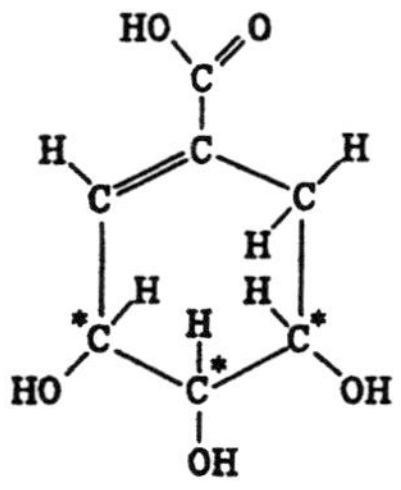

Zu (**C**) und (**D**): An die bestehende Doppelbindung können Wasserstoff oder Brom addiert werden.
Zu (**E**): Entfernung von 2 Molekülen H_2O (= zweimalige Dehydratisierung) könnte zu folgenden Phenolcarbonsäuren, auch Hydroxybenzoesäuren genannt, führen:

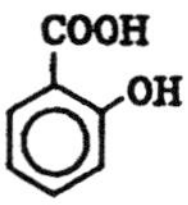

o–Hydroxybenzoesäure
= Salicylsäure

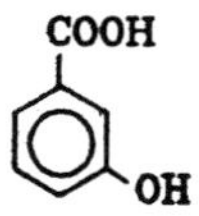

m–Hydroxybenzoesäure

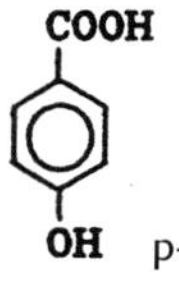

p–Hydroxybenzoesäure

F98 ■

→ **Frage 2.117:** Lösung B

Zu **(A)**: 1,3-Dihydroxyaceton und L-Glycerinaldehyd sind Konstitutionsisomere, d. h. sie haben die gleiche Summenformel ($C_3H_6O_3$).
Zu **(B)**: 1,3-Dihydroxyaceton weist im Gegensatz zu L-Glycerinaldehyd (C-Atom 2) kein Chiralitätszentrum auf.

Dihydroxyaceton L-Glycerinaldehyd

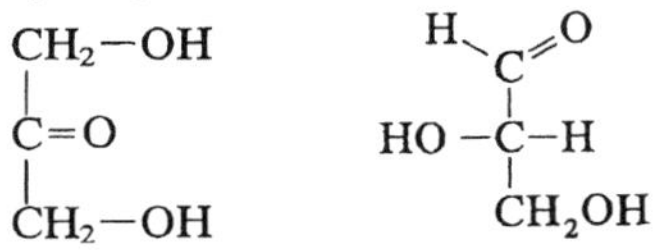

Zu **(C)** und **(D)**: Polyalkohole mit einer Aldehyd- bzw. Keto-Gruppe sind als Zucker bekannt. Entsprechend kann man sie als Aldosen oder Ketosen bezeichnen. Eine weitere Einteilungsmöglichkeit ist die Anzahl der vorhandenen Kohlenstoff-Atome in der Kette; Triosen (3 C-Atome), Tetrosen (4), Pentosen (5), Hexosen (6) etc.
1,3-Dihydroxyaceton ist damit als Triose gleichzeitig die einfachste Ketose.
Zu **(E)**: 1,3-Dihydroxyaceton-Phosphat ist im Fettgewebe Ausgangssubstanz für die Synthese von Glycerin-3-phosphat:

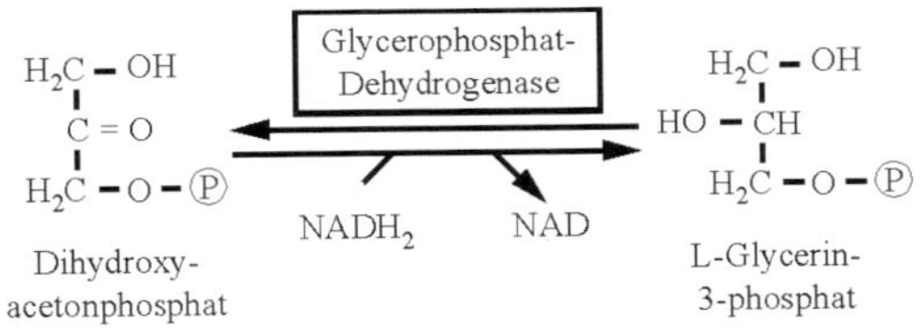

H83

→ **Frage 2.118:** Lösung E

Zu **(A)**: Durch die Oxidation eines primären Alkohols entsteht ein Aldehyd, durch die Oxidation eines Aldehyds eine Säure, z. B.

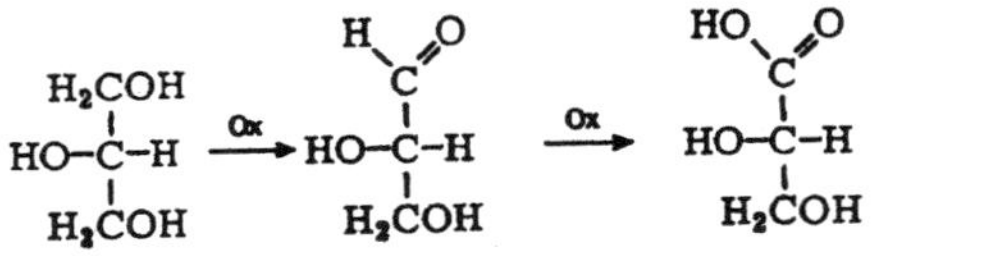

Glycerin Glycerinaldehyd Glycerinsäure

Zu **(B)** und **(C)**: Das unterste asymmetrische C-Atom (d. h. ein C-Atom mit vier unterschiedlichen Substituenten) entscheidet über die Zuordnung zur D- oder L-Reihe. Glycerinaldehyd dient als Basis zur Einordnung der übrigen Zucker.

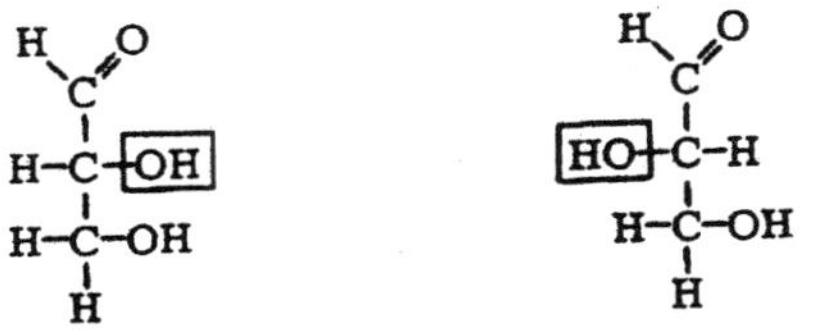

D-Glycerinaldehyd L-Glycerinaldehyd

Zu **(D)**: Mit Phosphorsäure H_3PO_4 sind Esterbindungen (an den OH-Gruppen) oder Phosphorsäureanhydridbindungen (an der COOH-Gruppe) möglich, die einen unterschiedlichen Energiegehalt haben.
Zu **(E)**: Glycerinsäure ist eine 2,3-Dihydroxy**propan**säure, Weinsäure eine 2,3-Dihydroxy**butandisäure.** Durch Oxidation der primären Alkoholgruppe der Glycerinsäure kann also niemals Weinsäure entstehen.

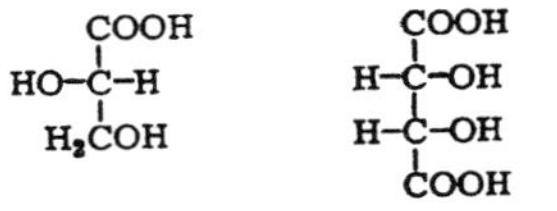

Glycerinsäure Weinsäure

H95

→ **Frage 2.119:** Lösung D

Zu **(D)**: Abgebildet sind D-Glycerinaldehyd-3-phosphat

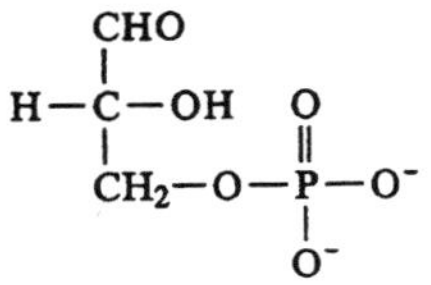

und 2-Phosphoenolpyruvat (PEP).

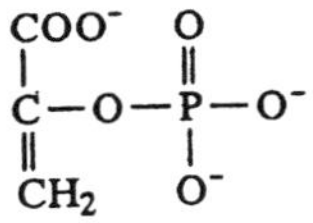

Beide Verbindungen sind Bestandteil der anaeroben Glykolyse bzw. Gluconeogenese. Über die Zwischenprodukte 1,3-Diphosphoglycerat, 3-Phosphoglycerat und 2-Phosphoglycerat sind sie ineinander (mittels entsprechender Enzyme) umwandelbar. Beide Verbindungen kommen im Zytosol vor (Lösung (D)).
Zu **(A)–(C)**: Die abgebildeten Verbindungen unterscheiden sich im Energiegehalt (PEP hat ein höheres Phosphat-Gruppenübertragungspotential), der Chiralität (nur D-Glycerinaldehyd-3-phosphat hat im C-Atom 2 ein Chiralitätszentrum) und der Oxidationsstufen der C-Atome. Die Oxidationsstufe des C-Atoms errechnet sich in organischen Molekülen dadurch, dass man dem gebundenen elektronegativen Atom (meist Sauerstoff) die bindende Ladung zuerkennt. Pro polarisierter Einfachbindung erhält das C-Atom demnach die Oxidationszahl + 1:
D-Glycerinaldehyd-3-phosphat:
C-Atom 1: +2, C-Atom 2: +1 und C-Atom 3: +1
2-Phosphoenolpyruvat (PEP):
C-Atom 1: +3, C-Atom 2: +1 und C-Atom 3: 0

Zu **(E)**: Bei der Bildung von Glykolipiden sind beide Verbindungen nicht beteiligt.

H00

→ **Frage 2.120:** Lösung B

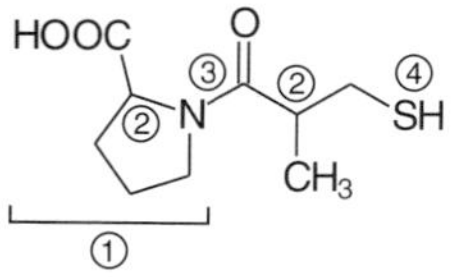

(1) Aminosäure L-Prolin
(2) Chiralitätszentren
(3) Amidgruppe
(4) Thioalkoholgruppe, die zu einem Disulfid oxidiert werden kann.

F02

→ **Frage 2.121:** Lösung E

Zu **(A)–(C)**: Die Reaktion ist eine Dehydratisierung (Abspaltung von H_2O). Das mittlere C-Atom ist auch bei Verbindung (1) kein Chiralitätszentrum (wie man auf den ersten Blick evtl. meinen könnte); damit geht auch kein solches verloren.
Zu **(D)**: Die gezeigten Verbindungen sind nicht zur Ausbildung einer Keto-Enol-Tautomerie befähigt. Verbindung (1) besitzt keine Keto-, Verbindung (2) keine alkoholische Hydroxy-Gruppe.
Zu **(E)**: Verbindung (2) kann die beiden folgenden cis/trans-Isomere ausbilden:

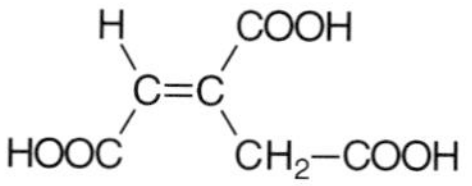

trans

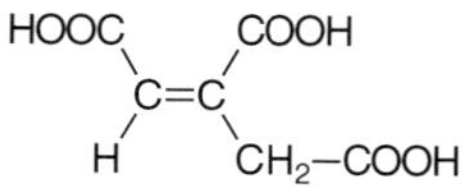

cis

H91 ■

→ **Frage 2.122:** Lösung B

Abgebildet ist Testosteron, eine Verbindung, die sich vom Androstan, dem Grundskelett aller Steroide ableitet. Ebenso wie im Androstan haben im Testosteron die Cyclohexanringsysteme Sesselkonformation. Testosteron ist damit nicht planar aufgebaut. Testosteron ist außerdem ein Keton $(R_1-\underset{\overset{\|}{O}}{C}-R_2)$ ein sekundärer Alkohol (Hydroxygruppe am C-Atom 17) und verfügt über mehrere Chiralitätszentren (z. B. C-Atome 10, 17, 18).
Die folgende Abbildung zeigt Androstan mit der entsprechenden Nummerierung der C-Atome:

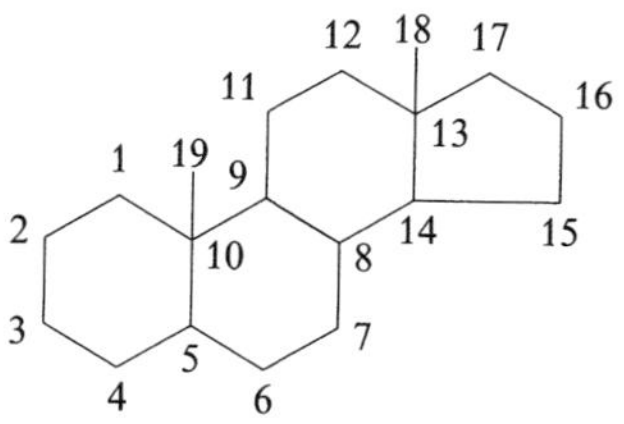

F93

→ **Frage 2.123:** Lösung E

Zu **(A)–(C)**: 1,25-Dihydroxycholecalciferol enthält neben zwei konjugierten Doppelbindungen drei Hydroxygruppen und ist damit ein 3-wertiger Alkohol. Die Hydroxygruppe am C-Atom 25 ist eine tertiäre, d. h. sie ist mit einem tertiären C-Atom verbunden.
Zu **(D)**: Die Ringe C und D sind trans-verknüpft, da die Methylgruppe des Ringsystems in trans-Stellung zum gezeigten Wasserstoffatom steht.
Zu **(E)**: C-Atom 25 ist kein Chiralitätszentrum; es besitzt keine vier unterschiedlichen Substituenten.

2.5.3 Enantiomere, Diastereomere

II.22 Enantiomere, Diastereomere

Als **Enantiomere** werden alle Moleküle, die sich wie Bild und Spiegelbild verhalten und nicht zur Deckung gebracht werden können, bezeichnet. Sie unterscheiden sich voneinander lediglich in ihrem Verhalten gegenüber chiralen Reagenzien und gegenüber linear polarisiertem Licht (optische Aktivität). Ihre übrigen chemischen und physikalischen Eigenschaften entsprechen sich. Jedes Enantiomere dreht die Schwingungsbene des polarisierten Lichts um den gleichen Betrag, aber in die entgegengesetzte Richtung. Löst man beide Enantiomere im Verhältnis 1:1, ist ein optisch inaktives **Racemat** entstanden.

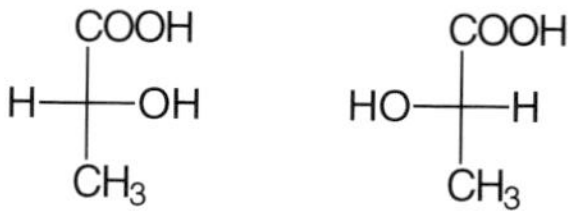

R- *S*-

Milchsäure

Diastereomere sind alle Stereosiomere, die **keine** Enantiomere sind. Sie besitzen mindestens zwei Chiralitätszentren und unterscheiden sich in ihren physikalischen und chemischen Eigenschaften.

H89 ■■

→ **Frage 2.124:** Lösung C

Dihydroxyaceton

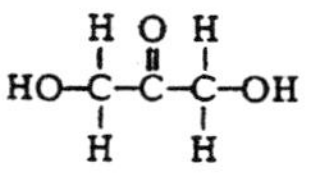

Glycerinaldehyd

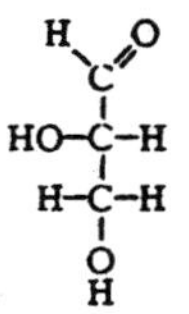

Zu **(A)**: Konformere sind Moleküle, deren Atomanordnungen sich durch Drehung um σ-Bindungen ineinander umwandeln lassen, z. B. die folgenden Newman-Projektionen des Butans:

Bei Dihydroxyaceton und Glycerinaldehyd ist das nicht möglich.
Zu (**B**): Stereoisomere unterscheiden sich durch ihre Konfiguration, d. h. die räumliche Anordnung ihrer Atome im Molekül ist verschieden, z. B. Dibromethen.

trans-Dibromethen **cis-Bromethen**

Zu (**D**): Enantiomere sind Stereoisomere, die sich verhalten wie Bild und Spiegelbild. Sie haben ein asymmetrisches C-Atom (*), an dem zwei verschiedene Konfigurationen möglich sind, z. B.

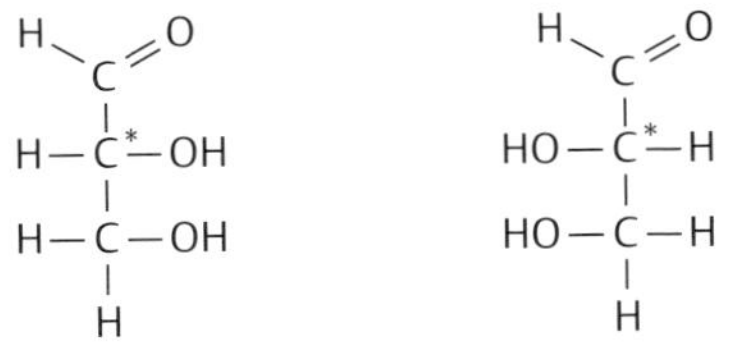

D-Glycerinaldehyd L-Glycerinaldehyd

Zu (**E**): Diastereomere sind Stereoisomere, die keine Enantiomere sind, d. h. die sich nicht wie Bild und Spiegelbild verhalten. Sie haben mindestens zwei asymmetrische C-Atome.
Zu (**C**): Dihydroxyaceton und Glycerinaldehyd unterscheiden sich durch die Anordnung ihrer Atome im Molekül und sind daher nicht geometrisch isomer, sondern nur strukturisomer. Strukturisomere unterscheiden sich durch die Stellung ihrer funktionellen Gruppen und können daher auch als Stellungsisomere bezeichnet werden.

F07
→ **Frage 2.125:** Lösung D

Zu (**A**)–(**E**): Glucose-6-phosphat wird in der Glykolyse durch das Enzym Glucose-6-Phosphat-Isomerase zu Fructose-6-phosphat metabolisiert. Die Verbindungen sind Konstitutionsisomere:

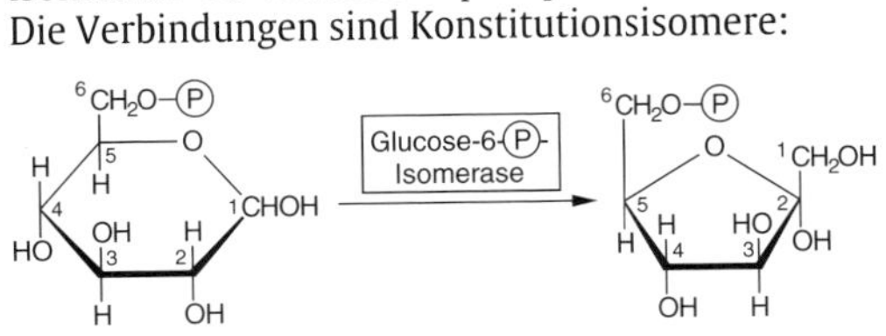

Glucose-6-phosphat Fructose-6-phosphat

- Die **Konstitution** gibt die Art und Reihenfolge der in einem Molekül vorhandenen Atome und Bindungen an. Die Ausrichtung derselben im Raum wird dabei nicht berücksichtigt.
- Die **Konfiguration** beschreibt die räumliche Anordnung aller Atome innerhalb eines Moleküls um ein einzelnes Zentrum (z. B. asymmetrisch substituiertes Kohlenstoffatom, eine Doppelbindung oder ein Ringsystem). Mögliche Drehungen der Atome um Einfachbindungen werden nicht berücksichtigt.
- Die **Konformation** gibt die genaue sterische Anordnung aller Atome wieder, einschließlich der unterschiedlichen Drehmöglichkeiten um Einfachbindungen.
- **Enantiomere** sind Isomere, die wie Bild und Spiegelbild aufgebaut sind.
- **Diastereomere** sind Konfigurationsisomere, die nicht spiegelbildlich zueinander sind.
- **Keto-Enol-Tautomerie** beobachtet man bei Ketonen, die durch intramolekulare Protonenwanderung und Bindungsverschiebung in einen ungesättigten Alkohol („Enol") umgewandelt werden können.

H06
→ **Frage 2.126:** Lösung C

Zu (**C**) und (**D**): Diastereomere sind alle Stereoisomere, die keine Enantiomere sind. Sie besitzen mindestens zwei Chiralitätszentren und unterscheiden sich in ihren physikalischen und chemischen Eigenschaften.
Zu (**B**) und (**E**): Als Enantiomere werden alle Moleküle, die sich wie Bild und Spiegelbild verhalten und nicht zur Deckung gebracht werden können, bezeichnet. Sie unterscheiden sich voneinander lediglich in ihrem Verhalten gegenüber linear polarisiertem Licht (optische Aktivität). Ihre übrigen chemischen und physikalischen Eigenschaften entsprechen sich. L-(+)- und D-(−)-Milchsäure sind ein solches Enantiomeren-Paar.
Zu (**A**): Die Konstitution eines Moleküls wird durch die Strukturformel beschrieben. Man erkennt die Reihenfolge und die Art der Atome und Bindungen, erhält aber keine Informationen über deren Ausrichtung im Raum.

H07
→ **Frage 2.127:** Lösung D

Zu (**A**) und (**B**): Als Enantiomere werden alle Moleküle bezeichnet, die sich wie Bild und Spiegelbild verhalten und nicht zur Deckung gebracht werden können. Sie unterscheiden sich lediglich in ihrem Verhalten gegenüber linear polarisiertem Licht und chiralen Reagenzien. Ihre übrigen chemischen und physikalischen Eigenschaften entsprechen sich. Diastereomere sind alle Stereoisomere, die keine Enantiomere sind. Sie besitzen mindestens zwei Chiralitätszentren und unterscheiden sich in ihren physikalischen und chemischen Eigenschaften.
Zu (**C**): Keto-Enol-Tautomerie beobachtet man bei Ketonen, die in einen ungesättigten Alkohol (Enol) umgewandelt werden können. Beide Formen stehen miteinander im Gleichgewicht:

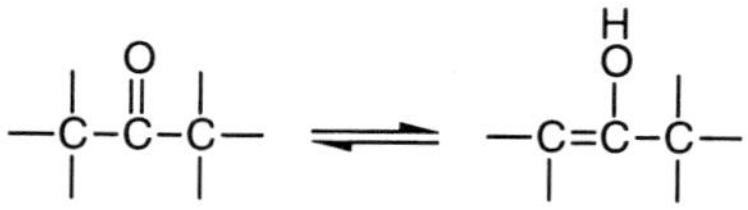

Zu **(D)**: Konstitutionsisomere haben dieselbe Summenformel. Die einzelnen Atome sind aber nicht in derselben Weise miteinander verbunden. Dies trifft für die beiden abgebildeten Intermediate des Cholesterins zu.
Zu **(E)**: Beide Intermediate haben die gleiche relative Molekülmasse.

F03

→ **Frage 2.128:** Lösung A

Zu **(A)–(E)**: α-D-Glucose und β-D-Glucose sind enantiomere Moleküle. Enantiomere sind Moleküle, die sich wie Bild und Spiegelbild verhalten und nicht miteinander zur Deckung gebracht werden können. Sie gleichen sich in fast allen chemischen und physikalischen Eigenschaften; Ausnahmen sind ihr Verhalten gegenüber chiralen Reaktionspartnern und linear polarisiertem Licht (optische Aktivität). Nach dem Lösen von α-D-Glucose in Wasser wird ein Teil zu β-D-Glucose umgesetzt; nach einer gewissen Zeit bildet sich ein Gleichgewicht zwischen beiden Molekülen aus. Entsprechend verändert sich auch die spezifische Drehung des linear polarisierten Lichtes (Mutarotation).

H03

→ **Frage 2.129:** Lösung D

Zu **(A)–(C)**: Isopren (2-Methyl-1,3-butadien) hat die Summenformel C_5H_8 und die folgende Strukturformel:

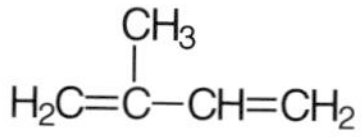

Wechseln sich Einfach- mit Doppelbindungen ab, bezeichnet man ein solches System als konjugiert. Isopren weist konjugierte Doppelbindungen auf. Carotinoide bestehen aus Isopren-Einheiten.
Zu **(D)** und **(E)**: Isopren besitzt kein Chiralitätszentrum und kann daher auch keine Enantiomere ausbilden. Isopren kann zu 2-Methylbutan hydriert werden:

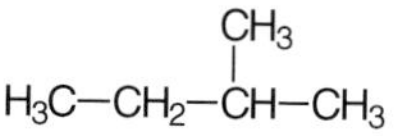

H05

→ **Frage 2.130:** Lösung D

Zu **(A)**: Für Moleküle mit n Chiralitätszentren gilt: Die Maximalzahl der möglichen Stereoisomere ist 2^n.
Zu **(B)–(E)**: **Enantiomere** sind alle Moleküle, die sich wie Bild und Spiegelbild verhalten und nicht zur Deckung gebracht werden können. Sie unterscheiden sich voneinander lediglich in ihrem Verhalten gegenüber chiralen Reagenzien und gegenüber linear polarisiertem Licht (optische Aktivität). Ihre übrigen chemischen und physikalischen Eigenschaften entsprechen sich. Jedes Enantiomer dreht die Schwingungsebene des polarisierten Lichts um den gleichen Betrag, aber in die entgegengesetzte Richtung. Löst man beide Enantiomere im Verhältnis 1:1, entsteht ein optisch inaktives **Racemat.**
Diastereomere sind alle Stereoisomere, die keine Enantiomere sind. Sie besitzen mindestens zwei Chiralitätszentren und unterscheiden sich in ihren physikalischen und chemischen Eigenschaften.
Meso-Verbindungen sind „innermolekulare Racemate“ und damit optisch inaktiv. Die optische Drehung der Lösung einer unbekannten chiralen Substanz steht nicht in direktem Verhältnis mit deren Kohlenstoffgehalt.

→ **Frage 2.131:** Lösung E

Zu **(A)**: Reagieren Aldehyde und Ketone mit Alkohol, so bezeichnet man das entstandene Reaktionsprodukt als Halbacetal:

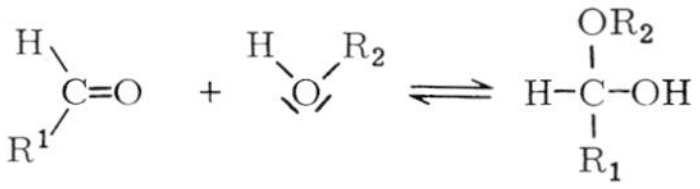

Aldehyd + Alkohol ⇌ Halbacetal

Im vorliegenden Fall liegt ein solches vor.
Zu **(B)**: Da alle abgebildeten Verbindungen über genau ein Chiralitätszentrum verfügen, sind von jeder Verbindung Isomere denkbar, die sich wie Bild und Spiegelbild verhalten, also Enantiomere sind.
Zu **(C)** und **(E)**: Siehe Kommentar zu Frage 2.104 (E).
Zu **(D)**: Es liegt die Keilformprojektionsformel der S-Milchsäure vor. Das zentrale C-Atom liegt in der Papierebene. Die mit dem Keil verbundenen Liganden liegen vor der Papierebene, die mit Strichen verbundenen hinter derselben.
Um zu entscheiden, ob es sich um eine **R- oder S-Form** handelt, geht man wie folgt vor:
a) Man ordnet die vier Liganden in einer Reihe fallender Priorität. Als Grundlage dient dazu die Prioritätenreihenfolge, die nach der Ordnungszahl der Elemente und anderen Kriterien aufgestellt wird:
J > Br > Cl > SH > OR > OH > NH_2> COOH > CHO > CH_2OH > CH_3 > H
Man kommt also bei der Milchsäure zu folgender Reihenfolge:
OH > COOH > CH_3 > H
b) Man dreht das Molekül so, dass das H-Atom vom Betrachter wegweist (eine Spitze des Tetraeders zeigt nach hinten, die anderen drei bilden ein gleichseitiges Dreieck vor der Papierebene, das C-Atom liegt in der Papierebene). Dann kommt es zu folgender Konfiguration:

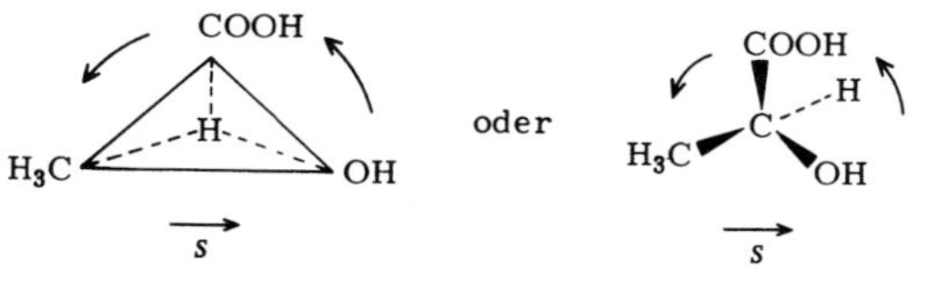

Betrachtet man nun die Liganden dieses gleichseitigen Dreiecks von dem höchster Priorität (–OH) über (–COOH) zu dem niedrigster (–CH_3), so macht man eine Bewegung links herum (= sinister). Damit erhält Verbindung (2) das Präfix S.
Hätte man, um von dem Liganden höchster Priorität zu dem niedrigster Priorität zu gelangen, eine Bewegung rechts herum machen müssen, so wäre das Molekül mit dem Präfix R zu versehen.

F86

→ **Frage 2.132:** Lösung C

Zu **(A)** und **(B)**: Siehe hierzu den Kommentar zu Frage 2.131.
Zu **(C)**: Da Glycin kein Chiralitätszentrum besitzt, ist es optisch nicht aktiv und kann keine Enantiomere ausbilden.
Zu **(D)**: Bei der abgebildeten Substanz handelt es sich um 1-Hydroxycyclohexan, einen einwertigen, cyclischen Alkohol. Die Konstitution gibt Auskunft über Art und Reihenfolge der Molekülbindungen, erlaubt jedoch keine Beurteilung der dreidimensionalen Anordnung.
Konstitutionsformel für 1-Hydroxycyclohexan:

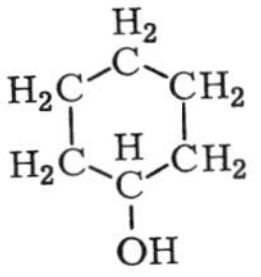

Die Konformation gibt Einblick in die genaue räumliche Anordnung der Atome.
Zu **(E)**: Glycin ist die einzige optisch inaktive Aminosäure (isoelektrischer Punkt 5,97). Glycin ist wichtiger Bestandteil vor allem der Skleroproteine (z. B. Kollagen).

Merke: *Enantiomere unterscheiden sich im Drehsinn der Drehung des linear polarisierten Lichtes und in der Reaktivität gegenüber chiralen Reagenzien.*

F06

→ **Frage 2.133:** Lösung D

Zu **(A)–(E)**: Enantiomere sind Stereoisomere, die sich wie Bild und Spiegelbild verhalten. Sie unterscheiden sich lediglich im Drehsinn der Drehung des linear polarisierten Lichtes und in der Reaktivität gegenüber chiralen Reagenzien. Schmelz- bzw. Siedepunkt sind gleich; Enzyme setzen die Enantiomere mit unterschiedlicher Geschwindigkeit um, da auch sie als Proteine asymmetrisch aufgebaut und damit chiral sind.
Zwei Enantiomere weisen spezifische optische Drehungen gleichen absoluten Betrages auf; die Drehrichtung ist allerdings verschieden (Lösung (D)).
Ein Gemisch aus gleichen Anteilen zweier Enantiomere wird als **Racemat** bezeichnet.

Merke: *Die Drehung erfolgt bei beiden Enantiomeren um denselben Winkel, aber in entgegengesetzter Richtung. Enantiomere können sich nicht spontan ineinander umwandeln.*

H97

→ **Frage 2.134:** Lösung D

Zu **(A)–(E)**: D- und L-Form einer Verbindung sind Enantiomere, d. h. bei gleicher Konstitution verhalten sie sich wie Bild und Spiegelbild. D-Glucose weist somit an **allen** Chiralitätszentren (C-Atome 2, 3, 4 und 5) eine andere Konfiguration als L-Glucose auf:

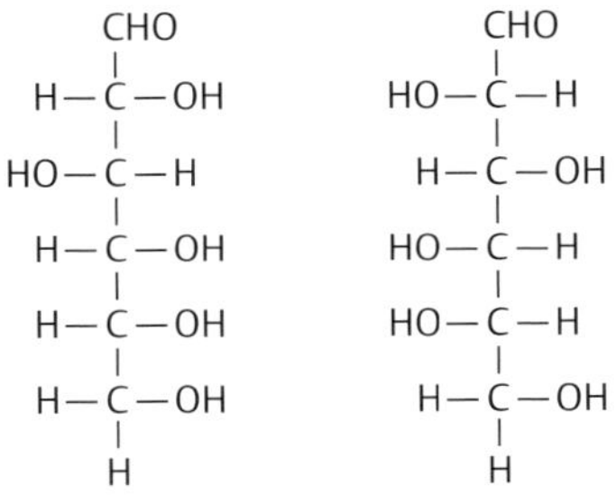

D-Glucose L-Glucose

Enantiomere besitzen den gleichen Siedepunkt, den gleichen Schmelzpunkt und gleiche Löslichkeit; sie reagieren mit achiralen Reagenzien gleich und weisen ein identisches Spektrum auf. Unterschiedlich sind jedoch ihr Verhalten gegenüber polarisiertem Licht und ihre Reaktivität mit **chiralen** Reagenzien wie z. B. Enzymen.
Die Aldehydgruppe der Glucose reagiert mit der Alkoholgruppe am C-Atom 5 unter Protonenwanderung zu einem zyklischen Halbacetal. Den dabei entstehenden sechsgliedrigen Pyranosering bezeichnet man als Glucopyranose.

H02

→ **Frage 2.135:** Lösung A

Zu **(A)–(E)**: Diastereomere sind Stereoisomere, die **keine** Enantiomere sind, d. h. die sich nicht wie Bild und Spiegelbild verhalten. Sie haben mindestens zwei asymmetrische C-Atome. Nur die unter (A) genannten Verbindungen sind Diastereomere:

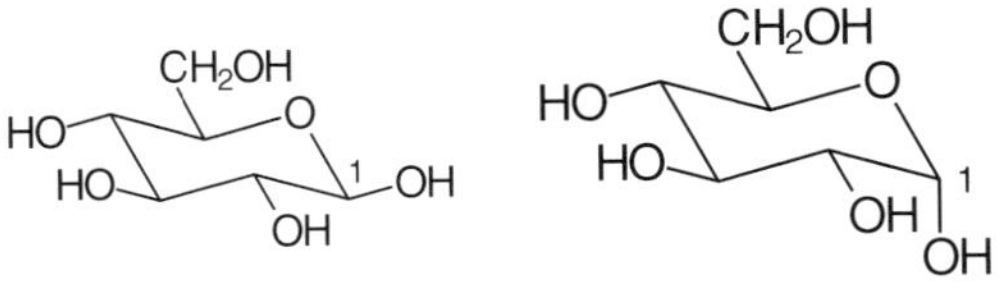

β-Form α-Form

F96

→ **Frage 2.136:** Lösung D

Zu (**A**): Dargestellt sind die beiden Enantiomere der Milchsäure in der Fischer-Projektion, nämlich die D- (die OH-Gruppe weist dabei nach rechts) und die L-Form (die OH-Gruppe weist nach links). Milchsäure (Lactat) ist eine der wichtigsten α-Hydroxycarbonsäuren.
Zu (**B**): Aufgrund der Hydroxyl- und der Carboxylgruppe am α-C-Atom neigen α-Hydroxycarbonsäuren zur Protonenabgabe, sie sind (nomen est omen) Säuren und bei pH 7 negativ geladen.
Zu (**C**) und (**E**): Spiegelbildliche Konfigurationsisomere heißen Enantiomere.
Zu (**D**): Konfigurationsisomere in Molekülen mit mehreren Asymmetriezentren, die sich **nicht** wie Bild und Spiegelbild verhalten, nennt man Diastereomere.

H01

→ **Frage 2.137:** Lösung C

Zu (**A**): Milchsäure hat die folgende Strukturformel mit einem sp^3-hybridisiertem C-Atom als Asymmetriezentrum:

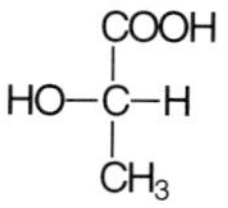

Zu (**B**), (**C**) und (**D**): In Folge des Asymmetriezentrums gibt es Enantiomere. Dies sind Stereoisomere, die sich wie Bild und Spiegelbild verhalten. Sie haben den gleichen Siedepunkt, die gleiche Schmelztemperatur und den gleichen Energiegehalt. Unterschiede weisen sie lediglich in ihrer Reaktion gegenüber chiralen Reagenzien und in ihrem Verhalten gegenüber polarisiertem Licht auf. Sie drehen die Schwingungsebene von polarisiertem Licht um den gleichen Betrag, allerdings in entgegengesetzte Richtung. Enantiomere können sich nicht spontan ineinander umwandeln.
Zu (**E**): Die Lactatdehydrogenase tierischer Gewebe kann nur mit der L-Form der Milchsäure reagieren. In Mikroorganismen gibt es eine NAD^+-abhängige D-Laktat-Dehydrogenase.

F92

→ **Frage 2.138:** Lösung E

Zu (**A**)–(**E**): Die Verbindung weist zwei Chiralitätszentren, nämlich die C-Atome 2 und 3 auf. Abgebildet sind die daraus resultierenden Diastereomere; Konfigurationsisomere, die nicht spiegelbildlich zueinander sind. Sie stellen verschiedene Substanzen mit differenten **chemischen** und **physikalischen** Eigenschaften dar.

F99 ■■

→ **Frage 2.139:** Lösung A

Zu (**A**), (**D**), (**E**): Die beiden Verbindungen weisen in Form der C-Atome 2 und 3 zwei Chiralitätszentren auf und können mehr als zwei Konfigurationsisomere ausbilden. Sie verhalten sich nicht wie Bild und Spiegelbild, sind also keine Enantiomere, sondern werden als **Diastereomere** bezeichnet. Sie stellen verschiedene Substanzen mit differenten chemischen und physikalischen Eigenschaften dar; sie unterscheiden sich in Siedepunkt, Schmelzpunkt, Löslichkeit und Drehwert des polarisierten Lichtes.
Zu (**B**): Bei einem sekundären Amin sind zwei H-Atome des Ammoniaks (NH_3) substituiert.
Zu (**C**): Bei einem sekundären Alkohol ist eine Hydroxygruppe an ein sekundäres C-Atom gebunden. Dieses ist seinerseits mit zwei weiteren Atomen verbunden.

F98

→ **Frage 2.140:** Lösung B

Zu (**A**) und (**E**): Abgebildet ist Milchsäure, sie kann zu Brenztraubensäure, einer Ketosäure oxidiert werden.
Zu (**B**): Diastereomere können sich nur bei Verbindungen mit mindestens zwei Chiralitätszentren ausbilden. Diejenigen Konfigurationsisomere, die sich wie Bild und Spiegelbild verhalten, werden als Enantiomere, die restlichen als Diastereomere bezeichnet. Milchsäure mit nur einem Chiralitätszentrum am C-Atom 2 kann damit keine Diastereomere, aber Enantiomere hervorbringen.
Zu (**C**): Milchsäure hat einen pK_S von 3,87, Propionsäure (CH_3CH_2COOH) von 4,9.
Zu (**D**): Bei starker Belastung gewinnt das Muskelgewebe über die anaerobe Glykolyse ATP; dabei entsteht als Endprodukt L-Milchsäure.

H94 ■

→ **Frage 2.141:** Lösung E

Weinsäure verfügt über zwei Chiralitätszentren, die jedoch gleichartig gebaut sind. Daher lassen sich nur die folgenden Stereoisomere aufbauen:

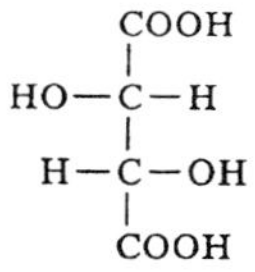

D-Weinsäure (SS)

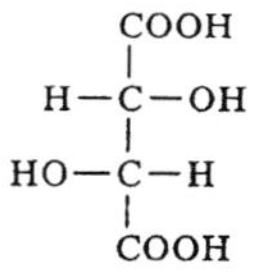

L-Weinsäure (RR)

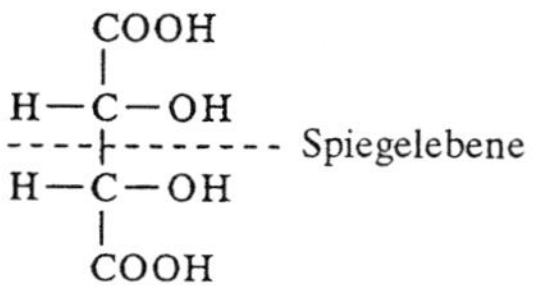

Mesoweinsäure

D- und L-Weinsäure sind Enantiomere und drehen die Ebene des polarisierten Lichtes. Bei der D-Weinsäure sind beide Chiralitätszentren S-konfiguriert, bei der L-Weinsäure sind beide R-konfiguriert. Mesoweinsäure ist optisch inaktiv, da die Wirkung der einen Molekülhälfte durch die andere, spiegelbildlich gebaute, aufgehoben wird.

Merke: *Alle Meso-Verbindungen sind optisch inaktiv!*

2.5.4 Fischer-Projektion, D/L-Nomenklatur

II.23 D/L-Nomenklatur

Die **relative Konfiguration** an Chiralitätszentren wird durch die historische **D/L-Nomenklatur** beschrieben.
Bezugssubstanz ist dabei Glycerinaldehyd. Dabei ordnet man dem rechtsdrehenden Glycerinaldehyd, bei dem die OH-Gruppe rechts steht, willkürlich „D", seinem optischen Antipoden „L" zu. Bei mehreren intramolekularen Chiralitätszentren (z. B. in Sacchariden, α-Aminosäuren) entscheidet über die Zuordnung die Konfiguration am „höchstbezifferten" asymmetrischen C-Atom.

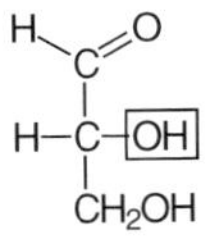
D-Glycerinaldehyd

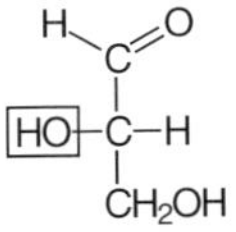
L-Glycerinaldehyd

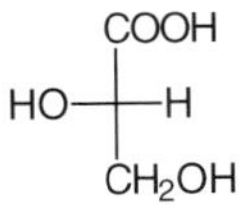
L-Glycerinsäure

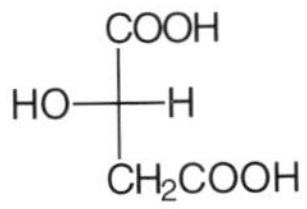
L-Äpfelsäure

H93 ■
→ **Frage 2.142:** Lösung D

Zu **(A)**–**(C)** und **(E)**: Abgebildet ist Histamin, das biogene Amin des L-Histidins:

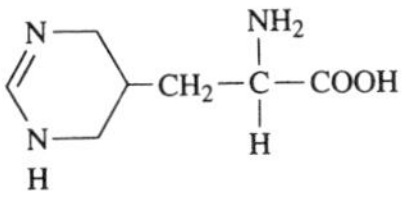
L-Histidin

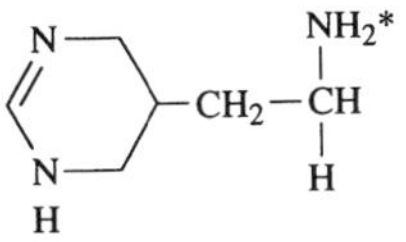
*primäre Aminogruppe

Histamin

Histamin löst eine Kontraktion der glatten Muskulatur aus; sein Abbau via Desaminierung und Oxidation führt zu Imidazol-5-Essigsäure (siehe hierzu auch die Lehrbücher der Biochemie).
Zu **(D)**: Eine D- oder L-Form kann nur beim Vorhandensein von Enantiomeren existieren. Enantiomere bedingen aber ein Kohlenstoff-Atom mit vier verschiedenen Substituenten. Ein solches existiert zwar bei L-Histidin, nicht jedoch bei Histamin.

2.5.5 Konformation

II.24 Konformation

Die Konformation beschreibt die räumliche Lage aller Atome eines Moleküls inklusive der Anordnungen, die durch Drehung um Einfachbindungen bei definierter Konstitution und Konfiguration entstehen können.
Konformationen unterscheiden sich durch die relative Stellung der Substituenten zueinander, wie sie durch Rotation um eine durch σ-Bindungen definierte Verbindungsachse entstehen können.
Die Konformation eines Moleküls kann mit der **Newman-Projektion** dargestellt werden. Dabei sieht man in Richtung der σ-Bindung, um die sich zwei gegenüberliegende Molekülteile drehen können. Am Beispiel des Ethans soll dies demonstriert werden. Die durchgezogenen Linien symbolisieren die Bindungen der drei H-Atome zum vorderen C-Atom, die zum hinteren finden ihre Begrenzung an einem Kreis; dabei können die H-Atome zueinander auf Lücke bzw. verdeckt (oder aber auch zwischen beiden Positionen) stehen. Neben der Newman-Projektion ist zum Vergleich die „Sägebockformel" dargestellt:

	eclipsed (verdeckt)	staggered (auf Lücke)
„Sägebock-formel"	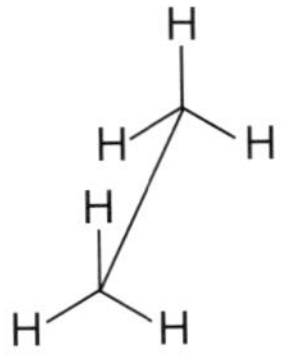	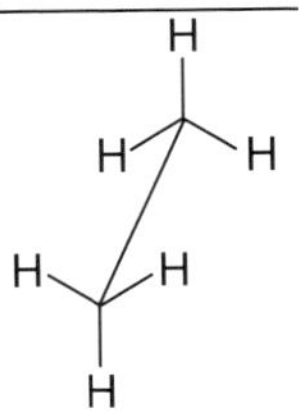
Newman-Projektion	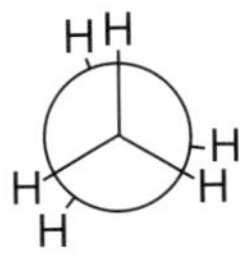	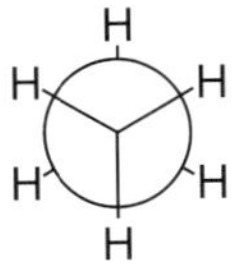

In Molekülen mit langen Kohlenstoff-Ketten ist die **Zick-Zack-Kette** die stabilste Konformation, da alle Atome dann den denkbar größten Abstand zueinander haben. Bei Cyclo-Verbindungen unterscheidet man eine Sessel- und eine **Wannenform**. Die **Sesselform** ist stabiler (energieärmer) als die Wannenform; es existieren bei beiden Formen equatoriale (e) und axiale (a) C-H-Bindungen (Bezugspunkt ist dabei die Ringebene):

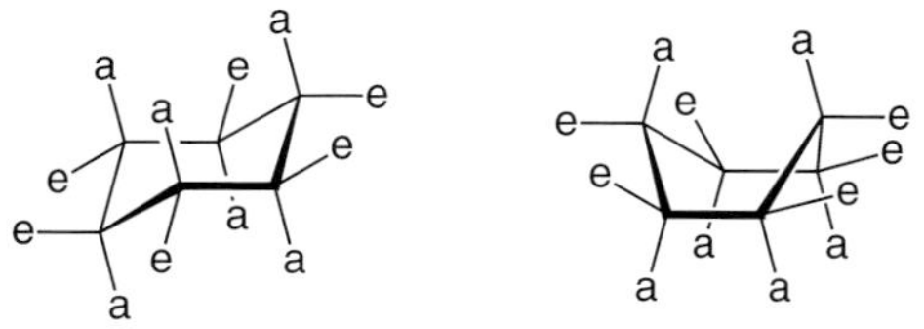

Sesselform Wannenform

Beim 1,2-substituierten Cyclohexan kann es zur Ausbildung eines **cis-** bzw. **trans-Isomers** kommen:

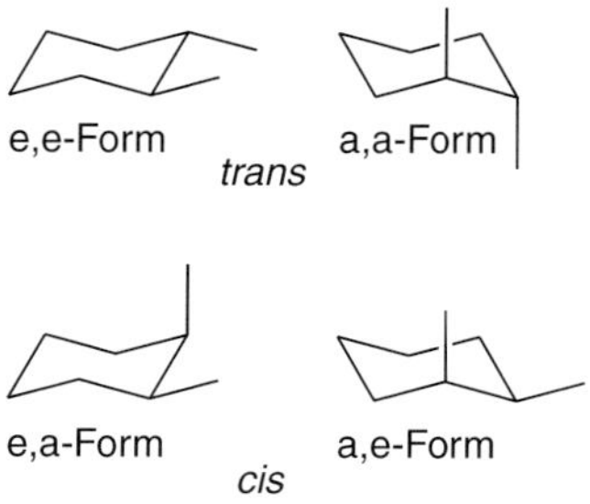

F84 ■

→ **Frage 2.143:** Lösung A

Zu **(A)** und **(D)**: Man benötigt bei der Umwandlung der Sessel- in die Wannenkonformation beim Cyclohexan ca. 29 kJ/Mol. Da dieser Vorgang nur unter Energiezufuhr ablaufen kann, spricht man von einer endogenen Reaktion ($\Delta G>0$).
Die Sesselform ist stabiler als die Wannenform, denn bei der ersteren haben die C-Atome und die an sie gebundenen H-Atome einen größeren Abstand voneinander.
Zu **(B)**: Cholesterin hat die folgende Strukturformel:

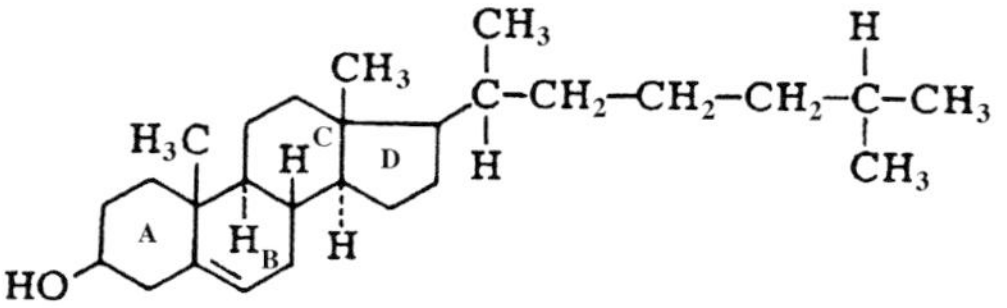

Die Ringe A und C stellen Cyclohexanringsysteme dar, die wegen der damit verbundenen größeren Stabilität in der Sesselform vorliegen.
Zu **(C)**: Stehen die Substituenten senkrecht auf der durch die C-Atome der „Sitzfläche" der Sesselkonformation bzw. „Bodenfläche" der Wannenkonformation gedachten Ebene, so spricht man von einer axialen, andernfalls von einer äquatorialen Stellung.
Zu **(E)**: Pyranosen sind **Zucker**, die 6 Ringglieder haben. Man unterscheidet bei der Glucose z. B. eine Sessel- und eine Wannenkonformation.
Hexosen besitzen 6 C-Atome (bitte nicht verwechseln).

H91

→ **Frage 2.144:** Lösung E

Zu **(A)**–**(C)**: Verbindung (1) ist Benzpyren, Verbindung (2) ist ein Phenol. Aufgrund der zusätzlichen Hydroxygruppe ist Verbindung (2) etwas polarer und damit in Wasser besser als Benzpyren lösbar. Beide Verbindungen sind mesomeriestabilisiert, d. h. zur Resonanz befähigt. Beim Benzol bilden die p_z-Orbitale eine gemeinsame Elektronenwolke aus.
Zu **(D)**: Benzpyren gilt als der Prototyp der sog. polycyclischen aromatischen Kohlenwasserstoffe, wobei sein intrazellulärer Metabolismus auch weitestgehend aufgeklärt ist. Durch MFOS (mischfunktionelle Oxidasen) und andere Enzyme entstehen dann eine Vielzahl, z. T. auch kanzerogener Verbindungen.
Zu **(E)**: Bei aromatischen Systemen liegen alle C-Atome in der Ebene von σ-Bindungen; sie sind damit eben gebaut. Die Ausbildung von Konformationsisomeren, wie z. B. Sessel- oder Wannenform, setzt die freie Drehbarkeit um Einfachbindungen voraus. Im übrigen lässt die gewählte Darstellungsweise keine Aussagen über die etwaig vorliegende Molekülkonformation zu.

Merke: *Resonanz bzw. Mesomerie ist definiert als die Fähigkeit eines Moleküls zur intramolekularen Elektronendelokalisation.*

→ **Frage 2.145:** Lösung E

Zu **(A)** und **(B)**: Es handelt sich hier um zwei Newman-Projektionen des n-Butans in unterschiedlichen Konformationen. Newman-Projektionen werden verständlich, wenn man folgendes beachtet: Sie dienen der Beschreibung der Konformationsisomere, die aufgrund der freien Drehbarkeit um Einfachbindungen entstehen. Man blickt an der Achse der Einfachbindung entlang, z. B. beim Butan

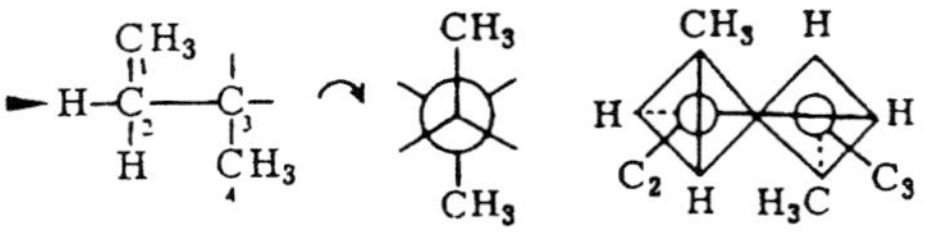

schaut man auf das C-Atom Nr. 2 in Richtung des C-Atoms Nr. 3. Die C-Atome Nr. 1 und Nr. 4 sind als Methylgruppen nach oben bzw. unten gezeichnet. Weiter erkennt man die H-Atome der C-Atome Nr. 2 und Nr. 3.
Zu **(C)**: Beide Verbindungen haben die gleiche Strukturformel, also gleiche Konstitution.
Zu **(D)**: (1) ist stabiler (energieärmer) als (2), da bei (1) die Atome größtmöglichen Abstand voneinander haben, d. h. sie bilden geringere Wechselwirkungen miteinander aus. Außerdem sind die voluminösen Methylgruppen trans-ständig angeordnet.
Zu **(E)**: n-Butan besitzt kein Chiralitätszentrum, kann folglich auch keine Diastereomere ausbilden.

F05

→ **Frage 2.146:** Lösung D

Zu **(A)**: Prolin hat die folgende Strukturformel:

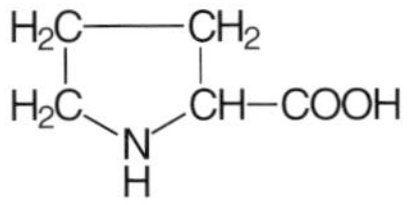

Ein Cyclohexanring ist nicht vorhanden.
Zu **(B)–(D)**: Cyclohexan hat die Strukturformel C_6H_{12}. Cyclohexan gehört zur Gruppe der gesättigten Kohlenwasserstoffe mit ringförmig geschlossenem Kohlenstoffgerüst:

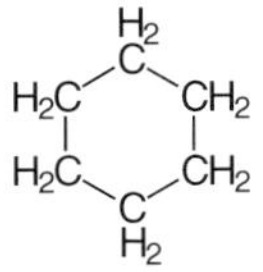

Ein Benzol-Ringsystem mit delokalisierten π-Elektronen, Kennzeichen der Aromaten, liegt nicht vor.

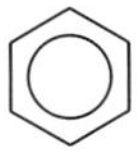

Benzol

Der Cyclohexanring kann nicht eben gebaut sein, da die Kohlenstoffatome dann einen Winkel von 120° einschließen würden und eine enorme innere Spannung entstehen würde. Cyclohexan existiert daher „spannungsreduzierend" in einer Sessel- oder Wannenkonformation, wobei die Sesselform etwas energieärmer ist. Cyclohexan liegt überwiegend in der Sessel-Konformation vor.

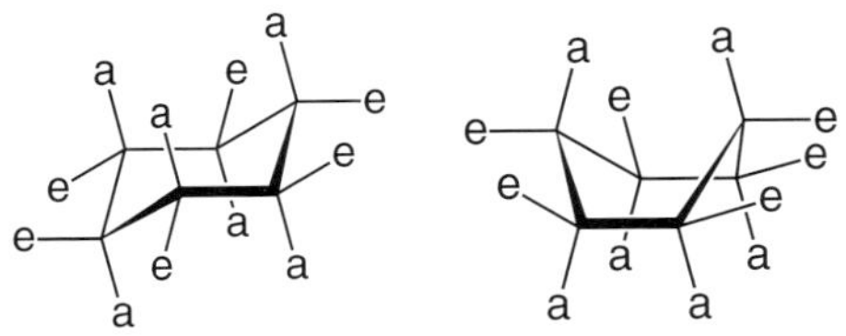

Sesselform Wannenform

Zu **(E)**: Cyclohexan als unpolare Substanz bildet in dem angesprochenen System die Oberphase, Wasser hingegen die Unterphase.

H92 ■

→ **Frage 2.147:** Lösung A

Konformere sind Moleküle, deren Atomanordnungen sich durch Drehung um σ-Bindungen ineinander umwandeln lassen.
Zu **(A)**: Verbindung (4) zeigt die Umklappungskonformere der Sesselform am Beispiel des Dimethylcyclohexans. Die linke Abbildung ist die sog. a,a-Form; die Methylgruppen sind axial angeordnet (eine zeigt nach oben, die andere nach unten). In der rechten Abbildung ist eine Methylgruppe axial, die andere äquatorial (in der ungefähren Ebene des Cyclohexan-Ringes) ausgerichtet; es handelt sich um die a,e-Form.
Zu **(B)–(E)**: Verbindungspaar (1) unterscheidet sich lediglich durch Drehung des gesamten Moleküls um 180 Grad. Die Verbindungspaare (3) und (5) stellen Konstitutionsisomere dar, lediglich die Summenformel ist gleich; sie sind nicht spontan ineinander überführbar.

H96

→ **Frage 2.148:** Lösung B

Zu **(A)** und **(E)**: In beiden Verbindungen liegt der Heterozyklus in der Sesselkonformation vor; beide weisen tertiäre Amine ($R_1{-}\bar{N}{-}R_2$ mit R_3 am N) auf.

Zu **(B)**: Die Wannenform wäre ein weiteres Konformer.
Zu **(D)**: Bei Ringsystemen ragen die Substituenten entweder ober- oder unterhalb des Ringes aus der Ringebene heraus. Unter Bezug auf einen Liganden A kann ein anderer Ligand B auf der gleichen (cis) oder auf der anderen (trans) Seite des Ringes stehen. Die Methylgruppe der Verbindung (1) steht zum Phenylring in trans-Stellung; in Verbindung (2) hingegen in cis-Stellung.
Zu **(C)**: Beide Verbindungen sind Isomere, die sich nicht wie Bild und Spiegelbild verhalten; man bezeichnet sie als Diastereomere.

2.6 Kommentare aus Examen Frühjahr 2009

F09

→ **Frage 2.149:** Lösung D

Zu **(A)**: Die molare Masse von Ethanol entspricht der von Dimethylether.
Zu **(B)**: Ethanol ist hydrophiler als Dimethylether.
Zu **(C)**: Dimethylether enthält keine Doppelbindung.
Zu **(D)**: Ethanol hat die Strukturformel $H_3C{-}CH_2{-}OH$ und den Siedepunkt 78° C.
Dimethylether hat die Strukturformel $H_3C{-}O{-}CH_3$ und einen Siedepunkt von −24,8° C.
Dipolare Moleküle (z. B. Wasser, aber eben auch Ethanol) „assoziieren" wegen der Dipol-Dipol-Wechselwirkung. Die so genannten Wasserstoffbrückenbindungen resultieren aus der Wechselwirkung des δ^+-H-Atoms mit dem freien Elektronenpaar des δ^--Atoms (z. B. des O-Atoms).
Ethanol kann deshalb, im Gegensatz zum unpolaren Dimethylether, Wasserstoffbrücken-Bindungen ausbilden und besitzt dann auch einen wesentlich höheren Siedepunkt.
Zu **(E)**: Ethanol und Dimethylether enthalten je ein Sauerstoffatom.

F09

→ **Frage 2.150:** Lösung E

Zu **(A)**: Je alkalischer (höher) der pH-Wert der Lösung ist, desto vollständiger wird die Komplexbildung ablaufen.
Zu **(B)** und **(D)**: S liefert in diesem Beispiel die bindenden Elektronenpaare, **nicht** das Zentralatom.
Zu **(C)**: Bei der dargestellten Komplexbildung ist Quecksilber (Hg) das Zentralatom mit 4 Liganden (Koordinationszahl 4). Dimercaprol ist dabei der Ligand oder Chelator.
Zu **(E)**: Die „Zähnigkeit" der Liganden/Chelatoren beschreibt die Anzahl der Bindungen mit dem Zentralatom/-ion (hier 2).

F09

→ **Frage 2.151:** Lösung C

Zu **(A)** und **(B)**: **Konformation** gibt die genaue sterische Anordnung aller Atome wieder, einschließlich der unterschiedlichen Drehmöglichkeiten um Einfachbindungen. Konfigurationsisomere sind z. B. cis-trans-Isomere, Enantiomere und Diastereomere.
Zu **(C)**: Alle Verbindungen haben die Summenformel $C_4H_{10}O$ und sind Konstitutionsisomere. Die **Konstitution** gibt die Art und Reihenfolge der in einem Molekül vorhandenen Atome und Bindungen an. Die Ausrichtung der Atome im Raum wird dabei nicht berücksichtigt.
Zu **(D)**: **Mesomerie** oder Resonanz besagt, dass man die Elektronenverteilung (z. B. im Benzolring) nicht allein mit einer Struktur beschreiben kann.
Zu **(E)**: Das bekannteste Beispiel für **Tautomerie** ist die Keto-Enol-Tautomerie. Dabei werden zwei Formen einer Verbindung durch intramolekulare Protonenwanderung und Bindungsverschiebung ineinander umgewandelt.

F09

→ **Frage 2.152:** Lösung A

Zu **(A)**: **Cyclobutan** hat die Strukturformel:

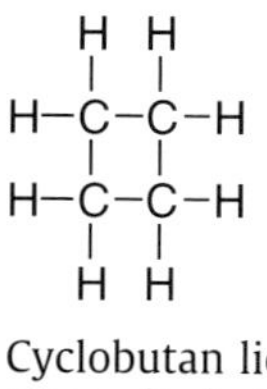

Cyclobutan liegt zur Vermeidung der Pitzer-Spannung, die bei einer flachen Konformation des Moleküls durch die 8 ekliptisch zueinander stehenden H-Atome erzeugt werden würde, gefaltet vor. Das Molekül führt dabei eine Pseudorotation aus, bei der sich die C-Atome abwechselnd um 26° aus der Ebene heraus bewegen.

Zu **(B)**: **Cyclododecan** hat die Strukturformel:

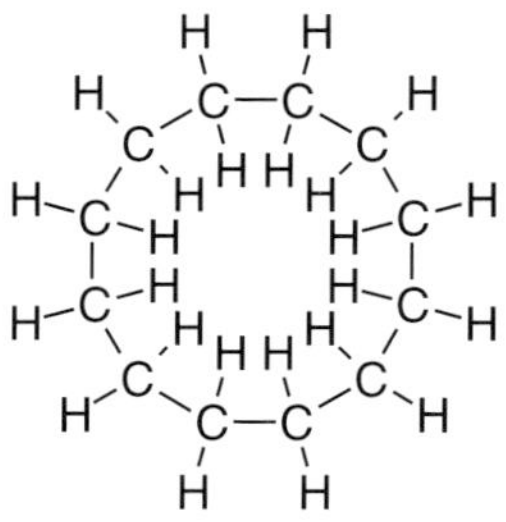

Zu **(C)**: **Cyclohexan** hat die Strukturformel:

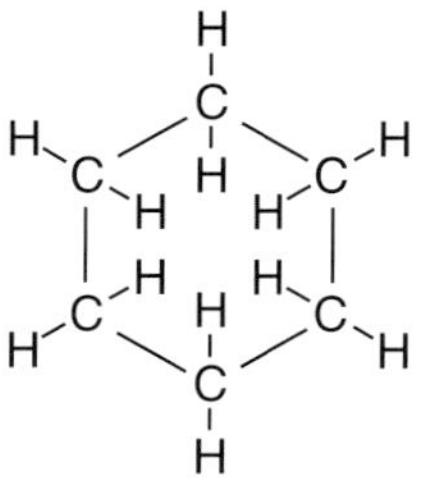

Zu **(D)**: **Cyclooctan** hat die Strukturformel:

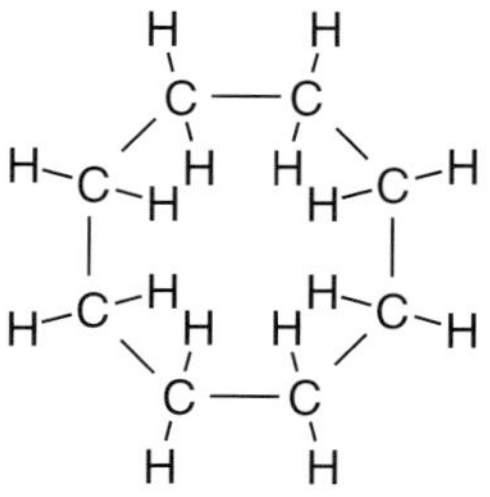

Zu **(E)**: **Cyclopentan** hat die Strukturformel:

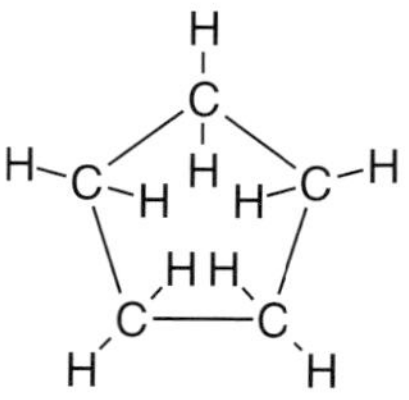

Merke: Der kleinste Ring hat die größte Spannung.

F09

→ **Frage 2.153:** Lösung B

Zu **(A)**: Strukturformel der Arachidonsäure

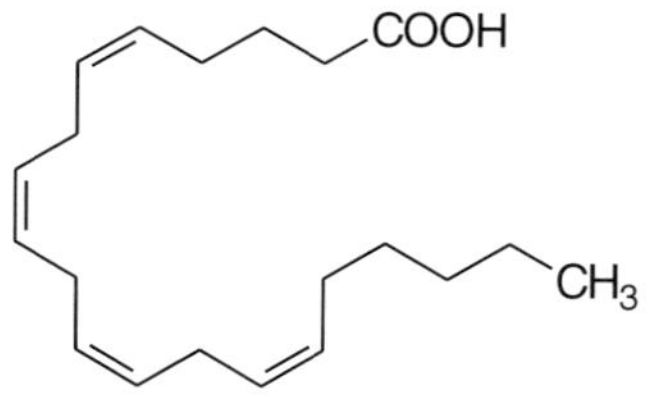

Zu **(B)**: Benzaldehyd enthält einen Benzenring

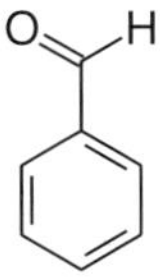

Zu **(C)**: Strukturformel von Cyclohexan 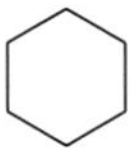

Zu **(D)**: Strukturformel von Cyclopentanol 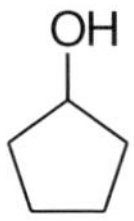

Zu **(E)**: (1) Strukturformel α-Pyran 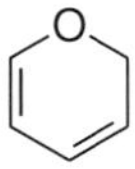

und (2) Strukturformel γ-Pyran 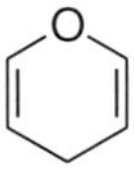

3 Stoffumwandlungen

3.1 Homogene Gleichgewichtsreaktionen

3.1.1 Chemisches Gleichgewicht

III.1 Reversible Reaktionen

Bei einer reversiblen chemischen Reaktion tritt bei gegebenen Konzentrationen und einer bestimmten Temperatur ein Zustand ein, in dem sich die Konzentrationen der einzelnen Reaktionspartner nicht mehr ändern, das **chemische Gleichgewicht**. Das Vorliegen eines geschlossenen Systems ist Grundvoraussetzung für das Vorliegen eines solchen Gleichgewichts, da sich bei offenen Systemen durch Austausch von Masse die Konzentrationen der Reaktionsteilnehmer verändern.

Auch Temperaturerhöhungen bzw. -erniedrigungen verschieben das chemische Gleichgewicht. Dabei wird die Konzentration von Produkten, die unter Wärmeverbrauch entstehen, durch Temperaturerhöhung vergrößert (und umgekehrt). Eine konstante Temperatur (isotherm) ist also ebenfalls Grundbedingung für das eingestellte Gleichgewicht.

Das **Massenwirkungsgesetz** für die Reaktion $A + B \rightleftharpoons C + D$ lautet:

$$K = \frac{[C] \times [D]}{[A] \times [B]}$$

(Produkt der Konzentrationen der Endprodukte dividiert durch das Produkt der Konzentrationen der Ausgangsstoffe).

Dabei ist K die charakteristische Gleichgewichtskonstante.

Streng genommen gilt das Massenwirkungsgesetz nur für verdünnte Lösungen. Wenn die Konzentrationen der Reaktionspartner 0,1 mol/l übersteigen, behindern sich die einzelnen Teilchen eines Reaktionspartners gegenseitig. Man berücksichtigt für das Massenwirkungsgesetz dann nur noch die Konzentration der wirksamen Teilchen, die auch als Aktivität bezeichnet wird.

Katalysatoren sind Verbindungen, welche die Geschwindigkeit der Gleichgewichtseinstellung verändern. Sie bilden mit einer der Ausgangsverbindungen kurzfristig Zwischenverbindungen und werden nach Reaktionsablauf wieder frei.

Katalysatoren sind nicht in der Lage, das Gleichgewicht selbst zu verändern, sondern beeinflussen lediglich den zeitlichen Ablauf einer Reaktion. Sie beschleunigen die Einstellung des Gleichgewichts, üben aber keinen Einfluss auf die Lage des Gleichgewichts einer Reaktion aus! ■

H99 ■

→ **Frage 3.1:** Lösung E

Zu **(A)**, **(D)** und **(E)**: Die Gleichgewichtskonstante K ist der Quotient aus den Geschwindigkeitskonstanten der Hin- und der Rückreaktion. Im Gleichgewichtszustand entspricht die Geschwindigkeit der Hin- der der Rückreaktion (die Gesamtreaktionsgeschwindigkeit ist dann gleich Null). Die Gleichgewichtskonstante K ist dann definiert als der **Quotient der Produkte der Konzentrationen der gebildeten Substanzen, dividiert durch das Produkt der Konzentrationen der Edukte.** Es gilt:

$$A + B \rightleftharpoons C + D \text{ und } K = \frac{[C] \cdot [D]}{[A] \cdot [B]}$$

Die Gleichgewichtskonstante ist von Temperatur und Druck abhängig. Hält man diese äußeren Bedingungen konstant, so ergeben sich für die jeweiligen Reaktionen höchst unterschiedliche, jedoch charakteristische Werte für K, die dann auch miteinander verglichen werden können.

Zu **(B)**: Die Gleichgewichtskonstante K ist logarithmisch mit der freien Reaktionsenthalpie ΔG wie folgt verknüpft. R ist die allgemeine Gaskonstante und T die Gleichgewichtstemperatur in Kelvin.

$\Delta G° = - RT \ln K$

Zu (**C**): Bei gekoppelten Reaktionen errechnet sich die Gleichgewichtskonstante K der Gesamtreaktion als das Produkt der Gleichgewichtskonstanten der Einzelschritte:

$$A + B \rightleftharpoons C + D \text{ ergibt: } K_1 = \frac{[C]\cdot[D]}{[A]\cdot[B]}$$

$$C + D \rightleftharpoons E + F \text{ ergibt: } K_2 = \frac{[E]\cdot[F]}{[C]\cdot[D]}$$

Es gilt also:

$$A + B \rightleftharpoons E + F \text{ und } K_1 \cdot K_2 = \frac{[C]\cdot[D]\cdot[E]\cdot[F]}{[A]\cdot[B]\cdot[C]\cdot[D]}$$

$$\text{nach kürzen: } K_{Gesamt} = \frac{[E]\cdot[F]}{[A]\cdot[B]}$$

→ **Frage 3.2:** Lösung C

Zu (**A**) und (**E**): Ein Maß für die Triebkraft einer Reaktion ist die Änderung der freien Enthalpie ΔG (ΔG stellt den frei verfügbaren Teil der Reaktionsenergie dar, der in andere Energieformen umgewandelt werden kann).
Sie lässt sich durch die **Gibbs-Helmholtz-Gleichung** beschreiben:
ΔG = ΔH – T × ΔS
ΔG = Änderung der freien Enthalpie
ΔH = Änderung der Enthalpie
ΔS = Änderung der Entropie
T = absolute Temperatur
Dabei bedeutet ein negativer Wert für ΔG, dass im Laufe der Reaktion der Wert der freien Enthalpie abnimmt. Eine solche Reaktion kann freiwillig ablaufen, ohne dass von außen Energie zugeführt wird. Das Gleichgewicht solcher Reaktionen liegt auf der Seite der Reaktionsprodukte, K ist also größer als 1 (exergone Reaktionen). Ein positiver Wert von ΔG kennzeichnet Reaktionen, bei denen freie Enthalpie zugeführt werden muss, die daher nicht spontan ablaufen können. Ihr Gleichgewicht liegt auf der Seite der Ausgangsstoffe, K ist also kleiner als 1

(im vorliegenden Beispiel $K = \frac{0{,}01}{1} = 0{,}01$).

Solche Reaktionen heißen endergon.
Zu (**B**) und (**C**): Durch Veränderung der Konzentrationen der einzelnen Reaktionspartner in einem eingestellten Gleichgewicht ist es nicht möglich, den Wert für K zu verändern. Wird die Konzentration der Ausgangsstoffe erniedrigt, indem sie – etwa durch Ausfällung – aus dem Gleichgewicht entfernt werden, so verändert sich auch die Konzentration der Endprodukte (z. B. durch Rückreaktion von [B] zu [A]) so lange, bis der für diese bestimmte Reaktion charakteristische Wert für K wieder erreicht ist. Genauso verhält es sich mit der Erhöhung der Konzentration der Endprodukte. Dabei zerfallen einfach so viele Endprodukte in ihre Ausgangsstoffe, bis der ursprüngliche Wert von K wieder erreicht ist.

Zu (**D**): Von den Begriffen exergon–endergon muss man die Begriffe exotherm–endotherm unterscheiden. Als exotherm bezeichnet man eine Reaktion, bei deren Bildung Wärme frei wird, ΔH (die Reaktionswärme bei konstantem Druck) also abnimmt. Eine Reaktion, bei der man Wärme zuführen muss, (ΔH positiv) heißt endotherm.
Durch die Gibbs-Helmholtz-Gleichung wird deutlich, dass endotherm nicht gleich endergon, exotherm nicht gleich exergon sein muss. Bei ΔG = ΔH – T × ΔS kann auch eine endotherme Reaktion mit H > 0 dann spontan ablaufen, also exergon sein, wenn TΔS größer wird als ΔH. Dabei ist ΔS ein Maß für die Entropie, d. h. die innere Unordnung eines Systems. Chemische Systeme streben von sich aus immer den Zustand größter Unordnung, also größter Entropie an. (Wenn man z. B. einen gefüllten Gasbehälter öffnet, verteilen sich die einzelnen Gasmoleküle spontan im ganzen Raum.)

Merke: *ΔG < 0: exergone (exergonische) Reaktion*
ΔG > 0: endergone (endergonische) Reaktion

H88 ■
→ **Frage 3.3:** Lösung E

Zu (**A**)–(**C**): Der Ausdruck

$$K = \frac{[Ester]\,[H_2O]}{[Säure]\,[Alkohol]}$$

beschreibt das Massenwirkungsgesetz für die Reaktion:

Säure + Alkohol ⇌ Ester + Wasser.

Eine Entfernung der Reaktionsprodukte begünstigt die vollständige Umsetzung des Alkohols mit der Säure. Entsprechend führt eine Erhöhung der Säuren- bzw. Alkoholkonzentration zu einer Steigerung der Esterausbeute.
Zu (**D**) und (**E**): Die freie Reaktionsenthalpie ΔG lässt sich unter Berücksichtigung von R (allgemeine Gaskonstante) und T (Gleichgewichtstemperatur in Kelvin) aus dem Wert der Gleichgewichtskonstanten K berechnen. Unter Standardbedingungen gilt:

$$\Delta G = -RT \cdot \ln K$$
$$= -2{,}3\,RT \cdot \lg K$$

Falls ΔG < 0, spricht man von einer exergonen Reaktion, d. h. bei derselben wird Energie frei. Den Fall, dass ΔG > 0 ist, bezeichnet man als endergone Reaktion, es muss Energie zugeführt werden. Ein sehr hoher Wert von K entspricht einer stark exergonen Reaktion; ΔG wird stark negativ.

F02

→ **Frage 3.4:** Lösung D

Zu **(A)–(C)**: Das Gleichgewicht der Reaktion ist in der Tat vom CO_2-Partialdruck, der Temperatur und dem pH-Wert abhängig.
Zu **(D)**: Dies ist die gesuchte Falschaussage, denn Reaktionsgleichgewichte werden durch Enzyme **nicht** verändert.
Zu **(E)**: Kohlendioxid und Hydrogencarbonat bilden im Organismus ein wichtiges Puffersystem. Das Enzym Carboanhydrase (CA) katalysiert den „Zwischenschritt" obiger Reaktion:

$$H_2O + CO_2 \overset{CA}{\rightleftharpoons} H_2CO_3 \rightleftharpoons H^+ + HCO_3^-$$

F05 ■

→ **Frage 3.5:** Lösung B

Zu **(A)–(E)**: Das chemische Gleichgewicht einer Reaktion hat sich dann eingestellt, wenn die Geschwindigkeit der Hinreaktion der Geschwindigkeit der Rückreaktion entspricht. Damit ändern sich dann auch die Konzentrationen der einzelnen Reaktionspartner nicht mehr (B). Die Summe bzw. die Produkte der Konzentrationen der Reaktionsprodukte können aber durchaus unterschiedlich zu denen der Ausgangsstoffe sein.

H05

→ **Frage 3.6:** Lösung A

Zu **(A)–(E)**: Die Gleichgewichtskonstante K ist der Quotient aus den Geschwindigkeitskonstanten der Hin- und der Rückreaktion. Im Gleichgewichtszustand entsprechen sich die Geschwindigkeiten der Hin- und der Rückreaktion (die Gesamtreaktionsgeschwindigkeit ist dann gleich Null). Die Gleichgewichtskonstante K ist dann definiert als der Quotient der Produkte der Konzentrationen der gebildeten Substanzen, dividiert durch das Produkt der Konzentrationen der Edukte. Im vorliegenden Fall gilt also:

$$A \rightleftharpoons B + C \text{ und } K = \frac{[B]\cdot[C]}{[A]}.$$

Durch Veränderung der Konzentrationen der einzelnen Reaktionspartner in einem eingestellten Gleichgewicht ist es **nicht** möglich, den Wert der Konstanten K zu ändern (nomen est omen). Wird die Konzentration des Ausgangsstoffes erniedrigt – etwa durch Ausfällung – so verändert sich auch die Konzentration der Endprodukte durch Rückreaktion so lange, bis der für diese bestimmte Reaktion charakteristische Wert von K wieder erreicht ist. Ebenso verhält es sich mit der Erhöhung der Konzentration der Endprodukte. Dabei verwandeln sich einfach so viele Endprodukte in ihren Ausgangsstoff, bis der ursprüngliche Wert von K wieder erreicht ist.

3.2 Heterogene Gleichgewichtsreaktionen

3.2.1 Begriffe

F93 ■

→ **Frage 3.7:** Lösung E

Zu **(A)–(E)**: Systeme, die bei lichtmikroskopischer Betrachtung keine Grenzflächen erkennen lassen, werden homogen genannt. Homogen sind damit Luft (Gasgemisch) und eine 0,7% NaCl-Lösung; alle übrigen angeführten Systeme sind heterogen. Heterogene Gleichgewichte kommen zustande, wenn sich z. B. ein Stoff zwischen zwei Phasen verteilt („Phasenübergang"), beim Auflösen eines Feststoffes in einem Lösungsmittel oder einer Verteilung eines Stoffes zwischen zwei Flüssigkeiten („Ober/Unterphase").

F00

→ **Frage 3.8:** Lösung C

Zu **(A)–(C)**: Von einer gesättigten Lösung spricht man, wenn soviel einer Substanz zu einem Lösungsmittel gegeben wird, bis dieses keine weitere Substanz mehr lösen kann. Diese Menge ist ein Spezifikum für das Lösungsmittel bei einer bestimmten Temperatur. Die genannte Lösung wäre daher übersättigt. Eine Lösung mit beispielsweise 300 g/l würde man als ungesättigte Lösung bezeichnen.
Zu **(D)** und **(E)**: Heterogene Gleichgewichte kommen zustande, wenn sich z. B. ein Stoff zwischen zwei Phasen verteilt („Phasenübergang"), beim Auflösen eines Feststoffes in einem Lösungsmittel oder einer Verteilung eines Stoffes zwischen zwei Flüssigkeiten („Ober/Unterphase") etc.
Heterogene Mischungen werden auch als **Dispersionen** bezeichnet. Diese lassen sich je nach Teilchengröße des dispergierten Stoffes in molekulardisperse, kolloiddisperse und grobdisperse Systeme einteilen.

3.2.2 Verteilung

F04

→ **Frage 3.9:** Lösung D

Zu **(A)**: Eine **Suspension** ist eine Mischung aus einer Flüssigkeit und einem Feststoff bzw. einer Aufschlämmung eines Feststoffs in einer Flüssigkeit. Charakteristisch ist, dass mit der Zeit eine Entmischung eintritt und sich die festen Partikel am Boden absetzen.
Zu **(B)** und **(D)**: Eine **Emulsion** ist eine heterogene Mischung verschiedener Flüssigkeiten, wobei feine Tröpfchen der einen Flüssigkeit in der anderen

schweben. Ein Beispiel ist die Milch, in der Fetttröpfchen in Wasser emulgiert sind. Dabei sind gerade die Fetttröpfchen nicht in der Milch löslich ((D) ist falsch).
Zu **(E)**: Bei einem **Aerosol** schweben fein verteilte feste oder flüssige Partikel in einem Gas, beispielsweise im Nebel, in dem Wassertröpfchen in der Luft schweben, oder im Rauch, in dem fein verteilte feste Partikel (z. B. Ruß) in der Luft schweben.

H05

→ **Frage 3.10:** Lösung D

Zu **(D)**: Verbinden sich Atome unterschiedlicher Elektronegativität, wird die Elektronendichte zum elektronegativeren Partner verschoben. Es entstehen Dipole, die eine positive (δ^+) oder negative (δ^-) Partialladung tragen. Diese treten miteinander in Wechselwirkung; es resultieren die **Wasserstoffbrückenbindungen**. Das δ^+-H-Atom reagiert dabei mit dem freien Elektronenpaar des δ^--Atoms.
Wasser (H_2O) und Ethanol (C_2H_5OH) können derartige Wasserstoffbrücken ausbilden und sind gut mischbar. Dieser Mechanismus ermöglicht auch die Löslichkeit der Carbonsäuren und der Amine in Wasser.
Zu **(A)**–**(C)** und **(E)**: Der Siedepunkt des Wassers liegt bei 100 °C, der des Ethanols bei 78,3 °C. Die übrigen Aussagen sind schlichtweg ebenso falsch.

H05

→ **Frage 3.11:** Lösung E

Zu **(A)**: Das Schmelzen eines Feststoffes erfordert die Zufuhr von Wärme, die Reaktion ist ein endothermer Prozess.
Zu **(B)**: Sublimation ist der spontane Übergang vom festen in den gasförmigen Zustand (z. B. „trocknet“ daher die gefrorene Wäsche auf der Wäscheleine auch im kalten Winter).
Zu **(C)**: Wasser kann durch Druckerhöhung alleine nicht vom flüssigen in den gasförmigen Zustand gebracht werden.
Zu **(D)**: Während einer Phasenumwandlung kann die Temperatur eines Systems auch zunehmen.
Zu **(E)**: Ein Phasendiagramm (= Zustandsdiagramm) beschreibt die Existenzbereiche der Phasen in Abhängigkeit von Druck und Temperatur.

III.2 Verteilung

Das **Henry-Dalton-Gesetz** beschreibt die Verteilung eines Gases in bzw. über einer Flüssigkeit. Es gilt:

$$k = \frac{p}{c}$$

k = Konstante
p = Partialdruck des Gases über der Flüssigkeit
c = Konzentration des Gases in der Flüssigkeit

k ist dabei abhängig von der Art des Gases, der Flüssigkeit und der Temperatur.

Der **Nernst-Verteilungssatz** beschreibt die Verteilung eines Stoffes zwischen zwei nicht miteinander mischbaren Lösungsmitteln (Phasen). Es gilt:

$$K = \frac{c_1}{c_2}$$

K = Verteilungskoeffizient
c_1 = Konzentration des gelösten Stoffes in Phase 1
c_2 = Konzentration des gelösten Stoffes in Phase 2

Klinischer Bezug

Das Henry-Dalton-Gesetz kann man auf verschiedene atemphysiologische Vorgänge anwenden:
Bei der Sauerstoff-Überdrucktherapie wird der Sauerstoff-Partialdruck in der Einatmungsluft gesteigert; entsprechend steigt der Sauerstoffgehalt in der „flüssigen Phase“ Blut.
Im Hochgebirge ist der Sauerstoff-Partialdruck reduziert, d. h. die Sauerstoffkonzentration im Blut nimmt ab, und der Organismus ist in seiner Leistungsfähigkeit beschnitten. Dies verstehen die Teilnehmer des Swiss Alpine Marathon in Davos, der in Höhen zwischen 1600 und 2700 zu absolvieren ist, jedoch als zusätzliche Herausforderung.

H04

→ **Frage 3.12:** Lösung E

Zu **(A)** und **(E)**: Die Aufnahme von Gasen in Flüssigkeiten wird durch das Henry-Verteilungsgesetz wiedergegeben:

$$\frac{c_{Gas}}{c_{Flüssigkeit}} = K_1$$

Die Konzentration eines in einer Flüssigkeit gelösten Gases hängt von der Konzentration des Gases in der Gasphase bzw. dem Partialdruck des Gases ab. Eine Erhöhung des Partialdruckes des Gases führt daher zu einer Steigerung der gelösten Gasmenge in der Flüssigkeit.
Zu **(B)**: Für Gase gibt es die folgende Beziehung zwischen Druck, Volumen und Temperatur: $p \cdot V = n \cdot R \cdot T$. Dabei ist p der Druck, V das Volumen, n die Stoffmenge und T die Temperatur in Kelvin. R ist die **ideale Gaskonstante**. Für die gilt entsprechend:

$$R = \frac{p \cdot V}{n \cdot T}$$

Ein hypothetisches, nicht existierendes „ideales Gas“ erfüllt unter allen Bedingungen diese Gleichung; reale Gase tun dies nur unter „gewöhnlichen Bedingungen“. Bei niedrigen Temperaturen oder hohen Drücken weichen sie davon ab.
Zu **(C)**: Die Konstante im Henry-Gesetz ist temperaturabhängig. Die physikalische Löslichkeit von Gasen in Flüssigkeiten nimmt mit zunehmender Temperatur stets ab.
Zu **(D)**: Im Wasser (aber auch im Blut) ist die physikalische Löslichkeit von Sauerstoff **niedriger** als die von Kohlendioxid. Der sog. Bunsen'sche Lös-

lichkeitskoeffizient α hängt von der Beschaffenheit des Lösungsmittels, der Art des gelösten Gases und der Temperatur ab:

	α_{O_2}	α_{CO_2}
Wasser 20 °C	0,031	0,88
Wasser 37 °C	0,024	0,57
Blut 37 °C	0,024	0,49

H85

→ **Frage 3.13:** Lösung D

Zu **(1)**: Es gilt: Partialdruck

$$P_{Gas} = \frac{\text{Gesamtdruck} \cdot \text{Konzentration}}{100}$$

Bei einer Erhöhung des Partialdruckes nimmt daher die Konzentration von Halothan in Wasser zu.
Zu **(2)**: Das Henry-Dalton-Gesetz besagt, dass die Löslichkeit eines Gases bei gegebener Temperatur vom Partialdruck des Gases in dem über der Lösung befindlichen Gasraum abhängt.

$$\frac{c_{Gas}}{c_{Lösung}} = K_1 \quad \text{oder} \quad \frac{P_{Gas}}{c_{Lösung}} = K_2$$

Der Proportionalitätsfaktor K heißt Löslichkeitskoeffizient. Das Vermischen verschiedener Gase verändert das Gasgesamtvolumen nicht. Der Gesamtdruck einer Gasmischung ist gleich der Summe der Partialdrücke der einzelnen Gase. Dadurch wird die Konzentration von Halothan in einer gesättigten Lösung durch Einleitung anderer Gase vermindert.
Zu **(3)**: Substanzen, die mindestens ein Chiralitätszentrum besitzen, sind zur Ausbildung von Enantiomeren fähig. Da Halothan ein Chiralitätszentrum besitzt, kann es Enantiomere ausbilden.
Zu **(4)**: Aufgrund des symmetrischen Aufbaus des Halothans findet eine Polarisierung der C–H-Bindung kaum statt, so dass H^+ nicht abgespalten wird.

H08

→ **Frage 3.14:** Lösung B

Zu **(A)–(E)**: Der Nernst-Verteilungssatz beschreibt die Verteilung eines Stoffes zwischen zwei nicht miteinander mischbaren Lösungsmitteln (Phasen). Es gilt:

$$K = \frac{[c_1]}{[c_2]}$$

K = Verteilungskoeffizient
c_1 = Konzentration des gelösten Stoffes in der Oberphase
c_2 = Konzentration des gelösten Stoffes in der Unterphase
Diethylether ist im beschriebenen System die Ober-, Wasser die Unterphase. Dies kann man aus der angegebenen Massendichte für Diethylether (ρ ≈ 0,7 g/cm) folgern. Die Massendichte des Wassers beträgt 1 g/cm! Wenn K = 3,0 ist, befinden sich 75 % des Stoffes in der Diethylether-Phase und konsekutiv 25 % in der wässrigen Phase.

H05

→ **Frage 3.15:** Lösung A

Zu **(A)–(C)**: Die Verteilungskonstante K_c der Substanzverteilung für das System Gas/Flüssigkeit ist über den Henry-Verteilungssatz definiert:

$$K_c = \frac{c_{Gas}}{c_{Lösung}}.$$

Anhand des Gasgesetzes $c = \frac{p}{R \cdot T}$ (c = Konzentration in Mol, R = allgemeine Gaskonstante, T = absolute Temperatur in Kelvin, p = Partialdruck) lässt sich erkennen, dass die Konzentration des gelösten Gases dem Partialdruck direkt proportional ist. Es lässt sich auch ablesen, dass die Konzentration des gelösten Gases mit steigender Temperatur abnimmt (z. B. erwärmtes Mineralwasser). In diesem Fall ist die Konzentration des Gases auch vom pH-Wert der Lösung abhängig. CO_2 reagiert nämlich mit Wasser zu Kohlensäure (H_2CO_3), die wieder in H^+-Ionen und HCO_3^- zerfällt. Nach dem Massenwirkungsgesetz gilt für K:

$$H_2O + CO_2 \rightleftharpoons (H_2CO_3) \rightleftharpoons HCO_3^- + H^+$$

$$K = \frac{[HCO_3^-] \cdot [H^+]}{[H_2O] \cdot [CO_2]}$$

$K \cdot [H_2O] \cdot [CO_2] = [HCO_3^-] \cdot [H^+]$.
Man sieht, dass die CO_2-Konzentration mit steigender H^+-Ionenkonzentration, d. h. abfallendem pH-Wert und damit steigender Azidität, zunimmt.
Zu **(D)**: Kohlendioxid und das Hydrogencarbonat-Ion bilden ein Säure-Base-Paar. CO_2 ist die Brönsted-Säure, HCO_3^- die Brönsted-Base; sie bilden zusammen ein sehr wichtiges Puffersystem des menschlichen Blutes.
Zu **(E)**: Disproportionierung ist der Spezialfall einer Redoxreaktion, in welcher ein Element gleichzeitig als Oxidationsmittel und als Reduktionsmittel auftritt.
Beispiel:

$$\overset{(0)}{3\,Br_{2(aq)}} + 6\,OH^-_{(aq)} \rightarrow 5\,\overset{(-1)}{Br^-_{(aq)}} + \overset{(+5)}{BrO_3^-}{}_{(aq)} + 3\,H_2O.$$

In dieser Reaktion disproportioniert Brom zu Bromat und zu Bromid, wobei der Oxidationszustand für ein Produkt ansteigt (BrO_3^-) und für das andere (Br^-) absinkt. Folglich ist das Br_2-Molekül zugleich Oxidations- und Reduktionsmittel.

F06

→ **Frage 3.16:** Lösung C

Zu **(A)–(E)**: Nach dem Nernst-Verteilungsgesetz ist der von der Temperatur abhängige Verteilungskoeffizient K wie folgt definiert:

$$K = \frac{[c_{Oberphase}]}{[c_{Unterphase}]}$$

Der Stofftransport zwischen beiden Phasen erfolgt über die Phasengrenzfläche. Die Erhöhung der Konzentration des gelösten Stoffes in einer Phase führt logischerweise bis zum erneuten Erreichen des Koeffizienten K auch zur Erhöhung der Konzentration in der anderen Phase. Ein Stoffaustausch findet daher nicht nur im Gleichgewicht statt. Der Verteilungskoeffizient K eines Stoffes ist von der Art der zwei Phasen, auf die er verteilt wird, abhängig.

H06

→ **Frage 3.17:** Lösung B

Zu **(A)–(E)**: 200 g des Medikamentes entsprechen 1 Mol, 20 mg entsprechen damit 1/10000 (10^{-4}) Mol. Diese werden in 50 L Wasser gelöst: $10^{-4}/50$ mol/L = $2 \cdot 10^{-6}$ mol/L = 2 µmol/L.

3.2.3 Oberflächenprozesse

■

→ **Frage 3.18:** Lösung C

Seifen senken die Oberflächenspannung des Wassers, da sie nebeneinander einen hydrophilen und einen lipophilen Teil aufweisen. Man bezeichnet sie auch als Emulgatoren. Ihr hydrophiler (= ionaler) Teil weist in die wässrige, ihr lipophiler in die Lipidphase. Daraus resultiert eine regelmäßige Anordnung an der Phasengrenzfläche. Seifen sind oberflächenaktive Substanzen.
Man unterscheidet bei den ionischen Seifen zwischen
(a) anionischen Seifen (= Verbindung (1)) und
(b) kationischen Seifen, auch Invertseifen genannt (Verbindung (2)).
Zu **(A)**: Dies sind die klassischen Seifen. Sie bestehen aus den Alkalisalzen langkettiger Fettsäuren. Die Hydrolyse dieser Seifen wird von einer stark alkalischen Reaktion begleitet.
Zu **(B)**: Der hydrophile Charakter der Invertseifen ist durch eine quartäre Ammoniumverbindung, der lipophile durch einen längeren aliphatischen Rest am Stickstoff bedingt.
Zu **(C)**: Ein Molekül, das zugleich Kation und Anion ist, bezeichnet man als Zwitterion. Ein solches Zwitterion kann bei der Mischung von (1) und (2) nicht entstehen.

H04

→ **Frage 3.19:** Lösung C

Zu **(A)–(E)**: Der beschriebene Prozess führt zu einem Ausgleich der anfänglich unterschiedlichen Konzentrationen auf beiden Seiten der Membran. Es handelt sich um passive Transportvorgänge, da keine Energie aufgewandt werden muss.

III.3 Osmose und Dialyse

Osmose bedeutet Lösungsmitteltransport durch eine semipermeable Membran, welche zwei Lösungen unterschiedlicher Teilchenkonzentration trennt. Lösungsmittelmoleküle durchdringen die für gelöste Teilchen undurchlässige Membran so lange, bis es zu einem Konzentrationsausgleich gekommen ist. Osmose ist ein passiver, keine Energie verbrauchender Prozess.
Kann der Lösungsraum mit der höheren Teilchendichte diffundierendes Lösungsmittel (z. B. H_2O) etwa auf Grund einer starren Wandung nicht unbegrenzt aufnehmen, so steigt hierin der Druck an. Der so entstehende „osmotische Druck" wird von den folgenden Faktoren beeinflusst und leitet sich von der allgemeinen Gasgleichung ($pV = nRT$) ab:

$p_{osm} V = nRT$

- p_{osm} – osmotischer Druck
- V – Volumen
- n – Anzahl der Mole
- R – Allgemeine Gaskonstante
- T – Temperatur (in Kelvin)

Dialyse beruht auf dem Fick-Diffusionsgesetz, welches besagt, dass die durch eine (Membran-) Fläche F in der Zeiteinheit hindurchtretende Substanzmenge direkt proportional der Konzentrationsdifferenz ist, die durch unterschiedliche Konzentrationen der besagten Substanz diesseits und jenseits der Membran entsteht. Bei der Dialyse diffundieren also keine Lösungsmittel sondern „Substanzteilchen". Die Dialyse wird klinisch bei der Therapie niereninsuffizienter Patienten eingesetzt; niedermolekulare Moleküle bis zu einem Molekulargewicht von 30000 Dalton werden dabei zusammen mit Plasmawasser dem Körperkreislauf entzogen.

Klinischer Bezug
Die Dialyse ist in der Therapie der Niereninsuffizienz von großer Bedeutung. Das Blut wird dabei von niedermolekularen harnpflichtigen Substanzen (wie zum Beispiel Harnstoff) gereinigt. Die harnpflichtigen Substanzen diffundieren dabei nach dem Fick-Diffusionsgesetz vom Blut in die Dialyseflüssigkeit (Lösungsmittel). Die Dialysemembran wird dabei ständig mit frischem Lösungsmittel umspült, damit eine möglichst große Konzentrationsdifferenz zwischen beiden Flüssigkeiten bestehen bleibt. ■

H98

→ **Frage 3.20:** Lösung C

Zu **(A)–(C)**: Eine Membran, die nur für das Lösungsmittel, nicht aber für den gelösten Stoff permeabel ist, bezeichnet man als semipermeabel. Bringt man in ein U-förmiges Rohr in der Mitte eine solche semipermeable Membran an und reichert den linken Schenkel z. B. mit NaCl an, so bildet sich zunächst ein Konzentrationsgefälle aus. Um dieses auszugleichen, diffundiert Wasser aus dem rechten in den linken Schenkel, als Folge steigt der Wasserspiegel im linken Schenkel. Entspricht der Druck, mit dem das reine Lösungsmittel in die Lösung drängt (osmotischer Druck), dem hydrostatischen Druck, der infolge des Niveau-

Unterschiedes entstanden ist, herrscht Gleichgewicht. Es gilt:
$P_{osm} = c \cdot R \cdot T$
c = Konzentration in Mol
R = allgemeine Gaskonstante
T = absolute Temperatur in Kelvin.
Zu **(D)**: Eine 0,1 molare Lösung von $CaCl_2$ liefert 3mal so viele osmotisch wirksame Teilchen (Ca^{2+} und 2 Cl^-) wie eine 0,1 molare Glucoselösung. Entsprechend verhält sich auch der osmotische Druck.
Zu **(E)**: Wasser ist im Vergleich zu Blutplasma hypotonisch.

F99

→ **Frage 3.21:** Lösung E

Zu **(A)–(E)**: Der beschriebene Vorgang ist eine Osmose: Eine semipermeable Membran ist dadurch gekennzeichnet, dass sie für Wasser bzw. allgemein für Lösungsmittel und für kleinmolekulare Stoffe durchgängig ist, großmolekulare Stoffe (wie Proteine) hingegen nicht durchlässt. Die Proteine können daher nicht auf die andere Seite der Membran gelangen, es resultiert ein Konzentrationsgefälle. Um dieses auszugleichen, können aber Wassermoleküle von der anderen Seite „zurückdiffundieren" und dadurch die Proteinlösung verdünnen; der Flüssigkeitsspiegel steigt, ein hydrostatischer Druck entsteht. Wenn der Druck, mit dem das reine Lösungsmittel in die Lösung drängt, gleich dem hydrostatischen Druck ist, herrscht Gleichgewicht. Dieser **osmotische Druck** lässt sich wie folgt berechnen: $p_{osm} = c \cdot R \cdot T$
wobei: p_{osm} = osmotischer Druck; c = Konzentration in Mol/l; R = allgemeine Gaskonstante; T = absolute Temperatur (in Kelvin).

F04

→ **Frage 3.22:** Lösung E

Zu **(A)–(D)**: Eine Membran, die nur für das Lösungsmittel, nicht aber für den gelösten Stoff permeabel ist, bezeichnet man als semipermeabel. Bringt man in ein U-förmiges Rohr in der Mitte eine solche semipermeable Membran an und reichert den linken Schenkel z. B. mit NaCl an, so bildet sich zunächst ein Konzentrationsgefälle aus. Um dieses auszugleichen, diffundiert Wasser aus dem rechten in den linken Schenkel, als Folge steigt der Wasserspiegel im linken Schenkel an. Entspricht der Druck, mit dem das reine Lösungsmittel in die Lösung drängt (osmotischer Druck), dem hydrostatischen Druck, der infolge des Niveau-Unterschiedes entstanden ist, herrscht Gleichgewicht. Es gilt:
$P_{osm} = c \cdot R \cdot T$
c = Konzentration in Mol
R = allgemeine Gaskonstante
T = absolute Temperatur in Kelvin.
Zu **(E)**: Die Salzlösung ist im Gleichgewichtszustand gegenüber Wasser **hypertonisch**.

H00

→ **Frage 3.23:** Lösung B

Zu **(A)** bis **(E)**: Der osmotische Druck wird von den folgenden Faktoren beeinflusst und leitet sich von der allgemeinen Gasgleichung ab: P_{osm} **= nRT/V**, wobei P_{osm} = osmotischer Druck; V =Volumen; R = Allgemeine Gaskonstante; T = Temperatur in Kelvin und n = Anzahl der Mole.
Kochsalz (NaCl) und Calciumchlorid ($CaCl_2$) dissoziieren als Salze vollständig: 1 Molekül Na^+ und Cl^- stehen 1 Molekül Ca^{2+} und **2** Moleküle Cl^- gegenüber; entsprechend ist das Verhältnis des osmotischen Druckes 2:3.

F05

→ **Frage 3.24:** Lösung B

Zu **(A)**: Saccharose ist als Disaccharid aus 1,2-glykosidisch verbundenen D-Glucose-(α-Form)- und D-Fructose-(β-Form)-Molekülen aufgebaut:

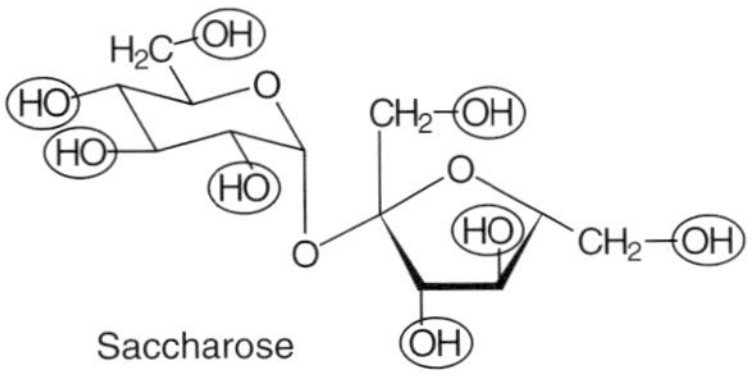

Die Leitfähigkeit von elektrischem Strom setzt Lösungen mit frei beweglichen Ionen voraus. Eine Kupfersulfat-Lösung erfüllt diese Bedingung, eine Saccharose-Lösung hingegen nicht.
Zu **(B)**: Der osmotische Druck (P) einer Lösung hängt von der Konzentration in Mol (c), der allgemeinen Gaskonstanten (R) und der absoluten Temperatur in Kelvin (T) wie folgt ab:
$P_{osm} = c \cdot R \cdot T$
Verdünnen einer Lösung führt zur Abnahme der Konzentration derselben, der osmotische Druck sinkt, (B) ist damit zutreffend.
Zu **(C)** und **(D)**: Temperaturerhöhung führt zu einer höheren Löslichkeit der Saccharose in Wasser, Kohlendioxid wird dabei nicht freigesetzt. Der Vorgang der besseren Löslichkeit von Zucker in warmen als in kalten Getränken ist uns allen wohlbekannt.
Zu **(E)**: Zugabe von Saccharose zu Wasser verändert das optische Drehvermögen der Lösung. Saccharose verfügt über Chiralitätszentren, entsprechend ist die Elektronenverteilung im Molekül asymmetrisch. Elektronen sind Wellen und treten mit der Schwingungsebene des polarisierten Lichtes in Wechselwirkung und verändern diese.

H90

→ **Frage 3.25:** Lösung B

Zu **(A)**: Bei der Destillation, Sublimation und der Gefriertrocknung macht man sich Dampfdruckunterschiede zunutze.

Zu (C): Löslichkeitsunterschiede helfen bei der Stofftrennung mittels Kristallisation.
Zu (D)–(E): Sämtliche chromatographischen Verfahren zur Stofftrennung beruhen auf der Ausnutzung von Adsorptions- bzw. Verteilungsgleichgewichten.
Zu (B): Das Prinzip der Osmose kann zur Stofftrennung keinen Beitrag leisten.

Merke: *Alle chromatographischen Verfahren zur Stofftrennung beruhen auf der Ausnutzung von Adsorptions- bzw. Verteilungsgleichgewichten.*

H89

→ **Frage 3.26:** Lösung D

Alanin ist eine neutrale, Lysin eine basische und Glutaminsäure eine saure Aminosäure.
Zu (A), (B) und (E): Dünnschicht-, Ionenaustausch- und Papierchromatographie machen sich vorhandene Adsorptions- und Verteilungsunterschiede zwischen den zu trennenden Stoffen und einer zu bestimmenden stationären Phase zu Nutze. Die angegebenen Aminosäuren kann man mit jeder dieser Methoden trennen.
Zu (C): Die Elektrophorese bedient sich bei der Auftrennung des Aminosäuregemisches der auf Grund unterschiedlicher Ladungen differierenden Wanderungsgeschwindigkeiten der Aminosäuren im elektrischen Gleichstromfeld.
Zu (D): Die Destillation dient der Trennung von Flüssigkeiten unterschiedlichen Dampfdruckes.

■

→ **Frage 3.27:** Lösung A

Zu (A)–(D): Die Chromatographie ist eine Methode zur Auftrennung von homogenen Substanzgemischen in die Einzelsubstanzen. Dabei durchdringt immer eine sog. mobile Phase, die das Substanzgemisch enthält, eine stationäre Phase. Die verschiedenen Substanzen werden aufgrund unterschiedlicher Adsorptionskräfte (wenn die stationäre Phase fest ist) oder aufgrund verschiedener Verteilungskoeffizienten (wenn die stationäre Phase flüssig ist) voneinander getrennt. Dies ist prinzipiell bei allen Substanzen – auch bei Gasen (Gaschromatographie!) – und selbstverständlich nicht nur bei organischen Substanzen möglich.
Zu (E): Bei der Dünnschichtchromatographie handelt es sich um eine Art der Adsorptionschromatographie. Hierbei wird die stationäre feste Phase (z. B. Kieselgel) in dünnen Schichten auf Glasplatten aufgetragen. Sie hat den Vorteil, dass die Auftrennung der Substanzen wesentlich schneller erfolgt als bei der Papierchromatographie.

3.3 Säure/Base-Reaktionen

3.3.1 Definition

III.4 Säure und Base

Wichtig für die Begriffe Säure und Base sind die Definitionen von Arrhenius und Brönsted. Bei der Säure stimmen die Definitionen von beiden überein:
Eine Säure ist ein **Protonendonator**, liefert also bei der Dissoziation H^+-Ionen.
Eine Base gibt nach Arrhenius OH^--Ionen ab, sie ist nach Brönsted ein **H^+-Ionen-Akzeptor**.
Eine Brönsted-Säure liefert also bei ihrer Dissoziation immer H^+-Ionen und die entsprechende Brönsted-Base, die ja ihrerseits wieder als H^+-Ionen-Akzeptor fungieren könnte. Solcherart miteinander in Verbindung stehende Reaktionskomponenten bezeichnet man als gekoppeltes oder konjugiertes Säure-Basen-Paar.

$XH \quad \quad X^- + H^+$

Brönsted-Säure $\rightleftharpoons$ Brönsted-Base

Es gibt eine Reihe chemisch sehr wichtiger Säure-Basen-Paare, die hier kurz aufgezählt werden sollen:

Brönsted-Säure	$\rightleftharpoons$	Brönsted-Base + H^+
HCl	$\rightleftharpoons$	Cl^-
H_2SO_4	$\rightleftharpoons$	HSO_4^-
H_3PO_4	$\rightleftharpoons$	$H_2PO_4^-$
$H_2PO_4^-$	$\rightleftharpoons$	HPO_4^{2-}
H_3O^+	$\rightleftharpoons$	H_2O
H_2O	$\rightleftharpoons$	OH^-

Wie aus der Tabelle hervorgeht, gibt es einige Substanzen, die sowohl Protonen aufnehmen als auch Protonen abgeben können, also als Säure und Base gleichermaßen fungieren können (z. B. $H_2PO_4^-$, H_2O). Diese Substanzen bezeichnet man als **Ampholyte.**
Als starke Brönsted-Säure bezeichnet man eine Säure, die weitgehend dissoziiert und ihr H^+-Ion leicht abgibt; sie liefert bei ihrer Dissoziation eine schwache Brönsted-Base, die keine große Tendenz zeigt, ein H^+-Ion anzulagern.

Klinischer Bezug

Säuren und Basen bzw. das herrschende pH-Milieu spielen auch im menschlichen Körper eine herausragende Rolle. Eine Änderung des pH-Wertes im Blut verändert die Ladungen von Aminosäuren und damit ihre Möglichkeit, Wasserstoffbrückenbindungen zu bilden. Enzyme besitzen ein vom pH-Wert abhängiges Wirkungsoptimum. Bei der Analyse des Magensaftes ist der pH-Wert von essenzieller Bedeutung, die Nierenfunktion ist zum Teil pH-Wert-abhängig, die Atemfunktion ebenso. Auch die Wirksamkeit von Medikamenten wir vom pH-Wert am „Wirkort“ stark beeinflusst. ■

F00 ■■

→ **Frage 3.28:** Lösung E

Zu (C) und (D): Säuren sind Protonendonoren, d. h. sie geben Protonen ab. Basen sind Protonenakzeptoren, d. h. sie können Protonen aufnehmen. Im Rahmen einer Säuren-Basen-Reaktion kommt es zu einem Protonentransfer; es bildet sich letztendlich ein Dissoziationsgleichgewicht aus.
Zu (B): Unter Proteolyse versteht man den Abbau von Proteinen, z. B. im Rahmen der physiologischen Eiweißverdauung durch starke Säuren/Basen oder Enzyme.
Zu (A): Ampholyte können gleichzeitig als Protonendonor und Protonenakzeptor fungieren. Bekanntestes Ampholyt ist das Wassermolekül.
Zu (E): Ein Ligandenaustausch bei Chelat- und Metallkomplexen hat **keinen** Bezug zum Säuren-Basen-Begriff.

■■

→ **Frage 3.29:** Lösung E

Zu den Aufgabenbeispielen (2) bis (5)

	Brönsted-Säure		Brönsted-Base		Brönsted-Base		Brönsted-Säure
(2)	H_3O^+	+	HCO_3^-	$\rightleftharpoons$	H_2O	+	H_2CO_3
(3)	H_3O^+	+	OH^-	$\rightleftharpoons$	H_2O	+	H_2O

Die der Brönsted-Säure H_3O^+ entsprechende Base heißt H_2O, die der Brönsted-Base OH^- entsprechende Säure heißt ebenfalls H_2O (Ampholyt).

(4) $H_3CCOOH + OH^- \rightleftharpoons H_3CCOO^- + H_2O$
(5) $H_3O^+ + HPO_4^{2-} \rightleftharpoons H_2O + H_2PO_4^-$

Zu Beispiel (1): HCl als Brönsted-Säure liefert Cl^- als Brönsted-Base bzw. Säureanion und H^+.
NaOH liefert als Arrhenius-Base Na^+ (Basenkation) und OH^-.
Säureanion und Basenkation reagieren miteinander unter Salzbildung zu NaCl, die starke Brönsted-Base OH^- reagiert mit H^+ zu H_2O.
Demnach sind alle Reaktionen als Säure-Base-Reaktion zu bezeichnen.
Siehe Lerntext III.4.

H05

→ **Frage 3.30:** Lösung D

Zu (A)–(E): Cyanwasserstoff (HCN) hat die Strukturformel: H – C ≡ N; der Bindungswinkel der Atombindungen beträgt 180 °.
Cyanwasserstoff („Blausäure"; man kann sie aus dem blauen Eisen-Hexacyanoferrat-Komplex gewinnen) ist eine farblose Flüssigkeit (Siedepunkt ca. 25 °C) und eine sehr schwache Säure mit pK_S = 9,4. Lösungen von Cyaniden reagieren deshalb stark alkalisch. Cyanid-Ionen haben eine starke Neigung zur Komplexbildung mit Metallionen. Auf der Bindung an das Häm-Eisen des Enzyms Cytochrom-Oxidase beruht ihre extreme Giftigkeit.

3.3.2 Dissoziationsabhängige Größen

■■

→ **Frage 3.31:** Lösung C

Man kann das Massenwirkungsgesetz auch bei der Dissoziation von Elektrolyten anwenden. Dabei nennt man die Gleichgewichtskonstante K auch Dissoziationskonstante. Für Essigsäure würde dies beispielseweise bedeuten:
$CH_3COOH \rightleftharpoons CH_3COO^- + H^+$.

$$K_{diss.} = \frac{[H^+] \times [CH_3COO^-]}{[CH_3COOH]}$$

Über die Größe der Dissoziationskonstanten kann man Säuren und Basen in starke und schwache Säuren und Basen einteilen. Starke Säuren haben eine Dissoziationskonstante > 1.
Als vereinfachte Schreibweise der Dissoziationskonstanten hat man den pK-Wert eingeführt – er ist definiert als negativer dekadischer Logarithmus von $K_{diss.}$ (vgl. pH-Wert: negativer dekadischer Logarithmus der H^+-Ionenkonzentration).
Ein großer Wert für $K_{diss.}$ ($K_{diss.} > 1$) entspricht einem kleinen Wert für pK. Zum Beispiel:

1. $K_{diss.} = 10 = 10$
   $pK = -\lg K_{diss.} = -\lg 10 = -1$
2. $K_{diss.} = 100 = 10^2$
   $pK = -\lg K_{diss.} = -\lg 100 = -2$

Merke: *pK = negativer dekadischer Logarithmus von K_{diss}.*

■

→ **Frage 3.32:** Lösung B

Zu (A): Als pK_s-Wert bezeichnet man den negativ dekadischen Logarithmus der Dissoziationskonstanten der Säuren.
Zum Beispiel:
$AH \rightleftharpoons A^- + H^+$

$$K_{diss.} = \frac{[A^-] \times [H^+]}{[AH]}$$

$pK_s = -\lg K_{diss.}$

(In diesem Fall stimmen übrigens $K_{diss.}$ und die Gleichgewichtskonstante K überein).
Zu (B): Elektrolyse ist die Zersetzung von Elektrolyten in Lösung oder ihrer Schmelze durch Gleichstrom. Dabei wandern die Anionen (negativ geladen) zur Anode (positiv geladen) und entladen sich dort unter Elektronenabgabe, die Kationen (positiv geladen) wandern zur Kathode (negativ geladen) und werden dort unter Elektronenaufnahme entladen.
Zu (C): Man unterscheidet drei verschiedene Typen von Systemen:

1. **Abgeschlossene = isolierte Systeme** – undurchlässig für Masse und Energie.
2. **Geschlossene Systeme** – undurchlässig für Masse, durchlässig für Energie.

3. **Offene Systeme** – durchlässig für Masse und Energie.

Zu **(D)**: Das Nernst-Verteilungsgesetz hat nichts mit Volumina zu tun, sondern beschreibt die charakteristische Verteilung eines Stoffes A in zwei miteinander nicht mischbaren Lösungsmitteln, z. B. Benzol und Wasser. Der Verteilungskoeffizient K ist der Quotient aus der Konzentration von A in der Oberphase (geringere Dichte) und der Konzentration von A in der Unterphase (höhere Dichte). Ein hoher Wert von K bedeutet also, dass die Konzentration von A in der Oberphase höher ist als die Konzentration von A in der Unterphase. Folglich ist die Affinität von A zur oberen Phase größer als zur unteren.

Zu **(E)**: Die Molarität hat für sich betrachtet mit Reaktionen nichts zu tun, sie ist lediglich eine Konzentrationsangabe und sagt aus, wie viele Mole eines Stoffes sich in 1 l Lösung befinden.

Merke: *Man unterscheidet drei verschiedene Typen von Systemen:*
*1. Abgeschlossene = **isolierte Systeme** – undurchlässig für Masse und Energie.*
*2. **Geschlossene Systeme** – undurchlässig für Masse, durchlässig für Energie.*
*3. **Offene Systeme** – durchlässig für Masse und Energie.*

F07

→ **Frage 3.33:** Lösung B

Zu **(A)–(C)**: Bei einer Reaktion A + B ↔ C + D findet keine vollständige Umsetzung statt, sondern es stellt sich eine Gleichgewichtslage zwischen Edukten und Produkten ein, welche durch die Konstante K charakterisiert ist:

$$K = \frac{[C] \cdot [D]}{[A] \cdot [B]}.$$

Dieser mathematische Ausdruck wird auch **Massenwirkungsgesetz** genannt. Die Konstante K gilt nur für eine bestimmte Temperatur, ist also von dieser abhängig.

Zu **(D)**: K ist nicht direkt proportional zu ΔG. Gibbs' freie Energie ist jedoch wie folgt mit der Gleichgewichtskonstanten K verknüpft:

$\Delta G = \Delta G^\circ + R \cdot T \cdot \ln K.$

(ΔG° ist die Änderung von Gibbs' freier Energie unter Standardbedingungen bei pH = 7; R ist die allgemeine Gaskonstante, T die Gleichgewichtstemperatur in Kelvin.)

Zu **(E)**: Im Gleichgewicht erreicht ΔG, nicht jedoch die Gleichgewichtskonstante K den Wert 0.

H89 ■

→ **Frage 3.34:** Lösung C

Zu **(2)**: Die stärkere Säure hat den kleineren pK_s-Wert. NH_4^+ ist eine stärkere Säure als $CH_3–NH_3^+$.

Zu **(3)**: Aliphatische Reste sind elektronenliefernde Substituenten (dies gilt auch für die Aussage (2)!), daher ist Methylamin ($CH_3–NH_2$) eine stärkere Base als NH_3. Eine zweite Methylgruppe (Dimethyl amin) verstärkt die Basizität noch, während bei einer dritten (Trimethylamin) die Basizität wieder sinkt, was man mit einer Abnahme der Solvatisierung zu erklären versucht.

Zu **(5)**: Als Säure-Basen-Paar korrespondiert eine starke (schwache) Base mit einer schwachen (starken) Säure. Die Säurestärken der jeweiligen Ammoniumionen unterscheiden sich daher ebenso wie die entsprechenden Basen.

H07

→ **Frage 3.35:** Lösung A

Zu **(A)**: Im Wasser besteht folgendes Protolysegleichgewicht:

$$H_2O + H_2O \rightleftharpoons H_3O^+ + OH^-$$

Darauf kann man das Massenwirkungsgesetz anwenden:

$$K = \frac{[H_3O^+] \cdot [OH^-]}{[H_2O]^2}$$

Das Gleichgewicht liegt weit auf der linken Seite, d. h. es reagieren sehr wenige Wassermoleküle miteinander. Deshalb kann man die Konzentration der Wassermoleküle (55.56 mol/l) als konstant betrachten. Wenn man die Konzentration der Wassermoleküle mit in die Gleichgewichtskonstante einbezieht, erhält man die neue Konstante K_W (Ionenprodukt des Wassers):

$K_W = [H_3O^+] \cdot [OH^-]$
$= 10^{-7}\,(mol/l) \cdot 10^{-7}\,(mol/l)$
$= 10^{-14}\,(mol^2/l^2)$

Das Ionenprodukt des Wassers hat demnach (bei 25 °C) einen Zahlenwert von etwa 10^{-14}.

Zu **(B)** und **(C)**: Destilliertes Wasser wird durch Verdampfen mit anschließender Kondensation („Destillation") gewonnen und ist nahezu frei von Ionen, Spurenelementen oder sonstigen Verunreinigungen. Es leitet daher den elektrischen Strom nur sehr schlecht.

Zu **(D)**: Neutrales Wasser enthält ebenso viele Hydroniumionen wie Hydroxidionen.

Zu **(E)**: Die Wasserdichte ist ein Ausdruck für das spezifische Gewicht des Wassers. Bei 3,98 °C hat H_2O seine größte Dichte und ist somit bei dieser Temperatur am schwersten. Beim Wechsel in seinen festen Aggregatzustand (Eis) dehnt es sich wieder aus, wird leichter und steigt deshalb nach oben.

H07

→ **Frage 3.36:** Lösung A

Zu **(A)–(E)**: Der pH-Wert ist der negative dekadische Logarithmus der Wasserstoffionenkonzentration: pH = $-\lg[H^+]$. Analog gibt es einen pOH-

Wert: pOH = $-\lg[OH^-]$. Es gilt: pH + pOH = 14. Hat eine wässrige Lösung den pH = 6, muss der pOH-Wert 8 betragen. Die Konzentration der Hydroniumionen beträgt in diesem Fall $[H_3O^+] = 10^{-6}$ mol/l und ist somit größer als die Konzentration der Hydroxidionen $[OH^-] = 10^{-8}$ mol/l, d. h. die Lösung ist sauer. Eine H^+-Konzentration oder genauer H_3O^+-Konzentration von 10^{-6} mol/l entspricht 1 µmol/l. Die gesuchte Antwort ist demnach Lösung (A).

F06

→ **Frage 3.37:** Lösung D

Zu **(A)–(C)**: Die Phosphorsäure H_3PO_4 ist eine starke mehrprotonige Säure, die bei der Dissoziation drei Protonen in drei Stufen abgeben kann. Dabei entstehen als Phosphorsäureanionen $H_2PO_4^-$, HPO_4^{2-} und PO_4^{3-}. Sowohl bei $H_2PO_4^-$ als auch bei HPO_4^{2-} ist Protonenaufnahme und Protonenabgabe möglich; es handelt sich um Ampholyte. Die Phosphorsäure weist je nach Dissoziationsstufe folgende pK_s-Werte auf:

$$H_3PO_4 \rightleftharpoons H_2PO_4^- + H^+ \qquad pK_{S_1} = 2{,}1$$
$$H_2PO_4^- \rightleftharpoons HPO_4^{2-} + H^+ \qquad pK_{S_2} = 7{,}2$$
$$HPO_4^{2-} \rightleftharpoons PO_4^{3-} + H^+ \qquad pK_{S_3} = 12{,}4$$

Zu **(D)** und **(E)**: In der Phosphorsäure hat H die Oxidationszahl +1, O –2 und entsprechend P +3. Sowohl Hydroxylapatit ($Ca_5(PO_4)_3OH$) als auch Fluorapatit ($Ca_5(PO_4)_3F$) enthalten mit PO_4^{3-} ein Salz der Phosphorsäure.

H88

→ **Frage 3.38:** Lösung C

Zu **(A)**: Der pK_s-Wert ist als der negative dekadische Logarithmus der Dissoziationskonstanten der Säure definiert. Es gilt:

(a) für Hb: $pK_s = -\lg 6 \cdot 10^{-9} = -(0{,}8 - 9) = 8{,}2$
(b) für HbO_2: $pK_s = -\lg 2 \cdot 10^{-7} = -(0{,}3 - 7) = 6{,}7$

Zu **(B)** und **(D)**: Je kleiner der pK_s-Wert, desto stärker die Säure; oxygeniertes Hb ist also eine stärkere (schwächere) Säure (Base) als Hb.
Zu **(C)**: Hämoglobin besteht aus 4 Peptidketten, die ihrerseits je ein Häm als niedermolekulare prosthetische Gruppe besitzen. Das Hämmolekül wiederum ist aus Komplex-Liganden liefernden Molekülen aufgebaut, die in ihrer Mitte ein Fe^{2+}-Ion in chelatkomplexer Bindung enthalten (Porphyrinsystem). Je Hämanteil kann ein O_2-Molekül gebunden werden, das Hb geht dabei in das HbO_2 über. Von den 6 Koordinationsstellen des Fe^{2+} sind 4 an die N-Atome des Porphyrinsystems und eine weitere an das Peptid gebunden. Die sechste Koordinationsstelle kann eine **lockere Additionsverbindung** mit molekularem O_2 bilden; die Oxidationszahl des Fe^{2+}-Ions ändert sich dabei nicht!
Zu **(E)**: Die Oxygenierung des Hb-Moleküls ist pH-Wert-abhängig (sogenannter **Bohr-Effekt**). Durch Erhöhung der Azidität wird die O_2-Abgabe gefördert (und umgekehrt; siehe hierzu auch die Lehrbücher der physiologischen Chemie und der Physiologie).

F96

→ **Frage 3.39:** Lösung D

Zu **(A)**: pK-Werte als Maß der Säure- bzw. Basenstärke sind temperaturabhängig; die üblichen tabellarisch erfassten Werte haben ihre Gültigkeit bei 25°C.
Zu **(B)–(E)**: Der pH-Wert der Lösung beträgt etwa 4,18. Der pH-Wert als der negative dekadische Logarithmus der H^+-Ionen-Konzentration errechnet sich wie folgt:
$[H_3O^+]\,[HCO_3^-] = 4{,}3 \cdot 10^{-7}\,[H_2O]\,[CO_2]$
H_2O ist im Überschuss vorhanden;
$[CO_2] = 0{,}01$ M; $[H_3O^+] = [HCO_3^-]$
$[H_3O^+] = \sqrt{4{,}3 \cdot 10^{-7} \cdot 0{,}01}$
$pH = -\lg [H_3O^+] = 4{,}18$
Kohlendioxid löst sich in Wasser weitaus besser als Sauerstoff. Der Verteilungskoeffizient k ist wie folgt definiert:

$$\frac{[\text{Gas}]}{[\text{Flüssigkeit}]} = k$$

Er beträgt bei einem Druck des Gases über der Flüssigkeit (Wasser) von 1,013 bar (1 atm) und einer Wassertemperatur von 37°C für O_2 0,024, für CO_2 hingegen 0,49.

H04

→ **Frage 3.40:** Lösung D

Zu **(A)–(E)**: HCl ist eine starke Säure, deren pH-Wert sich nach pH = $-\lg c$ berechnet. Die Ausgangslösung ist 0,1 molar (10^{-1}), der pH-Wert entsprechend: pH = $-\lg 10^{-1} = 1$.
Weiteres Verdünnen um den Faktor 10 führt zu einer 0,01 molaren (10^{-2}) Lösung: pH = $-\lg 10^{-2} = 2$.

■

→ **Frage 3.41:** Lösung D

Zu **(A)**: HCl ist eine starke Säure, deren pH-Wert sich nach pH = $-\lg c$ berechnet. In diesem Fall ist also
pH = $-\lg 0{,}1$
pH = $-\lg 10^{-1}$
pH = 1
Zu **(B)**: Essigsäure gehört zu den schwachen Säuren, d. h. ihr Bestreben, Protonen abzugeben, ist relativ gering. Daher liegen schwache Säuren nur zum Teil dissoziiert vor.
Zu **(C)**: Als Neutralisationsreaktion bezeichnet man die vollständige Umsetzung einer Säure mit einer Base.
10 ml 0,1 molare HCl enthalten

$$10\ \text{ml} \times \frac{0{,}1\ \text{Mol}}{1000\ \text{ml}} = 0{,}001\ \text{Mol HCl.}$$

Diese dissoziiert in 0,001 Mol H^+ und 0,001 Mol Cl^-.
10 ml 0,1 molare NaOH enthalten

$$10 \text{ ml} \times \frac{0{,}1 \text{ Mol}}{1000 \text{ ml}} = 0{,}001 \text{ Mol NaOH}.$$

Diese dissoziiert in 0,001 Mol Na^+ und 0,001 Mol Cl^-. Es liegen also äquimolare Mengen der entsprechenden Ionen vor, es bildet sich 0,001 Mol NaCl und Wasser. Diese Lösung reagiert neutral (Salz einer starken Säure und einer starken Base!), d. h. sie hat einen pH von 7.
Zu **(E)**: Die unterschiedlichen Eigenschaften von schwachen und starken Säuren lassen sich gut an sog. Titrationskurven erkennen. Diese erhält man experimentell, wenn man zu der vorgelegten Säuremenge jeweils bestimmte Portionen einer Base zugibt und nach jeder Basenzugabe den pH-Wert bestimmt (normalerweise titriert man mit starken Basen wie z. B. NaOH).
An solchen Titrationskurven, bei denen man den Laugenzusatz gegen den gemessenen pH-Wert schematisch aufträgt, kann man einige charakteristische Punkte ablesen, einer davon ist der sogenannte Äquivalenzpunkt, an dem die Säure vollständig umgesetzt ist, d. h. an diesem Punkt ist eine der Säuremenge äquivalente Menge an Base verbraucht.
Bei der Titration von starken Säuren wie HCl mit starken Basen wie NaOH liegt dieser Äquivalenzpunkt bei pH = 7, denn an diesem Punkt liegt eine Lösung von NaCl in Wasser vor.
Anders verhält es sich bei der Titration schwacher Säuren mit starken Basen. Hier liegt schon zu Beginn der Titration der pH-Wert höher als bei der starken Säure. Nach Zusatz von Lauge bildet sich ein Puffergemisch (schwache Säure und ihr Salz mit einer starken Base!). Salze ungleich starker Säuren und Basen sind nicht neutral, sondern übernehmen Eigenschaften des jeweils stärkeren Partners, hier also der Base. Das bedeutet, dass der Äquivalenzpunkt im alkalischen Bereich liegt.
Zu **(D)**: Am Äquivalenzpunkt haben äquimolare Mengen von Säure und Lauge miteinander reagiert. HCl und Essigsäure sind beide einwertig, d. h. man benötigt bis zum Erreichen des Äquivalenzpunktes jeweils gleiche Mengen von NaOH!

Merke: *Salze ungleich starker Säuren und Basen sind nicht neutral, sondern übernehmen Eigenschaften des jeweils stärkeren Partners.*

F07

→ **Frage 3.42:** Lösung A

Zu **(A)–(E)**: Abgebildet ist die Titration einer schwachen Säure mit einer starken Base (NaOH). Der Äquivalenzpunkt einer Titrationskurve ist der Wendepunkt derselben (hier III); an ihm haben äquimolare Mengen von Basen und Säuren miteinander reagiert. Der Äquivalenzpunkt liegt im alkalischen Bereich (hier pH 9); bei der Titration einer starken Säure liegt er in der Nähe des Neutralpunktes bei pH 7.
Bei Punkt I entspricht der pH- dem pK-Wert (4,75); hier wurde die Hälfte der Basenmenge, die zur vollständigen Umsetzung der Säure erforderlich ist, verbraucht. An diesem Punkt ist dann auch die Pufferkapazität am größten.

H93 ■

→ **Frage 3.43:** Lösung E

Zu **(A)–(C)**: Die Kurve (1) ist typisch für die Titration einer schwachen, Kurve (2) für die einer starken Säure mit NaOH. Salpetersäure (HNO_3; pK_s:–1,32) ist ebenso wie Schwefelsäure (H_2SO_4; pK_s:–3) eine starke Säure. Schwefelsäure bildet als zweiprotonige Säure bei der Titration mit NaOH eine „zweiteilige" Kurve aus.
Zu **(D)** und **(E)**: Der Äquivalenzpunkt einer Titrationskurve ist definiert als der Wendepunkt derselben: An ihm haben äquimolare Mengen von Base und Säure miteinander reagiert. Bei der Titration einer starken Säure (Verbindung 2) liegt der Äquivalenzpunkt in der Nähe des Neutralpunktes bei pH 7, bei einer schwachen Säure (Verbindung 1) dagegen im alkalischen Bereich. Bis zum Äquivalenzpunkt verbrauchen (1) und (2) allerdings gleiche Mengen NaOH.

H85

→ **Frage 3.44:** Lösung E

Zu **(A)**: Am Äquivalenzpunkt reagieren äquimolare Mengen von Säuren und Basen miteinander. Die doppelte Menge (20 ml) verbraucht also doppelt soviel Säure wie 10 ml 0,1 molarer NaOH.
Zu **(B)**: Der pOH-Wert einer starken Base berechnet sich nach
pOH = –lg c
also pOH = –lg 0,1
pOH = –lg 10^{-1}
pOH = 1
Da pH + pOH = 14 sind, folgt pH = 13.
Zu **(C)**: Der pOH-Wert der Ammoniaklösung, einer schwachen Base, berechnet sich nach:

$$pOH = \frac{pK_B - \lg c}{2}$$

$$pOH = \frac{1-(-5)}{2}$$

pOH = 3
pH = 11
Zu **(E)**: Am Äquivalenzpunkt der Titration mit 0,1 molarer HCl ist der pH-Wert der 0,1 molaren Ammoniaklösung (einer schwachen Base) kleiner als der von 0,1 molarer NaOH (einer starken Base).

H88

→ **Frage 3.45:** Lösung B

Für Essigsäure (CH_3COOH) gilt:
C: 2 · 12 = 24 g
O: 2 · 16 = 32 g
H: 4 · 1 = 4 g
60 g entsprechen einem Mol.

Für Natronlauge (NaOH) gilt:
Na: 1 · 23 = 23 g
O: 1 · 16 = 16 g
H: 1 · 1 = 1 g
40 g entsprechen einem Mol.

Am Äquivalenzpunkt haben äquimolare Mengen von Säure und Lauge miteinander reagiert, Essigsäure und NaOH sind beide einwertig, d. h. man benötigt bis zum Erreichen des Äquivalenzpunktes von beiden Substanzen gleiche Mengen. Im vorliegenden Fall reagieren dann 0,1 M Essigsäure mit 0,1 M NaOH, was einem Verbrauch von 4 g NaOH entspricht.

F01
→ **Frage 3.46:** Lösung E

Zu **(A)**: Aminosäuren sind Ampholyte, also Verbindungen, die zugleich Säure und Base sind. Bildet man ein Puffersystem bestehend aus der kationischen und der zwitterionischen Form, hat dieses maximale Pufferkapazität bei gleicher Konzentration beider Komponenten. Es gilt:

$$pH = pK_S + lg\frac{[A^-]}{[HA]} \text{ und bei } [A^-] = \frac{[HA]}{[pH]} = pK_S .$$

Punkt I ist also der pK_s des Glycins. Entsprechend kann man bei Punkt IV den pK_b des Glycins ablesen.
Zu **(B)**: An ihrem isoelektrischen Punkt (= substanzspezifischer pH-Wert) verhält sich die jeweilige Aminosäure nach außen elektrisch neutral, d. h. sie wandert nicht im elektrischen Feld. Der isoelektrische Punkt berechnet sich unter Bezugnahme auf die Dissoziationskonstanten bei neutralen Aminosäuren wie Glycin, Alanin etc. wie folgt:

$$\frac{pK_s + pK_b}{2} = \text{I.P.}, \text{ hier also: } \frac{2{,}4 + 9{,}8}{2} = 6{,}1$$

Zu **(C)**: Der pH-Wert 7,0 kennzeichnet den Neutralpunkt.
Zu **(D)**: Die höchste Pufferkapazität findet sich immer im Bereich der pK-Werte: im Alkalischen bei IV, im Sauren bei I.
Zu **(E)**: Diese Aussage ist falsch, da II den isoelektrischen Punkt markiert. I entspricht dem pK_s der titrierten Aminosäure.

3.3.3 Beispiele, Anwendung

■
→ **Frage 3.47:** Lösung B

Grundlage des Massenwirkungsgesetzes ist der Gleichgewichtszustand bei einer reversiblen Reaktion; ist er erreicht, verändern sich die Konzentrationen der Reaktionspartner nicht mehr. Die Gleichgewichtskonstante K berechnet man ähnlich wie die $K_{diss.}$, nämlich aus dem Produkt der Konzentrationen der Endprodukte, dividiert durch das Produkt der Konzentrationen der Ausgangsstoffe, z. B. für die Gleichgewichtsreaktion $A + B \rightleftharpoons C + D$ (der Doppelpfeil kennzeichnet die Gleichgewichtsreaktion).

$$K = \frac{[C] \times [D]}{[A] \times [B]}$$

Die Phosphorsäure H_3PO_4 ist eine sogenannte dreiprotonige Säure, d. h. sie kann drei H^+-Ionen abdissoziieren. Für jedes H^+-Ion gibt es eine eigene Dissoziationsstufe:
1. $H_3PO_4 \rightleftharpoons H^+ + H_2PO_4^-$
2. $H_2PO_4^- \rightleftharpoons H^+ + HPO_4^{2-}$
3. $HPO_4^{2-} \rightleftharpoons H^+ + PO_4^{3-}$

Das Massenwirkungsgesetz für die erste Dissoziationsstufe der Phosphorsäure lautet:

$$K = \frac{[H_2PO_4^-] \times [H^+]}{[H_3PO_4]}$$

H91
→ **Frage 3.48:** Lösung C

Zu **(A)**: Der pK_s-Wert ist als der negative dekadische Logarithmus der Dissoziationskonstanten der Säure definiert: Es gilt
(a) für Hb: $pK_s = -\lg 6 \cdot 10^{-9} = -(0{,}8 - 9) = 8{,}2$
(b) für HbO_2: $pK_s = -\lg 2 \cdot 10^{-7} = -(0{,}3 - 7) = 6{,}7$
Zu **(B)** und **(E)**: Je kleiner der pK_s-Wert, desto stärker die Säure; oxygeniertes Hb ist also eine stärkere (schwächere) Säure (Base) als Hb.
Zu **(C)** und **(D)**: Hämoglobin besteht aus 4 Peptidketten, die ihrerseits je ein Häm als niedermolekulare prosthetische Gruppe besitzen. Das Hämmolekül wiederum ist aus Komplex-Liganden liefernden Molekülen aufgebaut, die in ihrer Mitte ein Fe^{2+}-Ion in chelatkomplexer Bindung enthalten (Porphyrinsystem). Je Hämanteil kann ein O_2-Molekül gebunden werden, das Hb geht dabei in das HbO_2 über. Von den 6 Koordinationsstellen des Fe^{2+} sind 4 an die N-Atome des Porphyrinsystems und eine weitere an das Peptid gebunden. Die sechste Koordinationsstelle kann eine *lockere Additionsverbindung* mit molekularem O_2 bilden; die Oxidationszahl des Fe^{2+}-Ions ändert sich dabei nicht, gleichwohl aber die Konformation des Hb-Moleküls.
Zu **(E)**: Die Oxygenierung des Hb-Moleküls ist pH-Wert-abhängig (so genannter *Bohr-Effekt*). Durch Erhöhung der Azidität wird die O_2-Abgabe gefördert (und umgekehrt; siehe hierzu auch die Lehrbücher der Biochemie und der Physiologie).

Merke: *Je kleiner der pK_s-Wert, desto stärker die Säure.*

3.3.4 Neutralisation, Puffer

III.5 Puffersysteme

Eine Mischung aus einer schwachen Säure mit ihrer korrespondierenden Base wird als Puffersystem bezeichnet.
Für ein solches System gilt die Henderson-Hasselbalch-Gleichung: $pH = pK_S + \lg \frac{[Salz]}{[Säure]}$

Ein solches Puffersystem ist fähig, den pH-Bereich bzw. bei Zugabe von Säure oder Lauge über einen großen Bereich konstant zu halten. Maximale Pufferkapazität ist dann gegeben, wenn die Konzentration des Salzes der Konzentration der Säure entspricht und folglich gilt: $pH = pK_S$
Eine höher konzentrierte Pufferlösung kann mehr H^+ bzw. OH^--Ionen abpuffern als eine schwach konzentrierte. Der pH-Wert einer Pufferlösung ist allein vom Verhältnis der Konzentrationen von Salz zu Säure abhängig; Verdünnen einer Pufferlösung ändert nicht deren pH-Wert.

Klinischer Bezug
Das menschliche Blutplasma und die Extrazellulärflüssigkeit haben einen pH-Wert von 7,4. Größere Abweichungen von diesem Wert sind mit dem Leben nicht vereinbar. Im Zuge der verschiedenen Stoffwechselwege kommt es jedoch zur Anflutung saurer bzw. basischer Valenzen. Hier setzt nun die Bedeutung der verschiedenen Puffersysteme ein:

1. Kohlensäure/Hydrogencarbonat (6 % der Pufferkapazität)
2. Dihydrogenphosphat/Hydrogenphosphat (1 % der Pufferkapazität)
3. Protein/Anion-System (93 % der Pufferkapazität)

Für die rasche pH-Regulation im Blut ist das „offene" Kohlensäure/Hydrogencarbonat-System entscheidend; die pH-Steuerung erfolgt dabei über das Abatmen von CO_2 über die Lunge. ■

■

→ **Frage 3.49:** Lösung E

Zu **(A)–(E)**: Die Phosphorsäure H_3PO_4 ist eine mehrprotonige Säure, die bei der Dissoziation in drei Dissoziationsstufen je ein Proton abgeben kann. Dabei entstehen als Phosporsäureanionen $H_2PO_4^-$, HPO_4^{2-} und PO_4^{3-}. Sowohl bei $H_2PO_4^-$, als auch bei HPO_4^{2-} ist Protonenabgabe und Protonenaufnahme möglich – es sind also Ampholyte (Brönsted-Säure und Brönsted-Base zugleich!). HPO_4^{2-} entsteht aus $H_2PO_4^-$ durch Protonenabgabe, ist also die Brönsted-Base zur Säure $H_2PO_4^-$ (gekoppeltes Säure-Basen-Paar!). Zusammen mit dem Kohlensäure-Bikarbonat-System und dem Proteinpuffersystem dient es der Konstanthaltung des pH-Wertes im menschlichen Organismus.

Bei der Dissoziation der Phosphorsäure wird das erste Proton relativ leicht abgegeben. Von den entstehenden Anionen dissoziieren die nächsten Protonen immer schwieriger ab. Da der pK-Wert ein Maß für die Dissoziationskonstante K ist, unterscheiden sich die pK-Werte der drei Stufen:

$H_3PO_4 \rightleftharpoons H_2PO_4^- + H^+$ pK = 2,2
$H_2PO_4^- \rightleftharpoons HPO_4^{2-} + H^+$ pK = 7,2
$HPO_4^{2-} \rightleftharpoons PO_4^{3-} + H^+$ pK = 12,4

Allgemein gültig: Substanzen mit gleichem pK_s-Wert existieren nicht.

F85

→ **Frage 3.50:** Lösung C

Zu **(A)**: Der pK_s-Wert ist als der negative dekadische Logarithmus der Dissoziationskonstanten definiert. Es gilt für die Essigsäure:
$CH_3COOH \rightleftharpoons CH_3COO^- + H^+$

$$\frac{[CH_3COO^-][H^+]}{[CH_3COOH]} = K_{Diss} = 1{,}8 \cdot 10^{-5}$$

$pK_s = -\lg 1{,}8 \cdot 10^{-5} = 4{,}8.$

Es gilt für die Ameisensäure:
$HCOOH \rightleftharpoons HCOO^- + H^+$

$$\frac{[HCOO^-][H^+]}{[HCOOH]} = K_{Diss} = 1{,}59 \cdot 10^{-5}$$

$pK_s = -\lg 1{,}59 \cdot 10^{-5} = 3{,}8.$

Zu **(B)**: Ameisensäure wird trotz eines pK_s von 3,8 vom IMPP zu den schwachen Säuren gerechnet; es gilt:

$$\begin{aligned} pH &= \tfrac{1}{2}(pK - \lg c) \\ &= \tfrac{1}{2}(3{,}8 - \lg 10^{-1}) \\ &= \tfrac{1}{2}(3{,}8 - (-1)) \\ &= \tfrac{1}{2}(3{,}8 + 1) \\ &= 2{,}4 \end{aligned}$$

Zu **(C)**: Als schwache Säuren sind beide gleichermaßen befähigt, mit ihren korrespondierenden Basen Pufferlösungen zu bilden. Entspricht der pH-Wert dem pK_s-Wert (siehe unten), so ist die maximale Pufferkapazität erreicht. Ameisensäure puffert dann den Bereich von ca. pH 2,8 – 4,8; Essigsäure den von pH 3,8–5,8. Beide Säuren unterscheiden sich hinsichtlich ihrer Puffereigenschaften also lediglich im abgedeckten Pufferbereich.
Zu **(D)**: Zugabe von 5 ml 0,1 molarer NaOH zu 10 ml der jeweils 0,1 molaren Säuren führt zu Pufferlösungen. Dann ist gerade die Hälfte der vorliegenden Säure neutralisiert, es liegt ein Gemisch aus der betreffenden Säure und dem Anion derselben (= korrespondierende Brönsted-Base) im Verhältnis 1:1 vor. Nach der Henderson-Hasselbalch-Gleichung

$$pH = pK_S + \lg \frac{[\text{Brönsted-Base}]}{[\text{Brönsted-Säure}]}$$

ist, wenn die Konzentration des Salzes (= korrespondierende Base) der der schwachen Säure entspricht, der pH-Wert gleich dem pK_S-Wert. An diesem Punkt ist die Pufferkapazität am größten.

Zu (**E**): Bis zur vollständigen Neutralisation beider Säuren benötigt man jeweils exakt 10 ml 0,1 molarer NaOH. Der Äquivalenzpunkt wäre damit erreicht.

Merke: *Bei schwachen Säuren liegt der Äquivalenzpunkt im alkalischen Bereich (z. B. bei Essigsäure bei pH = 8,5), bei starken Säuren (z.B. HCl) liegt er beim Neutralpunkt, also bei pH-Wert 7. Je kleiner der pK_s-Wert, desto stärker die Säure, d.h. desto leichter dissoziiert das Proton ab.*

H97

→ **Frage 3.51:** Lösung A

Zu (**1**) und (**2**): Citronensäure ist eine β-Hydroxytricarbonsäure. Als dreiprotonige Säure weist ihre Titrationskurve drei Pufferbereiche mit den entsprechenden pK_S-Werten auf: $pK_{SI} = 3{,}13 < pK_{S2} < pK_{S3}$.
Zu (**3**) und (**4**): Ein Chiralitätszentrum besitzt die Citronensäure nicht. Wichtige Puffer des Blutes sind das Hämoglobin-System, das Kohlensäure/Hydrogencarbonat-System sowie das Phosphorsäure/Dihydrogenphosphat bzw. Dihydrogenphosphat/Hydrogenphosphat-System. Siehe Lerntext III.5.

H04 H01

→ **Frage 3.52:** Lösung C

Zu (**A**)–(**C**): Ein Puffersystem ist in der Lage, den pH-Bereich bei Zugabe von Säure oder Lauge über einen relativ großen Bereich nahezu konstant zu halten. Man erhält ein solches System durch Mischung einer schwachen Säure (bzw. Base) mit ihrer korrespondierenden Base (bzw. Säure). Es gilt die **Henderson-Hasselbalch-Gleichung**:

$$pH = pK_S + \lg\frac{[\text{Base}]}{[\text{Säure}]}$$

Die Pufferkapazität wird also durch das Verhältnis der Konzentrationen von Säure und korrespondierender Base bestimmt und hat ihr Maximum, wenn gilt: [Base] = [Säure] und folglich $pH = pK_s$.
Natürlich hängt die Pufferkapazität aber auch von der absoluten Konzentration der Pufferlösung ab. Eine höher konzentrierte Pufferlösung kann natürlich mehr Protonen bzw. OH^--Ionen ohne wesentliche Änderung des pH-Wertes aufnehmen. Der pH-Wert wird gemäß obiger Gleichung bei einer Verdoppelung der Pufferkonzentrationen hingegen **nicht** verändert.
Zu (**D**): Die pK_s-Werte von H_3PO_4: $pK_{s1} = 2$; $pK_{s2} = 7$; $pK_{s3} = 12$.
Mischt man also NaH_2PO_4/Na_2HPO_4 zu gleichen Teilen („zweite Dissoziationsstufe"), so erhält man ein System mit einer maximalen Pufferkapazität von 7!
Zu (**E**): Im Puffersystem Kohlendioxid/Hydrogencarbonat des Blutes beeinflusst der Partialdruck des Kohlendioxids den pH-Wert. Dies ist ein so genanntes „offenes" Puffersystem, da CO_2 über die Lunge als Gas ausgeatmet werden kann.

F98 ■■

→ **Frage 3.53:** Lösung C

Wenn die Pufferlösung bei pH = 7,2 optimal puffern soll, dann entspricht dies dem pK_{S2}, d. h. nach der Henderson-Hasselbalch-Gleichung, dass die Konzentration der Base gleich der der korrespondierenden Säure sein muss. H_3PO_4 dissoziiert als dreiprotonige Säure wie folgt:
$H_3PO_4 \rightleftharpoons H_2PO_4^- + H^+ \rightleftharpoons HPO_4^{2-} + 2\,H^+ \rightleftharpoons PO_4^{3-} + 3\,H^+$
HPO_4^{2-} fungiert bei dem geforderten pH-Wert als Base, $H_2PO_4^-$ als Säure.

H05

→ **Frage 3.54:** Lösung E

Zu (**D**) und (**E**): Ein Puffersystem ist in der Lage, den pH-Bereich bei Zugabe von Säure oder Lauge über einen relativ großen Bereich nahezu konstant zu halten. Man erhält ein solches System durch Mischung einer schwachen Säure (bzw. Base) mit ihrer korrespondierenden Base (bzw. Säure). Es gilt die Henderson-Hasselbalch-Gleichung:

$$pH = pK_S + \lg\frac{[\text{Brönsted - Base}]}{[\text{Brönsted - Säure}]}.$$

Die Pufferkapazität wird also durch das Verhältnis der Konzentrationen von korrespondierender Base und Säure bestimmt und hat ihr Maximum, wenn gilt: [Base] = [Säure] und damit $pH = pK_S$.
Daneben hängt die Pufferkonzentration aber auch von der absoluten Konzentration der Pufferlösung ab. Eine höher konzentrierte Pufferlösung kann mehr Protonen bzw. OH^--Ionen ohne wesentliche Änderung des pH-Wertes aufnehmen. Der pH-Wert wird gemäß obiger Gleichung bei einer Erhöhung der Pufferkonzentrationen hingegen nicht verändert.
Zu (**A**)–(**C**): Die pK_S-Werte von H_2SO_4 lauten: $pK_{S1} = -3$, $pK_{S2} = 1{,}92$. Eine äquimolare Mischung aus Natriumhydrogensulfat und Natriumsulfat ergibt daher ein Puffersystem mit pH = 1,92.
Das Ammonium-Ion (NH_4^+) hat einen pK_S-Wert von 9,21. Eine äquimolare Mischung desselben mit Ammoniak (NH_3) puffert daher bei pH = 9,21.
Die pK_S-Werte von H_3PO_4 lauten: $pK_{S1} = 2$, $pK_{S2} = 7$, $pK_{S3} = 12$. Eine äquimolare Mischung aus Natriumhydrogenphosphat und Natriumphosphat ergibt daher ein Puffersystem mit pH = 12.

H02

→ **Frage 3.55:** Lösung A

Zu (**A**)–(**C**): Beide Pufferlösungen haben die **gleiche** Pufferkapazität ($10 \cdot 0{,}1$ entspricht $100 \cdot 0{,}01$) und Elektrolytmenge in Gramm. Sie können **dieselbe** Menge Base oder Säure abpuffern.
Zu (**D**) und (**E**): Die beiden Pufferlösungen unterscheiden sich natürlich in der Konzentration, stimmen aber im pH-Wert überein.

H98 ■

→ **Frage 3.56:** Lösung D

Zu (A), (B) und (E): Die Pufferlösungen enthalten die gleiche Menge der entsprechenden Elektrolyte:
Lösung (1): 10 ml = 0,01 l × 0,1 M/l = 0,001 Mol
Lösung (2): 100 ml = 0,1 l × 0,01 M/l = 0,001 Mol
Aus diesem Grund können beide Pufferlösungen auch die gleiche Menge Hydroxylionen (OH^-) bzw. Hydroniumionen (H_3O^+) abpuffern.
Zu (C): Beide Pufferlösungen unterscheiden sich in der Konzentration der Elektrolyte; Lösung (1) ist 0,1 molar, Lösung (2) 0,01 molar.
Zu (D): Beide Lösungen weisen den **gleichen** pH-Wert auf; die Konzentration des Salzes entspricht in beiden Fällen der Konzentration der Säure.
Gemäß der Henderson-Hasselbalch-Gleichung gilt:

$$pH = pK + \lg \frac{[\text{Salz}]}{[\text{Säure}]}$$

pH = pK + lg 1
pH = pK + 0
und damit: pH (Lösung 1) = pH (Lösung 2) = pK!

F96 F85 ■

→ **Frage 3.57:** Lösung B

Zu (A): Natriumhydrogenkarbonat ($NaHCO_3$) dissoziiert in Wasser in Na^+- und HCO_3^--Ionen.
Zu (B): H erhält die Oxidationszahl +1, Na +1 und O −2, so dass sich für C die Oxidationsstufe +4 errechnet, da die Summe aller Oxidationszahlen innerhalb einer elektroneutralen Verbindung Null ergeben muss.
Zu (C): In wässriger Lösung entsteht das HCO_3^--Ion, das als Säure fungieren kann, wenn es auch das zweite noch vorhandene Proton abspaltet. Dieses Ion hat aber auch basischen Charakter, dann nämlich, wenn es ein Proton anlagert. Es ist damit ein Ampholyt. In wässriger Lösung überwiegt die basische Wirkung, sodass man einen pH-Wert dieser Lösung im alkalischen Bereich erwarten muss.
Zu (D): Beim Übergießen mit HCl kommt es zu folgender Reaktion: $NaHCO_3 + HCl \rightarrow CO_2 + NaCl + H_2O$, wobei sich das Gleichgewicht auf die rechte Seite der Gleichung verlagert, da CO_2 als Gas entweicht.
Zu (E): Puffersysteme bestehen aus
- schwachen Säuren mit ihren korrespondierenden Basen oder
- schwachen Basen mit ihren korrespondierenden Säuren!

$$CO_2 + H_2O \rightleftharpoons \left[H_2CO_3 \underset{+H^+}{\overset{-H^+}{\rightleftharpoons}} \right] HCO_3^-$$

HCO_3^- wäre hier also die Brönsted-Base, CO_2 die Brönsted-Säure. Dieses System ist zu ca. 53% an der Gesamtpufferkapazität des Blutes beteiligt. Es ist von enormer physiologischer Wichtigkeit bei der Regulierung des pH-Wertes des Blutes, da CO_2 über die Lunge abgeatmet, die HCO_3^--Menge über die Niere reguliert werden kann.

F95

→ **Frage 3.58:** Lösung B

Zu (A), (B) und (D): Bei der gezielten Reaktion liefern 0,5 Mol Natronlauge (NaOH) nur 0,5 Mol OH^--Ionen. Diese reagieren mit 1 Mol Essigsäure (CH_3COOH) zu je 0,5 Mol Natriumacetat (CH_3COO^--Na^+) und Wasser (H_2O); es verbleiben 0,5 Mol Essigsäure.
Zu (C) und (E): Als schwache Säure ist die Essigsäure befähigt, mit ihrer korrespondierenden Base (Natriumacetat) eine Pufferlösung auszubilden. Der pH-Wert einer Pufferlösung berechnet sich nach der Henderson-Hasselbach-Gleichung:

$$pH = pK_s + \lg \frac{[\text{Brönsted-Base}]}{[\text{Brönsted-Säure}]}$$

Da die Lösung je 0,5 Mol Essigsäure und Natriumacetat enthält, gilt: pH = pK_s = 3,8.

F94

→ **Frage 3.59:** Lösung B

Pufferlösungen bestehen aus schwachen Brönsted-Säuren und ihren korrespondierenden Basen bzw. deren Salzen. Der pH-Wert einer Pufferlösung berechnet sich nach der Henderson-Hasselbalch-Gleichung:

$$pH = pK + \lg \frac{[\text{Brönsted - Base}]}{[\text{Brönsted - Säure}]}$$

Bei gleichen Konzentrationen von Base und Säure bedeutet dies: pH = pK_s. Da nur die 2. Dissoziationsstufe des Hydrogenphosphatpuffers einen pK_{s2} von 7 aufweist, kann nur Lösung B die richtige Antwort sein.

H94 ■

→ **Frage 3.60:** Lösung C

Versetzt man 10 ml 0,1 molare K_2HPO_4-Lösung mit 5 ml 0,1 molarer HCl-Lösung, entstehen 5 ml 0,1 molare K_2HPO_4 und 5 ml 0,1 molare KH_2PO_4. Beide bilden zusammen ein Puffersystem; es gilt entsprechend dem pK_s-Wert der zweiten Dissoziationsstufe der Phosphorsäure:

$$pH = pk + \lg \frac{c_{Salz}}{c_{Säure}}$$

pH = 7,2 + lg1
pH = 7,2.

F89 ■

→ **Frage 3.61:** Lösung C

Zu (A)–(E): Farbindikatoren zur pH-Messung sind schwache organische Säuren, deren konjugierte Basen andere Farben haben als die Säuren.

Indikatorsäure $\rightleftharpoons$ Indikatorbase + H^+

Dabei stellt sich ein bestimmtes Gleichgewicht ein, dessen Konstante temperaturabhängig ist, d. h. die Konzentrationen der Indikatorsäure und der Indikatorbase sind von der Temperatur abhängig, also auch die pH-Wert-Messung. Der Indikator schlägt an dem Punkt um, wo die Konzentration der Indikatorsäure gleich der Konzentration der Indikatorbase ist.

$$K = \frac{[\text{Indikatorbase}][H^+]}{[\text{Indikatorsäure}]}$$

Bei [Indikatorbase] = [Indikatorsäure] gilt also:

$K = [H^+]$
$-\log K = -\log[H^+]$
$pK = pH$.

Der Indikator schlägt also bei dem pH-Wert um, der seinem pK-Wert entspricht.
Es handelt sich aber um eine reversible Reaktion. Die Farbintensität von Indikatoren ist so hoch, dass schon geringste Konzentrationen ausreichen, um die Färbung einer Lösung zu erkennen, so dass der Indikator selbst den pH-Wert kaum merklich verändert.

3.4 Redoxreaktionen

3.4.1 Definitionen

III.6 Oxidation und Reduktion

Zu den Begriffen Oxidation und Reduktion muss man sich folgendes unbedingt einprägen:
Oxidation bedeutet Abgabe von Elektronen und Erhöhung der Oxidationszahl oder eine Abgabe von Wasserstoff (**Dehydrierung**).
Reduktion bedeutet Aufnahme von Elektronen und Erniedrigung der Oxidationszahl oder eine Aufnahme von Wasserstoff (**Hydrierung**).
Ein Oxidationsmittel oxidiert ein anderes Element und wird dabei selbst reduziert, nimmt also Elektronen auf und seine Oxidationszahl wird erniedrigt.
Ein Reduktionsmittel reduziert ein anderes Element und wird dabei selbst oxidiert, gibt also Elektronen ab und seine Oxidationszahl wird erhöht.
Oxidation und Reduktion treten grundsätzlich immer zusammen auf (das Element, das oxidiert wird, gibt seine Elektronen an ein anderes Element ab, das dadurch reduziert wird). Man spricht daher von **Redoxreaktion***en*. ■

■■

→ **Frage 3.62:** Lösung C

Zu (**D**): Bei der Elektrolyse wandern Kationen (+) an die Kathode (−), werden dort entladen – nehmen also Elektronen auf – d. h. werden reduziert.
Zu (**C**): Reduktion bedeutet für eine Verbindung Aufnahme von Elektronen, die von einem Reduktionsmittel geliefert werden.
Siehe Lerntext III.6.

H86

→ **Frage 3.63:** Lösung B

Oxidation bedeutet Abgabe von Elektronen. Ein Oxidationsmittel oxidiert ein anderes Element und wird dabei selbst reduziert, nimmt also Elektronen auf und seine Oxidationszahl wird erniedrigt. Oxidationsmittel haben demnach eine hohe Elektronenaffinität. Starke Oxidationsmittel haben positive, starke Reduktionsmittel negative Normalpotenziale.

3.4.2 Einfache Reaktionsgleichungen

III.7 Oxidationszahl

Die Oxidationszahl dient der Beschreibung von Redoxprozessen. Dabei gelten folgende Regeln:
- Die Oxidationszahl von Elementen ist immer Null.
- Die Oxidationszahl von Ionen ist gleich ihrer Ladung.
- Die Summe aller Oxidationszahlen innerhalb einer Verbindung ergibt Null, wobei man H mit +1 und O mit −2 bewertet.
- Durch Oxidation einer Verbindung erhöht sich ihre Oxidationszahl, durch Reduktion verringert sie sich. ■

H84 ■

→ **Frage 3.64:** Lösung E

Zu (**C**): Fe verändert seine Oxidationszahl von +3 auf +2, es wird also reduziert und fungiert selbst dabei als Oxidationsmittel.
S verändert seine Oxidationszahl von −2 auf 0, es wird oxidiert.
Zu (**D**): S gibt 2 Elektronen ab, Fe^{3+} nimmt ein Elektron auf. Es gilt:
$2\,Fe^{3+} + 1\,H_2S \rightarrow 2\,Fe^{2+} + 1\,S + 2\,H^+$
Zu (**E**): Zugabe von Basen würde die entstehenden Protonen „wegfangen", das Gleichgewicht würde sich entsprechend nach rechts verschieben.
Siehe Lerntexte III.6 und III.7.

F00

→ **Frage 3.65:** Lösung C

Zu (**A**): Chinon entsteht aus Hydrochinon durch Oxidation:

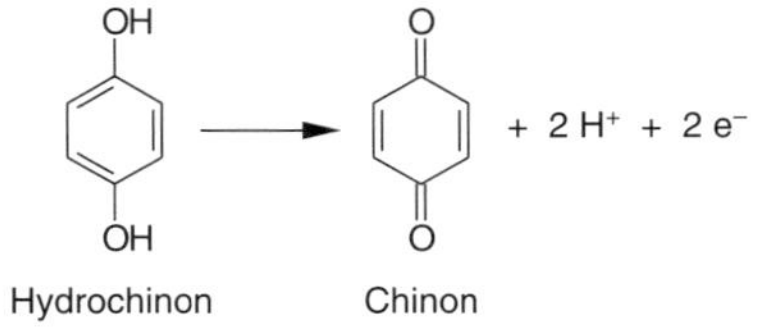

Zu (**B**): NAD^+ entsteht aus NADH ebenfalls durch Oxidation:

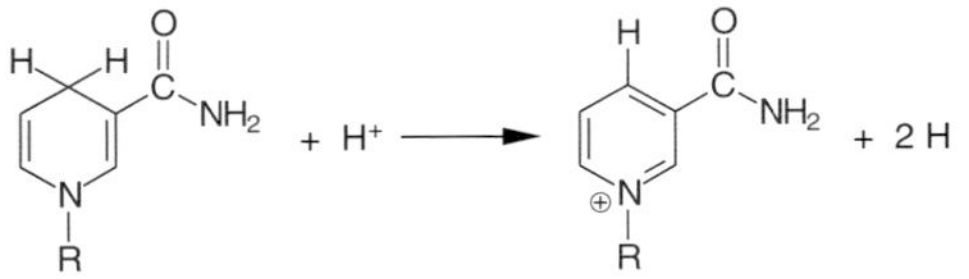

Zu (**C**): Cystin kann zu zwei Molekülen Cystein reduziert werden:

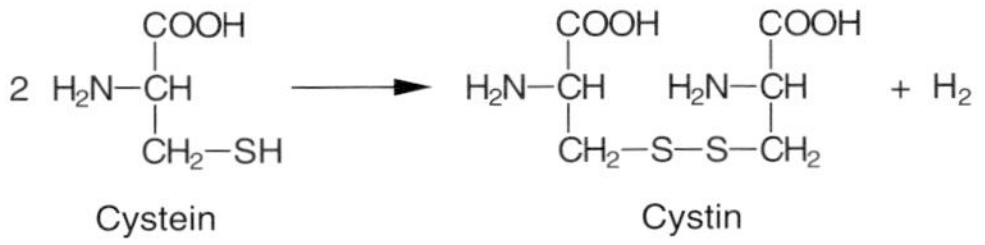

Zu (**D**): Acetylcholin entsteht durch Esterbildung aus Essigsäure und Cholin:

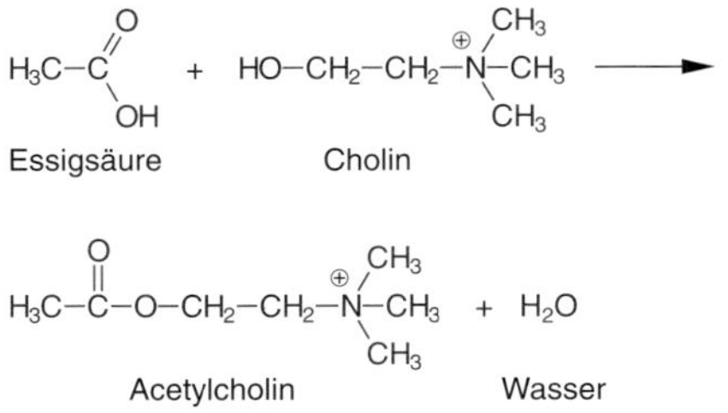

Zu (**E**): Die Zucker der Hexose- und Pentose-Reihe kommen auch offenkettig vor; es bilden sich cyclische Formen. Bei Aldosen kommt es zur Ausbildung von sog. inneren Halbacetalen, dabei reagiert die Aldehyd-Gruppe innermolekular mit einer Hydroxy-Gruppe.

F08

→ **Frage 3.66:** Lösung A

Zu (**A**) bis (**E**): Die Summe aller Oxidationszahlen innerhalb einer Verbindung ergibt Null, wobei man H mit +1 und O mit –2 bewertet. Entsprechend ist die Oxidationszahl des Kohlenstoffs nur in CO_2 +4.

H07

→ **Frage 3.67:** Lösung C

Zu (**A**): Von Tautomerie spricht man, wenn zwei Konstitutionsisomere im Gleichgewicht stehen, die sich durch Protonenwanderung und gleichzeitige Verlagerung einer Doppelbindung ineinander umwandeln können. Dies ist bei der Ascorbinsäure und Dehydroascorbinsäure nicht der Fall.

Zu (**B**): Ascorbinsäure enthält einen Furanose- (heterozyklisches Fünfringsystem) und keinen Pyranosering (heterozyklisches Sechsringsystem).

Zu (**C**): Eine Oxidation ist eine Reaktion, die durch Elektronenabgabe (wie in der vorliegenden Reaktion der Ascorbinsäure) charakterisiert ist. Dargestellt ist die Dehydrierung ($-2H^+$) der Ascorbinsäure zur Dehydroascorbinsäure.

Zu (**D**): Ascorbinsäure ist trotz des Fehlens der klassischen aziden Gruppen wie bei den Carbonsäuren deutlich „sauer". Diese Eigenschaft wird durch die Endiol-Struktur vermittelt. Enole sind azider als Alkohole. Die zweite enolische OH-Gruppe und die Carbonylgruppe boostern diesen Effekt. Das nach der Abspaltung des Protons entstehende Anion wird durch Keto-Enol-Tautomerie stabilisiert.

Zu (**E**): Bei Vitamin C handelt es sich um die L-Ascorbinsäure.

H08

→ **Frage 3.68:** Lösung B

Zu (**A**)–(**E**): Die Oxidationszahl dient der Beschreibung von Redoxprozessen. Dabei gelten folgende Regeln:

- Die Oxidationszahl von Elementen ist immer Null.
- Die Oxidationszahl von Ionen ist gleich ihrer Ladung.
- Die Summe aller Oxidationszahlen ergibt Null, wobei man H mit +1 und O mit –2 bewertet.
- Durch Oxidation einer Verbindung erhöht sich ihre Oxidationszahl, durch Reduktion verringert sie sich.

Bei der Reaktion von Schwefelwasserstoff zu Schwefelsäure ($H_2S + 2\ O_2 \rightarrow H_2SO_4$) verändert sich die Oxidationszahl daher von –2 zu +6.

H01

→ **Frage 3.69:** Lösung E

Zu (**A**)–(**E**): Gezeigt ist die stark exotherme, d. h. Wärme freisetzende Knallgasreaktion. Unter Verbrauch von Wasser- und Sauerstoff entsteht Wasser. Sauerstoff wird dabei reduziert, die Oxidationszahl ändert sich von 0 zu –2; gleichzeitig ist Sauerstoff das Oxidationsmittel. Entsprechend ist Wasserstoff Reduktionsmittel und wird selbst oxidiert. Bei der Knallgasreaktion gehen keine Elektronen vom Sauerstoff auf den Wasserstoff über.

F04

→ **Frage 3.70:** Lösung B

Zu (**A**)–(**E**): Urease katalysiert die Hydrolyse des Harnstoffs, es entsteht Ammoniak und Kohlendioxid:

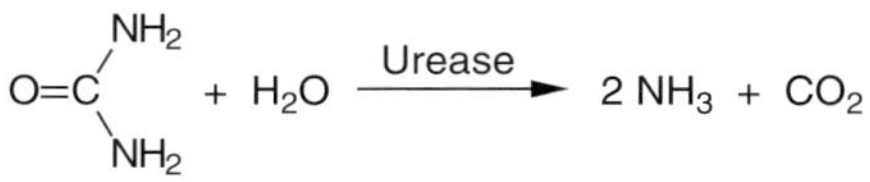

H93

→ **Frage 3.71:** Lösung B

Zu (**A**), (**B**) und (**E**): Dargestellt ist die Oxidation von Formaldehyd (Molgewicht: 2×1 (H) + 16 (O) + 12 (C) = 30 g) zu Ameisensäure (Molgewicht: 2×1 (H) + 2 = 16 (O) + 12 (C) = 46 g). Oxidationsmittel ist $^1/_2\ O_2$ (Molgewicht: $^1/_2 \times 2 \times 16$ (O) = 16 g).

Zu **(C)**: Da ΔG, die freie Enthalpie, < 0, ist die Reaktion exergon, d. h. Energie wird frei; ein spontaner Reaktionsablauf ist möglich.
Zu **(D)**: Ameisensäure ist die einfachste Monocarbonsäure und als solche einprotonig.

H94

→ **Frage 3.72:** Lösung C

Zu **(A)**, **(B)** und **(C)**: Die gezeigte Reaktion ist eine Redoxreaktion. I^- ist das Reduktionsmittel, es verändert seine Oxidationszahl bei der Überführung zu Iod von –1 zu 0. I^- wird daher oxidiert; entsprechend wurde Fe^{3+} zum Fe^{2+} reduziert. Entfernt man I_2 aus dem Gleichgewicht, kann Fe^{3+} vollständig reduziert werden.
Ein Katalysator beschleunigt lediglich die Einstellung des Reaktionsgleichgewichtes; ist dieses erreicht, bleibt er ohne Wirkung.
Zu **(D)**: Während einer Redoxreaktion verändern sich die Konzentrationen der beteiligten Teilchen, bis sich ein Gleichgewicht eingestellt hat. Im Gleichgewicht ist ΔE (Potenzialdifferenz) der Redoxteilsysteme gleich Null.
$\Delta E = E_{I^-/I2} - E_{Fe^{2+}/F^{3+}} = 0$
Zu **(E)**: ΔG bezeichnet die freie Enthalpie einer Reaktion, sie ist ein Maß für deren Reaktionsbereitschaft. Im Falle eines sich ausgebildeten chemischen Gleichgewichtes ist ΔG *stets* Null.

Merke: *Ein Katalysator beschleunigt lediglich die Einstellung des Reaktionsgleichgewichtes; ist dieses erreicht, bleibt er ohne Wirkung.*

F05

→ **Frage 3.73:** Lösung D

Zu **(A)**: Ozon entsteht durch Reaktion von O_2 mit atomarem, stark reaktionsbereitem Sauerstoff:
$O_2 + O \rightarrow O_3$
Ozon besitzt drei Sauerstoffatome und kann nicht in zwei O_2-Moleküle zerfallen.
Ozon absorbiert ultraviolette Strahlung („Ozon-Schutzschild" der Erdatmosphäre).
Zu **(B)–(D)**: Die Summe aller Oxidationszahlen innerhalb einer Verbindung ist stets Null. Daher entspricht die Oxidationszahl des Sauerstoffatoms im molekularen Sauerstoff (O_2) derjenigen im Ozon (O_3), nämlich Null. Wasserstoff hat immer die Oxidationszahl +1; im Wasserstoffperoxid (H_2O_2) hat Sauerstoff daher die Oxidationszahl –1 ((D) trifft zu).
Zu **(E)**: Ozon ist kein Zwischenprodukt der Atmungskette.

F06

→ **Frage 3.74:** Lösung A

Zu **(A)** und **(B)**: Die Löslichkeit des Ammoniaks in Wasser ist vom NH_3-Partialdruck und der Temperatur abhängig.
Zu **(C)**: Mit zunehmendem pH-Wert steigt die Konzentration an OH^--Ionen, das Gleichgewicht wird nach links verschoben.
Zu **(D)**: NH_3 und NH_4^+ bilden kein Redoxsystem, die Oxidationszahlen von N (–3) und H (+1) verändern sich nicht. Sie bilden aber ein Säure-Basen-Paar; NH_3 fungiert als Brönsted-Base, NH_4^+ als Brönsted-Säure.
Zu **(E)**: Bei einer **Disproportionierung** tritt im Rahmen einer Redoxreaktion ein Element gleichzeitig als Oxidations- und als Reduktionsmittel auf, sodass es vorher in einer mittleren Oxidationsstufe, nachher teils in einer positiveren und teils in einer negativeren Oxidationsstufe vorliegt. Eine solche Reaktion liegt hier nicht vor.

H06

→ **Frage 3.75:** Lösung C

Zu **(A)–(E)**: Bei einer Redoxreaktion müssen sich die Oxidationszahlen der beteiligten Elemente verändern. Dies ist nur bei der in (C) abgebildeten Reaktion der Fall; Wasserstoff verändert sich von 0 zu +1 (wird damit oxidiert) und Sauerstoff von 0 zu –2 (wird damit reduziert).

F07

→ **Frage 3.76:** Lösung E

Zu **(A)–(E)**: An die phenolische Hydroxylgruppe der Salicylsäure wird mit Essigsäureanhydrid eine Acetylgruppe gebunden, es entsteht die Acetylsalicylsäure. Dies ist eine Veresterung; Ester sind durch die folgende Struktur charakterisiert:

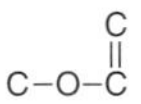

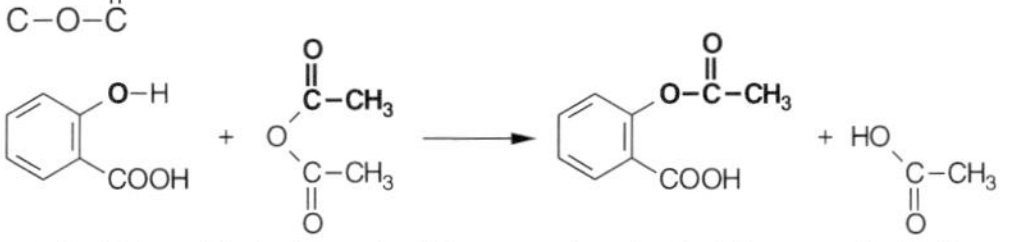

Salicylsäure Essigsäureanhydrid Acetylsalicylsäure Essigsäure

3.4.3 Elektrochemische Zellen

III.8 Elektrochemische Zelle, Normalwasserstoffelektrode

Bringt man ein Zinkblech in eine Kupfer(II)sulfatlösung, wird das Zinkblech mit Kupfer überzogen.
Kupfer wird dabei reduziert: $Cu^{2+} + 2e^- \rightarrow Cu^0$
Zink wird entsprechend oxidiert: $Zn^0 \rightarrow Zn^{2+} + 2e^-$
Die Gesamtreaktion lautet: $Cu^{2+} + Zn^0 \rightarrow Zn^{2+} + Cu^0$
Trennt man obige Einzelreaktionen räumlich durch ein Diaphragma, das den Transfer von Elektronen ermöglicht, nicht jedoch den von Ionen, so entstehen zwischen beiden Redoxpartnern ein Spannungspotenzial. Diese Spannung kann man messen und quantifizieren.

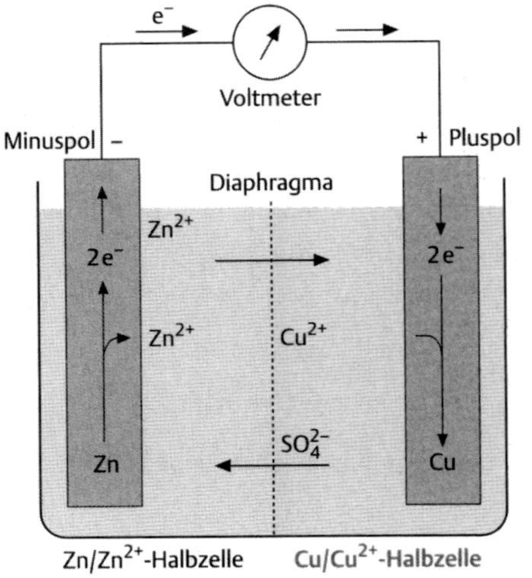

Um verschiedene Redoxsysteme miteinander zu vergleichen, nimmt man als Maßstab die so genannte „Normalwasserstoffelektrode“. Diese besteht aus einem mit Wasserstoff umspülten Platinblech, welches bei 25 °C in eine 1molare H^+-Lösung eintaucht.

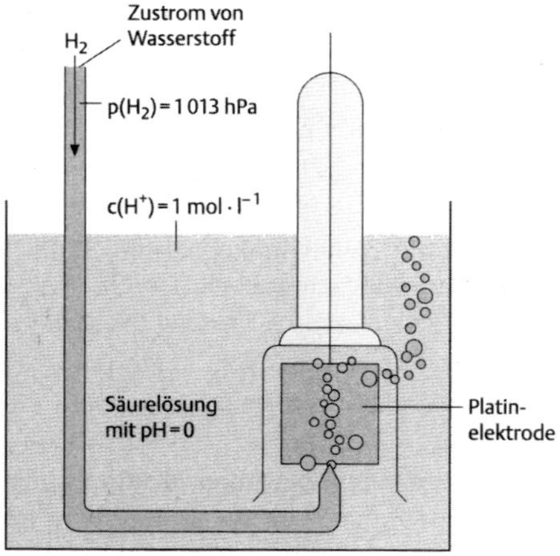

Entsprechend kann man ein „ranking“ der Stoffe erstellen. Es gilt: Je positver das Normalpotenzial eines Stoffes, desto schwieriger gibt er seine Elektronen ab (vice versa).
Diese gelisteten Normalpotenziale gelten bei 1 atm, 25 °C und einmolarer Konzentration.
Änderungen von Temperatur und/oder Konzentration berücksichtigt die **Nernst-Gleichung**:

$$E = E^0 + \frac{RT}{vF} \ln \frac{[Ox]}{[Red]}$$

E: tatsächlich messbares Potenzial
E^0: Normalpotenzial
R: allgemeine Gaskonstante
T: absolute Temperatur
v: Anzahl der ausgetauschten Elektronen pro Formelumsatz
F: Faraday-Konstante

■

→ **Frage 3.77:** Lösung C

Um nach der Nernst-Gleichung das vorliegende Potenzial berechnen zu können, braucht man die Zahlenwerte für n, [Ox.], [Red.].
n ist bei der Wasserstoffelektrode 1, denn Wasserstoff ist einwertig. Die Konzentration des oxidierten Partners ($[H^+]$) ist ebenfalls angegeben: 10^{-3} N. Die Konzentration des reduzierten Partners (H_2) ist auch festgelegt, denn Gase unter einem Druck von 1 atm haben die Konzentration 1. Damit lautet die Berechnung:

$$E = 0{,}0\ V + \frac{0{,}06}{1} \times \lg \frac{10^{-3}}{1}$$

$E = 0{,}06 \times (-3) = -0{,}18.$

F02

→ **Frage 3.78:** Lösung A

Zu **(A)**: Das aktuelle Redoxpotenzial hängt von den Konzentrationen der Komponenten des korrespondierenden Redox-Paares ab und wird mit Hilfe der Nernst-Gleichung beschrieben:

$$E = E^\circ + \frac{RT}{nF} \ln \frac{[Ox]}{[Red]}.$$

E = tatsächlich messbares Potenzial, E° = Normalpotenzial, F = Faraday-Konstante, R = allgemeine Gaskonstante, T = absolute Temperatur, n = Anzahl der ausgetauschten Elektronen.
Zu **(B)**: Die Messung des pH-Wertes mit Hilfe einer Glaselektrode beruht darauf, dass H^+-Ionen in der Lage sind, durch sehr dünne Glasmembranen zu wandern, während andere Ionen zurückgehalten werden. Es entsteht eine **Potenzialdifferenz**, die proportional der H^+-Ionenkonzentration in der zu prüfenden Lösung ist. Mittels entsprechender Eichlösungen lässt sich so der pH-Wert sehr genau bestimmen.
Zu **(C)**: Die Normalwasserstoffelektrode besteht aus einem Platinblech, das bei 25 °C in eine 1 M H^+-Lösung taucht und von H_2 umspült wird.
Zu **(D)**: Das für ein Gemisch aus Chinon und Hydrochinon gemessene Potenzial ist abhängig vom pH-Wert der Lösung.
Zu **(E)**: CO hat die Fähigkeit, Sauerstoff vom Häm des Hämoglobins zu verdrängen, daraus resultiert seine starke Giftigkeit.

■

→ **Frage 3.79:** Lösung C

Zu **(A)–(E)**: Mit einer Wasserstoffelektrode misst man Redoxpotenziale. Nach der Nernst-Gleichung

$$E = E_0 + \frac{RT}{nF} \ln \frac{[Ox]}{[Red]}$$

R: allgemeine Gaskonstante
T: absolute Temperatur (in Kelvin!)
n: Wertigkeit (= Zahl der übertragenen Elektronen)
F: Faraday-Konstante

ist das Potenzial von den oben beschriebenen Parametern und den Konzentrationen der Reaktionspartner abhängig. An einer Wasserstoffelektrode läuft folgender Vorgang ab:
$H_2 \rightarrow 2\,H^+ + 2\,e^-$
Dabei stellt H_2 die reduzierte, H^+ die oxidierte Komponente dar, deren Konzentration das Potenzial entscheidend beeinflusst (siehe Gleichung). Dabei ist die Konzentration von H^+ besonders wichtig, da sie den pH-Wert bestimmt ($pH = -lg[H^+]$).
Bei der Messung von Redoxpotenzialen ist die sog. Normalwasserstoffelektrode von besonderer Bedeutung. Sie besteht aus einer Platinelektrode, die bei 25°C von H_2-Gas unter einem Druck von 1 atm umspült wird und in die wässrige Lösung einer Säure von pH = 0, d. h. $[H^+] = 1$ mol/l eintaucht.
Von Standardbedingungen spricht man, wenn bei 25°C die Reaktionspartner die Konzentration von 1 mol/l haben. Gase haben dann die Konzentration von 1, wenn sie unter einem Druck von 1 atm stehen (willkürlich festgelegt). Bei reinen Feststoffen wird die Konzentration = 1 gesetzt.

H84 ■

→ **Frage 3.80:** Lösung C

Zu (**A**) und (**B**): $CuSO_4$ dissoziiert als Salz in H_2O fast vollständig, wobei die Cu^{++}-Ionen hydratisiert sind.
Zu (**C**) und (**D**): Die Zahl der Ladungen eines Ions bezeichnet man als dessen Wertigkeit. Das Fe^{3+}-Ion ist dreiwertig positiv, das Cu^{2+}-Ion zweiwertig positiv geladen.
Misst man das Normalpotenzial von Metallen gegen die Normalwasserstoffelektrode, kann man die so genannte Spannungsreihe aufstellen.

K^+	$+ e^-$	=	K	– 2,92 V
Ca^{2+}	$+ 2e^-$	=	Ca	– 2,87 V
Na^+	$+ e^-$	=	Na	– 2,71 V
Fe^{2+}	$+ 2e^-$	=	Fe	– 0,44 V
Fe^{3+}	$+ 3e^-$	=	Fe	– 0,04 V
H^+	$+ e^-$	=	H	0,00 V
Cu^{2+}	$+ 2e^-$	=	Cu	+ 0,35 V
Ag^+	$+ e^-$	=	Ag	+ 0,80 V

Dabei besitzen Metalle mit negativen Voltwerten die Neigung zur Abgabe von e^-, die mit positiven Werten die zur Aufnahme. Das jeweils höherstehende **Element** kann als Reduktionsmittel für tieferstehende **Ionen** auftreten. Das Fe^{3+}-Ion hingegen kann dem Cu^{2+}-Ion keine e^- liefern. Die Wertigkeit ändert sich also nicht.
Zu (**E**): Chelatoren können anorganische Kationen (z. B. Cu^{2+}) in die „Schere" nehmen und damit die Konzentration an freien Kationen senken.

F01

→ **Frage 3.81:** Lösung C

Zu (**A**)–(**E**): Die Stärke von Oxidations- oder Reduktionsmitteln lässt sich durch die **Potenzialdifferenz** beschreiben, die man experimentell durch Messen von elektrischen Spannungen feststellen kann. Als Bezugselektrode dient die Normalwasserstoffelektrode. Man kann die so erhaltenen **Redoxpotenziale** zu einer **Spannungsreihe** zusammenfassen und daraus die Fähigkeit zur Oxidation bzw. Reduktion ablesen. Je positiver das Normalpotenzial eines Stoffes ist, desto schwieriger gibt er seine Elektronen ab.

F84

→ **Frage 3.82:** Lösung D

Zu (**A**): Fe hat im $FeSO_4$ die Oxidationszahl +2 und kann durch die Zugabe eines entsprechenden Oxidationsmittels zu Fe^{3+} oxidiert werden.
Zu (**B**): Chelatoren können Fe^{2+} als Zentralkation verwenden. Dadurch entstehen Chelatkomplexe, die Konzentration an freien Fe^{2+}-Ionen wird gesenkt.
Zu (**D**): Man kann das Fe/Fe^{2+} Normalpotenzial nur erhalten, wenn man bei 25°C ein Eisenblech in eine 1molare Fe^{2+}-Lösung eintaucht und gegen die Normalwasserstoffelektrode misst.
Zu (**E**): Eisensulfat (ein Salz) löst sich in Wasser nach der angegebenen Reaktionsgleichung!

■■

→ **Frage 3.83:** Lösung B

Zu (**A**), (**C**)–(**E**): Grundlage der pH-Messung mit Hilfe der Wasserstoffelektrode ist das Redoxsystem $H^+/^1/_2\,H_2$. Mit Hilfe einer Wasserstoffelektrode (eine von H_2-Gas von 1 atm Druck und 25°C Temperatur umspülte Platinelektrode), die zusammen mit einer Vergleichselektrode in die Messlösung eingetaucht wird, kann man anhand eines Voltmeters den pH-Wert berechnen. Ist dabei die H^+-Konzentration =1molar, dann liegen die gleichen Verhältnisse vor wie bei der Normalwasserstoffelektrode.
Nach der Nernst-Gleichung kann man den pH-Wert berechnen:

$$E = E_0 + \frac{RT}{nF} \ln \frac{c_{Ox.}}{c_{Red.}} \qquad \tfrac{1}{2}H_2 \rightleftharpoons \underset{\text{Red.}}{} H^+ + e^-$$

$$\underset{\text{Red.}}{\uparrow} \qquad \underset{\text{Ox.}}{\uparrow}$$

E_0 bei der Normalwasserstoffelektrode = 0.
R, T, n und F sind hierbei konstant. Man kann sie zu einem Wert von 0,059 zusammenfassen.

$$E = 0{,}059 \lg \frac{[H^+]}{[\tfrac{1}{2}H_2]}$$

Wenn man die Konzentration des Wasserstoffgases konstant bei 1 atm (entspricht bei Gasen 1 Mol/l) hält, folgt:
$E = 0{,}059 \lg [H^+]$.
Da $pH = -lg\, H^+$, resultiert
$E = -0{,}059$ pH.
Diese Art der Messung beruht also auf der Messung eines Redoxpotenzials.

Zu (B): Ein Donnan-Potenzial beobachtet man an semipermeablen Membranen. In menschlichen Zellen z. B. liegen Proteine als Anionen vor. Diese Proteine können aber aufgrund ihrer Größe nicht durch die Zellmembran diffundieren.
Bringt man nun K^+- und Cl^--Ionen in den Extrazellulärraum ein, die durch die Membran diffundieren können, so streben die Elektrolyte eine gleichmäßige Verteilung infolge des herrschenden osmotischen Druckes an. Gleichzeitig aber ist die Diffusion der Cl^--Ionen in den Intrazellulärraum eingeschränkt, da sich die Proteinanionen und die Cl^--Ionen gegenseitig abstoßen. Aufgrund dieser gegensätzlichen Kräfte stellt sich ein charakteristisches Potenzial ein, das als Donnan-Potenzial bezeichnet wird.

3.4.4 Redoxreaktionen

F89 F85 ■

→ **Frage 3.84:** Lösung A

Zu (A), (B) und (E): Die vorliegende Redoxgleichung beschreibt den Übergang von zwei Elektronen von **einem** Zn-Atom auf **ein** zweifach positiv geladenes Cu-Ion. Daher erhalten x, y, z und t jeweils den Wert 1! Zn ist dabei das Reduktionsmittel, es wird selbst oxidiert, seine Oxidationszahl steigt.
Zu (C): Elemente mit einem negativen Normalpotenzial haben die Neigung zur Abgabe von Elektronen, die mit einem positiven zur Aufnahme von Elektronen. Elemente mit niedrigerem Normalpotenzial können andere mit höherem Normalpotenzial reduzieren, sie sind Reduktionsmittel. Taucht man also metallisches Zink in eine wässerige Cu^{2+}-Lösung, so wird sich metallisches Kupfer (= reduzierte Cu^{2+}-Ionen) an der Zinkoberfläche abscheiden. Auf Grund der Potenzialdifferenz läuft dieser Vorgang spontan ab.
Zu (D): Taucht man einen Zinkstab in ein Gefäß mit einer 1molaren Zn^{2+}-Lösung sowie einen Kupferstab in ein weiteres Gefäß, welches mit 1molarer Cu^{2+}-Lösung gefüllt ist, und verbindet beide sodann mit einem mit KCl gefüllten Rohr, einem Stromschlüssel, so kann man mit einem Voltmeter eine Spannungsdifferenz von 1,11 V messen. Dieser Wert entspricht der Differenz der beiden Normalpotenziale! Die Anordnung bezeichnet man als galvanisches Element.

F92

→ **Frage 3.85:** Lösung C

Zu (A)–(E): Die angegebenen Normalpotenziale können unter Standardbedingungen durch Messung gegen eine Normalwasserstoffelektrode bestimmt werden. Je positiver das Normalpotenzial eines Stoffes, desto schwieriger gibt er seine Elektronen ab, um so schwieriger wird er selbst oxidiert und um so stärker ist seine Wirkung als Oxidationsmittel.

F06

→ **Frage 3.86:** Lösung B

Zu (A)–(E): Nur bei der unter (B) gezeigten Reaktion verändern sich die Oxidationszahlen: H von 0 auf +1, Cl von 0 auf –1. H ist dabei Reduktionsmittel und wird selbst oxidiert; Cl ist das Oxidationsmittel und wird selbst reduziert.

H06

→ **Frage 3.87:** Lösung B

Zu (B), (C) und (D): Bei der Reaktion $S + O_2 \rightarrow SO_2$ verändert S seine Oxidationszahl von 0 zu +4, wird daher oxidiert und ist Reduktionsmittel. O verändert seine Oxidationszahl von 0 zu –2, wird daher reduziert und ist Oxidationsmittel.
Zu (A) und (E): Schwefeldioxid reagiert mit H_2O wie folgt:

$$SO_2 + H_2O \longrightarrow H_2SO_3$$

Schwefeltrioxid reagiert mit H_2O zu Schwefelsäure:

$$SO_3 + H_2O \longrightarrow H_2SO_4$$

F07

→ **Frage 3.88:** Lösung B

Zu (A)–(E): Die Kathode ist negativ geladen, entsprechend beschreibt Gleichung (B) den dortigen Elektrolyse-Vorgang. Sind in einer Elektrolytlösung mehrere reduzierbare Kationen vorhanden, so werden zunächst die Kationen reduziert, die in der **Redoxreihe** (Spannungsreihe) ein positiveres (schwächer negatives) Potenzial haben. Bei der Elektrolyse einer wässrigen Kochsalzlösung bildet sich daher an der Kathode Wasserstoff und nicht Natrium.

3.4.5 Biochemische Redoxreaktionen

H84 ■

→ **Frage 3.89:** Lösung B

Chinone sind Verbindungen, die zwei Carbonylfunktionen in cyclischer Konjugation enthalten. Sie stellen mit den entsprechenden Hydrochinonen Redoxpaare dar, z. B.

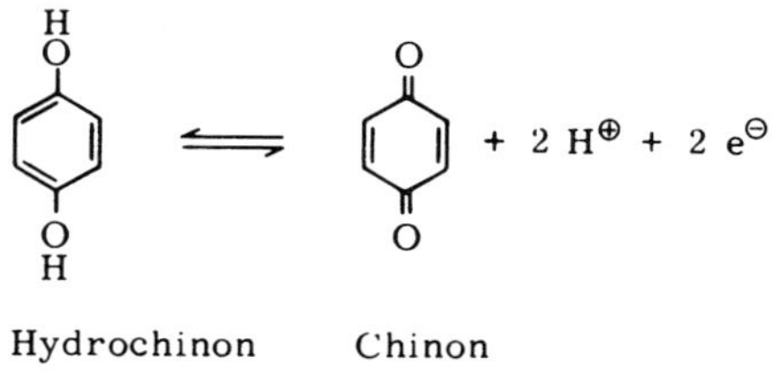

Da hierbei zwei Elektronen abgegeben werden, ist n = 2. Demnach berechnet sich E folgendermaßen (da [Chinon] = [Hydrochinon], sind deren Konzentrationen gekürzt):

$$E = E_0 + \frac{0{,}06}{2} \times \lg [H^+]^2$$

$E = E_0 + 0{,}03 \times 2 \times \lg[H^+]$
$E = E_0 + 0{,}06 \lg[H^+]$
und da gilt: $\lg[H^+] = -pH$
folgt: $E = E_0 + [0{,}06 \times - pH]$
$= E_0 - 0{,}06 \times pH$.

F94 ■

→ **Frage 3.90:** Lösung E

Zu **(A)–(D)**: Gezeigt ist die Oxidation von Milchsäure zu Brenztraubensäure. Diese Reaktion ist Teil der Gluconeogenese.

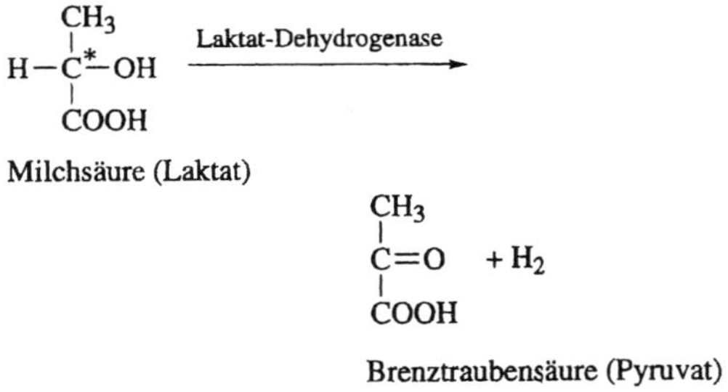

Das im Lactat vorhandene Chiralitätszentrum (*) geht dabei verloren.
Zu **(E)**: Amide entstehen durch Reaktion von Säuren mit **Aminen**, den **Derivaten** des Ammoniaks (NH_3). Je nachdem, wie viele Wasserstoffatome substituiert sind, unterscheidet man primäre, sekundäre und tertiäre Amine.

■

→ **Frage 3.91:** Lösung D

Chinon (1,4-Benzochinon) entsteht durch Oxidation von Hydrochinon (1,4-Dihydroxylbenzol):

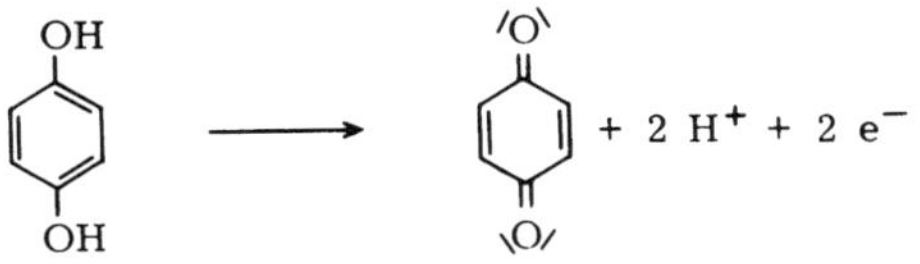

Hydrochinon Chinon

Hydrochinon/Chinon ist ein Redoxsystem, wobei hier das Redoxpotenzial vom pH-Wert abhängig ist.
Zur Frage: Allein Verbindung D (1,4-Naphthochinon) erfüllt die Kriterien eines Chinons. Verbindung B ist das 1,4-Dihydrobenzol (Hydrochinon).
Zu **(A)**: Hier handelt es sich um ein m-chinoides System, dessen Existenz auf Grund der Bindungsverhältnisse gar nicht möglich ist.

Zu **(C)**: Es handelt sich hier um Cyclohexadien-(1,4).
Zu **(E)**: Es handelt sich hier um 2,5-Hexadion-(3,4)-en.

Merke: *Chinone sind Verbindungen, die zwei doppelt gebundene Sauerstoffatome in Konjugation zu zwei weiteren Doppelbindungen im desaromatisierten Benzolring aufweisen.*

F83

→ **Frage 3.92:** Lösung E

Zu **(A)**, **(C)** und **(D)**:

Naphthochinon Naphthohydrochinon

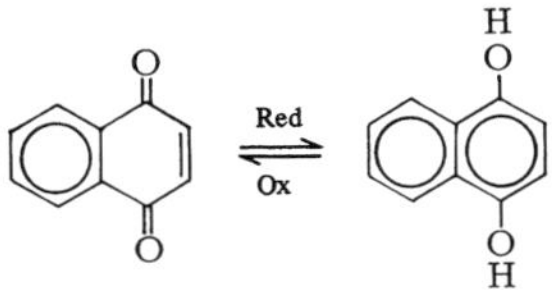

Naphthochinon ist Bestandteil von Vitamin K (Phyllochinon).

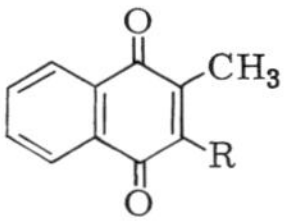

Vitamin K ermöglicht in der Leber die Prothrombinsynthese, ohne an dessen Aufbau beteiligt zu sein. Eine typische Vitamin-K-Mangelerscheinung ist die hämorrhagische Diathese der Säuglinge, die auf zu geringem Prothrombingehalt des Blutes beruht.
Zu **(B)**: Das Redoxpotenzial einer wässrigen Lösung von Naphthochinon : Naphthohydrochinon (1:1) hängt nur vom pH-Wert ab:

$$E = E_0 + 0{,}03 \lg \frac{[\text{Naphthochinon}][H^+]^2}{[\text{Naphthohydrochinon}]} = E_0 + 0{,}03 \lg \frac{1[H^+]^2}{1} = E_0 - 0{,}06\ pH$$

Zu **(E)**: Dicumarol ist Antagonist des Vitamin K. Zwischen beiden Stoffen besteht strukturelle Ähnlichkeit, aber Dicumarol enthält kein Naphthochinonsystem.

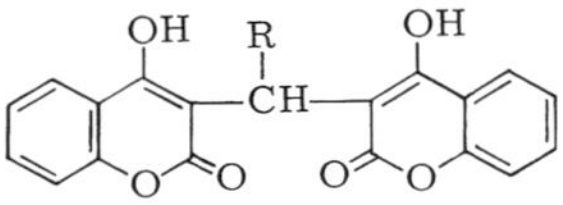

F84

→ **Frage 3.93:** Lösung A

Es handelt sich bei der Substanz um das 1,4-Naphthochinon (Bestandteil des Vitamin K), welches durch Reduktion in 1,4-Naphthohydrochinon umgewandelt werden kann:

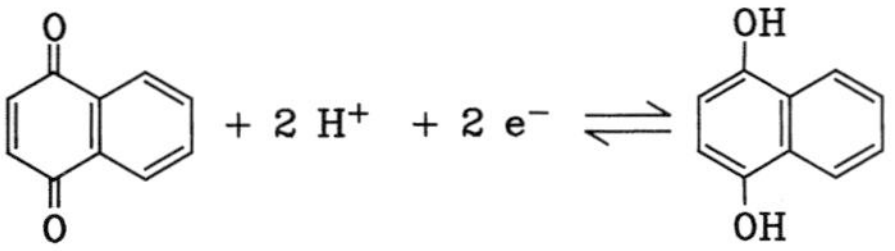

1,4-Naphthochinon **1,4-Naphthohydrochinon**

Diese Reaktion ist pH-Wert-abhängig, dabei ändert sich auch das UV-Absorptionsspektrum der Substanz.

H99 ■■

→ **Frage 3.94:** Lösung C

Zu **(A)**: Chinon (para-1,4-Benzochinon) entsteht durch Oxidation von Hydrochinon (1,4-Dihydroxybenzol):

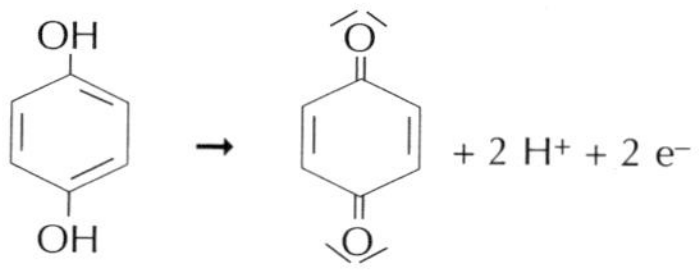

Hydrochinon Chinon

Zu **(C)**: Para-1,4-Benzochinon ist **keine** aromatische Verbindung: Aromatisch sind cyclisch konjugierte Systeme mit 2, 6, 10, 14, 18 etc. π-Elektronen (2n + 2 π-Elektronen = Hückel-Regel). Benzochinon hat 8 π-Elektronen und ist somit kein Aromat.
Zu **(D)**: Hydrochinon enthält in 1,4 Position („para") sog. phenolische Hydroxygruppen. Phenole sind Moleküle, bei denen der Wasserstoff an einem aromatischen Ring durch eine Hydroxy-Gruppe ersetzt ist.
Zu **(E)**: In der Atmungskette findet Elektronentransport mittels des analogen Redoxsystems Ubichinon/Ubihydrochinon statt:

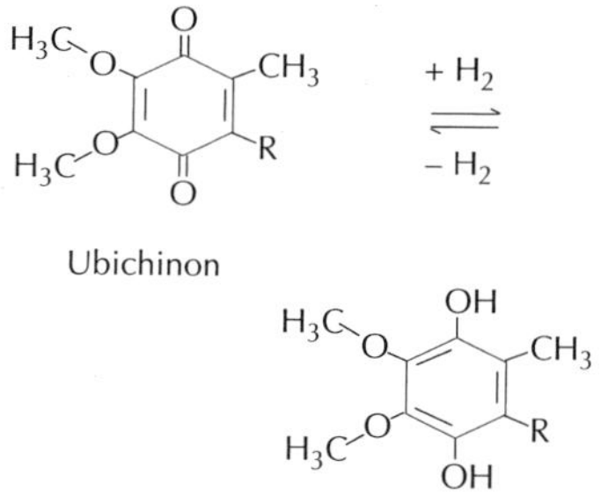

Merke: *Aromaten sind planar!*

3.5 Bildung und Eigenschaften der Salze

III.9 Salze

Salze sind als ionische Verbindungen aus einem so genannten **Ionengitter** aufgebaut. Dabei sind positive und negativ geladenen Ionen von möglichst vielen „Gegenspielern" umgeben. Gibt man ein Salz in Wasser oder in ein anderes polares Lösungsmittel, so wird dieses Ionengitter aufgelöst („Hydratation" bzw. Solvatisierung). Das Salz ist dann vollständig **dissoziiert**. Dabei wird durch Wechselwirkungen der Ionen mit dem Lösungsmittel Energie frei (Solvatisierungsenergie): Ein Salz ist dann gut löslich, wenn die frei werdende Solvatisierungsenergie deutlich höher ist als die Gitterenergie der Ionenbindungen im Kristall.
Sonderfall der Salze sind die Seifen; dabei handelt es sich um die Natrium- oder Kaliumsalze der höheren Fettsäuren bzw. der längerkettigen Carbonsäuren.

Klinischer Bezug
Salze werden mit der Nahrung aufgenommen und dissoziieren im Magen-Darm-Trakt. Sie sind für die Aufrechterhaltung der Elektroneutralität, des osmotischen Drucks, für die Potenzialbildung an Membranen und für die Nervenerregung von großer Bedeutung. ■

3.5.1 Bildung

3.5.2 Eigenschaften

F84

→ **Frage 3.95:** Lösung D

NaCl und KCl sind beides starke Elektrolyte, die in H_2O vollständig in Na^+ und Cl^- bzw. K^+ und Cl^- dissoziieren. Hierbei werden diese Ionen von einer Hydrathülle umgeben. Die jeweilige Lösung reagiert neutral. NaOH, HCl oder KCl entstehen so nicht. Vielmehr gilt:

$$NaOH + HCl + H_2O \rightarrow Na^+ + Cl^- + 2\,H_2O,$$

d. h. eine starke Säure reagiert mit einer starken Base in Form einer Neutralisationsreaktion. Entzieht man dieser Lösung das Wasser, so kommt es zur Salzbildung.
Undissoziiertes NaCl kommt im menschlichen Körper praktisch nicht vor, da dieser zu ca. 67% aus H_2O besteht.
Die K^+- und Na^+-Ionen sind Kationen und wandern bei der Elektrolyse zur negativ geladenen Kathode, Cl^--Ionen sind Anionen und wandern zur positiv geladenen Elektrode, der Anode.

H86

→ **Frage 3.96:** Lösung D

Zu **(A)** und **(B)**: Kohlensäure (H_2CO_3) bildet zwei Reihen von Salzen – Hydrogencarbonate ($Me^+HCO_3^-$) und – „normale" Carbonate ($Me^{2+}CO_3^{2-}$). K_2CO_3 (Kaliumcarbonat) gehört zur Gruppe der Alkalicarbonate, wobei allein diese aus der Reihe der „normalen" Carbonate leicht wasserlöslich sind (im Unterschied dazu sind sämtliche Hydrogencarbonate leicht wasserlöslich). In einer wässrigen Kaliumcarbonat-Lösung sind somit K^+- und CO_3^{2-}-Ionen nachweisbar.
Zu **(C)** und **(E)**: CO_3^{2-} kann als Protonenakzeptor (= Base) fungieren, es reagiert in wässriger Lösung unter Bildung von Hydrogencarbonat mit dem selbst in geringem Maße dissoziierten Wassermolekül.
$CO_3^{2-} + H^+ + OH^- \rightarrow HCO_3^- + OH^-$
Eine solche Lösung enthält damit überschüssige OH^--Ionen, der pH-Wert wird entsprechend einen Wert > 7 annehmen. Alle Salze organischer Säuren reagieren nach diesem Reaktionsmuster schwach basisch.
Zu **(D)**: Die Löslichkeit ionogen aufgebauter Substanzen steht in Abhängigkeit von folgenden Parametern:
- der Gitterstruktur der Substanz
- der Dielektrizitätskonstanten des Lösungsmittels.

Lösungsmittel mit einer hohen Dielektrizitätskonstanten haben ein besonders hohes Solvationsvermögen für ionogen aufgebaute Substanzen, wie es z. B. Salze sind. Diese Lösungsmittel sind Dipole, wobei ihr Dipolcharakter mit der Zunahme ihrer Dielektrizitätskonstanten ebenfalls zunimmt. Aceton hat als relativ unpolares Molekül nur eine etwa $^1/_4$ so große Dielektrizitätskonstante wie Wasser und ist damit als Lösungsmittel für Kaliumcarbonat nicht geeignet.

F94

→ **Frage 3.97:** Lösung E

Zu **(A)** und **(B)**: Natriumcarbonat, ein Salz, dissoziiert in Wasser in 2 Na^+- und CO_3^{2-}-Ionen. Die entstehenden CO_3^{2-}-Ionen haben in der Tat schwach basischen Charakter, sie können Protonen aufnehmen.
Zu **(C)**: Allgemeines Charakteristikum der Salze ist ihre vollständige Dissoziation in Wasser. Im vorliegenden Beispiel ist Na^+ das Kation einer starken Base (NaOH); CO_3^{2-} das Anion der schwachen Säure H_2CO_3.
Zu **(D)**: Zugabe von HCl führt zur Reaktion:
$Na_2CO_3 + HCl \rightarrow NaCl + CO_2 + NaOH$.
Zu **(E)**: Puffersysteme bestehen aus
- schwachen Säuren mit ihren korrespondierenden Basen oder
- schwachen Basen mit ihren korrespondierenden Säuren.

Merke: *Salzlösungen haben keine Puffereigenschaften.*

H07

→ **Frage 3.98:** Lösung C

Zu **(A)–(E)**: Zur Herstellung von 2 Litern einer physiologischen Kochsalzlösung (0,9 %igen NaCl-Lösung) benötigt man ungefähr 18 g festes Kochsalz. Dies berechnet man wie folgt: 0,9 Massenprozent von 2000 ml entsprechen 18 ml bzw. ca. 18 g. Antwort (C) ist richtig.

3.5.3 Schwer lösliche Salze

H92 ■

→ **Frage 3.99:** Lösung E

Zu **(A)–(D)**: Calciumoxalat ist das Calciumsalz der Oxalsäure.

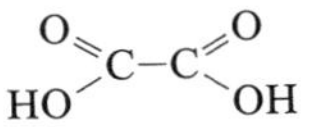

Es ist in Wasser schlecht, in starken Mineralsäuren aber gut löslich. Durch die schlechte Löslichkeit fällt es im Urin leicht aus und ist daher oft Bestandteil von Nierensteinen.
Zu **(E)**: Cis-Trans-Isomerie beobachtet man bei Molekülen mit Doppelbindungen, z. B.

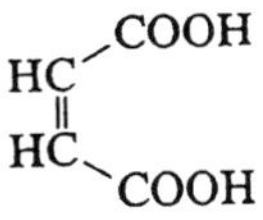

Maleinsäure =
cis-2-Buten-disäure

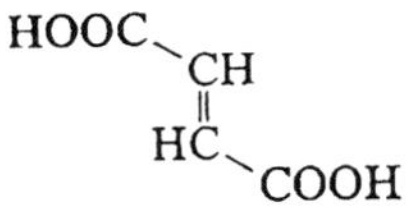

Fumarsäure =
trans-2-Buten-disäure

Bei der Oxalsäure liegt eine C–C-Einfachbindung vor.

Merke: *Cis-Trans-Isomerie beobachtet man bei Molekülen mit Doppelbindungen.*

H98

→ **Frage 3.100:** Lösung B

Zu **(A)**: Das Löslichkeitsprodukt von Calciumoxalat (CaC_2O_4) ist wie folgt definiert:
$Lp = [Ca^{2+}] \cdot [C_2O_4^{2-}] = 10^{-9}\ mol^2/l^2$
Daraus folgt:
$[Ca^{2+}] = [C_2O_4^{2-}] = \sqrt{10^{-9}}\ mol^2/l^2 = 10^{-3}\ mol/l$,
d. h. Calciumoxalat löst sich nur ganz gering.
Zu **(B)**: Für Calciumoxalat gilt:
$CaC_2O_4 \rightleftharpoons Ca^{2+} + C_2O_4^{2-}$.
Maskiert man bereits gelöstes Ca^{2+} durch einen Chelator, reduziert sich die Konzentration des freien Ca^{2+} in der Lösung und daraufhin gehen weitere Ca-Ionen in Lösung; die Löslichkeit von Calciumoxalat nimmt zu. Umgekehrt reduziert die Zugabe von Ca^{2+} die Löslichkeit von CaC_2O_4.
Zu **(C)** und **(D)**: Zugabe von HCl erhöht ebenfalls die Löslichkeit von Calciumoxalat. Die gelösten Oxa-

lat-Ionen reagieren in einem zweiten Schritt mit den H^+-Ionen der HCl unter Bildung der schwach dissoziierten Oxalsäure. Durch diesen Schritt wird die Konzentration von Oxalat-Ionen in der Lösung reduziert; neues Calciumoxalat wird daraufhin in Lösung gebracht, die Löslichkeit hat sich erhöht.
Zu (E): Der geringe in Lösung gegangene Anteil des Calciumoxalates (Salz!) ist vollständig dissoziiert.

Merke: *Salze haben einen ionischen Aufbau in einem so genannten Ionengitter. In wässriger oder anderer polarer Lösung wird dieses Ionengitter durch Hydratisierung bzw. Solvatisierung gelöst. Der gelöste Anteil des Salzes liegt dann praktisch vollständig dissoziiert vor.*

3.5.4 Elektrochemische Anwendung

III.10 Elektrolyte

Elektrolyte sind Verbindungen, die in wässriger Lösung oder ihrer Schmelze dissoziiert vorliegen und elektrischen Strom leiten können. Die Bildung frei beweglicher Ionen bei der Auflösung eines Stoffes bezeichnet man als elektrolytische Dissoziation.
Das Kriterium für die Einteilung in starke und schwache Elektrolyte ist deren Dissoziationsgrad. Stoffe, die weitgehend vollständig dissoziiert vorliegen, sind starke Elektrolyte, Stoffe, die nur wenig dissoziiert vorliegen, sind schwache Elektrolyte. Der Grad der Dissoziation wird mit Hilfe der Dissoziationskonstanten $K_{diss.}$ folgendermaßen berechnet:
Dissoziiert eine Verbindung AB in A^+ und B^-, so setzt sich $K_{diss.}$ aus dem Produkt der Konzentrationen von A^+ und B^-, dividiert durch die Konzentration des noch vorliegenden AB, zusammen.

$$K_{diss.} = \frac{[A^+] \times [B^-]}{[AB]}$$

■
→ **Frage 3.101:** Lösung E

Zu (A) und (B): Da die Dissoziationskonstante ein Maß für den Grad der Dissoziation ist, gibt sie Aufschluss darüber, ob ein Stoff ein starker oder schwacher Elektrolyt ist. Bei einer größeren $K_{diss.}$ liegt mehr freies A^+ und B^- vor als bei einer kleineren. Große $K_{diss.}$ bedeutet hoher Dissoziationsgrad und starker Elektrolyt, kleine $K_{diss.}$ bedeutet niedriger Dissoziationsgrad und schwacher Elektrolyt.
Zu (C) und (D): Zu den starken Elektrolyten gehören fast alle Alkali- und Erdalkalisalze, Alkalihydroxide und Mineralsäuren (wie HCl, H_2SO_4 und HNO_3).
Zu den schwachen Elektrolyten gehören Carbonsäuren, Phenole, organische Basen und einige Salze wie $Fe(SCN)_3$ und $HgCl_2$. Daher ist auch Antwort (D) nicht 100%ig korrekt. Vielleicht ist es am besten, wenn man sich nur stur merkt, dass Salze zu den starken Elektrolyten gehören, gleichgültig ob sie schwer oder leicht löslich sind.
Zu (E): Bei schwachen Säuren hängt der tatsächliche Dissoziationsgrad neben der Dissoziationskonstanten auch von der jeweiligen Verdünnung ab (= Ostwald-Verdünnungsgesetz). Die angegebene Dissoziationskonstante geht dabei von einer unendlichen Verdünnung aus. Allein aus der Dissoziationskonstanten bei schwachen Säuren auf die Stärke ihres Elektrolytcharakters schließen zu wollen, ist nicht korrekt.
Siehe Lerntext III.10.

Merke: *Salze gehören zu den starken Elektrolyten.*

3.6 Ligandenaustausch-Reaktionen

3.6.1 Eigenschaften

■
→ **Frage 3.102:** Lösung B

Die beschriebene Reaktion lässt sich wie folgt darstellen: $[Me(Y)_2]^+ \rightarrow Me^+ + 2\,Y$.
Die Umformung nach dem Massenwirkungsgesetz ergibt:

$$K = \frac{[Me^+][Y]^2}{[Me(Y)_2]^+}$$

F92
→ **Frage 3.103:** Lösung A

Zu (A)–(E): Gezeigt ist die Bildung eines Chelatkomplexes mit Cu als Zentralteilchen. Als Chelator wirkt das bidentale Glycin-Anion; die Gesamtladung des Komplexes ist Null.
Die vollständige Reaktionsgleichung lautet:
2 Glycin + $CuCO_3$ → [Cu (Glycin-Anion)$_2$] + CO_2 + H_2O.
Ein Redox-Prozess liegt nicht vor; die Oxidationszahlen verändern sich nicht (H: +1; O: –2; Cu: +2; C: +4).

F95 H93 ■■
→ **Frage 3.104:** Lösung D

Zu (B)–(E): Dargestellt ist ein Ligandenaustausch eines Eisenkomplexes; zwei H_2O werden durch zwei SCN^- ersetzt. Die Gesamtladung des Metallkomplexes ändert sich deshalb von 3+ auf 1+. Ei-

sen ändert dabei weder seine Oxidationszahl (3+), noch seine Koordinationszahl (6, d. h. 6 Liganden).
Zu **(A)**: Ein Elektronentransfer und damit eine Redoxreaktion liegt hier nicht vor; die Oxidationszahlen der beteiligten Atome bleiben unverändert.

F06 H01 ■

→ **Frage 3.105:** Lösung D

Zu **(A)–(E)**: Es erfolgt ein Ligandenaustausch, 2 H_2O Moleküle werden durch 2 Cl-Atome ersetzt. Eine Oxidation oder Reduktion findet nicht statt, die Oxidationszahlen der beteiligten Atome verändern sich nicht (Cu +2; Cl –1; H +1; O –2). Auch erfolgt weder eine Hydratisierung noch eine Neutralisation.

F99 ■■

→ **Frage 3.106:** Lösung B

Zu **(A)–(C)**: Der Liganden-Austausch H_2O gegen EDTA ist vollständig; das Zentralion Ca hat seine Ladung (+2) dabei jedoch nicht geändert. Ca bildet mit den Liganden jeweils 6 Bindungen aus, es hat die Koordinationszahl 6.
Zu **(D)** und **(E)**: Chelatoren müssen **mindestens zwei** Gruppen mit freien Elektronenpaaren tragen. EDTA bildet als sechszähniger Ligand mit Ca einen Chelatkomplex aus. Chelatkomplexe sind Sonderfälle von Metallkomplexen, es resultieren ringförmige Verbindungen („Chelatringe"). Bei der Bildung des Chelatringes ist dann noch zur Vermeidung einer eventuell resultierenden Ringspannung erforderlich, dass die Liganden genügenden Abstand voneinander haben.

3.7 Additions/Eliminierungs-Reaktionen

3.7.1 Additionen, Eliminationen

III.11 Additionsreaktion

Additionsreaktionen folgen dem allgemeinen Reaktionstypus:

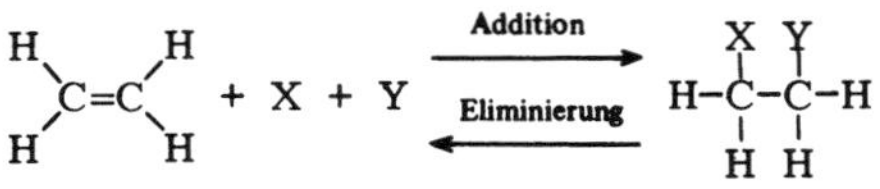

Diese Reaktion ist umkehrbar. Man spricht dann von einer Eliminierung (im Fall von H_2O von einer **Dehydratisierung**).
Substitution bezeichnet den Ersatz eines Atoms oder einer Gruppe durch ein anderes Atom bzw. eine andere Gruppe.
Hydrierung bezeichnet die Anlagerung, **Dehydrierung** die Abspaltung von Wasserstoff.

F05

→ **Frage 3.107:** Lösung E

Zu **(A)**: Hydrierung bedeutet Anlagerung von Wasserstoff. Hydrierung von Ethen ergibt Ethan:

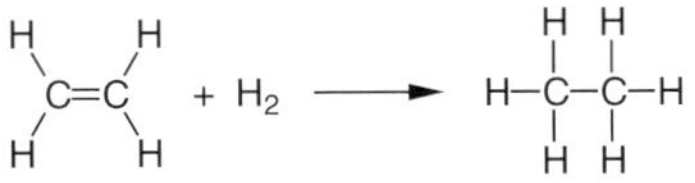

Ethen Ethan

Zu **(B)**: Ethen besitzt kein Chiralitätszentrum und kann keine Enantiomere ausbilden.
Zu **(C)**: Polyamid (Handelsname Nylon) entsteht in der Tat durch Kondensation. Diese Faser besitzt eine hohe Zugfestigkeit; Ausgangsstoffe sind aber Adipinsäure und Diaminohexan.
Zu **(D)**: Umsetzung von Ethen mit Brom führt zu 1,2-Dibromethan. Brom wird lediglich angelagert, die Wasserstoffatome dabei nicht substituiert:

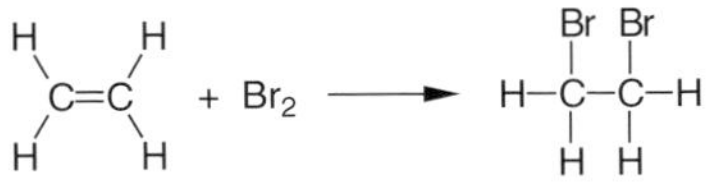

Ethen 1,2-Dibromethan

Zu **(E)**: Die säurekatalysierte Hydratisierung (Anlagerung von H_2O) führt zu Ethanol:

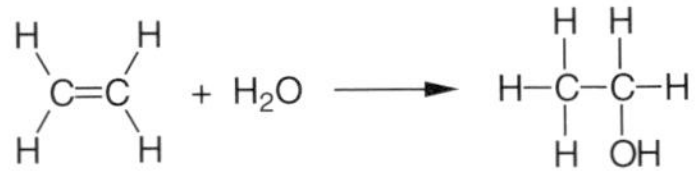

Ethen Ethanol

H88

→ **Frage 3.108:** Lösung C

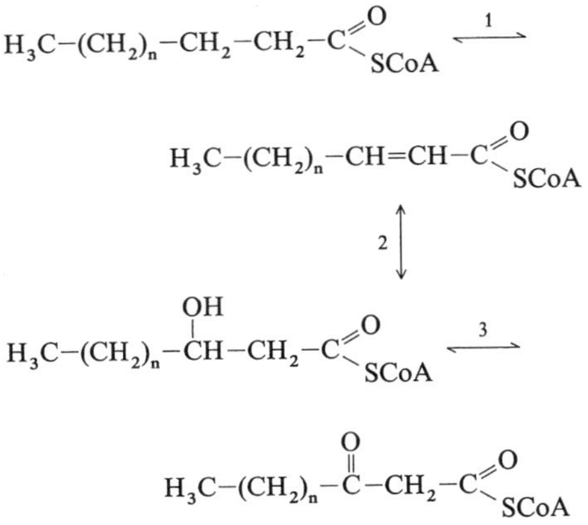

Zu **(A)**: 1 zeigt eine Dehydrierung (= Oxidation), es kommt zur Ausbildung einer Doppelbindung.
Zu **(B)** und **(C)**: 2 zeigt die Addition von H_2O (= Hydratisierung); Hydrierung bezeichnet die Addition von Wasserstoff.
Zu **(D)** und **(E)**: 3 zeigt eine weitere Dehydrierung(= Oxidation), es kommt zur Umwandlung eines sekundären Alkohols in ein Keton.

F08

→ **Frage 3.109:** Lösung C

Zu **(A)** bis **(E)**: Nach der Anlagerung von Wasserstoff (Hydrierung) an Doppelbindungen werden diese zu Einfachbindungen. Entsprechend ändert sich auch die Hybridisierung der beteiligten C-Atome. Während C-Atome mit Einfachbindungen sp^3-hybridisiert sind, sind C-Atome von Doppelbindungen sp^2-hybridisiert. Siehe Lerntext II.14.

H01

→ **Frage 3.110:** Lösung E

Zu **(A)** und **(B)**: Reaktion (1) → (2) zeigt die Eliminierung von Wasser aus Citrat (Verbindung (1)), erneute Addition von H_2O (2) → (3) führt zum Isocitrat (Verbindung (3)).
Zu **(C)**: Die Dehydrierung von Isocitrat (Verbindung (3)) ist eine Oxidation.
Zu **(D)**: Verbindung (1) und (3) weisen gleiche Summenformeln auf und sind Konstitutionsisomere.
Zu **(E)**: Keto-Enol-Tautomerie beobachtet man bei Ketonen, die mit einem ungesättigten Alkohol im Gleichgewicht stehen. Verbindung (4) ist u. a. auch ein Keton, Verbindung (1) aber kein Enol. Enole haben folgende Struktur:

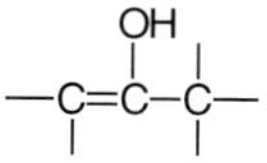

H85

→ **Frage 3.111:** Lösung A

Zu **(A)**: Eine Eliminierung ist eine Reaktion, bei der unter Abspaltung eines Moleküls eine Doppelbindung entsteht.
Zu **(B)** und **(D)**: Bei der vorstehenden Reaktion wird eine Tricarbonsäure unter Abgabe von CO_2 zu einer Dicarbonsäure decarboxyliert. Decarboxylierungsreaktionen finden sich häufig bei Ketosäuren. Die Ketosäuren werden je nach Stellung der Ketogruppe in α-, β-, γ- etc. Verbindungen eingeteilt:

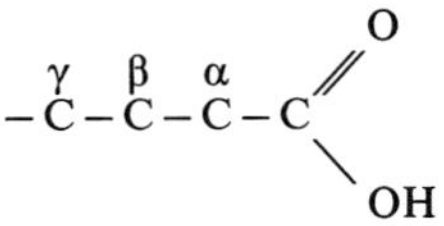

Zu **(C)**: Ein Kohlenstoffatom mit vier verschiedenen Liganden wird als Chiralitätszentrum bezeichnet.
Das Chiralitätszentrum (C*) geht bei der Reaktion (1) → (2) verloren.

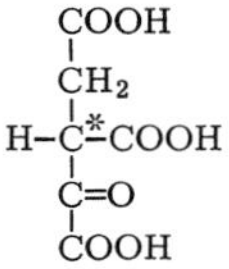

Zu **(E)**:

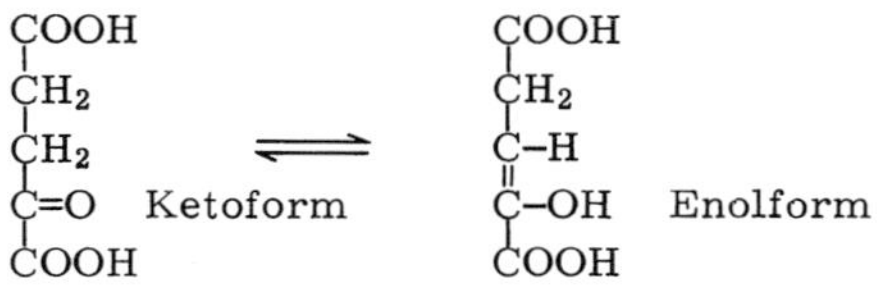

Merke: *Eine Eliminierung ist eine Reaktion, bei der unter Abspaltung eines Moleküls eine Doppelbindung entsteht.*

H90

→ **Frage 3.112:** Lösung E

Zu **(A)–(E)**: Dargestellt ist die Dehydratisierung (= Eliminierung von H_2O) von Citronensäure (Verbindung 1). Beide Verbindungen weisen drei COOH-Gruppen auf; sie sind damit Tricarbonsäuren. Citronensäure ist zudem β-Hydroxycarbonsäure und kann an der OH-Gruppe zu einer β-Ketocarbonsäure, nicht jedoch zu einer α-Ketocarbonsäure oxidiert werden.

3.7.2 Reaktionen der Carbonylgruppe

F86 ■

→ **Frage 3.113:** Lösung C

Die Carbonylgruppe hat folgende Struktur:

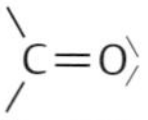

Zu **(A)**: Da das Carbonyl-C-Atom eine Doppelbindung ausbildet, muss es sp^2-hybridisiert sein.
Zu **(B)**: Das O-Atom ist stark elektronegativ, zieht also die bindenden Elektronen in seine Richtung. Es besitzt daher eine negative Partialladung, das Carbonyl-C-Atom eine entsprechend positive.
Zu **(C)**: Die drei am Carbonyl-C-Atom gebundenen Atome liegen auf Grund der sp^2-Hybridisierung dieses Atoms alle in einer Ebene. Sie schließen zwischen sich jeweils einen Winkel von 120° ein.
Zu **(D)**: Zwischen C- und O-Atom bildet sich eine Doppelbindung aus. Doppelbindungen sind dadurch charakterisiert, dass sich zusätzlich zur σ-Einfachbindung zwei p-Orbitale ober- und unterhalb der σ-Bindungsebene überlappen und ein π-Orbital ausbilden.
Zu **(E)**: Neben den beiden Elektronen, die an der Ausbildung der Doppelbindung beteiligt sind, besitzt der Sauerstoff zwei freie Elektronenpaare.

H89 ■

→ **Frage 3.114:** Lösung E

Zu **(A)** und **(D)**: Aldehyde entstehen durch Oxidation primärer Alkohole und lassen sich (im Gegensatz zu Ketonen!) zu Carbonsäuren oxidieren.

Zu (B): Aldehyde und Ketone reagieren mit primären Aminen zu Aldiminen/Ketiminen (so genannte Schiff-Basen).
Zu (C): Aldehyde und Ketone, die bis zu 5 Kohlenstoff-Atome aufweisen, sind auf Grund ihrer polaren Carbonylgruppe wasserlöslich, sie können neben Wasserstoffbrückenbindungen auch Hydrate ausbilden.
Zu (E): Aldehyde oder Ketone können bei der Umsetzung mit Alkoholen Acetale bzw. Ketale bilden, aber **nicht miteinander** reagieren.

H03

→ **Frage 3.115:** Lösung D

Zu (A)–(E): Aldehyde wirken reduzierend und können durch Bildung eines Silberspiegels aus ammoniakalischer Silbersalzlösung oder mit der so genannten Fehling-Reaktion (Reduktion von Cu^{2+} zu Cu^{+}) nachgewiesen werden. Ketone lassen sich unter vergleichbaren (!) Bedingungen nicht mehr oxidieren.

H83

→ **Frage 3.116:** Lösung B

Zu (A)–(D): Bei vorsichtiger Oxidation entsteht aus Methanal (= Formaldehyd) **Ameisensäure,** aus **Ethanal** entsteht Essigsäure!
z. B.:

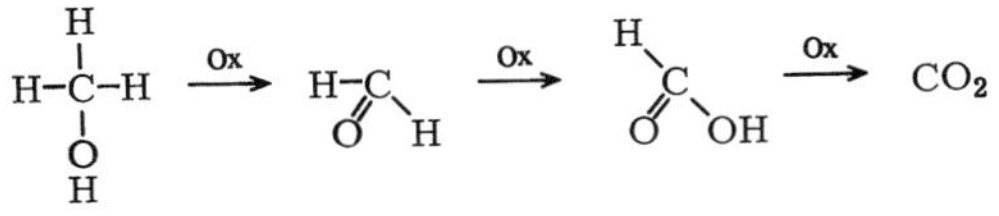

Methanol — Methanal = Formaldehyd — Ameisensäure

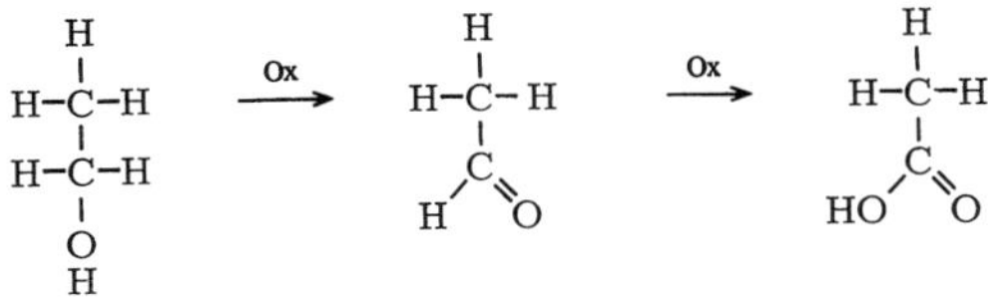

Ethanol — Ethanal — Essigsäure

Zu (E): z. B.:

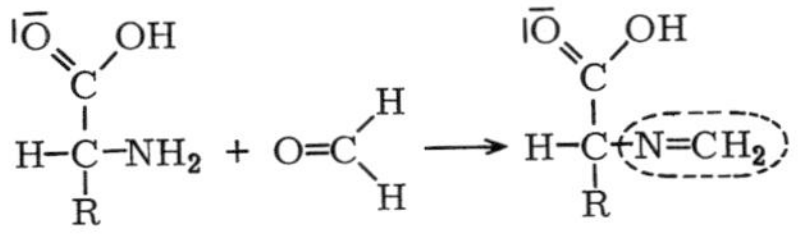

Formaldimin

H94

→ **Frage 3.117:** Lösung D

Zu (A)–(C): Abgebildet ist die säurekatalysierte Addition von zwei Molekülen Methanol an Aceton (Verbindung 1). Es entsteht in zwei Schritten ein Ketal:

I.

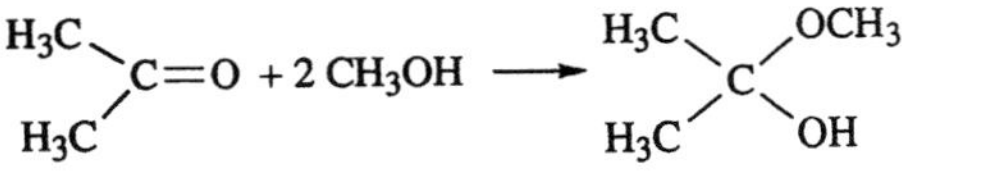

+ CH_3OH

Aceton (=Keton) — Halbketal

II. Unter dem katalytischen Einfluss von H^+-Ionen erfolgt die Wasserabspaltung, dann addiert das Kation das zweite Molekül Methanol:

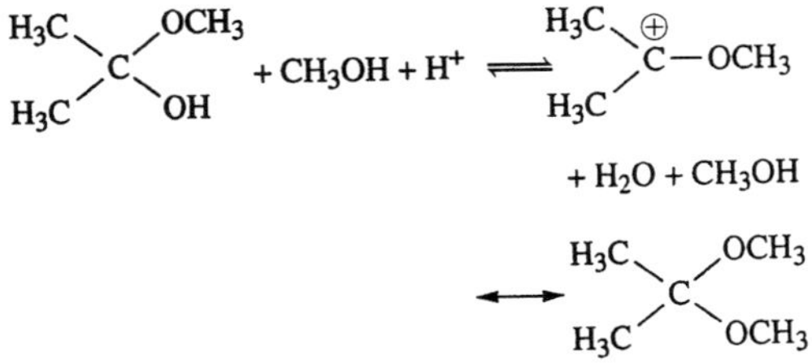

(Voll-) Ketal

+ H_2O + H^+

Zu (D): Ester entstehen bei der Reaktion von Alkoholen mit anorganischen bzw. organischen Säuren.
Zu (E): Die Reaktion ist reversibel; Zugabe von OH^--Ionen nach Gleichgewichtseinstellung verlangsamt die Rückreaktion, Zugabe von H^+-Ionen führt zur Lyse des Ketals.

F88

→ **Frage 3.118:** Lösung D

Zu (A)–(C): Bei der hier abgebildeten Substanz handelt es sich um Benzaldehyd. Aldehyde entstehen durch Oxidation primärer Alkohole (hier Benzalkohol) und können zur Carbonsäure (hier Benzoesäure) weiter oxidiert werden. Entsprechend sind diese Reaktionen durch Reduktion umkehrbar.

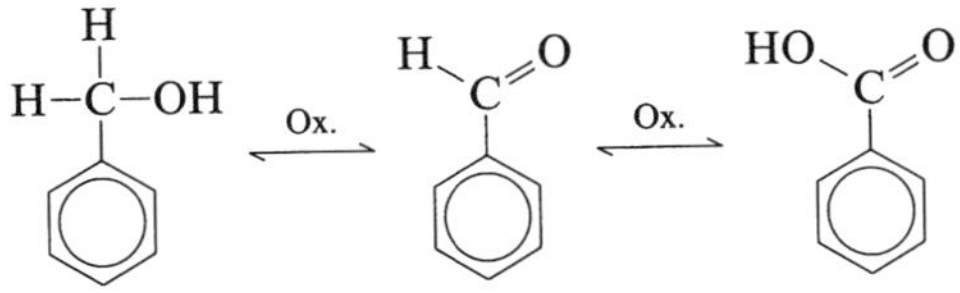

Benzalkohol — Benzaldehyd — Benzoesäure

Zu (D): Beim Abbau von Phenylalanin entsteht als Zwischenprodukt keine Benzoesäure. Letztendliche Abbauprodukte sind Fumarsäure, welche in den Citratzyklus eingebracht wird, und Acetessigsäure (siehe hierzu auch die Lehrbücher der physiologischen Chemie).
Zu (E): Aldehyde und Ketone reagieren mit Alkoholen zu Halbacetalen bzw. -ketalen. Einbringen eines weiteren Mols Alkohol führt zur Bildung von Acetalen bzw. Ketalen.

F89
→ **Frage 3.119:** Lösung C

Zu **(A)**: Dargestellt ist der primäre Alkohol Ethanol. Primäre Alkohole sind zum entsprechenden Aldehyd und dann weiter zur Carbonsäure oxidierbar. Sekundäre Alkohole sind zu Ketonen, tertiäre Alkohole hingegen nicht mehr oxidierbar.
Zu **(B)**: Die Strukturformel zeigt das Phenol Hydrochinon, welches zu 1,4-Benzochinon oxidiert werden kann.
Zu **(C)** und **(E)**: Aldehyde und Ketone weisen hinsichtlich ihrer Oxidierbarkeit große Unterschiede auf. Während Aldehyde zu Carbonsäuren oxidiert werden können, ist die CO-Gruppe der Ketone nicht oxidierbar. Verbindung (C) ist Pyruvat, es enthält eine Keton-Gruppe. Verbindung (E) zeigt Benzaldehyd, sie kann zu Benzoesäure oxidiert werden.
Zu **(D)**: Reagieren zwei Moleküle der Aminosäure Cystein (Verbindung (D)) unter Ausbildung des Disulfids Cystin miteinander, so handelt es sich um eine Oxidation.

H90
→ **Frage 3.120:** Lösung D

Zu **(A)** und **(B)**: Die Reaktion (1) → (2) zeigt die Dehydrierung (Oxidation) von β-Hydroxybuttersäure zu Acetessigsäure; Decarboxylierung von Acetessigsäure führt dann zu Aceton (Verbindung (3)).
Zu **(C)** und **(D)**: Bei Diabetes mellitus sind sowohl der Zuckerabbau als auch der Citratzyklus gestört, es kommt zum Aufstau von Acetessigsäure. Acetessigsäure wird entweder direkt oder nach Metabolisierung (siehe oben) als β-Hydroxybuttersäure bzw. Aceton im Harn ausgeschieden. Die Decarboxylierung zu Aceton ist dabei eine irreversible Reaktion.
Zu **(E)**: Acetessigsäure ist als CoA-Verbindung ein Zwischenprodukt der Cholesterol-Biosynthese (siehe hierzu auch Lehrbücher der Biochemie).

H89
→ **Frage 3.121:** Lösung E

Zu **(A)**: Formaldehyd (Methanal) lässt sich zu Ameisensäure (HCOOH) oxidieren.
Zu **(B)**: Die Strukturformel zeigt das Phenol Hydrochinon, welches zu 1,4-Benzochinon oxidiert werden kann.
Zu **(C)**: Verbindung (C) zeigt die α-Hydroxycarbonsäure Milchsäure (Lactat). Durch Oxidation der OH-Gruppe entsteht die Ketocarbonsäure Pyruvat.
Zu **(D)**: Die gezeigte Carbonsäure weist zudem zwei Thioalkohol-Gruppen (-SH) auf, die zu Disulfiden oxidiert werden können.
Zu **(E)**: Dargestellt ist ein Ether (Methylphenylether). Ether lassen sich unter milden Bedingungen nicht oxidieren.

3.7.3 Tautomerie, Kondensationen

H91 ■
→ **Frage 3.122:** Lösung E

Zu **(1)**: Da alle C-Atome an einer Doppelbindung beteiligt sind, müssen sie auch sp^2-hybridisiert sein.
Zu **(2)**: Aldehyde (ein solches liegt hier vor) lassen sich durch milde Oxidation zu Carbonsäuren oxidieren, Ketone dagegen nicht.
Zu **(3)**:
(a) Aldoladdition:

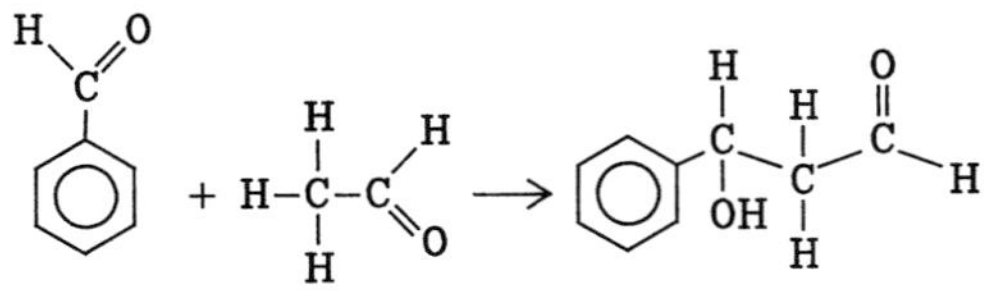

Benz-aldehyd **Acet-aldehyd**

(b) Es folgt die H_2O-Eliminierung (= Aldolkondensation):

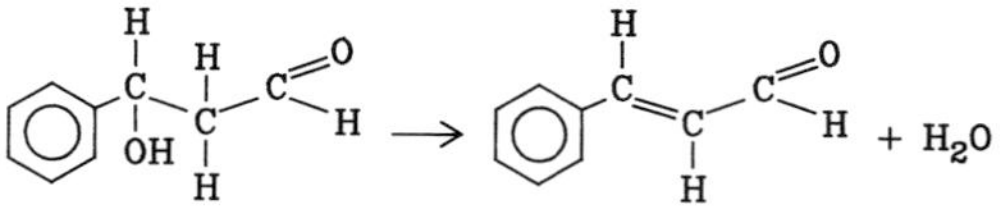

Zu **(4)**: Die freie Drehbarkeit ist an der Doppelbindung des α-C-Atoms aufgehoben, folglich sind hier cis-trans-Isomere denkbar.

H00
→ **Frage 3.123:** Lösung A

Zu **(A)**: Acetyl-CoA entsteht im Rahmen des Pyruvatabbaues. Im Zuge einer oxydativen Decarboxylierung wird CO_2 und eben Acetyl-CoA gebildet:

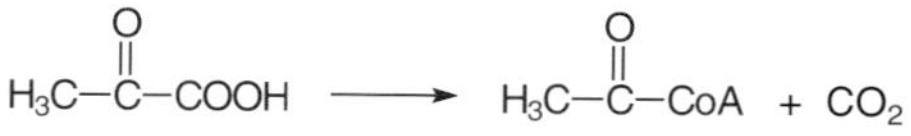

Pyruvat Acetyl-CoA

Zu **(B)** und **(C)**: Ethanol kann durch Oxidation zu Acetaldehyd metabolisiert werden; weitere Oxidation führt zur Essigsäure:

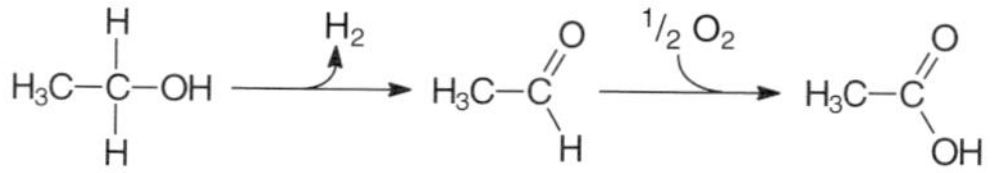

Ethanol Acetaldehyd Essigsäure

Zu **(D)**: Acetaldehyd kann in Gegenwart starker Basen eine so genannte **Aldolreaktion** eingehen. Durch Abspaltung eines α-ständigen Protons durch diese Base entsteht ein mesomerie-stabilisiertes Carbanion:

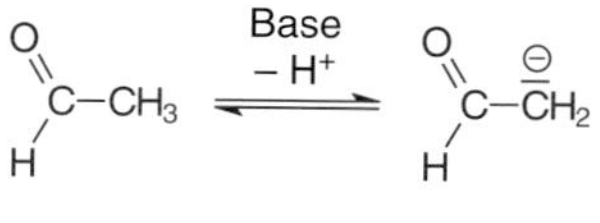

Dieses Carbanion reagiert mit dem nucleophilen Zentrum einer weiteren Carbonylgruppe; die daran anschließende Kondensation führt dazu, dass sich die Kohlenstoffkette „netto" um zwei Glieder verlängert hat:

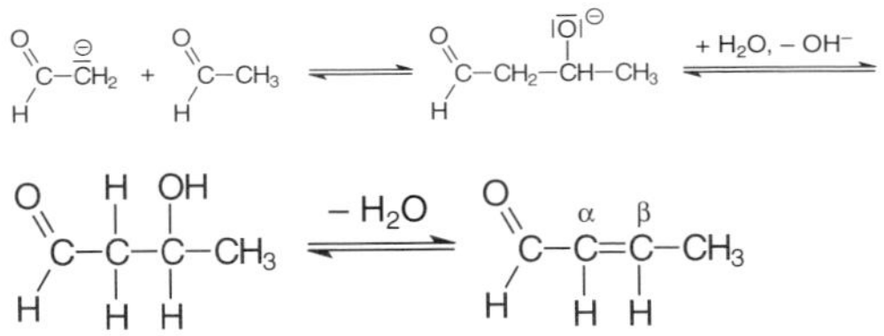

Zu (E): Aldehyde können bei Reaktion mit Alkoholen Acetale ausbilden; zunächst bildet sich ein Halbacetal, Umsatz mit einem weiteren mol Alkohol führt dann zu einem Acetal:

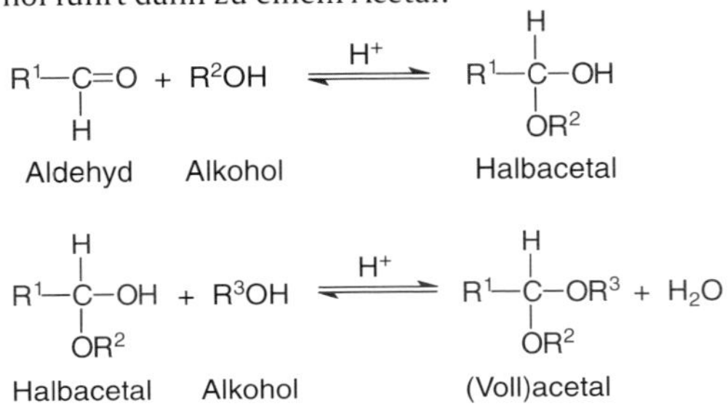

F97

→ **Frage 3.124:** Lösung D

Zu (A)–(E): Die Verbindung ist aus zwei Molekülen Aceton im Zuge einer Aldolkondensation hervorgegangen. Es bildet sich zunächst ein Carbanion, daran schließt sich die nucleophile Addition desselben an das elektrophile Carbonyl-C-Atom des zweiten Aceton-Moleküls an und in einem dritten Schritt lagert sich ein Proton an, es kommt zur abschließenden Dehydratisierung:

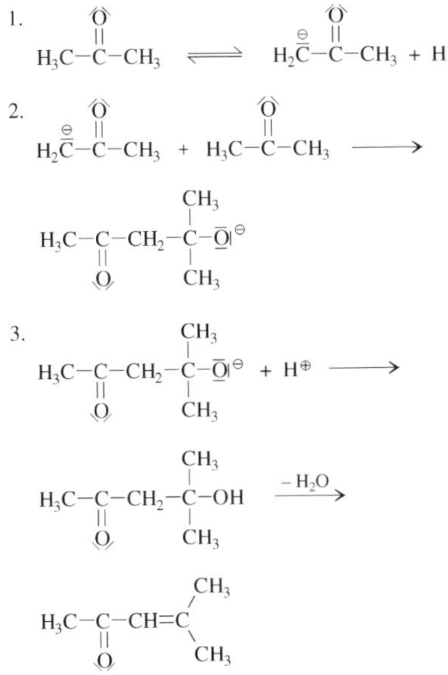

III.12 Keto-Enol-Tautomerie

Das Keto-Enol-Gleichgewicht oder die Keto-Enol-Tautomerie beobachtet man bei Ketonen, die in einen ungesättigten Alkohol (Enol) umgewandelt werden können.

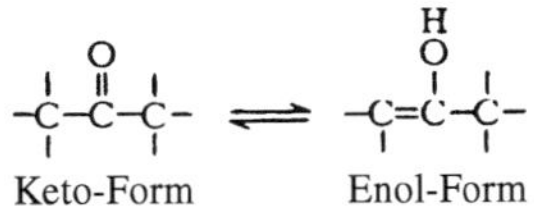

Diese beiden Formen stehen miteinander im Gleichgewicht.

H99

→ **Frage 3.125:** Lösung C

Zu (A): Bei den angegebenen Verbindungen handelt es sich um Barbitursäure, deren Salze, die Barbiturate, in der Pharmakologie als Schlafmittel Verwendung finden.

Zu (B) und (C): Das Keto-Enol-Gleichgewicht oder die Keto-Enol-Tautomerie beobachtet man bei Ketonen, die in einen ungesättigten Alkohol („Enol") umgewandelt werden können:

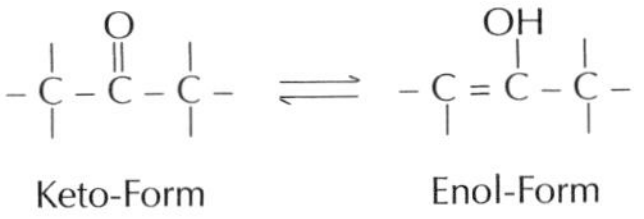

Diese beiden Formen stehen miteinander im Gleichgewicht. Ein solches Gleichgewicht kann sich auch bei der Barbitursäure ausbilden (siehe Formeln). Die Oxidationsstufe ändert sich durch eine solche intramolekulare Umwandlung nicht.

Zu (D): Bestandteile eines Puffersystems sind schwache Säuren und ihr Salz oder schwache Basen und deren Salz. Barbitursäure gehört als organische Säure zu den schwachen Säuren.

Zu (E): Der Heterozyklus der Barbitursäure entspricht dem des Uracils, einem Pyrimidin-Derivat:

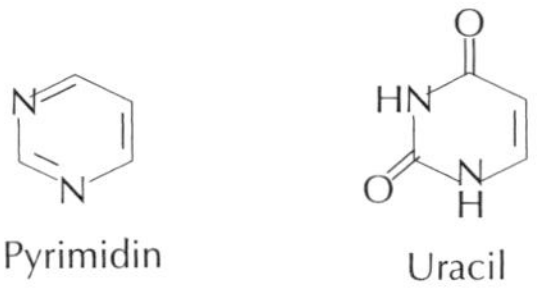

F03

→ **Frage 3.126:** Lösung B

Zu (A)–(E): Bei der Keto-Enol-Tautomerie handelt es sich um eine Isomerie, bei der zwei Formen einer Verbindung, die durch intramolekulare Protonenwanderung und Bindungsverschiebung ineinander umwandelbar sind, im Gleichgewicht stehen. Enolformen sind bei allen Ketogruppierungen mit α-ständigem Wasserstoff möglich, wie am Beispiel des Aceton gezeigt:

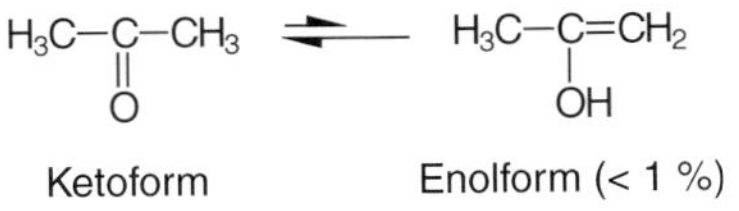

Formaldehyd als Aldehyd ist zur Ausbildung einer solchen Keto-Enol-Tautomerie nicht in der Lage:

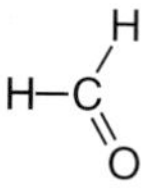

F96 ■

➔ **Frage 3.127:** Lösung A

Zu (**B**)–(**E**): Dargestellt sind die Konstitutionsisomere eines Carbonsäureesters. Carbonsäureester zeichnen sich durch folgende typische Formation aus:

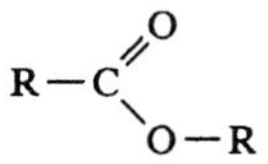

Die Verbindung ist zur Ausbildung einer Keto-Enol-Tautomerie befähigt. Durch Wanderung eines Protons innerhalb der Verbindung wird dabei die Keto-Form (Verbindung (1)) in einen ungesättigten Alkohol (Enol, Verbindung (2)) umgewandelt (vice versa).
Zu (**A**): Die Verschiebung von Bindungselektronen bezeichnet man als Mesomerie (z. B. Benzolring). Es gibt mehrere Möglichkeiten, die Elektronenverteilung mit einer Strukturformel darzustellen.

Merke: *Mesomerie (Resonanz) bezeichnet den Zustand der „Elektronendelokalisation“ z. B. für den Benzolring. Das bedeutet, dass man die Elektronenverteilung nicht allein mit einer Strukturformel beschreiben kann, sondern, dass es mehrere Möglichkeiten gibt. Keto-Enol-Tautomerie kommt hingegen durch intramolekulare Protonenwanderung zustande!*

H98 ■

➔ **Frage 3.128:** Lösung D

Zu (**A**) und (**B**): Abgebildet ist Acetessigsäure. Dehydrierung von β-Hydroxybuttersäure führt zu Acetessigsäure, Decarboxylierung von Acetessigsäure dann zu Aceton:

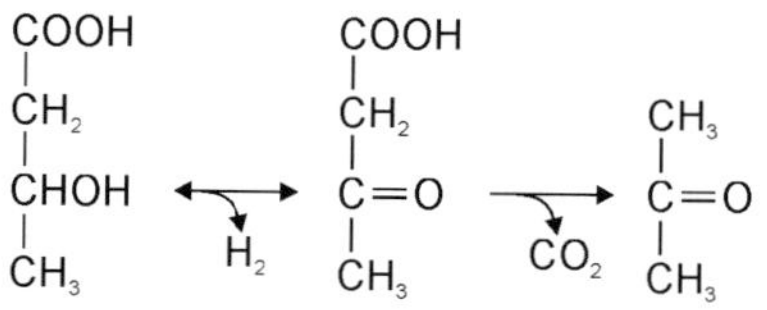

β-Hydroxybuttersäure — Acetessigsäure — Aceton

Zu (**C**): Bei Diabetes mellitus sind sowohl der Zuckerabbau als auch der Citratzyklus gestört, es kommt zum Aufstau von Acetessigsäure. Acetessigsäure wird entweder direkt oder nach Metabolisierung als β-Hydroxybuttersäure oder Aceton im Harn ausgeschieden. Die Decarboxylierung zu Aceton ist dabei irreversibel.
Zu (**D**): β-Alanin entsteht durch Übertragung einer α-Aminogruppe („Transaminierung“) von Glutamat auf **Pyruvat.** Neben Alanin wird dabei noch α-Ketoglutarat gebildet.
Zu (**E**): Bei der **Keto-Enol-Tautomerie** stehen zwei Formen einer Verbindung, die durch Protonenwanderung und Bindungsverschiebung ineinander umwandelbar sind, miteinander im Gleichgewicht. Acetessigsäure ist als β-Ketocarbonsäure dazu in der Lage:

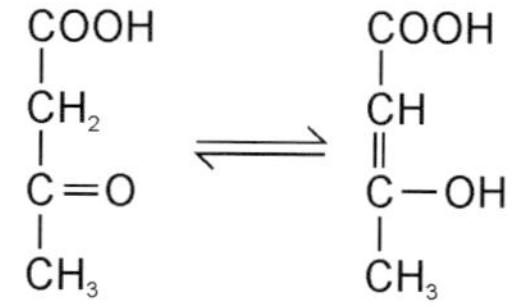

Ketoform — Enolform

F04

➔ **Frage 3.129:** Lösung E

Zu (**A**)–(**D**): Das Keto-Enol-Gleichgewicht oder auch Keto-Enol-Tautomerie beobachtet man bei Ketonen, die in einen ungesättigten Alkohol umgewandelt werden können. Beide Formen stehen miteinander im Gleichgewicht und haben die gleiche Summenformel. Dies sei am Beispiel der β-Ketocarbonsäure Acetessigsäure verdeutlicht:

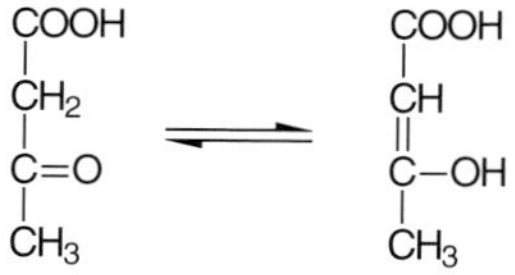

Ketoform — Enolform

Zu (**E**): Die Deprotonierung der Keto- bzw. der Enolform der Acetessigsäure führt zum **gleichen** Anion, nämlich dem der Acetessigsäure.

H92

➔ **Frage 3.130:** Lösung B

Verbindung (1): Weinsäure

Verbindung (2): } Oxalessigsäure
Verbindung (1): }

Verbindung (4): Brenztraubensäure

Reaktion (1) → (2) zeigt die Dehydratisierung (Abspaltung von Wasser) von Wein- zu Oxalessigsäure. Reaktion (3) → (4) zeigt Decarboxylierung (Eliminierung von CO_2) von Oxalessig- zu Brenztraubensäure. Oxalessigsäure besitzt die Möglichkeit zur Ausbildung einer intramolekularen Keto-Enol-Tautomerie. Durch Wanderung eines Protons kommt es zur Umwandlung des ungesättigten Alkohols („en-ol“; Verbindung (2)) in die Ketoform (Verbindung (3)). Eine Oxidation ist dies nicht. Zwischen beiden Formen stellt sich ein Reaktionsgleichgewicht ein. Bei

Brenztrauben- und Oxalessigsäure steht die Ketogruppe in direkter Nachbarschaft zur COOH-Gruppe. Definitionsgemäß handelt es sich damit um α-Ketocarbonsäuren.

F91 ■

→ **Frage 3.131:** Lösung C

Zu **(A)**, **(D)** und **(E)**: Die Reaktion zeigt die Umwandlung von Citronensäure (1) in Isocitronensäure (2), eine Reaktion, die im Citratzyklus durch das Enzym Aconitase katalysiert wird. Beide Substanzen weisen je eine OH-(Hydroxy-) und drei COOH-(Carboxy-)Gruppen auf und sind dadurch Hydroxytricarbonsäuren.
Zu **(B)**: Die Umwandlung der OH-Gruppe von einer tertiären in Citronensäure, dann in eine sekundäre und schließlich in Isocitronensäure hat die Bildung von zwei Chiralitätszentren in Form der C-Atome 2 und 3 zur Folge.
Zu **(C)**: Die Ausbildung einer Keto-Enol-Tautomerie setzt das Vorhandensein einer Ketocarbonsäure voraus. Weder Citronensäure noch Isocitronensäure zählen dazu; sie können jedoch an der jeweiligen OH-Gruppe zu β- bzw. α-Ketocarbonsäuren oxidiert werden.

F92

→ **Frage 3.132:** Lösung B

Zu **(A)**: Dehydrierung (= Oxidation) von Ascorbinsäure liefert Dehydroascorbinsäure.
Zu **(B)**: Keto-Enol-Tautomerie bezeichnet eine Isomerieform, bei der zwei Formen einer Verbindung durch intramolekulare Protonenwanderung und Bindungsverschiebung ineinander umwandelbar sind. Eine solche liegt hier nicht vor.
Zu **(C)** und **(E)**: Lactone stellen intramolekulare Ester zwischen einer Alkohol- und einer Carbonsäuregruppe dar. Beide gezeigten Verbindungen sind Lactone; ebenso enthalten beide am C-Atom Nr. 1 eine primäre Alkoholgruppe.
Zu **(D)**: Aussagen zur Stereochemie können anhand der Abbildungen nicht gemacht werden.
Bemerkung: Schwierige Frage, die richtige Antwort (B) wählten nur 21% aller Kandidaten.

H97

→ **Frage 3.133:** Lösung E

Zu **(A)**–**(C)**: Die Reaktion zeigt die Addition von H_2O an Fumarsäure. Es entsteht L-Malat (Äpfelsäure) mit einem Chiralitätszentrum an C-Atom 2. Die Umsetzung von Fumarat zu L-Malat ist Teil des Citratzyklus.
Zu **(D)**: Der pK_S-Wert der Fumarsäure beträgt 4,5 und der pK_S-Wert der Äpfelsäure liegt bei 3,4.
Zu **(E)**: Keto-Enol-Tautomerie beobachtet man bei Ketocarbonsäuren; dabei steht die Keto-Form mit einem ungesättigten Alkohol im Gleichgewicht. Weder Fumar- noch Äpfelsäure gehören zu den Ketocarbonsäuren.

3.8 Substitutionsreaktionen

3.8.1 Reaktionsablauf, reaktive Teilchen

F86

→ **Frage 3.134:** Lösung C

Bei den abgebildeten Verbindungen handelt es sich um Methan und Tetrachlorkohlenstoff.

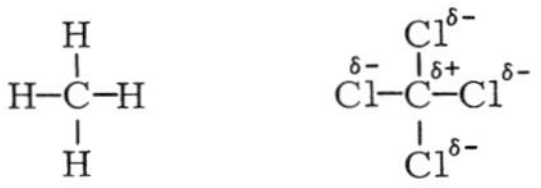

Zu **(A)** und **(B)**: Die vier Elektronenpaarbindungen im Methan sind absolut gleichwertig (sp^3-hybridisiert). Das Molekül ist daher vollkommen symmetrisch und hat keinen Dipolcharakter. Die C–Cl-Verbindung im Tetrachlorkohlenstoff ist zwar polarisiert, aber das Gesamtmolekül ist ebenfalls vollkommen symmetrisch aufgebaut und nicht polar.
Zu **(C)**: Methanol ist der einfachste Alkohol und dient vor allem als billiges Lösungsmittel und zur Herstellung von Kunststoffen. Strukturformel:

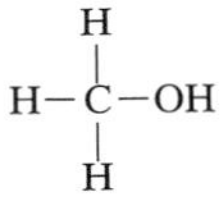

Zu **(D)**: Formel von Chloroform:

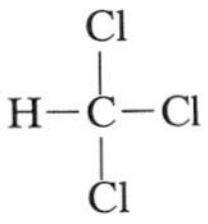

Zu **(E)**: Aufgrund des symmetrischen Molekülaufbaus und des fehlenden Dipolcharakters spaltet weder Methan noch Tetrachlorkohlenstoff ein Proton bzw. ein Cl^- im sauren Milieu ab.

F04 F88

→ **Frage 3.135:** Lösung D

Zu **(A)**–**(D)**: Die Reaktion zeigt die Substitution am H-Atom des zweiten C-Atoms des Phenols durch Cl. Es entsteht ein 2-Chlorphenol, wobei die OH-Gruppe und das Cl-Atom in ortho-Stellung zueinander stehen:

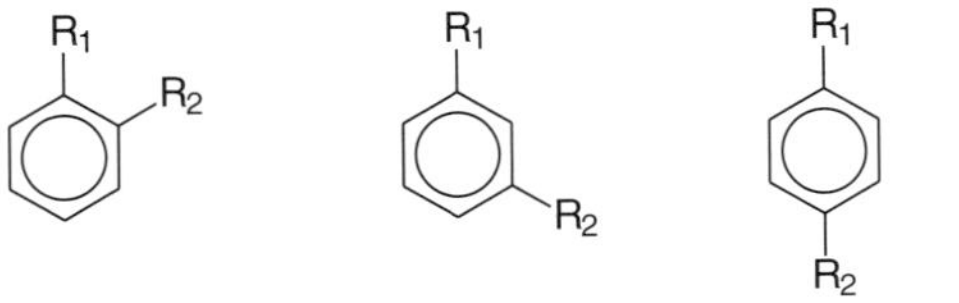

ortho- meta- para-Stellung

Zu **(E)**: Chlorid als stark elektronegatives Element erhöht den elektronegativen Charakter des 2-o-Chlorphenols, das dadurch eine stärkere Säure als das unsubstituierte Phenol darstellt.

Kommentare

H88

→ **Frage 3.136:** Lösung C

Bei Reaktion (1) handelt es sich um die Bildung von Essigsäureamid aus Acetylchlorid und Ammoniak, bei Reaktion (2) um die Spaltung von Essigsäuremethylester in Essigsäure und Methanol. Reaktion (2) läuft bei Raumtemperatur nicht ab, man muss Essigsäuremethylester und Wasser kochen, um Essigsäure und Methanol zu erhalten. Dagegen ist Acetylchlorid gegenüber Ammoniak sehr reaktionsfreudig. Die Reaktion läuft daher rasch ab.
Zu **(C)**: Die Reaktivität gegenüber Nukleophilen nimmt in folgender Reihenfolge ab: Säurechlorid, Säureanhydrid, Säureester, Carbonsäure, Säureamid.
Zu **(E)**: Ammoniak und Wasser können als Nukleophil reagieren, weil sie ein bzw. zwei freie Elektronenpaare besitzen:

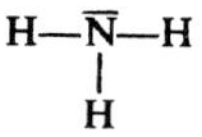

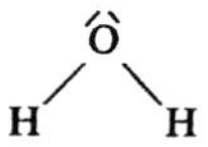

Merke: *Die Reaktivität gegenüber Nukleophilen nimmt in folgender Reihenfolge ab: Säurechlorid, Säureanhydrid, Säureester, Carbonsäure, Säureamid.*

H99

→ **Frage 3.137:** Lösung C

Zu **(A)** und **(D)**: Verbindung (1) ist Benzoesäurechlorid, ein sog. Acylhalogenid. Bei der Reaktion mit Ammoniak gibt letzteres ein Proton ab, ist damit Protonendonator und gemäß der Definition von Brönsted eine Säure. Es entsteht HCl und das entsprechende **Amid.** Ammoniak hat hier nukleophil reagiert. Moleküle mit Elektronenüberschuss werden als **Nukleophile** bezeichnet:

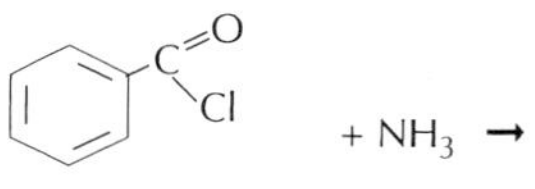

Benzoesäurechlorid Ammoniak

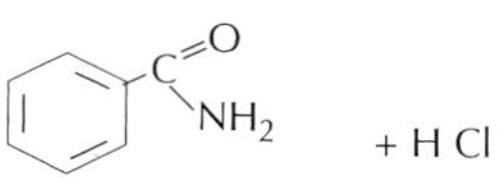

Benzoesäureamid Salzsäure

Zu **(B)** und **(E)**: Verbindung (2) ist Benzoesäure. Reagiert Benzoesäure mit Ammoniak, übernimmt letzteres das frei werdende Proton, es entsteht u. a. NH_4^+. Gemäß der Definition von Brönsted ist Ammoniak in diesem Falle ein H^+-Ionen Akzeptor und damit eine Base.
Beachte: Substanzen, die sowohl als Base als auch als Säure fungieren können, werden als **Ampholyte** bezeichnet.

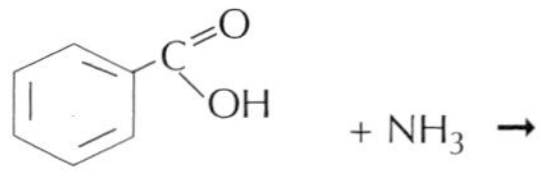

Benzoesäure Ammoniak

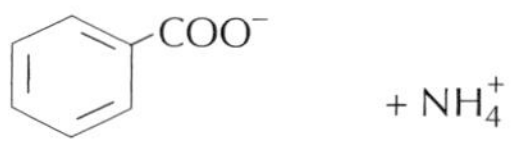

Zu **(C)**: Carbonsäureamide erhält man durch Reaktion von Estern oder Säurehalogeniden (Verbindung 1) mit Ammoniak bzw. Aminen oder durch Erhitzen der Ammoniumsalze von Carbonsäuren. Die Reaktion von Benzoesäure (Verbindung 2) mit Ammoniak liefert kein entsprechendes Amid.

H97 ■

→ **Frage 3.138:** Lösung E

Zu **(A)**: Moleküle mit Elektronenüberschuss sind Nukleophile, die mit Elektronendefizit Elektrophile. Benzol ist eine ringförmige Verbindung mit konjugierten Doppelbindungen, diese können durch „elektronenliebende" Verbindungen angegriffen werden.
Zu **(B)**: Alkene (R_1-C=C-R_2) können wie Benzol durch Elektrophile angegriffen werden, reagieren damit als Nukleophile.
Zu **(C)** und **(E)**: Das Proton (= Wasserstoff-Ion) besitzt gerade **kein** freies Elektronenpaar und ist das Paradebeispiel für Elektrophile.
Zu **(D)**: Wasser ist ein Nukleophil, es hat einen Elektronenüberschuss:

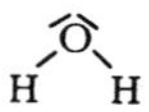

H98

→ **Frage 3.139:** Lösung E

Zu **(A)–(D)**: Nukleophile sind Teilchen mit Elektronenüberschuss, Elektrophile solche mit Elektronendefizit. Elektrophile sind Moleküle oder Ionen mit einer „Elektronenlücke" (Defizit), z. B. Protonen (H^+). Nukleophile sind z. B. Anionen oder Dipolmoleküle mit einem freien Elektronenpaar. Alkene als ungesättigte Kohlenwasserstoffe (R_1-HC=CH-R_2) weisen eine nukleophile Doppelbindung auf.
Zu **(E)**: Der Ersatz eines Atoms oder einer Atomgruppe durch ein anderes Atom bzw. eine Atomgruppe wird als **Substitution** bezeichnet. Beispiel einer solchen Reaktion ist die Substitution in Metallkomplexen, z. B.
$[Cu(H_2O)_4]^{2+} + 4\ NH_3 \Leftrightarrow [Cu(NH_3)_4]^{2+} + 4\ H_2O$
Das NH_3-Molekül ist substituierend, es stellt für die neuen Bindungen beide Elektronen zur Verfügung und ist daher nukleophil. Die „Abgangsgruppe" H_2O ist als Dipol mit einem freien Elektronenpaar **ebenfalls** nukleophil (Aussage (E) daher unzutreffend). Den beschriebenen Reaktionsmechanismus nennt man **nukleophile Substitution.**

3.8.2 Reaktionen am gesättigten Kohlenstoffatom

3.8.3 Reaktionen am ungesättigten Kohlenstoffatom

F97

→ **Frage 3.140:** Lösung A

Zu **(A)**, **(B)** und **(E)**: Die säurekatalysierte Esterhydrolyse (Verseifung) ist die Umkehr der säurekatalysierten Esterbildung:

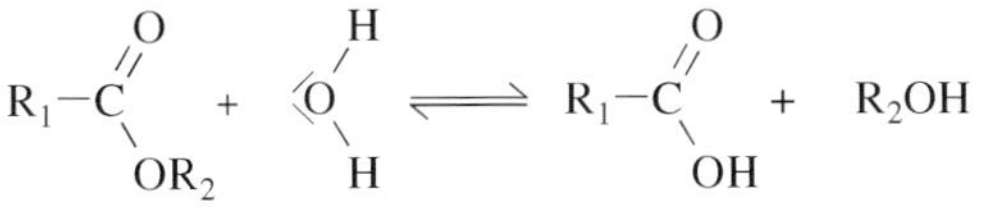

Ester Wasser Carbonsäure Alkohol

Zunächst findet die Addition des Protons und die Wasseranlagerung an den Ester statt, anschließend wird der Alkohol eliminiert und das H^+-Ion wieder abgespalten. Die Reaktion ist reversibel, die Konzentration der katalysierenden H^+-Ionen ändert sich nicht; sie wirken lediglich als Katalysatoren. Wasser beeinflusst bei der säurekatalysierten Esterhydrolyse die Lage des Gleichgewichtes.
Zu **(C)**: Bei der alkalischen Esterhydrolyse wird zunächst ein OH^--Ion addiert, danach wird der Alkohol eliminiert. Die OH^--Ionen werden dabei verbraucht, die Reaktion ist irreversibel und ihre Geschwindigkeit hängt von der Konzentration an OH^--Ionen ab.
Zu **(D)**: Triacylglycerine (Triglyceride) entstehen aus der Veresterung von Fettsäuren höherer Molekülmassen (meistens 12–20 C-Atome) mit Glycerin. Bei der Verseifung im basischen Milieu entstehen Glycerin und die Natriumsalze dieser Carbonsäuren.

III.13 Alkalische Esterverseifung

Die **alkalische Esterverseifung** (= Esterhydrolyse im alkalischen Bereich) verläuft folgendermaßen: Zunächst wird ein OH^--Ion addiert, danach wird der Alkohol eliminiert.

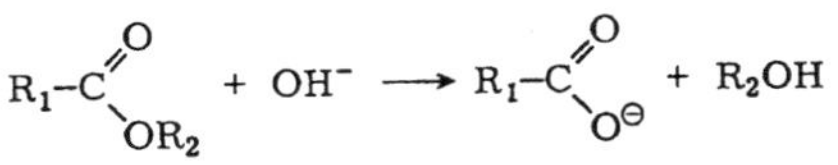

Ester + OH^- ⟶ Carboxylatanion + Alkohol

Die alkalische Esterverseifung ist irreversibel.
Die **säurekatalysierte Esterhydrolyse** ist die Umkehr der säurekatalysierten Esterbildung!

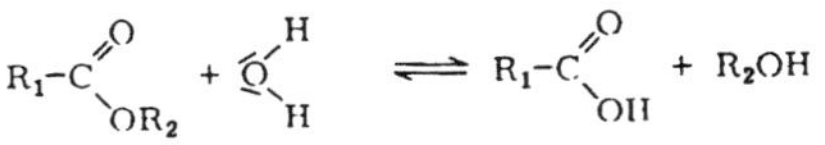

Ester + Wasser ⇌ Carbonsäure + Alkohol

Das katalysierende H^+-Ion wird addiert, danach wird H_2O addiert. Der dritte Schritt ist die Elimination des Alkohols, und zuletzt erfolgt die Abspaltung des katalysierenden H^+-Ions. Im Unterschied zur alkalischen Esterverseifung ist die säurekatalysierte Esterhydrolyse reversibel. ■

F99 ■■

→ **Frage 3.141:** Lösung C

Zu **(D)**: Ester resultieren aus der Verbindung von Säuren mit Alkoholen unter Abspaltung von Wasser. Diese Reaktion ist reversibel und damit eine typische Gleichgewichtsreaktion:

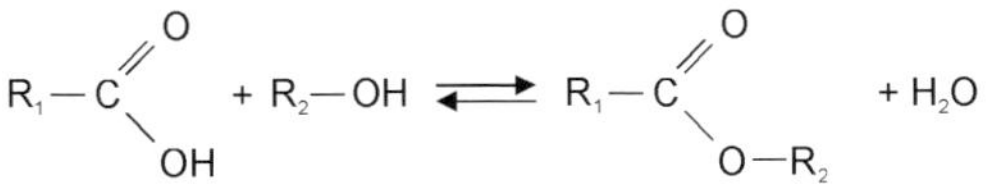

Säure Alkohol Ester Wasser

Wasserentzug aus dem Reaktionsansatz erhöht die Ausbeute der Esterbildung; umgekehrt führt ein Überschuss von Wasser zu einer Änderung des Gleichgewichts hin auf die Seite von Säure und Alkohol. Den letzteren Vorgang bezeichnet man auch als Esterhydrolyse bzw. Verseifung.
Zu **(A)**–**(C)** und **(E)**: In Gegenwart von starken Säuren kann die angesprochene Veresterung beschleunigt ablaufen. Die Protonen haben lediglich katalytische Funktion, d. h. sie erniedrigen die Aktivierungsenergie der Hin- **und** Rückreaktion. Ebenso führt eine Erhöhung der Temperatur zur beschleunigten Gleichgewichtseinstellung.
Das katalysierende Proton wird zunächst an das Sauerstoff-Atom der CO-Doppelbindung angelagert. In einem zweiten Schritt reagiert das C^+-Atom mit dem nukleophilen O-Atom des zu veresternden Alkohols. Im dritten Schritt wird H_2O abgespalten und schließlich kommt es noch zum Protonenaustritt. Alle Schritte sind umkehrbar:

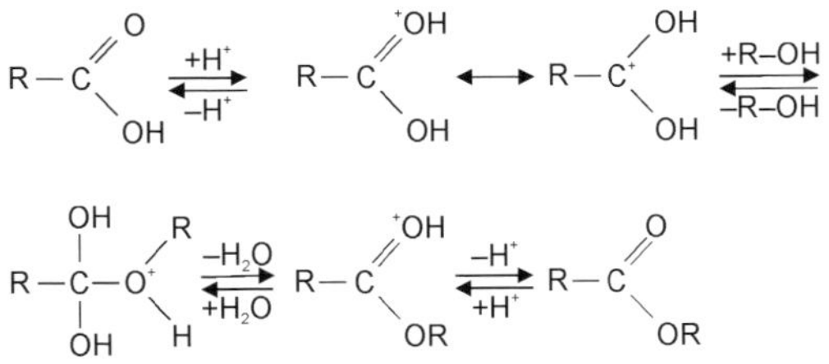

■■

→ **Frage 3.142:** Lösung A

Zu **(A)** und **(D)**: Siehe Lerntext III.13.
Bei I werden OH^--Ionen verbraucht, d. h. die Reaktion verläuft vollständig, sofern pro Estergruppe ein Moläquivalent OH^- zugesetzt wird. Die alkalische Esterverseifung verläuft nur in der oben angegebenen Richtung.
Zu **(C)**: Da H^+-Ionen nur als Katalysatoren wirken, werden sie nicht verbraucht.
Zu **(E)**: Siehe Lerntext III.13.

Bei II verläuft die Reaktion in beide Richtungen, d. h. nach einer gewissen Zeit ist die Geschwindigkeit der Hinreaktion gleich der der Rückreaktion, ein Gleichgewicht hat sich eingestellt.

H98 ■

→ **Frage 3.143:** Lösung E

Zu (**A**)–(**E**): Bei der alkalischen Esterhydrolyse werden OH^--Ionen verbraucht, bei der sauren Esterhydrolyse haben die Protonen nur katalysierende Funktion; sie senken die Aktivierungsenergie der Reaktion.
Im Unterschied zur säurekatalysierten Esterhydrolyse, die ein reversibler Vorgang ist, ist die alkalische irreversibel (→ Aussage (E) falsch).

H06

→ **Frage 3.144:** Lösung C

Zu (**C**) und (**D**): Bei den Triglyceriden handelt es sich um Ester von Glycerin mit Fettsäuren. Sie sind die eigentlichen Fette (Neutralfette) mit der folgenden Strukturformel:

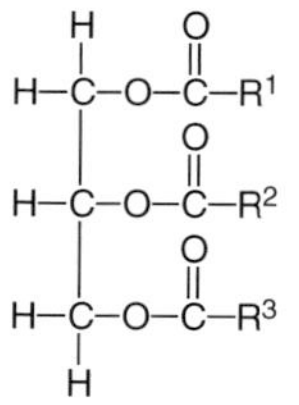

Bei der vollständigen Hydrolyse werden pro Mol Fett drei Mol Wasser verbraucht; es entstehen Glycerin und die entsprechenden Fettsäuren.
Zu (**A**) und (**B**): Ester entstehen aus der Verbindung von Säuren mit Alkoholen unter Abspaltung von Wasser. Diese Reaktion ist reversibel und wird als Esterhydrolyse bezeichnet.
Bei der **säurekatalysierten Esterhydrolyse** wird zunächst H^+ und danach Wasser addiert. Der dritte Schritt ist die Elimination des Alkohols, zuletzt erfolgt die Abspaltung des katalysierenden H-Ions. Der pH-Wert bleibt daher konstant.
Bei der **alkalischen Esterhydrolse** wird OH^- addiert und anschließend der Alkohol eliminiert. Der pH-Wert sinkt daher, denn die OH^--Ionen werden verbraucht.
Zu (**E**): Säuren haben Einfluss auf die Hydrolysegeschwindigkeit von Carbonsäuren.

F87

→ **Frage 3.145:** Lösung D

Zu (**A**): Bei der hier abgebildeten Verbindung handelt es sich um γ-Butyrolacton. Lactone sind intramolekulare Ester, z. B. von γ- und δ-Hydroxycarbonsäuren. Ihre Hydrolyse ergibt die entsprechende Säure.

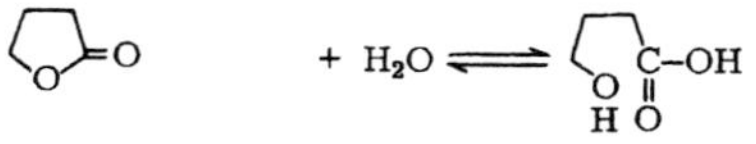

γ-Butyrolacton + Wasser γ-Hydroxybuttersäure

Zu (**B**):

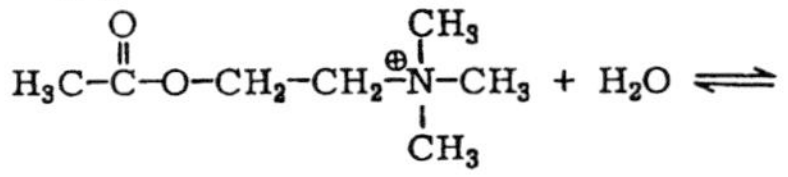

Acetylcholin + Wasser

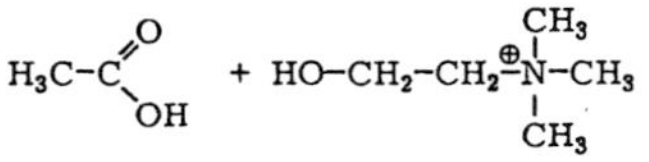

Essigsäure + Cholin

Zu (**C**):

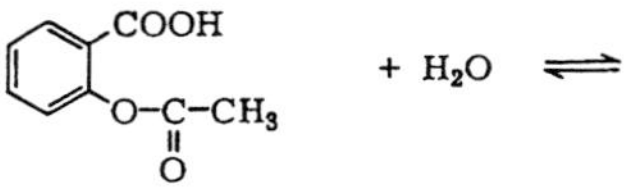

Acetylsalicylsäure + Wasser

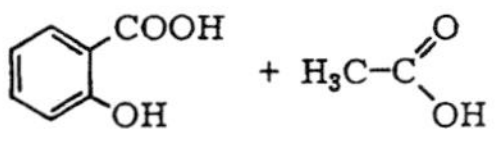

Salicylsäure + Essigsäure

Zu (**E**):

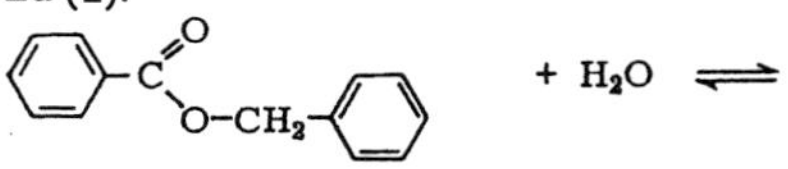

Benzoesäure-benzylester + Wasser

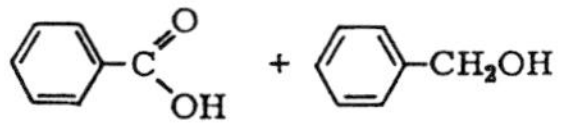

Benzoesäure + Benzylalkohol

Zu (**D**): Hier handelt es sich nicht um einen Ester, sondern um ein cyclisches Halbacetal, das nicht aus Carbonsäure und Alkohol, sondern aus Aldehyd und Alkohol entsteht.

F88

→ **Frage 3.146:** Lösung E

Zu (**A**)–(**C**): Die angegebene Reaktionsgleichung zeigt die Hydrolyse von 2-Acetylcysteamin, dabei wird die Thioesterbindung gespalten. Sie ist Modellreaktion für die Spaltung von Acetyl-CoA, weil im CoA die Bindung der Essigsäure auch über eine Cysteamingruppierung erfolgt.

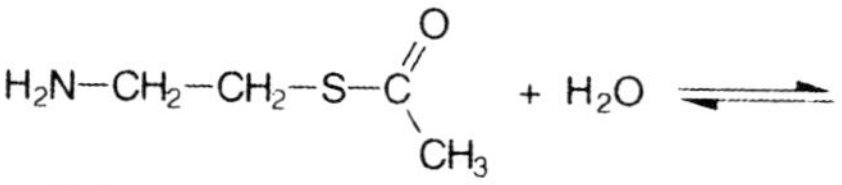

S-Acetylcysteamin Wasser

$H_2N-CH_2-CH_2-SH + CH_3-COOH$

Cysteamin Essigsäure

Zu (**D**): Die Massenwirkungsgleichung für die obige Reaktion lautet:

$$K = \frac{[\text{Säure}]\,[\text{Amin}]}{[H_2O]\,[\text{S-Acetylcysteamin}]}$$

Zu (**E**): ΔG ist bei der alkalischen Esterhydrolyse stärker negativ als bei der säurekatalysierten, entsprechend liegt das Gleichgewicht im alkalischen Bereich weiter auf der **rechten** Seite als im sauren.

H91 ■

→ **Frage 3.147:** Lösung E

Zu (**A**)–(**D**): Die Reaktion zeigt die H^+-katalysierte „saure Esterhydrolyse". Die Reaktion ist umkehrbar, es entsteht ein Alkohol und die entsprechende Säure. Zunächst findet die Addition des Protons und die Wasseranlagerung an den Ester statt, anschließend wird der Alkohol eliminiert und das H^+-Ion wieder abgespalten. Die Konzentration an H^+-Ionen ändert sich dabei nicht. Die saure Esterhydrolyse stellt eine Reaktion erster bzw. pseudo-erster Ordnung dar, d. h. die Reaktionsgeschwindigkeit ist primär von der Esterkonzentration abhängig.
Zu (**E**): Im alkalischen Milieu (etwa bei pH-Wert 9) liegt ein völlig anderer Reaktionsmechanismus vor. Es werden OH^--Ionen an den Ester addiert und dann der Alkohol eliminiert. Die OH^--Ionen üben hierbei **keine katalysierende** Funktion aus, sondern sie werden verbraucht. Diese „alkalische Esterhydrolyse" ist eine Reaktion **zweiter** Ordnung und **nicht umkehrbar.**

H89 ■■

→ **Frage 3.148:** Lösung E

Zu (**A**)–(**D**): Reaktion (1) zeigt die alkalische Esterhydrolyse (= Verseifung). Es werden hierbei zunächst OH^--Ionen an den Ester addiert und dann der Alkohol eliminiert. Die OH^--Ionen üben keine katalysierende Funktion aus, sondern sie werden verbraucht. Diese Reaktion ist nicht umkehrbar.
Reaktion (2) zeigt die umkehrbare, H^+-katalysierte saure Esterhydrolyse (= Verseifung). Zunächst finden die Addition des Protons und die Wasseranlagerung an den Ester statt, anschließend werden der Alkohol eliminiert und das H^+-Ion wieder abgespalten. Die Konzentration an H^+-Ionen ändert sich dabei nicht.
Zu (**E**): Die freie Reaktionsenthalpie ist bei der irreversiblen alkalischen Verseifung wesentlich größer als bei der sauren Esterhydrolyse.

H92

→ **Frage 3.149:** Lösung B

Zu (**A**): Zucker mit 5 C-Atomen werden als Pentosen bezeichnet, z. B. D-Ribose:

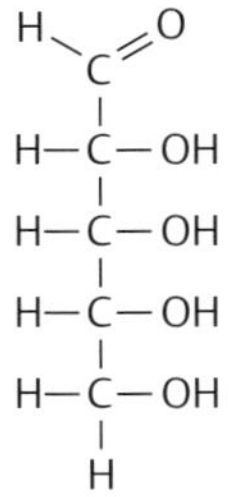

Zu (**B**): Die Abbildung zeigt in der Tat ein Lacton. Sie entstehen aus Hydroxycarbonsäuren, die sowohl eine Alkohol- als auch eine Carbonsäurefunktion besitzen. Sie sind intramolekulare Ester.
Zu (**C**) und (**D**): Die Verbindung besitzt lediglich 2 Chiralitätszentren am C-Atom 4 bzw. 5. Die Doppelbindung zwischen den C-Atomen 2 und 3 besitzt zwar zwei Hydroxygruppen als Substituenten, wegen der Ringformation kann sich aber keine cis/trans-Isomerie ausbilden.
Zu (**E**): Phenole besitzen eine Hydroxy-Gruppe am aromatischen Benzolring. Ein Benzolring liegt hier nicht vor.

F91 ■

→ **Frage 3.150:** Lösung E

Zu (**A**), (**B**) und (**D**): Dargestellt ist die Hydrolyse von Gluconsäurelacton, dabei wird die Esterbindung zwischen den C-Atomen 1 und 5 gespalten. Diese Hydrolyse hat keinen Einfluss auf die Anzahl der Chiralitätszentren; die C-Atome 2 bis 5 bilden insgesamt 4 solcher Zentren aus.
Zu (**C**): Entsprechend der Gültigkeit des Massenwirkungsgesetzes kann die Reaktion in der angegebenen Formel beschrieben werden: Das Produkt der Konzentration der Endprodukte dividiert durch das Produkt der Konzentration der Ausgangsstoffe ist durch eine Konstante K definiert.
Zu (**E**): Ein Chelatring ist aus Chelatoren aufgebaut, die mit einem Zentralkation jeweils mindestens zweimal reagieren. Derart ausgebildete Ringsysteme finden sich im Häm, der eigentlichen Wirkgruppe des Hämoglobins und im Chlorophyll, nicht jedoch in der abgebildeten Verbindung.

F94

→ **Frage 3.151:** Lösung D

Zu (**A**)–(**C**): Die richtig bilanzierte Gleichung zeigt die Oxidation von β-Glucose am C-Atom 1; es entsteht der „intramolekulare Ester" der Gluconsäure: Gluconsäurelacton.
Zu (**D**): Bei der Glykolyse wird die Glucose im ersten Teilschritt am C-Atom 6 mit Phosphorsäure verestert und dann weiter metabolisiert. Die Reaktion verläuft unter Hydrolyse von ATP (s. o.) und wird durch das Enzym Hexokinase katalysiert.
Zu (**E**): Gluconsäurelacton-6-phosphat wird im Pentosephosphat-Zyklus mittels des Enzyms Lactonase in Gluconsäure-6-phosphat gespalten.

F92

→ **Frage 3.152:** Lösung D

Zu (**D**): Eine Carboxylgruppe (R–COOH) kann lediglich bei der Hydrolyse von Verbindung (D), einem Lacton, entstehen.

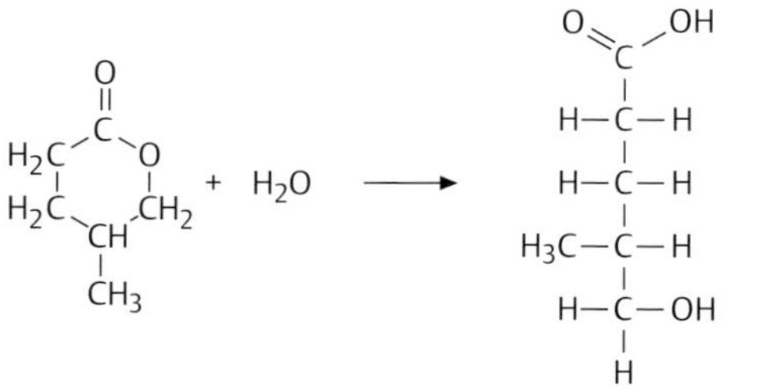

Lacton Wasser δ-Hydroxycarbonsäure

Zu (**A**) und (**B**): Verbindung (A) ist Diethylether; entstanden aus der Reaktion zweier Moleküle Ethanol (Alkohol; Verbindung (B)) unter Abspaltung von Wasser.
Zu (**C**): Verbindung (C) ist ein Keton; Wasser kann sich unter Ausbildung sog. „labiler Hydrate" anlagern; eine Hydrolyse findet nicht statt.
Zu (**E**): Verbindung (E) zeigt den zyklischen Ether Dioxan.

3.8.4 Carbonsäureamide

H85

→ **Frage 3.153:** Lösung C

Acetylchlorid als Halogenid der Essigsäure und Anilin (primäres Amin) bilden ein Säureamid*:

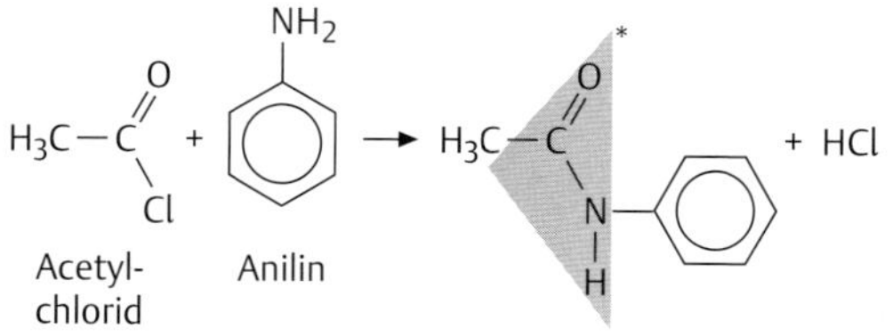

Zu (**A**): Methylessigsäureamid
Zu (**B**): Essigsäureamid
Zu (**D**): Phenylessigsäureamid
Zu (**E**): Anilinessigsäurechlorid

3.9 Sonstige Reaktionen

3.9.1 Nukleinsäuren

3.9.2 Carbonsäuren

H01

→ **Frage 3.154:** Lösung C

Zu (**A**) und (**B**): Citronensäure ist eine Tricarbonsäure. Kein C-Atom weist vier unterschiedliche Substituenten auf; damit ist sie **eine achirale** Verbindung:

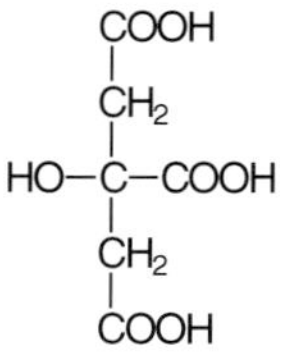

Zu (**C**): Puffersysteme bestehen aus einer schwachen Brönsted-Säure und ihrer korrespondierenden Base bzw. aus einer schwachen Brönsted-Base mit ihrer korrespondierenden Säure in wässriger Lösung. Ein solches System liegt hier nicht vor.
Zu (**D**) und (**E**): Im Citratzyklus kommt es bei der Reaktion von Acetyl-CoA und Oxalacetat zur Bildung von Citrat; dieses wird dann durch Dehydratation zu cis-Aconitat.

F08

→ **Frage 3.155:** Lösung C

Zu (**A**) bis (**E**): Verbinden sich zwei Carbonsäuren unter Abspaltung von Wasser, erhält man Carbonsäureanhydride:

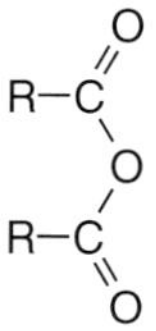

Verbindung C (Butandisäureanhydrid) ist ein solches Carbonsäureanhydrid.
Anmerkung: Das zum sicheren Beantworten dieser Frage notwendige Wissen ist für die Ausübung des Berufes „Arzt" geradezu essentiell ...

3.9.3 „Anorganische" Säuren

H00

→ **Frage 3.156:** Lösung B

Zu (**A**) und (**C**): Die dreiprotonige Phosphorsäure hat folgende Strukturformel:

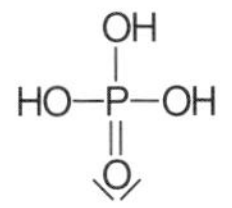

Die Oxidationszahl des Phosphors ist +5, da die des Sauerstoffs −2 und die des Wasserstoffes +1 beträgt. Als dreiprotonige Säure hat die Phosphorsäure drei pK-Werte: $pK_{S1} = 1{,}96$; $pK_{S2} = 7{,}21$; $pK_{S3} = 12{,}32$.
Der pK-Wert ist der negative dekadische Logarithmus der Dissoziationskonstanten. Starke Säuren haben eine Dissoziationskonstante > 1 (= 10^0) und entsprechend einen pK_S-Wert von < 0.
Es gilt stets: $pK_{S1} < pK_{S2} < ...$ Phosphorsäure gehört demnach zu den schwachen anorganischen Säuren.
Zu **(B)**: Säuren bilden bei der Dissoziation in wässriger Lösung Protonen, was zur Salzbildung führen kann. Dabei ändert sich die Oxidationszahl des Phosphors nicht. Aussage (B) ist unzutreffend; Phosphorsäure ist kein Oxidationsmittel, aber auch kein Reduktionsmittel.
Zu **(D)**: Pufferlösungen bestehen aus schwachen Säuren/Basen und deren Salzen. Mit einer Mischung aus Natriumdihydrogenphosphat und Dinatriumhydrogenphosphat kann man entsprechend dem pK_{S2} der Phosphorsäure ein Puffersystem mit einer maximalen Kapazität bei einem pH-Wert von 7 herstellen.
Zu **(E)**: Hydroxylapatit ($3\ Ca_3(PO_4)_2 \cdot Ca(OH)_2$) und Fluorapatit ($3\ Ca_3(PO_4)_2 \cdot CaF_2$) sind beide Salze der Phosphorsäure und wichtige Bestandteile von Knochen und Zahnschmelz.

H92 ■

→ **Frage 3.157:** Lösung C

Zu **(A)–(E)**: Die dreiprotonige Phosphorsäure ist in der angegebenen Strukturformel richtig wiedergegeben. Ihre pK-Werte lauten:

$pK_{S1} = 1{,}96$; $pK_{S2} = 7{,}21$; $pK_{S3} = 12{,}32$.

Die Aussagen (D) und (E) treffen beide zu.

Merke: *Es gilt immer: $pK_{S1} < pK_{S2} < ...$*

H91

→ **Frage 3.158:** Lösung D

Zu **(A)** und **(B)**: Phosphorsäure hat die Summenformel H_3PO_4 und damit die relative Molmasse von 98. Die Oxidationszahl des P ist +5, da die des Sauerstoffs −2 und die des Wasserstoffes +1 beträgt.
Zu **(C)** und **(D)**: Phosphorsäure ist eine dreiprotonige Säure, nach Abgabe aller Protonen ist die Oxidationszahl des resultierenden Anions −3.
Zu **(E)**: Die Löslichkeit des Calciumphosphates ist abhängig von der Gitterstruktur, der Dielektrizitätskonstanten des Lösungsmittels, dem Solvatisvermögen und dem pH-Wert. In Wasser ist Calciumphosphat schlecht lösbar; erhöht man durch Zusatz starker Mineralsäuren die H^+-Ionenkonzentration in der Lösung, so bildet das weniger gelöste Phosphation mit dem H^+-Ion undissoziierte Phosphorsäure. Die Phosphationenkonzentration erniedrigt sich dadurch und neues Phosphat geht aus dem festen Calciumphosphat in Lösung.

H84

→ **Frage 3.159:** Lösung D

Sulfonsäureamide entstehen durch Substitution einer OH-Gruppe der Sulfonsäure durch eine Aminogruppe:

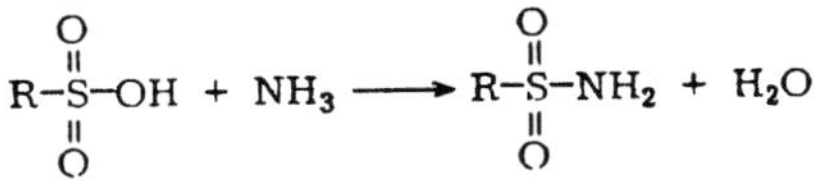

Zu **(A)**: Cystein
Zu **(B)**: 3-Mercapto-propionamid
Zu **(C)**: 4-Sulfanilsäure (p-Aminobenzolsulfonsäure)
Zu **(D)**: Benzolsulfamid
Zu **(E)**: Thiazol

F99

→ **Frage 3.160:** Lösung E

Zu **(A)**: Amide entstehen durch die Reaktion von Säuren mit Aminen:

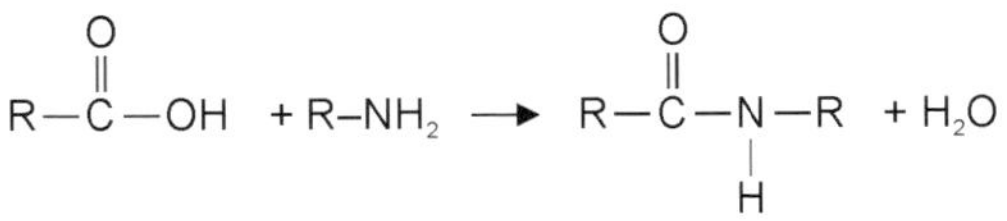

Harnstoff ist das Diamid der Kohlensäure (beide Hydroxy-Gruppen sind durch NH_2-Gruppen ersetzt):

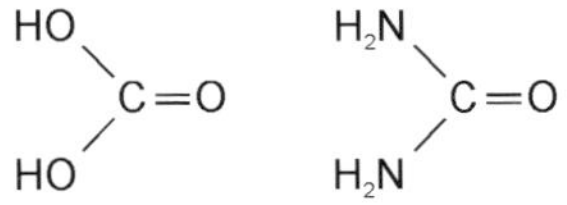

Kohlensäure Harnstoff

Zu **(B)**: Bei Amiden befindet sich in der direkten Nachbarschaft zum N ein an C oder S doppelt gebundenes Sauerstoffatom. Das stark elektronegative O bewirkt, dass das freie Elektronenpaar am Stickstoff nicht mehr zur Bindung von Protonen zur Verfügung steht.
Amide reagieren daher im Gegensatz zu Aminen **neutral** und nicht basisch!
Zu **(C)**: Harnstoff ist das Endprodukt des Aminosäure- und Proteinstoffwechsels. Der Abbau der Purinbasen führt über Hypoxanthin und Xanthin zum Urat (Harnsäure).
Zu **(D)**: Harnstoff wird im Harnstoffzyklus mittels des Enzyms Arginase über das Zwischenprodukt Isoharnstoff aus **Arginin** abgespalten.
Zu **(E)**: Harnstoff kann im Intestinaltrakt mittels des Enzyms Urease in CO_2 und NH_3 hydrolysiert werden.

H83

→ **Frage 3.161:** Lösung E

Zu (**A**) und (**B**):

Phosgen 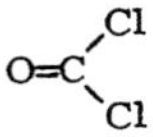

ist das Dichlorid der Kohlensäure 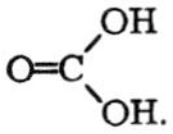

Es entsteht durch Reaktion von CO (nicht CO_2!) und Cl_2. Es ist hochgiftig und wurde als Kampfgas benutzt.

Zu (**C**):

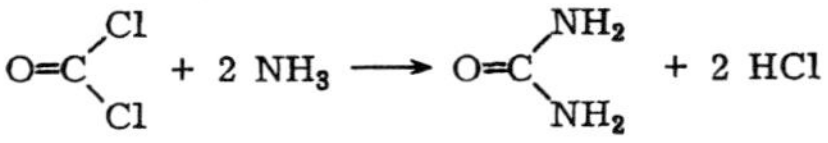

Harnstoff

Zu (**D**):

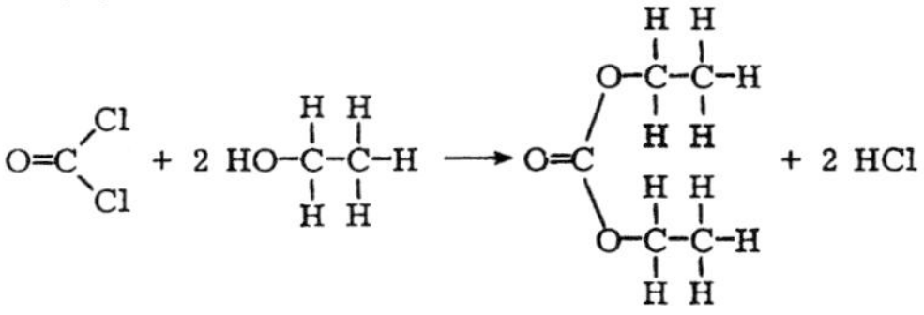

Ethanol Diester

Zu (**E**): Die Hydrolyse von Phosgen ergibt neben Kohlensäure Salzsäure.

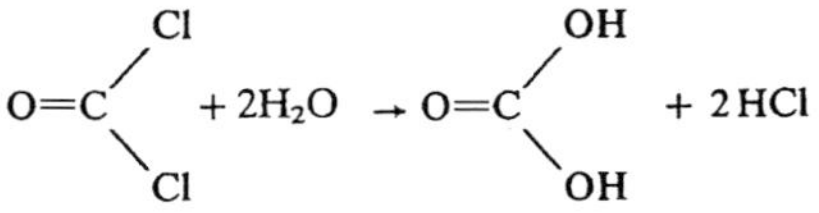

F95 ■

→ **Frage 3.162:** Lösung E

Zu (**A**) und (**B**): Abgebildet ist die zweiprotonige Schwefelsäure; es gilt:

$H_2SO_4 \rightleftharpoons HSO_4^- + H^+ \; pK_{S1} = -3$

$HSO_4^- \rightleftharpoons SO_4^{2-} + H^+ \; pK_{S2} = 1{,}92$

Zu (**C**): Sulfonsäuren entstehen durch Reaktion von H_2SO_4 mit Aromaten oder Thioalkoholen. In diesen Verbindungen ist der Schwefel direkt an Kohlenstoff gebunden, sie haben die allgemeine Strukturformel:

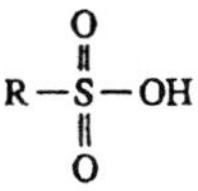

Zu (**D**): Diester der Schwefelsäure mit Alkoholen haben die folgende allgemeine Strukturformel:

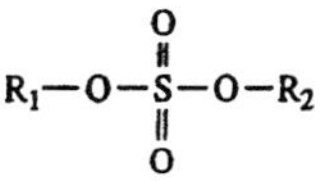

Zu (**E**): Sulfonsäureamide („Sulfonamide") entstehen durch Ersatz der OH-Gruppe der Sulfonsäuregruppierung durch eine NH_2-Gruppe:

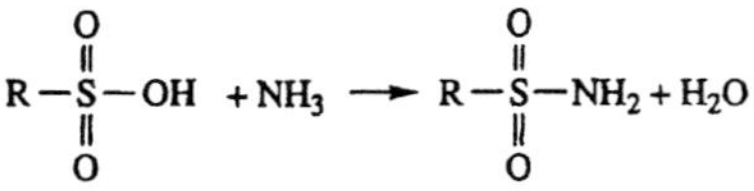

Sulfonsäure **Sulfonamid**

Die gezeigte Verbindung ist also kein Sulfonamid, sondern, wie auch Verbindung (C), eine Sulfonsäure.

F96

→ **Frage 3.163:** Lösung C

Zu (**1**): Verbindung (1) ist eine Sulfonsäure; sie entsteht durch Reaktion der Schwefelsäure mit Aromaten oder Thioalkoholen. In diesen Verbindungen ist der Schwefel direkt an Kohlenstoff gebunden.

Zu (**2**) und (**3**): Verbindung (2) ist ein Ester der Schwefelsäure mit der dafür charakteristischen Gruppierung:

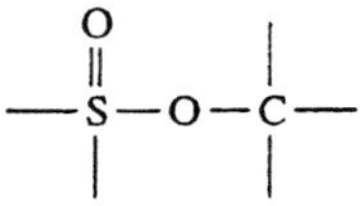

Ester entstehen bei der Reaktion von Säuren mit Alkoholen unter Abspaltung von Wasser. Spaltung (Hydrolyse, „Verseifung") eines Esters führt dann wieder zu den Ausgangsprodukten.

Zu (**4**): In Anbetracht der 3 mit dem Schwefel verbundenen stark elektronegativen Sauerstoffatome haben beide Verbindungen eine hohe Neigung zur Protonenabgabe; sind entsprechend also starke Säuren.

F97

→ **Frage 3.164:** Lösung D

Zu (**A**): Die Phosphorsäure H_3PO_4 ist eine mehrprotonige Säure, die bei der Dissoziation drei Protonen in drei Stufen abgeben kann. Dabei entstehen als Phosphorsäureanionen $H_2PO_4^-$, HPO_4^{2-} und PO_4^{3-}. Sowohl bei $H_2PO_4^-$ als auch bei HPO_4^{2-} ist Protonenaufnahme und Protonenabgabe möglich – es handelt sich um Ampholyte.

Zu (**B**)–(**D**): Die Phosphorsäure weist je nach Dissoziationsstufe die folgenden pKs-Werte auf:

$$H_3PO_4 \rightleftharpoons H_2PO_4^- + H^+ \qquad pK_{S1} = 2{,}1$$

$$H_2PO_4^- \rightleftharpoons HPO_4^{2-} + H^+ \qquad pK_{S2} = 7{,}2$$

$$HPO_4^{2-} \rightleftharpoons PO_4^{3-} + H^+ \qquad pK_{S3} = 12{,}4$$

HPO_4^{2-} ist damit die konjugierte Base zu $H_2PO_4^-$. Liegen beide in gleicher Konzentration vor, so erhält man eine Dihydrogenphosphat-Hydrogenphosphat-Pufferlösung mit einer optimalen Pufferkapazität bei pH 7,2. Diese Pufferlösung liefert ca. 1% der Gesamtpufferlösung im Blut.

Zu (**E**): Titriert man Phosphorsäure mit NaOH, so gelangt man im Bereich der zweiten Dissoziationsstufe in der Tat an den Punkt, an dem die genannten Anionen ($H_2PO_4^-$ und HPO_4^{2-}) in der gleichen Konzentration vorliegen, d. h. genau die Hälfte von $H_2PO_4^-$ wurde mit NaOH umgesetzt. Die Konzentration des Salzes entspricht damit der der Säure und entsprechend der Henderson-Hasselbalch-Gleichung:

$$pH = pK + lg\frac{[Salz]}{[Säure]} \Rightarrow pH = pK = 7{,}2.$$

Genau an diesem Punkt liegt demnach das Pufferungsplateau der zweiten Dissoziationsstufe; hier kann aus der Titrationskurve direkt die entsprechende Dissoziationskonstante abgelesen werden.

H97 ■

→ **Frage 3.165:** Lösung D

Zu **(A)**–**(C)**: Harnstoff und Guanidin sind Derivate der Kohlensäure:

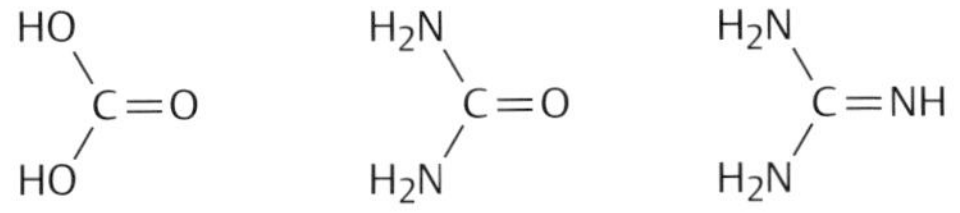

Kohlensäure Harnstoff Guanidin

Als polare Verbindungen sind sowohl Harnstoff als auch Guanidin wasserlöslich. Guanidinlösungen haben basischen Charakter; Harnstoff als **Diamid** der Kohlensäure reagiert neutral.

Zu **(D)**: Im Ornithin ist kein Harnstoffrest vorhanden:

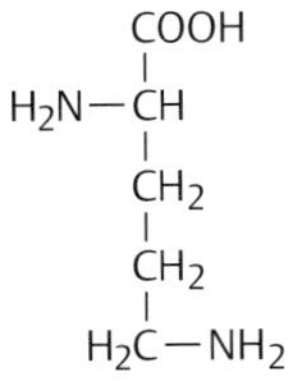

Zu **(E)**: Biotin (Vitamin H) ist formal ein zyklisches Harnstoffderivat mit folgender Strukturformel:

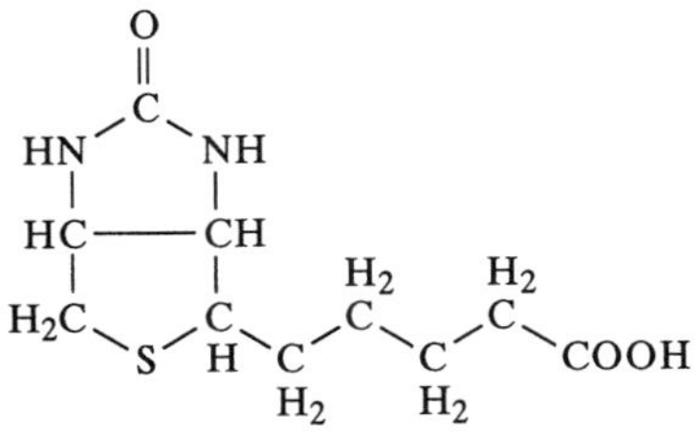

Biotin

3.10 Kommentare aus Examen Frühjahr 2009

F09

→ **Frage 3.166:** Lösung D

Zu **(A)**: Ein heterogenes System der Aggregatzustände fest-fest wird als **Gemenge** oder **Konglomerat** bezeichnet.

Zu **(B)**: Ein heterogenes Stoffgemisch, das aus einer flüssigen und einer festen Phase besteht, bezeichnet man als **Aufschlämmung** oder **Suspension**.

Zu **(C)**: Mischungen fest-gasförmiger Aggregatzustände bezeichnet man als Aerosol, z. B. Rauch.

Zu **(D)**: Eine **Emulsion** ist eine heterogene Mischung verschiedener Flüssigkeiten, wobei feine Tröpfchen der einen Flüssigkeit in der anderen schweben. Ein Beispiel ist die Milch, in der feine Fetttröpfchen in Wasser emulgiert sind. Dabei sind gerade die Fetttröpfchen nicht in der Milch löslich.

Zu **(E)**: **Aerosole** sind auch Mischungen flüssig-gasförmiger Aggregatzustände, z. B. Nebel.

F09

→ **Frage 3.167:** Lösung E

Bei der Berechnung der Oxidationszahl gelten folgende Regeln:

- Die Oxidationszahl von Elementen ist immer Null
- Die Oxidationszahl von Ionen ist gleich ihrer Ladung
- Die Summe aller Oxidationszahlen innerhalb einer Verbindung ergibt Null
- H und K werden mit +1, O mit −2, C mit +4 bewertet

Zu **(A)**: Ammoniumchlorid (NH_4Cl): N hat die Oxidationszahl −3

Zu **(B)**: Kaliumcyanid (KOCN): N hat die Oxidationszahl −3

Zu **(C)**: Lachgas (N_2O): N hat die Oxidationszahl +1

Zu **(D)**: Stickstoff (N) wird mit Null bewertet

Zu **(E)**: Stickstoffmonoxid (NO): N hat die Oxidationszahl +2

Kommentare

Chemie biologisch und medizinisch relevanter Naturstoffe

4 Kohlenhydrate

IV.1 Kohlenhydrate

Kohlenhydrate, auch **Saccharide** oder **Zucker** genannt, sind Polyalkohole, die zudem eine Aldehyd- oder Ketogruppe besitzen.
Man unterteilt sie in **Monosaccharide** (z. B. Ribose, Glucose, Fructose), **Oligosaccharide** (z. B. Saccharose, Lactose) und **Polysaccharide** (z. B. Stärke, Glykogen, Zellulose).
Die Monosaccharide werden je nach Anzahl der enthaltenen Kohlenstoffatome unterteilt in **Triosen** (3 C-Atome), **Tetrosen** (4), **Pentosen** (5), **Hexosen** (6) und **Heptosen** (7).
Diese unterteilt man weiter in **Aldosen** und **Ketosen**, je nachdem, ob sie eine Aldehyd- oder eine Ketofunktion enthalten.
Aldosen und Ketosen können mit einer der OH-Gruppen desselben Moleküls („intramolekular") zu cyclischen Halbacetalen (bei Aldosen) bzw. Halbketalen (bei Ketosen) kondensieren. Die resultierenden Fünfring- bzw. Sechsring-Systeme mit Sauerstoff als Heteroatom nennt man unter Bezug auf die Heterocyclen Furan (5-Ringsystem) bzw. Pyran (6-Ringsystem) **Furanosen** oder **Pyranosen**.

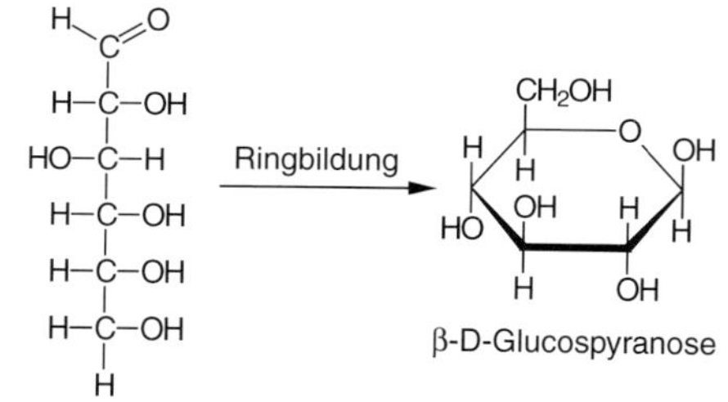

β-D-Glucospyranose

Glucose (Aldehydform)

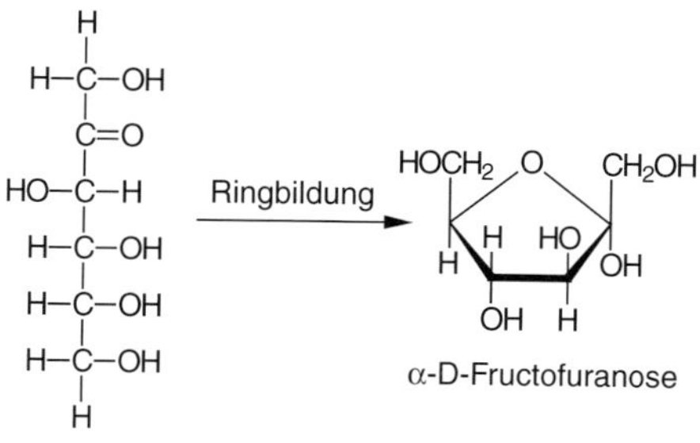

α-D-Fructofuranose

Fructose (Ketoform)

Klinischer Bezug
Kohlenhydrate sind eine Stoffklasse, die im menschlichen Organismus einen großen Anteil der benötigten Energie liefert. Als Abbau- und Umwandlungsprodukte bilden sie die Basis für die Entstehung weiterer Kohlenhydrate und auch nicht kohlenhydrathaltiger Moleküle. Augenblicklich nicht benötigte Kohlenhydrate können gespeichert und später abgerufen werden (z. B. Glukagon in der Leber).

4.1 Monosaccharide

4.1.1 Klassifizierung

4.1.2 Beispiele

H02 ■

→ **Frage 4.1:** Lösung B

Verbindung (1) ist β-Ribose, Verbindung (2) Desoxy-β-Ribose und Verbindung (3) ist Fructose.
Zu **(A)**: Da alle drei Verbindungen 5 Ringglieder besitzen, sind alle drei Furanosen.
Zu **(B)**: β-Ribose und Desoxy-β-Ribose sind Pentosen, da sie 5 C-Atome aufweisen. Fructose ist eine Hexose (6 C-Atome).
Zu **(C)**: Ribose bildet wie folgt ein inneres Halbacetal aus:

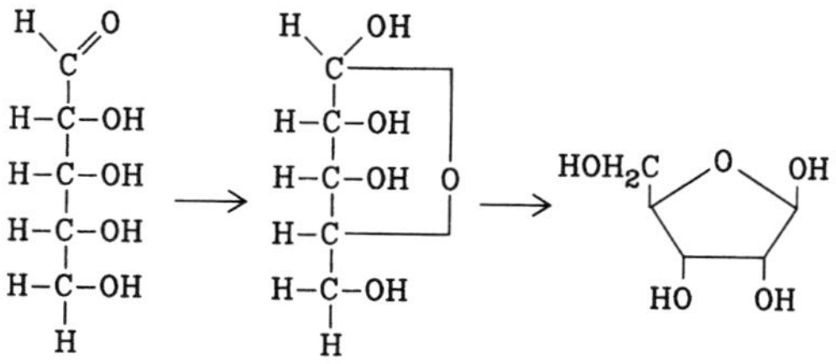

Zu **(D)**: In Position 2 der Desoxy-Ribose ist die Hydroxygruppe der Ribose durch ein Wasserstoffatom substituiert worden, was man mit dem Präfix „Desoxy" kenntlich zu machen sucht.
Zu **(E)**: Fructose, eine Ketohexose, bildet ein inneres Halbketal aus:

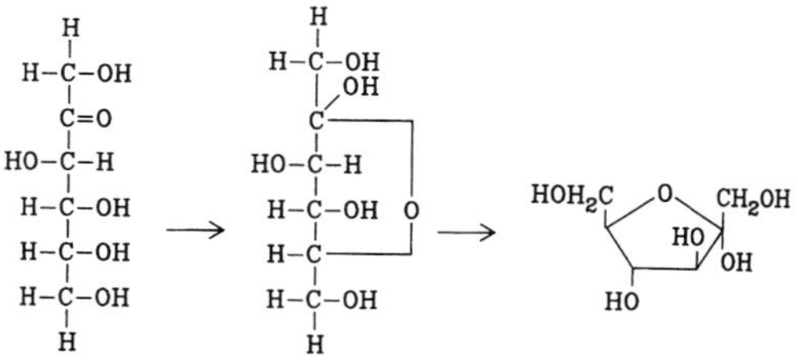

F08

→ **Frage 4.2:** Lösung A

Zu **(A)** bis **(E)**: Glucose hat die Summenformel $C_6H_{12}O_6$. Die relative Molekülmasse errechnet sich aus der Summe der einzelnen relativen Atommassen:

6 × die Atommasse für C (12)	=	72
12 × die Atommasse für H (1)	=	12
6 × die Atommasse für O (16)	=	96
Summe	=	180

Der Patient scheidet 4 x 25 mmol/l, also 100 mmol/l oder 0,1 mol/l, in 24 Stunden aus. Dies entspricht 18 Gramm Glucose.

H07

→ **Frage 4.3:** Lösung E

Zu **(A)–(E)**: Im vorliegenden Fall soll die Glucosekonzentration des Blutes statt in mmol/l in mg/dl angegeben werden. Glucose hat die Summenformel $C_6H_{12}O_6$, d. h. 1 Mol Glucose wiegt 180 g. Hieraus ergibt sich die Umrechnung von 25 mmol/l wie folgt:

$$25 \text{ mmol/Glucose} = \frac{180 \cdot 25}{1000} \text{ g/l} = 4{,}5 \text{ g/l}$$

4,5 g/l entsprechen 0,45 g/dl bzw. 450 mg/dl. Damit ist (E) die gesuchte Antwort.

H86 ■

→ **Frage 4.4:** Lösung C

1,3-Dihydroxyaceton hat folgende Strukturformel:

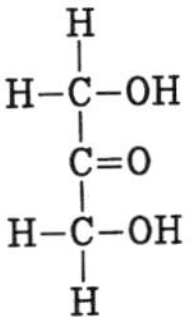

Zu **(A)**, **(B)**, **(C)** und **(E)**: 1,3-Dihydroxyaceton ist die einfachste Ketose, sie weist 2 primäre Alkoholgruppen, jedoch kein Chiralitätszentrum auf. Auf Grund ihres polaren Aufbaus ist sie in wässriger Lösung solvatisiert.
Zu **(D)**: Ketone können zu sekundären Alkoholen reduziert werden:

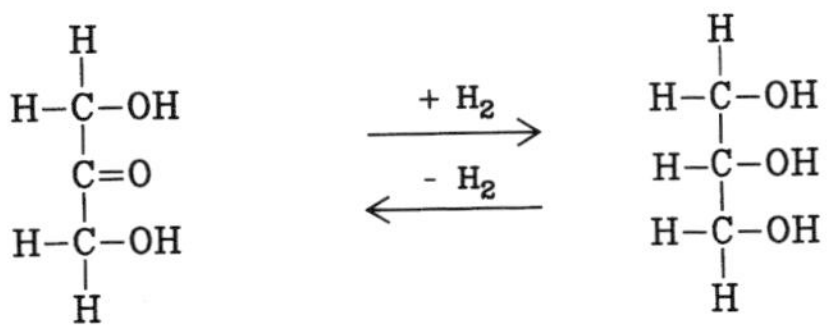

1,3-Dihydroxyaceton **Glycerin**

H86

→ **Frage 4.5:** Lösung C

D-Glycerinaldehyd hat die Formel:

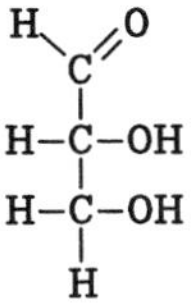

Zu **(A)** und **(B)**: Glycerinaldehyd als einfachste Aldose weist ein Chiralitätszentrum am C-Atom 2 auf, damit dient es als Bezugsmaßstab zur Einordnung der jeweiligen Kohlenhydrate zur D- oder L-Reihe.
Zu **(C)**: Glycerinaldehyd besitzt am C-Atom 2 eine sekundäre und am C-Atom 3 eine primäre Alkoholgruppe.
Zu **(D)**: Aldehyde können zu Carbonsäuren oxidiert bzw. zu primären Alkoholen reduziert werden. Entsprechend kann Glycerinaldehyd zu Glycerin reduziert werden:

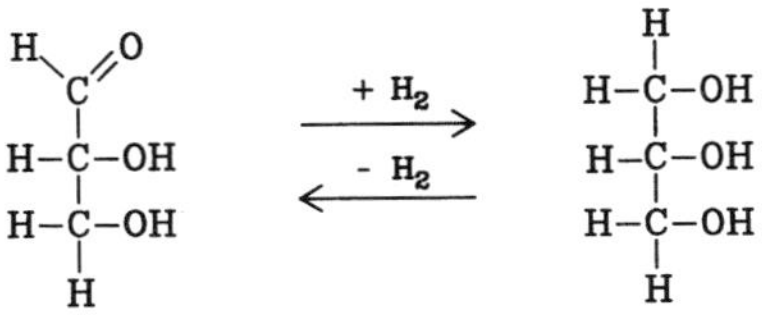

Glycerinaldehyd **Glycerin**

Zu **(E)**: Als polares Molekül ist Glycerinaldehyd in wässriger Lösung solvatisiert.

F88

→ **Frage 4.6:** Lösung B

Zu **(A)** und **(B)**: Die Abbildung zeigt α-D-Glucose, welche den Pyranosen (= 6 Ringglieder) zugeordnet wird.

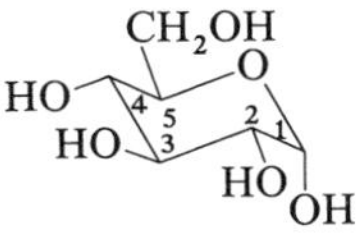

α-Form

Je nach Stellung der OH-Gruppe am C-Atom 1 unterscheidet man eine α- (axial senkrecht) von einer β-Form (äquatorial); hier liegt die α-Form vor.
Zu **(C)**: Bei der Glucose existieren 2 Konformationen der Sesselform. Haben alle Substituenten den größtmöglichen Abstand voneinander, d. h. zeigen sie in äquatoriale Richtung, so bezeichnet man dies als $^4C_1$-Konformation.
Zu **(D)**: Glucose lässt sich durch Oxidation am C-Atom 1 leicht zu Gluconsäure oxidieren.

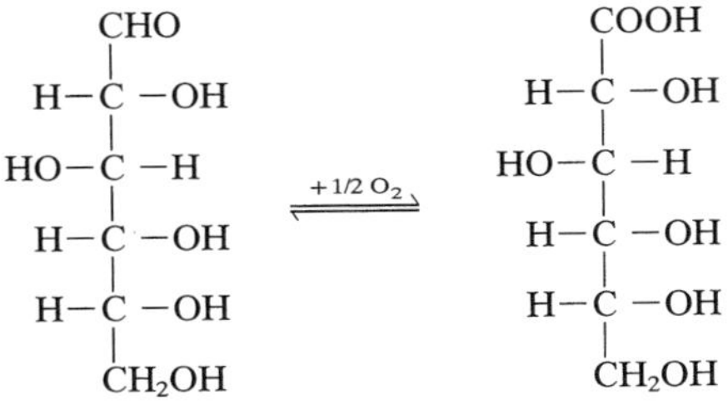

Glucose Gluconsäure

Zu (**E**): Stärke besteht aus zwei Komponenten, etwa 80% Amylopektin und etwa 20% Amylose. In der Amylose sind etwa 200 α-D-Glucosemoleküle 1,4 glykosidisch verbunden. Amylopektin ist ebenfalls aus 1,4-glykosidisch verbundener α–D-Glucose aufgebaut. Zusätzlich bestehen noch 1,6-verbundene Verzweigungsstellen.

F04

→ **Frage 4.7:** Lösung B

Zu (**A**): Sorbitol ist ein sog. Zuckeralkohol. Durch Reduktion der Zucker entstehen diese Polyhydroxy-Verbindungen, sie haben einen süßen Geschmack und finden als Zuckerersatzstoffe Verwendung. Reduktion der Glucose führt zu Sorbitol:

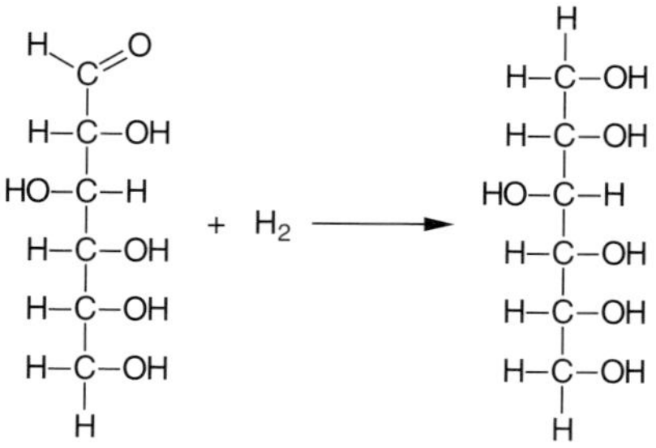

D-Glucose D-Sorbitol

Zu (**B**): Nur echte Zucker, die als Polyalkohole noch zusätzlich eine Aldehyd- oder Ketogruppe aufweisen, sind zur Ausbildung von zyklischen Halbacetalen bzw. -ketalen in der Lage. Zuckeralkohole wie das Sorbitol können dies daher nicht.
Zu (**C**)–(**E**): Beim Sorbitol sind die C-Atome 2 bis 5 sämtlich Chiralitätszentren. Sorbitol ist zur Ausbildung von Wasserstoffbrücken prädisponiert; es ist polar und hydrophil.

F03

→ **Frage 4.8:** Lösung B

Zu (**A**), (**B**) und (**E**): D-Sorbit (D-Sorbitol) und D-Mannit (D-Mannitol) sind beides Zuckeralkohole und können als Zuckerersatzstoffe verwendet werden. D-Sorbit entsteht aus D-Glucose durch Addition von **Wasserstoff**, entsprechend reagiert D-Mannose zu D-Mannitol. D-Sorbitol und D-Mannitol sind Stereoisomere.

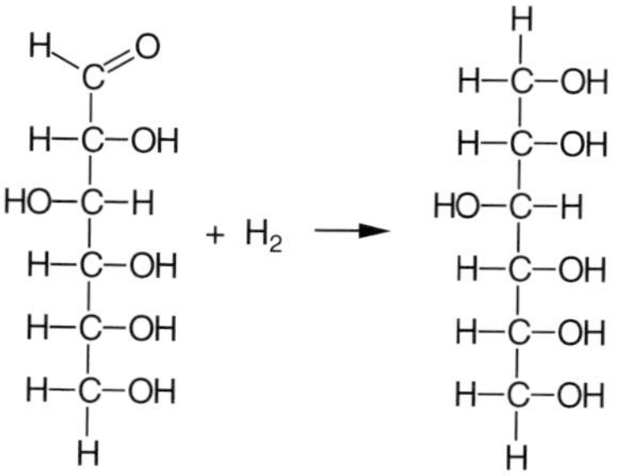

D-Glucose D-Sorbitol

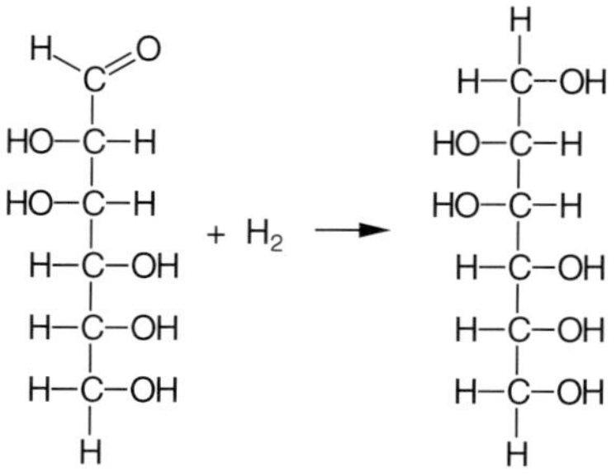

D-Mannose D-Mannitol

Zu (**C**) und (**D**): Die C-Atome 2 bis 5 sind Chiralitätszentren und besitzen eine sekundäre OH-Gruppe.

H03

→ **Frage 4.9:** Lösung C

Zu (**A**)–(**E**): Abgebildet sind die beiden Konfigurationsisomere der Glucose, nämlich die β-Form (Verbindung (1)) und die α-Form (Verbindung (2)). Diese beiden Formen kommen durch die Ausbildung eines neuen asymmetrischen C-Atomes (C-Atom 1) im Gefolge der Halbacetal-Bildung zustande und stellen Diastereomere dar, die als Anomere bezeichnet werden. Als Pyranosen besitzen sie 6 Ringglieder.

H02

→ **Frage 4.10:** Lösung B

Zu (**A**), (**B**) und (**E**): Abgebildet ist die Aldopentose D-Ribose; Saccharose ist ein Disaccharid aus Glucose und Fruktose.
Zu (**C**) und (**D**): Die C-Atome 2 bis 4 der D-Ribose sind Chiralitätszentren; D-Ribose hat 4 Hydroxyl-(OH)-Gruppen.

4.1.3 Schreibweisen

F05

→ **Frage 4.11:** Lösung A

Zu (**A**)–(**E**): Die Abbildung zeigt das Monosaccharid D-Mannose in der Haworth-Schreibweise:

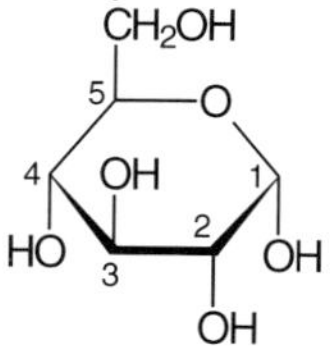

D-Verbindungen sind alle Kohlenhydrate, deren OH-Gruppe am „zweitletzten" C-Atom analog dem Glycerinaldehyd in der Fischer-Projektion nach rechts und entsprechend in der obigen Haworth-Schreibweise nach unten weist (hier am C-Atom

4). Mannose enthält vier sekundäre OH-Gruppen. Mannose als Polyalkohol mit einer Aldehyd-Gruppe (Aldose) bildet in der zyklischen Form keinen Ester, sondern ein inneres Halbacetal aus.

4.1.4 Stereochemie

IV.2 Stereochemie

Zur D/L-Nomenklatur siehe Lerntext II.23.
Bei L-Sacchariden steht die OH-Gruppe des Konfigurationsatoms (also des asymmetrischen Kohlenstoffatoms mit der höchsten Positionsziffer) links, bei D-Sacchariden rechts. Die Zuordnung gilt für die Darstellung in der Fischer-Projektion.

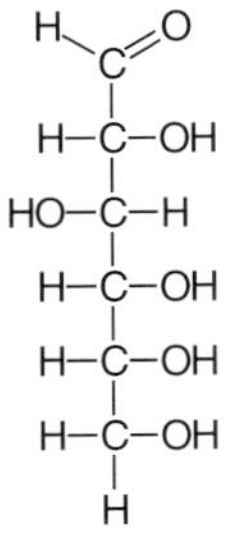

D-Glucose

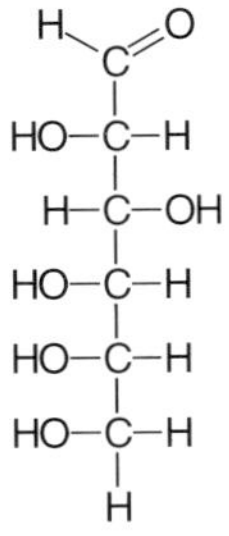

L-Glucose

α- und β-Anomere
Durch Halbacetalbildung wird das C1-Atom zu einem neuen Chiralitätszentrum. Es entstehen zwei Diastereomere (Anomere): Bei α-Anomeren zeigt die OH-Gruppe des C1 in der Haworth- oder Sessel-Schreibweise unter die Ringebene; bei β-Anomeren über die Ringebene. Die OH-Gruppe steht axial (bei der α-Form) bzw. äquatorial (bei der β-Form).

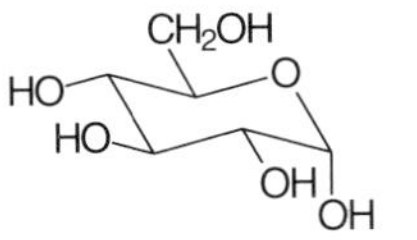

α-Anomer der D-Glucose (α-D-Glucopyranose)

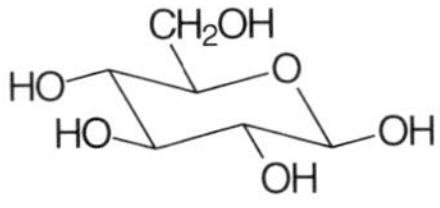

β-Anomer der D-Glucose (β-D-Glucopyranose)

F02 H95 ■■
→ **Frage 4.12:** Lösung B

Zu (**B**) und (**E**): α- und β-D-Glucose sind Konformationsisomere, die durch Ausbildung eines neuen asymmetrischen C-Atoms (C-Atom 1) im Gefolge der Halbacetal-Bildung zustande kommen:

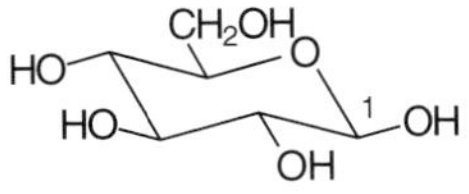

β-Form

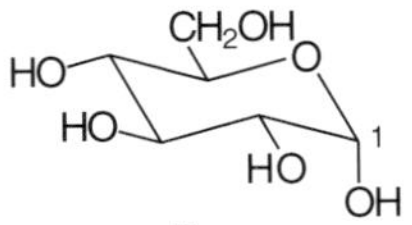

α-Form

Sie stellen Diastereomere dar, die als Anomere bezeichnet werden. In wässriger Lösung stellt sich ein Gleichgewicht zwischen beiden Formen ein.
Zu (**C**): α- und β-Form haben nicht den gleichen Energiegehalt; bei der β-Form stehen alle OH-Gruppen äquatorial, sie ist am stabilsten. Bei der α-Form steht die Hydroxy-Gruppe am C-Atom 1 in axialer Stellung.
Zu (**A**): Enantiomere sind Stereoisomere, die sich wie Bild und Spiegelbild verhalten. Diastereomere hingegen sind Stereoisomere, die keine Enantiomere sind.
Zu (**D**): Amylose besteht nur aus α-D-Glucose-Molekülen, die 1,4-verknüpft sind.

F92 ■
→ **Frage 4.13:** Lösung D

Zu (**A**), (**B**), (**C**) und (**E**): Abgebildet sind die beiden Konfigurationsisomere der Glucose, nämlich die β-Form (Verbindung (1)) und die α-Form (Verbindung (2)). Diese beiden Formen kommen durch die Ausbildung eines neuen asymmetrischen C-Atomes (C-Atom 1) im Gefolge der Halbacetal-Bildung zustande und stellen Diastereomere dar, die als Anomere bezeichnet werden. Als Pyranosen besitzen sie 6 Ringglieder.
Zu (**D**): Konformationsisomere der Glucose sind Sessel- oder Wannenform.

H93 ■
→ **Frage 4.14:** Lösung B

Zu (**B**) und (**C**): Glucose gehört zu den Aldosen und kann als solche ein cyclisches Halbacetal mit 6 Ringgliedern ausbilden, sie gehört demnach zu den Pyranosen (= 6 Ringglieder) und nicht zu den Furanosen (= 5 Ringglieder).
Zu (**A**): Die abgebildete Sesselform der Glucose gibt Auskunft über die Anordnung der Atome im Raum (= Konfiguration). Bei der Sesselform unterscheidet man eine α- von einer β-Form. Hier ist die α-Form der Glucose gezeigt.
Zu (**D**) und (**E**): Bei der β-Form stehen alle OH-Gruppen äquatorial, sie ist daher am stabilsten; bei der hier diskutierten α-Form steht die Hydroxy-Gruppe am C-Atom 1 in axialer Stellung. In wässriger Lösung stellt sich ein Gleichgewicht zwischen beiden Formen ein.

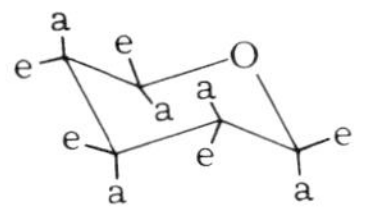

a = axial   e = äquatorial

H96
→ **Frage 4.15:** Lösung C

Zu (**A**): D-Mannose und D-Glucose unterscheiden sich als Hexosen in der Tat nur durch die Stellung der Hydroxygruppe am C-Atom 2:

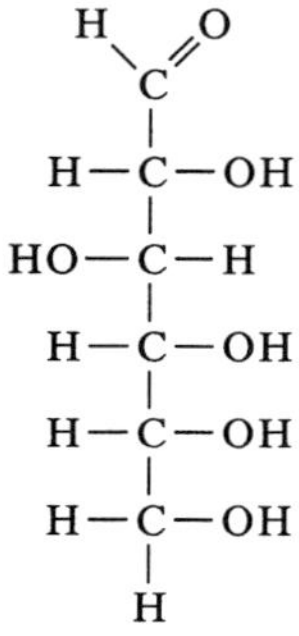

D-Glucose

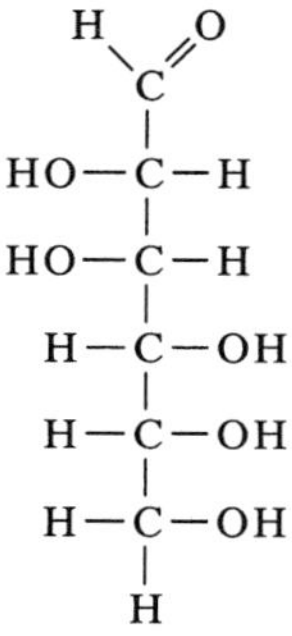

D-Mannose

Zu (**B**): Beide Zucker (Aldosen) bilden in wässriger Lösung innere Halbacetale aus, es entsteht ein Ringsystem mit 6 Gliedern; in Anlehnung an den Heterozyklus Pyran bezeichnet man derartige cyclische Zucker auch als Pyranosen.
Zu (**C**): Das Disaccharid Lactose besteht aus je einem Molekül Galaktose und Glucose. Beide Moleküle sind 1 – 4 glykosidisch miteinander verknüpft.
Zu (**D**): D-Mannose und D-Glucose sind Isomere. Isomere, die sich nicht wie Bild und Spiegelbild verhalten, bezeichnet man als Diastereomere.
Zu (**E**): D-Mannose und D-Glucose können enzymatisch ineinander umgewandelt werden.

F99 ■■

→ **Frage 4.16:** Lösung D

Zu (**A**) und (**B**): Abgebildet ist die offenkettige Form von Glucose, dem biochemisch wichtigsten Monosaccharid. Glucose besitzt am C-Atom 1 eine Aldehyd-Gruppe (Aldose) und weist 6 Kohlenstoffatome auf (Hexose).
Zu (**C**): Oxidation der Glucose am C-Atom 1 führt zu Gluconsäure:

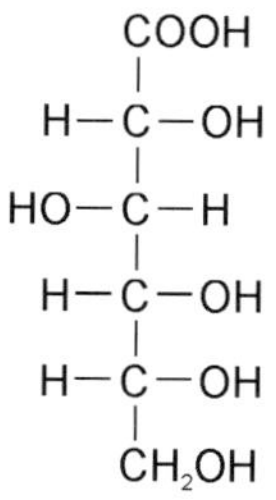

Zu (**D**) und (**E**): D-Glucose hat Asymmetriezentren an C_2 bis C_5. Am C-Atom 3 ist es L (Laevus), an den C-Atomen 2, 4 und 5 D (Dexter) konfiguriert. Das unterste asymmetrische C-Atom bestimmt die Zuordnung zur D- oder L-Reihe.

H95

→ **Frage 4.17:** Lösung A

Abgebildet ist die β-Form der D-Galaktose, die C-Atome sind nummeriert:

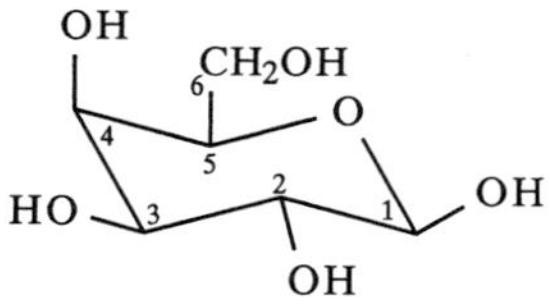

Zu (**A**): Saccharose („Rohrzucker") besteht aus 1–2 glykosidisch verknüpften α-Glucose- und β-Fructose-Molekülen:

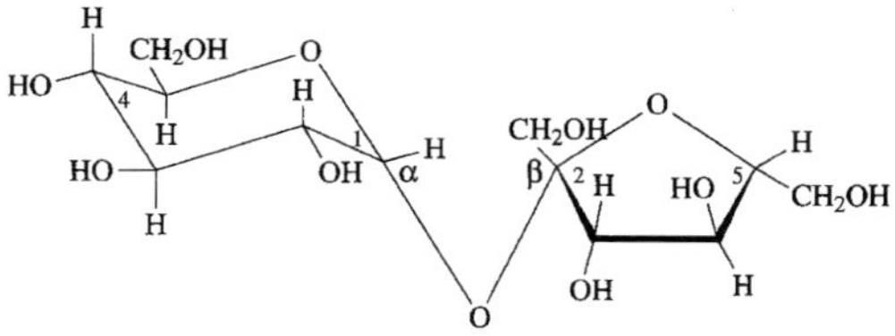

α-D-Glucopyranoseteil β-D-Fructofuranoseteil

Saccharose (Rohrzucker)

Zu (**B**): Zucker können cyclische innere Halbacetale (bei Aldosen) oder Halbketale (bei Ketosen) bilden. Dadurch wird das C-Atom, das zuvor Träger der C=O-Gruppe war, zu einem neuen Chiralitätszentrum; es entstehen zwei Diastereomere, die man als Anomere bezeichnet, eine α-Form und eine β-Form:

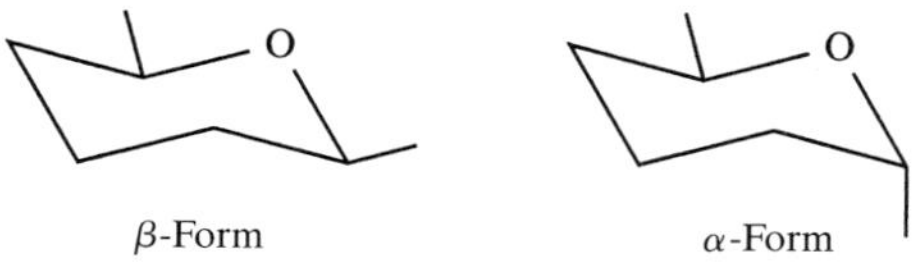

β-Form α-Form

Bei der β-Form (α-Form) liegt bei Hexosen in Bezug auf die Bindung C_5–C_6 eine cis (trans)-Stellung vor.
Zu (**C**): Ersatz der Hydroxy-Gruppe am C-Atom 2 durch eine NH_2-Gruppe führt zur Bildung von Galactosamin, einem Aminozucker:

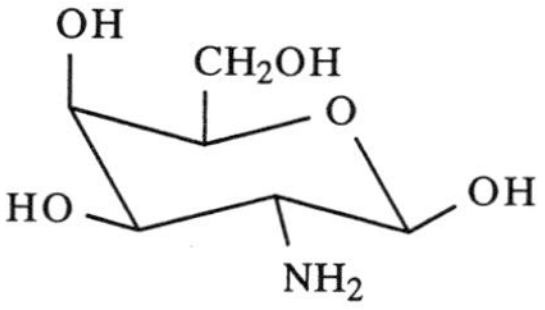

Zu (**D**): Die Hydroxy-Gruppen an C-Atom 3 und 4 ragen auf der gleichen Seite des Ringes aus der Ringebene heraus, sie stehen somit in cis-Stellung!
Zu (**E**):

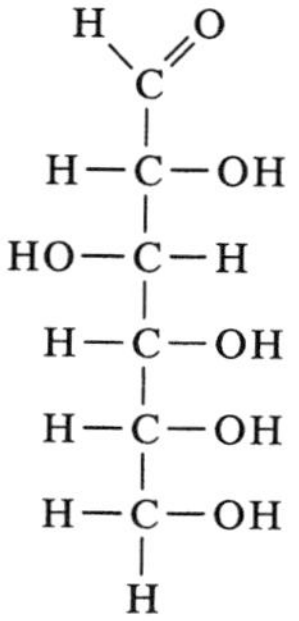

D-Glucose

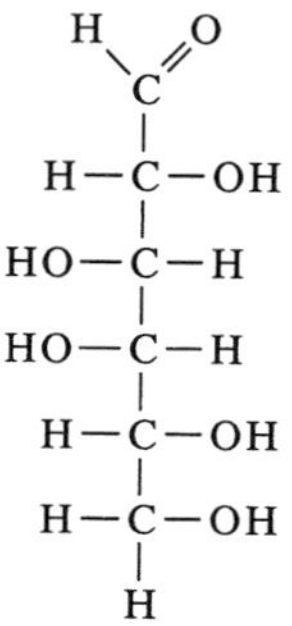

D-Galaktose

Epimere sind Diastereomere mit mehreren Chiralitätszentren, die sich in ihrer Konfiguration jedoch nur an einem einzigen asymmetrisch substituierten C-Atom unterscheiden. D-Glucose und D-Galaktose unterscheiden sich nur durch die Stellung der Hydroxygruppen am C-Atom 4.

F95

→ **Frage 4.18:** Lösung C

Zu **(A)**–**(C)**: Abgebildet ist die β-Form der Glucose. Bei ihr stehen alle Substituenten am Pyranosering (= 6 Ringglieder) äquatorial; damit haben sie größtmöglichen Abstand voneinander.
Zu **(D)**: Die abgebildete β-D-Glucose zeigt eine cis-Konfiguration für die OH-Gruppen an C_1 und C_3. Bei 1,3-disubstituierten Cyclohexanen steht in der trans-Form der eine Substituent äquatorial, der andere axial. Für das cis-Isomer existiert eine diäquatoriale und eine diaxiale Stellung.

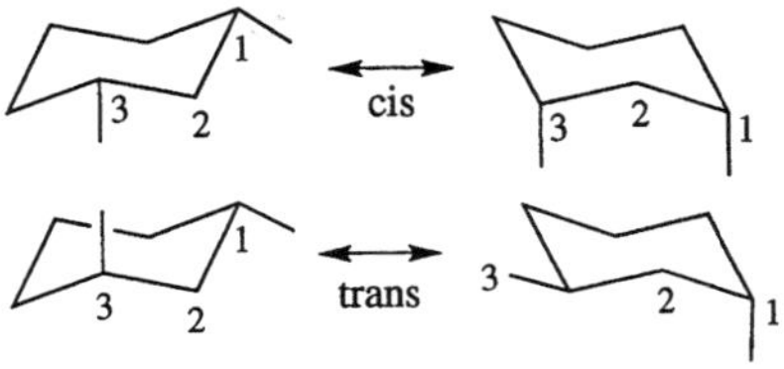

Zu **(E)**: Glucose lässt sich durch Oxidation am C-Atom 1 zu Gluconsäure, durch Oxidation am C-Atom 6 zu Glucuronsäure überführen.

H99

→ **Frage 4.19:** Lösung A

Zu **(A)**: Die D/L-Nomenklatur ist eine historische Bezeichnungsweise für asymmetrische Kohlenstoffatome, welche die relative Konfiguration angibt. Bezugssubstanz ist der Glycerinaldehyd: Den rechtsdrehenden Enantiomeren wurde willkürlich die Konfiguration zugeteilt, in der nach der Fischer-Projektion die Hydroxygruppe des asymmetrischen Kohlenstoffatoms auf der rechten Seite steht. Dieses Enantiomer wurde mit „D" gekennzeichnet und der optische Antipode mit „L".
Zu **(B)** und **(C)**: Monosaccharide können cyclische innere Halbacetale (bei Aldosen) oder Halbketale (bei Ketosen) bilden. Dadurch wird das C-Atom, das zuvor Träger der C=O-Gruppe war, zu einem neuen Chiralitätszentrum; es entstehen zwei Diastereomere, die man als **Anomere** bezeichnet, eine α- und eine β-Form:

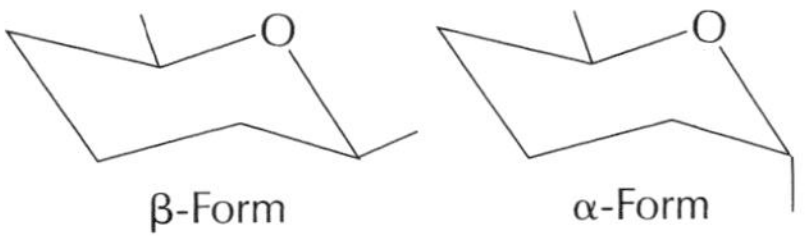

β-Form α-Form

Bei der β-Form (α-Form) liegt bei Pentosen in Bezug auf die Bindung $C_5 – C_6$ eine cis (trans)-Stellung vor. Bei Aldohexosen wie z. B. Glucose entstehen fast ausschließlich Pyranose-Formen, der Ringschluss erfolgt zwischen der Carbonyl-Gruppe (C1) und der OH-Gruppe am C-5-Atom:

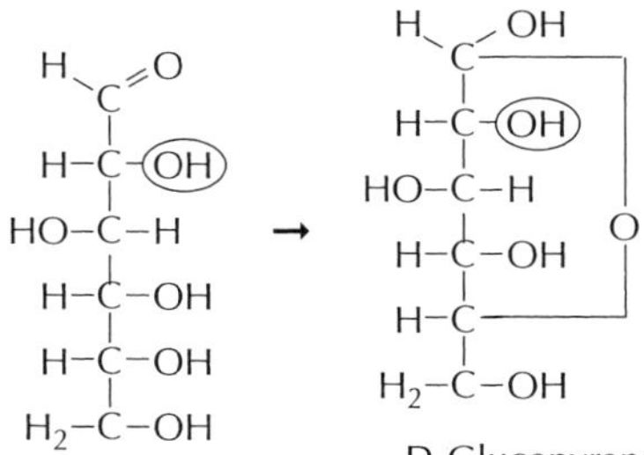

D-Glucopyranose

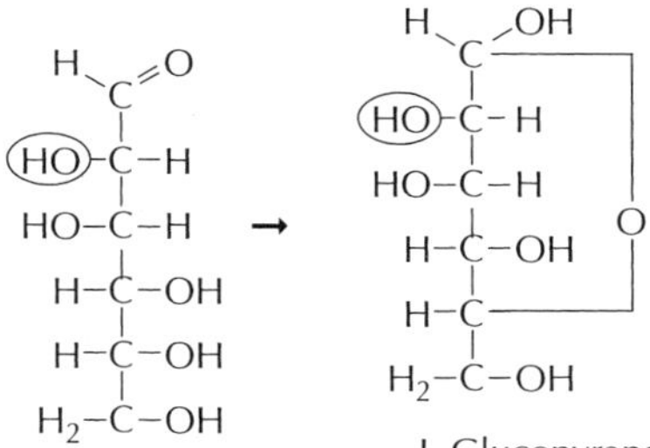

L-Glucopyranose

Zu **(D)**: Enantiomere sind Stereoisomere, die sich wie Bild und Spiegelbild verhalten. Sie unterscheiden sich lediglich im Drehsinn der Drehung des linear polarisierten Lichtes und in der Reaktivität gegenüber chiralen Reagenzien.
Keine Unterschiede finden sich in der Siede- und Schmelztemperatur, der Löslichkeit, den spektroskopischen Daten und in der Reaktivität gegenüber achiralen Reagenzien.
Zu **(E)**: Die Konstitution gibt die Art und Reihenfolge der in einem Molekül vorhandenen Atome und Bindungen an. Die Ausrichtung der Atome im Raum wird dabei **nicht** berücksichtigt. Die genannten Verbindungen weisen daher die **gleiche Konstitution** auf.

H96

→ **Frage 4.20:** Lösung C

Zu **(A)**: Galaktose unterscheidet sich von der Glucose in der Konfiguration am C-Atom 4:

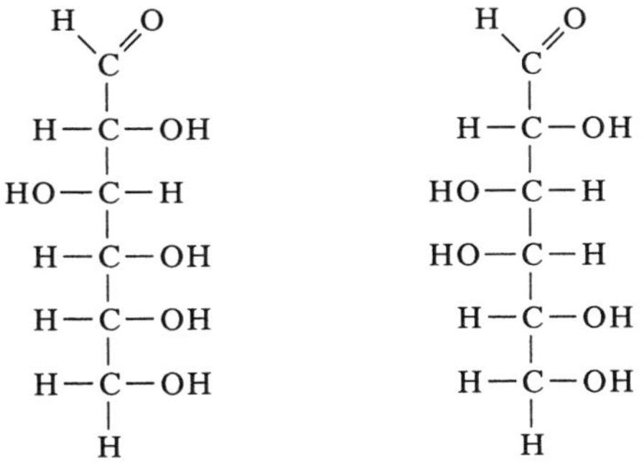

D-Glucose D-Galaktose

Zu (B): Lactose (Milchzucker) besteht aus β-1,4-glykosidisch verbundenen Galaktose- und Glucose-Molekülen.
Zu (C): Maltose besteht aus zwei α-1,4-glykosidisch verbundenen Glucose-Molekülen.
Zu (D) und (E): Ganglioside gehören zur Gruppe der Sphingoglykolipide und enthalten als Bausteine den Aminoalkohol Sphingosin und u. a. als Zuckerkomponente Galaktose. Sie kommen in der grauen Hirnsubstanz, dem Nervengewebe und dem Erythrozytenstroma vor. Galaktose ist ferner eine Strukturkomponente der Blutgruppensubstanzen des AB0-Systems (siehe hierzu auch die Lehrbücher der Biochemie).

4.1.5 Reaktionen

■
→ **Frage 4.21:** Lösung B

Zu (A): Verbindung (1) ist die Pyranose (siehe B) und Aldohexose R-Fructose.
Zu (B): Zucker liegen im Körper selten in der offenkettigen Form vor. Speziell Hexosen und Pentosen bilden gerne **cyclische Halbacetale** und **Halbketale** innerhalb eines Moleküls aus. Zur Ringbildung kommt es durch die Reaktion einer Hydroxy- mit der Carbonylgruppe. Der entstandene Ring besitzt O als Heteroatom. Ist der Ring aus fünf Atomen aufgebaut, bezeichnet man diese Zucker als Furanosen (abgeleitet vom Furan: 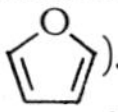).
Entsprechend heißen Ringe mit 6 Atomen Pyranosen (abgeleitet vom Pyran: 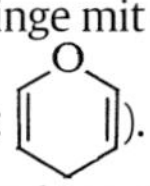).
Zu (C) und (D): Verbindung (2) ist die Haworth-Schreibweise der R-Glucose. (2) ist eine Hexose, Aldose, Pyranose und gleichzeitig ein Halbacetal.
Man kommt zur Haworth-Schreibweise, indem man die OH-Gruppen, die in der Tollens-Schreibweise rechts (links) stehen, nach unten (oben) zeichnet.

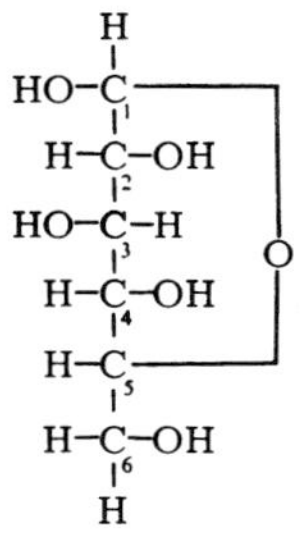

D-Glucose (Tollens)

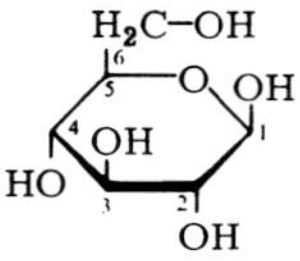

D-Glucose (Haworth)

Die Ziffern 1–6 dienen der Nummerierung der C-Atome.

Zu (E): Verbindung (3) ist ein Vollacetal, nämlich das β-Methylglykosid, dargestellt in der Sesselkonformation. Atome, die in der Haworth-Schreibweise nach oben (unten) weisen, tun dies auch in der Sesselkonformation.

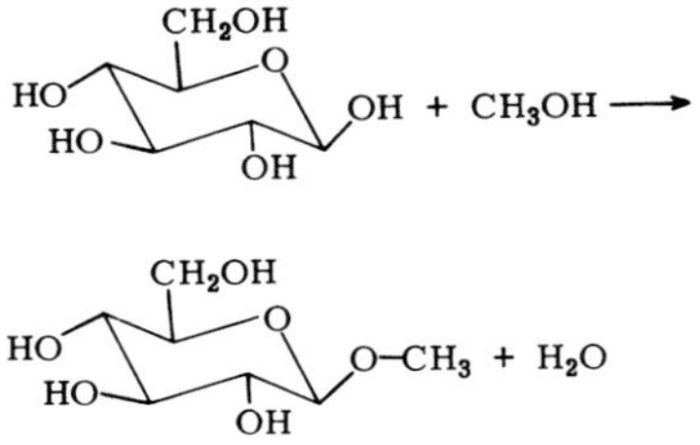

β-D-Glucose + Methanol ⟶

β-Methylglykosid + Wasser

Merke: *Hexosen (6 C-Atome) sind nicht mit Pyranosen (6 Ringglieder), Pentosen (5 C-Atome) sind nicht mit Furanosen (5 Ringglieder) identisch!*

H82
→ **Frage 4.22:** Lösung E

Zu (A)–(C), (E): D-Glucopyranose entsteht durch die Bildung eines Cyclohalbacetals aus Glucose.

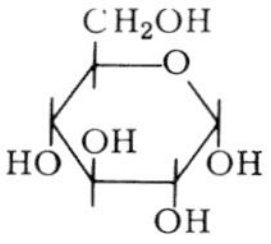

α-D-Glucose

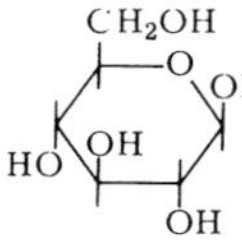

β-D-Glucose

Durch diese Cyclohalbacetalbildung wird das C-1 asymmetrisch, sodass zwei verschiedene räumliche Anordnungen denkbar sind, die man als α- und β-Form bezeichnet (siehe oben). Bei der β-Form sind die Kräfte, die OH-Gruppen aufeinander ausüben, am geringsten, da alle OH-Gruppen äquatorial stehen.

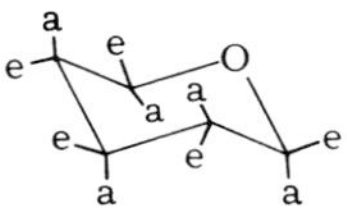

a = axial e = äquatorial

Sie ist daher die bevorzugte Form. Die Konformationsangabe der D-Glucopyranose ist jedoch nur in kristallinem Zustand möglich, da sich im Wasser ein Gleichgewicht zwischen der α- und β-Form ausbildet, das das polarisierte Licht um +52,5° dreht (α: +112,2°; β: = 18,7°).
Bei der Oxidation von D-Glucose am C-1 entsteht Gluconsäure, die leicht in ein Lacton, einen inneren Ester, übergeht.

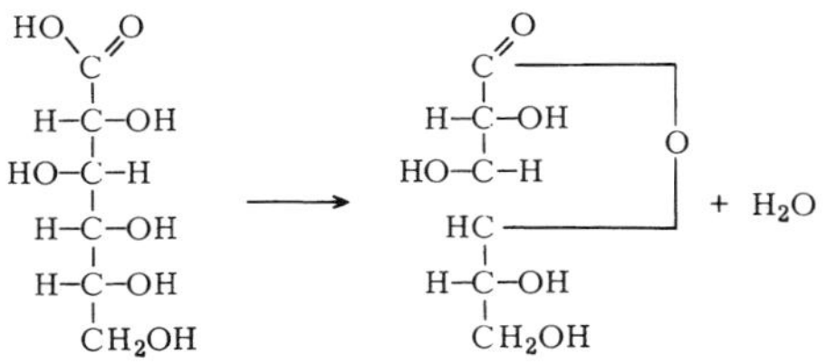

Gluconsäure Gluconsäure-γ-lacton

Bei der Oxidation am C-6 entsteht Glucuronsäure.

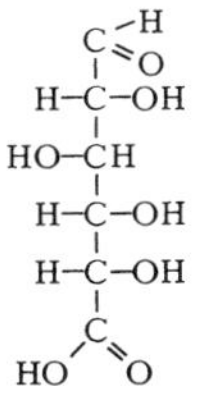

Glucuronsäure

Dabei wirkt Glucose als Reduktionsmittel (sie wird oxidiert). Diese Eigenschaft macht man sich bei ihrem Nachweis zunutze. Glucose und alle anderen Zucker, die eine freie Acetylhydroxylgruppe haben, können Cu^{2+}-Ionen in alkalischer Lösung reduzieren, was zu einem Farbwechsel führt (Trommer-Reaktion).
Zu **(D)**: Bei Glucosamin wird die OH-Gruppe am C-2 der Glucose durch eine NH_2-Gruppe ersetzt (= 2-Desoxy-2-amino-β-D-Glucopyranose). Die Konfiguration am C-4 wird gegenüber der D-Glucopyranose nicht verändert.

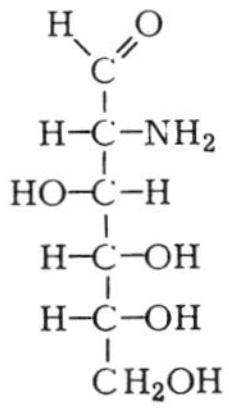

Glucosamin

H86
→ **Frage 4.23:** Lösung E

Zu **(A)–(D)**: Abgebildet ist β-Ribose (1), Bestandteil der RNA, und Desoxy-β-Ribose (2), Bestandteil der DNA. Beide Kohlenhydrate besitzen 5 Ringglieder und sind damit Furanosen. Die 5 C-Atome beider Verbindungen ermöglichen auch eine Einordnung beider in die Gruppe der Pentosen.
Zu **(E)**: In Position 2 der Desoxy-β-Ribose ist die Hydroxygruppe der Ribose durch ein Wasserstoffatom substituiert worden (= Reduktion), was man mit dem Präfix „Desoxy" kenntlich zu machen sucht.

F86
→ **Frage 4.24:** Lösung D

Zu **(A)**: Zucker, die in der cyclischen Halbketalform als Fünfringe vorliegen, heißen Furanosen (nach dem Heterocyclus Furan).

Furan: 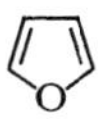

Zu **(B)** und **(C)**: Unter Glykolyse versteht man den Abbau von Glucose zu Lactat unter anaeroben Bedingungen (Emden-Meyerhof-Weg); dabei wird chemische Energie als ATP gewonnen.
Unter aeroben Bedingungen wird Glucose lediglich bis zur Brenztraubensäure (Pyruvat) abgebaut, welches dann zur weiteren Verarbeitung über Zwischenschritte in den Citratzyklus eingebracht wird. Bei der Glykolyse wird Glucose zunächst in Glucose-6-phosphat und dann zu Fructose-6-phosphat umgewandelt. Im nächsten Schritt wird Fructose-6-phosphat dann zu Fructose-1,6-diphosphat phosphoryliert (zum Studium der weiteren Reaktionsschritte sei auf die Lehrbücher der Biochemie verwiesen!).

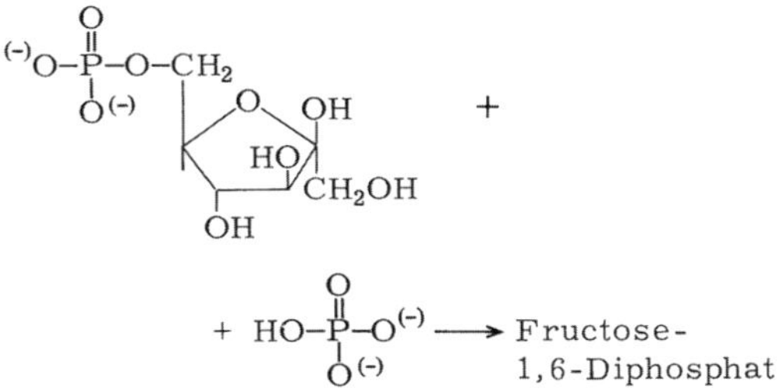

Formal sind die Phosphatreste über Esterbindungen verbunden:

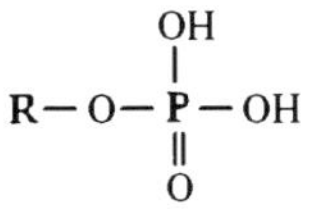

Zu **(D)**: ATP ist ein Mononucleotid aus der Purinbase Adenin, Ribose und drei linear aneinandergereihten Phosphaten. Fructose kommt in ATP nicht vor.
Zu **(E)**: Mittels der Aldolase wird Fructose-1,6-diphosphat in zwei Moleküle Triosephosphat gespalten:

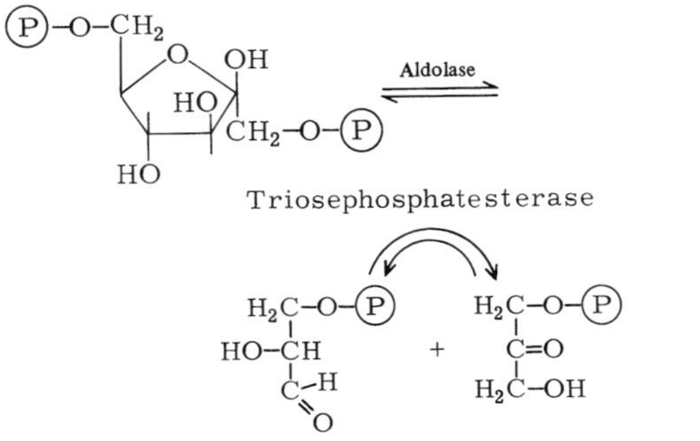

D-Glycerinaldehyd-3-phosphat 3%

Dihydroxyacetonphosphat 97%

F08

→ **Frage 4.25:** Lösung B

Zu **(A)** bis **(E)**: Bei den offenkettigen Aldohexosen kommt es bei der Bildung eines zyklischen Halbacetals am C-Atom 1 zur Ausbildung eines neuen Chiralitätszentrums. Es entstehen zwei Diastereomere (Anomere), nämlich eine β- bzw. eine α-Form:

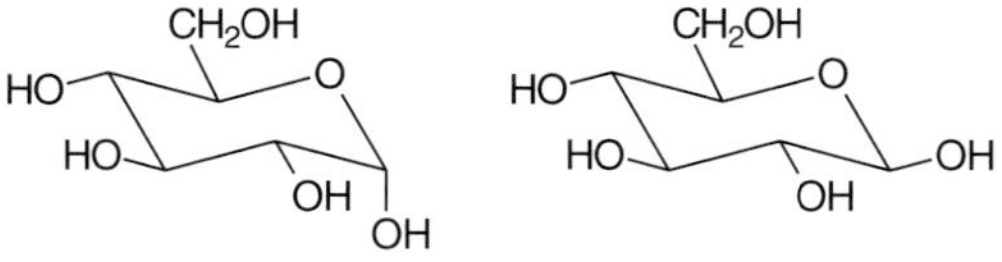

α-Anomer β-Anomer

H96

→ **Frage 4.26:** Lösung A

Zu **(A)**: Zwei Moleküle Phosphorsäure sind mit den Hydroxygruppen der C-Atome 1 und 6 der D-Fructose über Esterbindungen verbunden; folglich liegt ein **Biphosphat** der Fructose und kein Phosphorsäurediester vor.
Zu **(B)–(D)**: Verbindung (2) zeigt die offenkettige Form von D-Fructose-1,6-biphosphat in der Fischerprojektion. Durch Ringschluss bildet sich ein zyklisches Halbketal mit 5 Ringgliedern (sog. Furanoseform) aus (Verbindung (1)).
Zu **(E)**: Im Zuge der Glykolyse kommt es, durch das Enzym Diphosphofructaldolase katalysiert, zur Umsetzung von D-Fructose-1,6-biphosphat in die zwei C-3-Körper D-Glycerinaldehyd-3-phosphat und Dihydroxyacetonphosphat.

F99

→ **Frage 4.27:** Lösung A

Zu **(B)–(E)**: Abgebildet ist β-Ribose (Verbindung 1), Bestandteil der RNA und von ATP und Desoxy-β-Ribose (Verbindung 2), Bestandteil der DNA. Beide Kohlenhydrate besitzen 5 Ringglieder und sind damit Furanosen. Die 5 C-Atome beider Verbindungen ermöglichen auch eine Einordnung beider in die Gruppen der Pentosen.
Zu **(A)**: In Position 2 der Desoxy-β-Ribose ist die Hydroxygruppe der Ribose durch ein Wasserstoffatom substituiert worden (= Reduktion), was man mit dem Präfix „Desoxy" kenntlich zu machen sucht. Eine Dehydratisierung hingegen ist eine Abspaltung von Wasser.

F02

→ **Frage 4.28:** Lösung B

Zu **(A)**: Abgebildet ist D-Gluconsäure in der Fischer-Projektion.
Zu **(B)**: D-Gluconsäure kann durch Oxidation aus D-Glucose hervorgehen, nicht aber durch Hydrolyse:

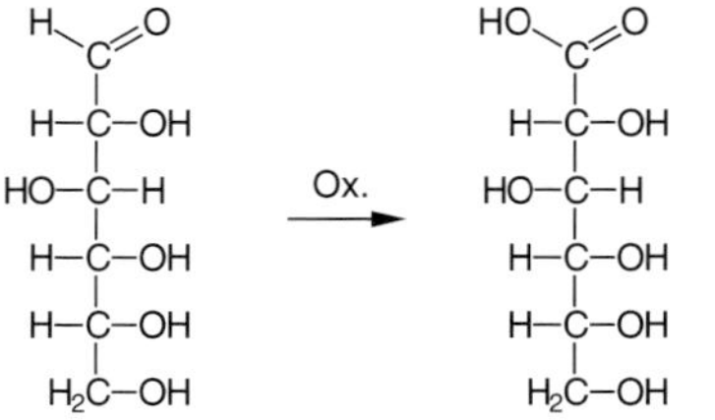

D-Glucose D-Gluconsäure

Zu **(C)**: Die Reduktion der Carboxylgruppe zur primären Alkoholgruppe ergibt D-Sorbitol:

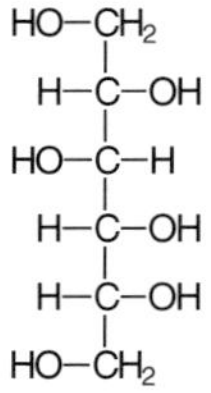

Zu **(D)**: Die C-Atome 2 bis 5 sind allesamt Chiralitätszentren, d. h. Kohlenstoffatome mit 4 verschiedenen Liganden.
Zu **(E)**: D-Gluconsäure enthält eine primäre und 4 sekundäre Alkoholgruppen. Primäre Alkoholgruppen befinden sich an primären (= endständigen) Kohlenstoffatomen, sekundäre an ebenso bezeichneten Kohlenstoffatomen, welche ihrerseits mit zwei benachbarten C-Atomen durch Einfachbindungen verbunden sind.

4.2 Disaccharide

4.2.1 Klassifizierung, Aufbau

F07

→ **Frage 4.29:** Lösung A

Zu **(A)–(C)**: Abgebildet ist ein Disaccharid, welches aus zwei Molekülen Glukose aufgebaut ist. Beide Moleküle weisen dabei β-Formation auf. Die Einheiten sind 1→4 β-glycosidisch verbunden und liegen in der Pyranose-Form (Sechsring-System mit Sauerstoff als Heteroatom) vor:

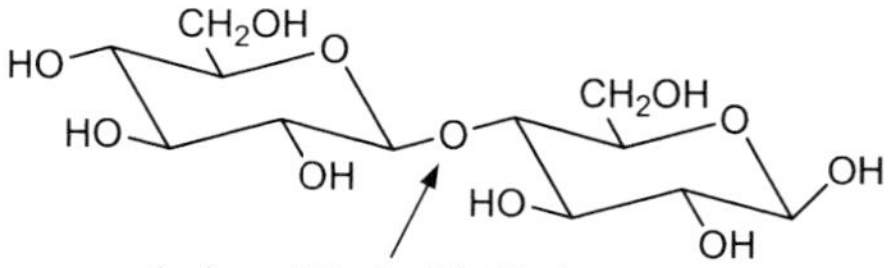

β-glycosidische Verbindung

Zu **(D)**: Maltose besteht ebenfalls aus zwei Glucosemolekülen, die 1→4 β-glycosidisch verbunden sind; die Glucoseeinheiten liegen hier jedoch in der α-Form vor:

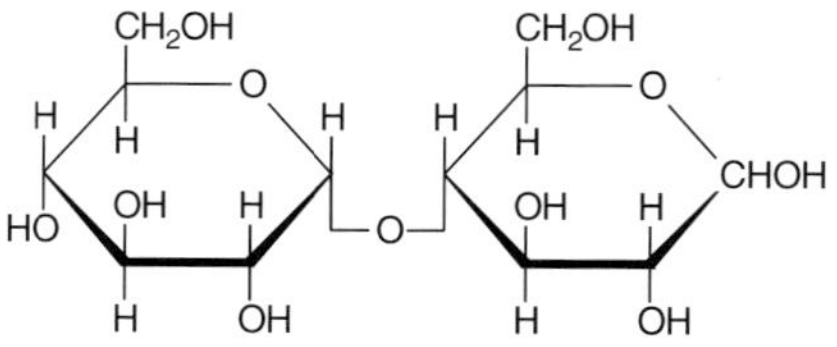

Zu **(E)**: Amylose besteht ausschließlich aus α-Glucose-Molekülen, die 1→4 β-glycosidisch verknüpft sind:

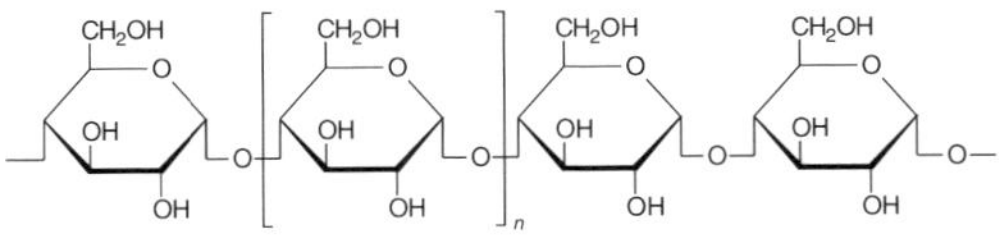

H95 ■

→ **Frage 4.30:** Lösung E

Zu **(A)–(E)**: Zwei Monosaccharide können unter Wasserabspaltung „glykosidisch“ verbunden werden, es entsteht ein Disaccharid. Verbindet man zwei Glucoseeinheiten 1– 6-glykosidisch, entsteht Isomaltose, verknüpft man sie 1– 4-glykosidisch, resultiert Maltose. Maltose hat ebenso wie Cellobiose und Lactose noch eine freie Halbacetalgruppe am C-Atom 1 und kann daher Fehling-Lösung reduzieren.
Lactose entsteht aus der 1– 4-glykosidischen Verbindung von β-Galaktose mit Glucose. Lactone sind innere Ester von Hydroxycarbonsäuren!

H05

→ **Frage 4.31:** Lösung E

Zu **(A)**, **(B)**, **(D)** und **(E)**: Saccharose („Rohrzucker“) ist als Disaccharid aus D-Glucose und D-Fructose aufgebaut. Es enthält in der Tat keine Halbacetalfunktion. Saccharose wirkt nicht reduzierend, da Glucose und Fructose über ihre anomeren C-Atome (C-Atome 1 bzw. 2) verbunden sind:

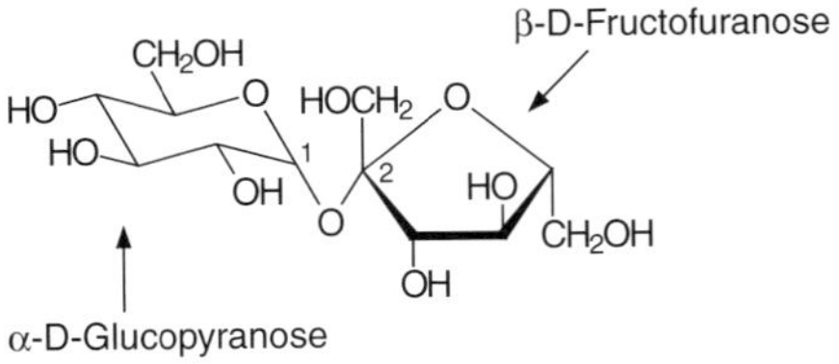

Eine wässrige Zuckerlösung leitet den elektrischen Strom nicht gut.
Zu **(C)**: Das Auflösen von Saccharose in Wasser ist ein exergoner ($\Delta G < 0$) Vorgang.

4.2.2 Beispiele

IV.3 Disaccharide

Disaccharide bestehen aus jeweils zwei Monosacchariden, die über α- oder β-glykosidische Bindungen miteinander verknüpft sind. Dabei zeigt eine α-glykosidische Bindung unter die Ringebene des D-Saccharids, eine β-glykosidische Bindung über die Ringebene. Zusätzlich wird angegeben, zwischen welchen C-Atomen die Verknüpfung liegt (z. B. 1,4- oder 1,6-Verknüpfung).

Wichtige Vertreter der Disaccharide sind Saccharose, Lactose und Maltose.
Saccharose setzt sich aus α-D-Glucose und β-D-Fructose zusammen; beide sind 1,2-verknüpft (das C1-Atom der Glucose mit dem C2-Atom der Fructose).

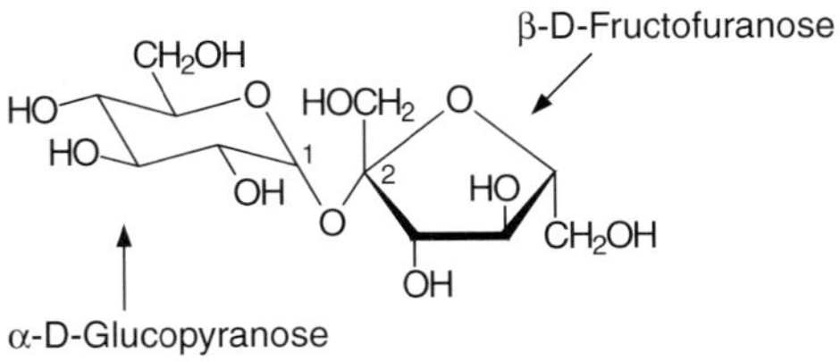

Lactose (Milchzucker) besteht aus Galactose und Glucose, die 1,4-verknüpft und über eine β-glykosidische Bindung verbunden sind.

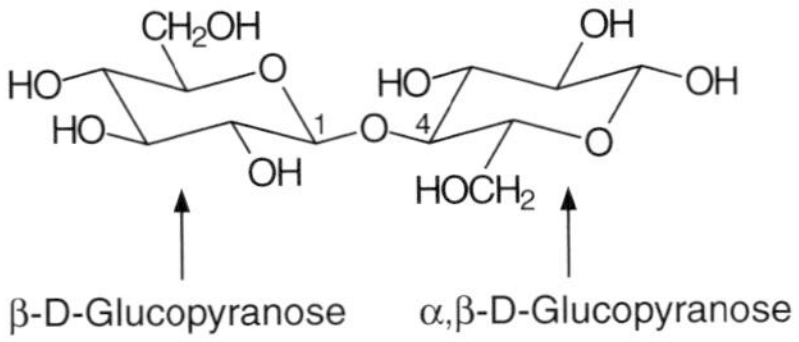

Maltose (Malzzucker) ist aus zwei Molekülen Glucose aufgebaut, die α-1,4-verknüpft sind. In der Isomaltose sind die Glucosemoleküle 1,6-verknüpft.

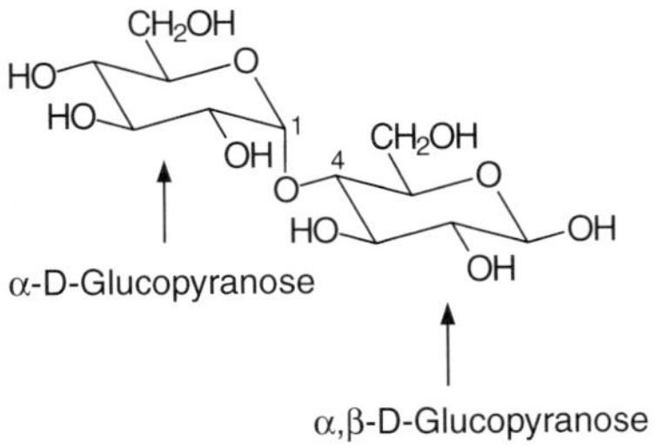

F91

→ **Frage 4.32:** Lösung B

Zu **(A)**, **(C)**, **(D)** und **(E)**: Dargestellt ist das Disaccharid Maltose, welches aus 2 Molekülen D-Glucose in α-1,4-Verknüpfung aufgebaut ist. Stärke als Polysaccharid besteht aus miteinander verbundenen Maltose-Molekülen.
Zu **(B)**: Saccharose (Rohrzucker) ist ein Disaccharid, bestehend aus 1,2-glykosidisch verbundener α-Glucose und β-Fructose. Maltose ist somit kein Stereoisomer der Saccharose!

H00

→ **Frage 4.33:** Lösung A

Zu **(A)** und **(D)**: Hydrolyse von Lactose liefert ein Molekül Glucose und 1 Molekül Galaktose. Diese beiden sind im β-Lactosemolekül 1,4-glykosidisch verbunden.

Zu (**B**): Pyranosen sind Sechsring-Systeme mit Sauerstoff als Heteroatom. Beide oben genannten Bausteine liegen also in der Pyranoseform vor.
Zu (**C**) und (**E**): Lactose enthält eine freie Halbacetal-Gruppe am C-Atom 1 der Glucose; dadurch hat sie reduzierende Wirkung (z. B. von Fehling'scher Lösung).

H07

→ **Frage 4.34:** Lösung C

Zu (**A**), (**C**) und (**D**): Disaccharide sind Kohlenhydrate aus zwei glykosidisch gebundenen Monosacchariden. Lactose besteht aus der β-Form der Galaktose, die 1,4-glykosidisch mit der β-Form der Glukose verknüpft ist.
Zu (**B**): Pyranosen sind Sechsring-Systeme mit Sauerstoff als Heteroatom. Beide oben genannten Bausteine der Lactose liegen demnach in der Pyranoseform vor.
Zu (**E**): Wenn die glykosidische OH-Gruppe des einen Monosaccharids und eine alkoholische OH-Gruppe des anderen Monosaccharids an der Glykosidbindung beteiligt sind, hat das Disaccharid aufgrund der noch vorhandenen glykosidischen OH-Gruppe des zweiten Bausteins reduzierende Eigenschaften. Lactose enthält eine freie Halbacetal-Gruppe am C-Atom 1 der Glukose. Aus diesem Grund zeigt Lactose auch reduzierende Eigenschaften und lässt die Fehlingsche und die Silberspiegelprobe positiv ausfallen (Nachweis von Aldehyden).

H08

→ **Frage 4.35:** Lösung A

Zu (**A**), (**C**)–(**E**): **Lactose** bildet sich durch **β-1,4-glykosidische Verknüpfung von D-Glukose und D-Galaktose** (Aussage (C) ist falsch). **Hydrolyse von Lactose** ist **möglich** ((D) ist falsch) und **liefert** ein Molekül **Glucose** ((E) ist falsch) **und** ein Molekül **Galaktose**. Lactose enthält eine freie Halbacetal-Gruppe am C-Atom 1 der Glucose. Dadurch hat sie reduzierende Wirkung (z. B. von Fehling´scher Lösung). **Lactose zählt** deshalb ebenso wie Maltose und Cellobiose **zu den reduzierenden Disacchariden** ((A) ist richtig).
Zu (**B**): Die Monosaccharidbausteine sind in der **Sessel-Konformation** abgebildet.

F97

→ **Frage 4.36:** Lösung B

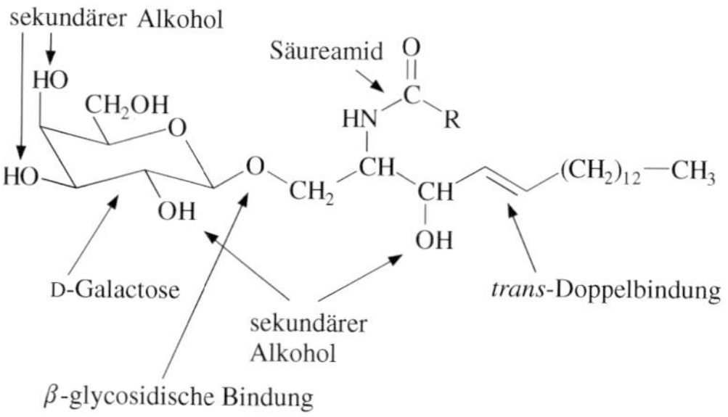

H96

→ **Frage 4.37:** Lösung A

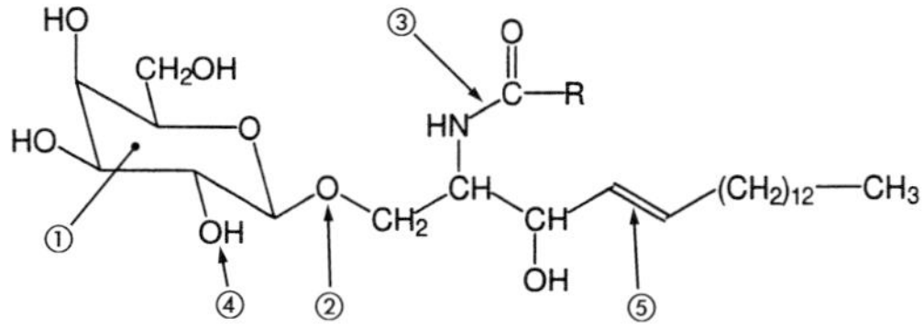

(1) Galaktose
(2) β-glykosidische Bindung
(3) Säureamid
(4) sekundärer Alkohol
(5) trans-Doppelbindung

F98

→ **Frage 4.38:** Lösung B

Zu (**A**) und (**B**): Saccharose als Disaccharid besteht aus 1,2-glykosidisch verbundenen D-Glucose-(α-Form) und D-Fructose-(β-Form)Molekülen.
Zu (**D**): Im Gastrointestinaltrakt wird Saccharose durch eine Disaccharidase in die beiden Monosaccharide gespalten.
Zu (**E**): Bei der Saccharose sind sowohl in der Glucose als auch in der Fructose die CO-Gruppen in Anspruch genommen und haben dadurch keine reduzierende Wirkung.

H86

→ **Frage 4.39:** Lösung C

Das Disaccharid Saccharose besteht aus 1,2-glykosidisch verbundenen Glucose-(α-Form) und Fructose-(β-Form)Molekülen, abgekürzt:
Glc-α(1→2)β-Fru.
Fructose liegt dabei in der Furanose-Form (= 5 Ringglieder) vor.

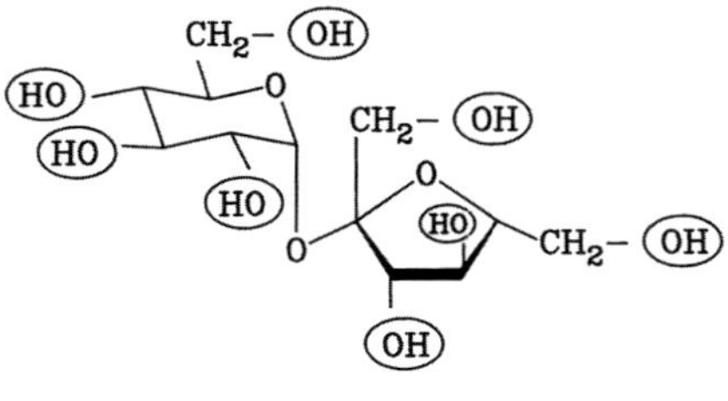

Saccharose

4.3 Oligo- und Polysaccharide

4.3.1 Klassifizierung, Aufbau

F86 ■

→ **Frage 4.40:** Lösung E

Zu **(A)**, **(C)** und **(D)**: Das abgebildete Polysaccharid ist aus α-D-Glucosemonomeren aufgebaut, die α-1,4-glykosidisch gebunden sind. Es könnte sich hierbei um Amylose handeln, die aus ca. 200 Glucosemonomeren aufgebaut ist. Die Amyloseketten sind schraubenförmig gerollt.
Zu **(B)**: Pyranosen sind Zucker, die in der cyclischen Halbacetalform als Sechsringe vorliegen. Sie leiten sich vom Heterocyclus Pyran ab.

Pyran

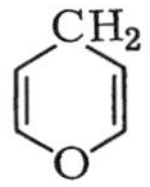

Zu **(E)**: Amylose wird durch α-1,4-Glucosidase enzymatisch gespalten.

H99

→ **Frage 4.41:** Lösung D

Zu **(A)** und **(B)**: Das abgebildete Polysaccharid ist aus α-D-Glucosemonomeren aufgebaut, die α-1,4-glykosidisch gebunden sind. Es handelt sich hierbei um Amylose, die aus ca. 200 Glucosemonomeren aufgebaut ist. Polysaccharide, die aus nur einem Baustein bestehen, werden **Homoglykane** genannt.
Zu **(C)** und **(D)**: Die Hydrolyse von Amylose wird durch α-Amylase katalysiert.
Zu **(E)**: Pro Glucoseeinheit sind zwei sekundäre (2) und eine primäre (1) Hydroxygruppe („Alkoholfunktion") vorhanden. Eine primäre OH-Gruppe sitzt an einem primären, eine sekundäre an einem sekundären und eine tertiäre an einem tertiären C-Atom. Ein primäres C-Atom ist mit lediglich einem weiteren C-Atom verbunden, ein sekundäres C-Atom mit zwei weiteren C-Atomen etc.:

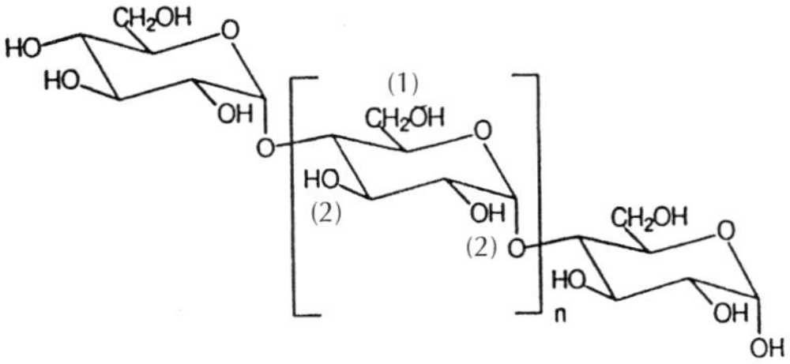

F90

→ **Frage 4.42:** Lösung E

Als Glykosaminoglykane (saure Mucopolysaccharide) bezeichnet man anionische Linearpolymere, welche alternierend einen N-acetylierten (bzw. sulfatierten) Aminozucker und eine Uronsäure (bzw. Galaktose) und manchmal auch Estersulfatgruppen aufweisen. 100 bis 1000 dieser sich wiederholenden Disaccharideinheiten bilden dann ein Molekül.
Sie können Proteine kovalent binden, man bezeichnet sie dann als Proteoglykane (in dieser Form liegen sie auch im Gewebe vor).
Als Beispiel sei hier die Disaccharideinheit der Hyaluronsäure angeführt:

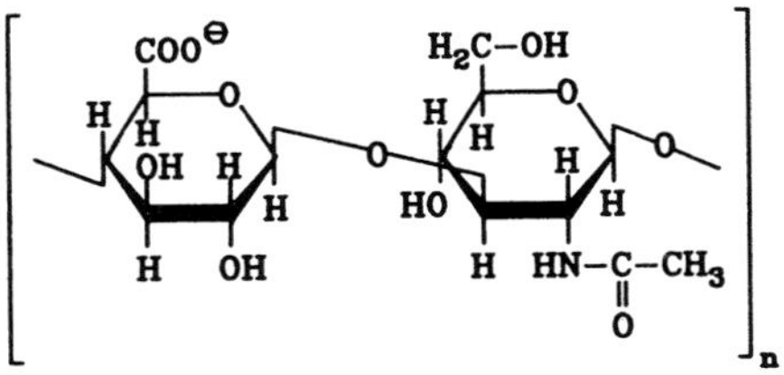

F03

→ **Frage 4.43:** Lösung C

Zu **(A)–(E)**: Acarbose ist gut wasserlöslich und hat dort reduzierenden Charakter, weist aber lediglich 2 Glucose-Bausteine auf:

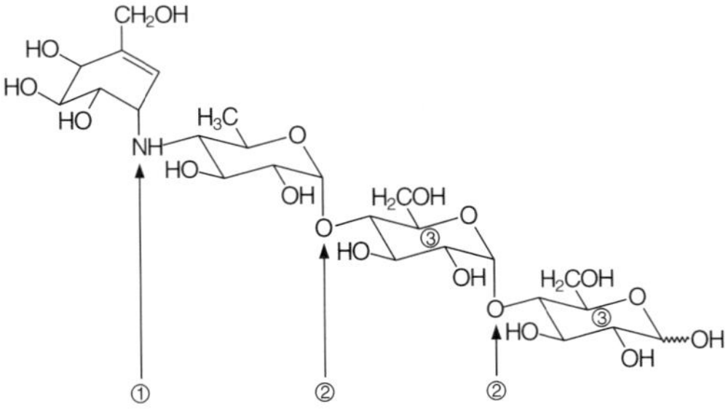

(1) sekundäres Amin
(2) α-O-glykosidische Bindung
(3) Glucose-Baustein

4.3.2 Struktur

F87

→ **Frage 4.44:** Lösung C

Zu **(A)**, **(B)** und **(E)**: Abgebildet ist das Polysaccharid Zellulose, welches aus den β-1,4-glykosidisch verknüpften Glucosemolekülen besteht. Es zeigt einen fadenförmigen Aufbau (z. B. Wattefäden).
Zu **(C)**: β-Glucosidasen werden zur enzymatischen Hydrolyse von Zellulose benötigt. Für den Menschen ist Zellulose unverdaulich, da er diese Enzyme nicht besitzt.
Zu **(D)**: Die Bausteine liegen als Pyranosen (6-Ringsystem) und nicht als Furanosen vor.

H03

→ **Frage 4.45:** Lösung C

Zu **(A)** und **(B)**: Das abgebildete Polysaccharid ist aus β-D-Glucosemonomeren aufgebaut, die β-1,4-glykosidisch gebunden sind. Es handelt sich hierbei um Zellulose.
Zu **(C)**: α-Amylase spaltet ausschließlich α-1,4-glykosidische Bindungen.
Zu **(D)**: Glykosidische Bindungen sind säurelabil. Durch Inkubation mit Salzsäure werden die glykosidischen Bindungen gespalten.
Zu **(E)**: β-D-Glucose enthält zwei sekundäre und eine primäre Alkoholfunktion.

F89

→ **Frage 4.46:** Lösung C

Zu **(A)–(E)**: Zellulose besteht aus β-1,4-glykosidisch verknüpften Glucosemolekülen, besitzt einen fadenförmigen Aufbau und ist, da für ihren Abbau β-Glucosidasen benötigt werden, für den Menschen unverdaulich.
Stärke besteht aus α-1,4-glykosidisch verknüpften Glucosemolekülen, hat einen spiralförmigen Bau und ist für den Menschen verdaulich.
Glykogen weist neben α-1,4- auch α-1,6-glykosidisch verknüpfte D-Glucose-Einheiten auf und ist für den Menschen ebenfalls verdaulich.
Cellulose und Stärke sind, da sie zu den Polysacchariden gehören, auch Biopolymere.

H01

→ **Frage 4.47:** Lösung E

Zu **(A)–(E)**: Das Disaccharid Lactose besteht aus je einem Molekül Galaktose und Glucose. Beide sind β-1,4-glykosidisch miteinander verknüpft. Alle anderen Aussagen sind zutreffend.
Hier die Strukturformeln der α- und der β-Form der D-Glucose:

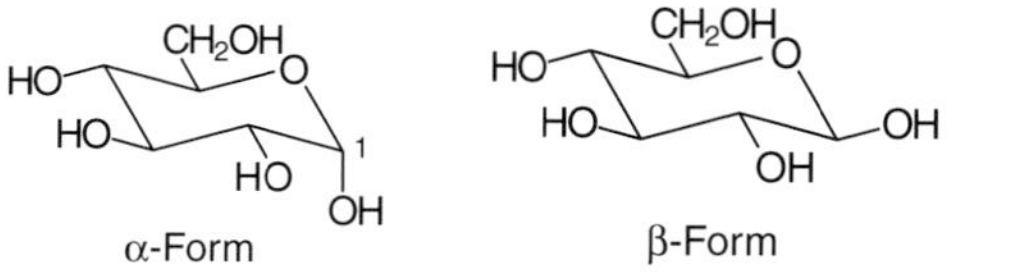

F88 ■

→ **Frage 4.48:** Lösung E

Zu **(A)–(D)**: Kollagen ist ein sehr komplex aufgebautes Molekül (Details siehe Lehrbücher der Biochemie), es besitzt dabei unter anderem ein Disaccharid der Struktur Glc-α(1–2)Ga. Etwa 2% des Bindegewebes der Wirbeltiere bestehen aus Kollagen. Es ist in Wasser unlöslich und typischer Bestandteil des Bindegewebes. Etwa jede dritte Aminosäure des Kollagens ist Glycin; für das Kollagen nahezu spezifisch ist die Aminosäure Hydroxylysin.
Zu **(E)**: Haare und Nägel enthalten als Hauptprotein Keratin und nicht etwa Kollagen.

5 Aminosäuren, Peptide, Proteine

V.1 Aminosäuren, Peptide, Proteine

Aminosäuren sind Zwitterionen, die eine basische Aminogruppe und eine saure Carboxylgruppe enthalten. Sie können in Abhängigkeit vom herrschenden pH-Wert Ampholyte, also Säure oder Base sein:

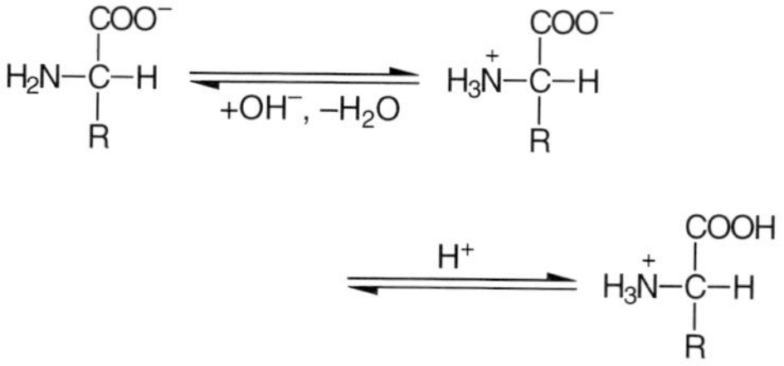

Merke: *Im Alkalischen sind Aminosäuren Anionen (AAA).*

Proteinogene Aminosäuren sind Bausteine der Eiweiße (Proteine). Die Übersicht (s. n. Seite) zeigt die 20 proteinogenen Aminosäuren; die essenziellen Aminosäuren sind mit [1] gekennzeichnet.

Proteine bestehen aus dem Zusammenschluss von Aminosäuren über sog. Peptidbindung(en), diese ist der Spezialfall einer Amidbindung:

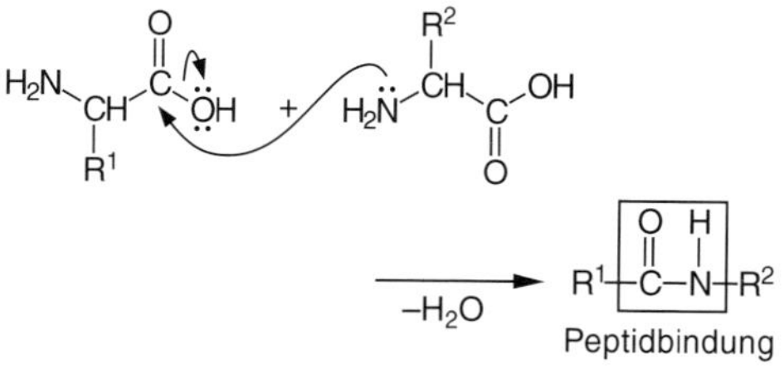

Klinischer Bezug

Ohne Proteine ist kein Leben möglich. Eiweiße machen den größten Teil des Trockengewichts von Leber-, Muskel- oder Nierengewebe aus. Der größte Teil der zellulären Eiweiße liegt als Enzyme vor; Spezialfunktionen haben die Muskeleiweiße, das Hämoglobin und die Serumeiweiße. Extrazelluläre Eiweiße sind Kollagen, Elastin, das Keratin der Haare und die Horneiweiße.

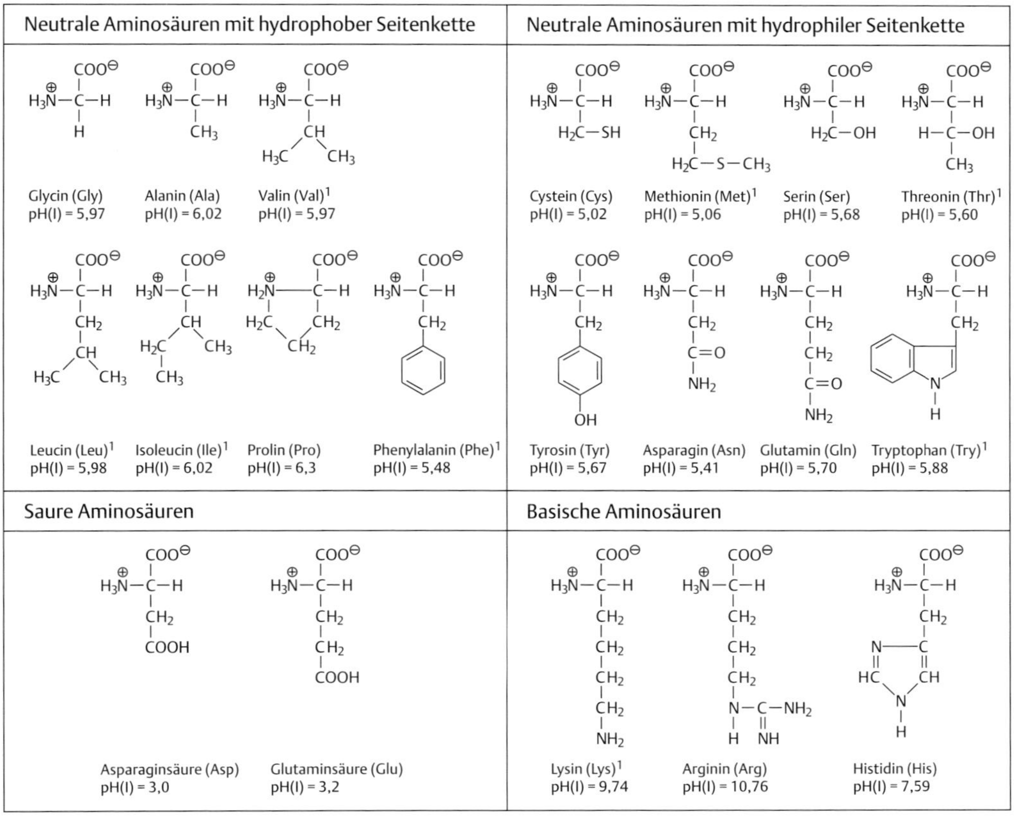

aus: Boeck, G., Kurzlehrbuch Chemie. Georg Thieme Verlag, Stuttgart, New York, 2003

5.1 Aminosäuren

5.1.1 Klassifizierung

H82

→ **Frage 5.1:** Lösung E

Zu **(B)** und **(D)**: Bei der hier abgebildeten Substanz handelt es sich um D-Penicillamin (D-Penicillamin, weil die NH_2-Gruppe nach rechts weist).
Zu **(A)**: D-Penicillamin kann z. B. Kupfer binden. Bei der Wilson-Erkrankung kann durch die Gabe von Penicillamin ein Teil des Kupfers über die Niere zur Ausscheidung gebracht werden.
Zu **(C)**: Die Oxidation verläuft nach folgendem Schema:

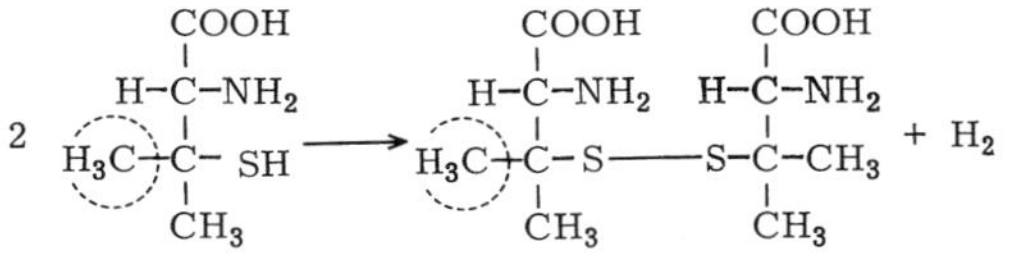

Zu **(E)**: Penicillamin ist keine essenzielle Aminosäure. **Essenzielle Aminosäuren sind:** Valin, Phenylalanin, Leucin, Isoleucin, Threonin, Tryptophan, Methionin und Lysin.

H90

→ **Frage 5.2:** Lösung B

Zu **(A)**, **(B)** und **(E)**: Die Formel zeigt Glycin. Glycin verfügt über kein asymmetrisches C-Atom, folglich ist es auch nicht zur Ausbildung von Isomeren befähigt. Methylamin entsteht durch Decarboxylierung von Glycin.

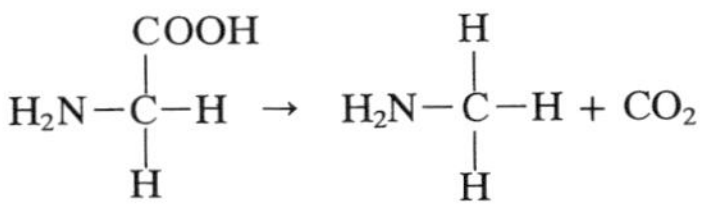

Glycin Methylamin

Zu **(C)** und **(D)**: Die Aminosäure Glycin ist Bestandteil der Biosynthese des Häms, des Purinringsystems und des Kreatins. Die entsprechenden Stoffwechselwege sind äußerst umfangreich. Es sei an dieser Stelle deshalb auf die Lehrbücher der Biochemie verwiesen!

5.1.2 Eigenschaften

V.2 Isoelektrischer Punkt

An ihrem isoelektrischen Punkt (= substanzspezifischer pH-Wert) verhält sich die jeweilige Aminosäure nach außen elektrisch neutral, d. h. sie wandert **nicht** im elektrischen Feld. Die Ladung einer Aminosäure ist pH-Wert-abhängig:

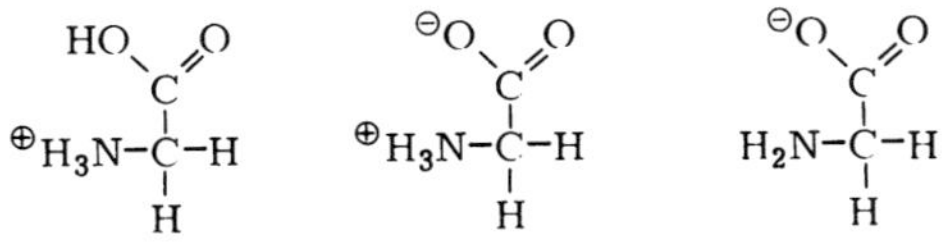

Glycin, pH < I. P. | Glycin, pH = I. P. | Glycin, pH > I. P.

I.P. = isoelektrischer Punkt

Der isoelektrische Punkt berechnet sich unter Bezugnahme auf die Dissoziationskonstanten der in Frage kommenden funktionellen Gruppen wie folgt:

a) **Neutrale Aminosäuren** (Glycin, Alanin, Serin etc.) sind Monoamino-monocarbonsäuren. Es gilt:

$[pK_{(Carboxylgruppe)} + pK_{(Aminogruppe)}] \cdot {}^1/_2 = \text{I.P.}$ oder

$$\frac{pK_S + pK_B}{2} = \text{I.P.}$$

b) **Basische Aminosäuren** (Arginin, Lysin etc.) sind Diamino-monocarbonsäuren. Bei ihnen wirkt sich die Dissoziation der α-Carboxylgruppe nur geringfügig auf den I.P. aus. Es gilt:

$$\frac{pK_{B_1} + pK_{B_2}}{2} = \text{I.P.}$$

c) **Saure Aminosäuren** (Asparaginsäure, Glutaminsäure) sind Monoamino-dicarbonsäuren. Bei ihnen wirkt sich die Dissoziation der α-Aminogruppe nur geringfügig auf den I.P. aus. Es gilt:

$$\frac{pK_{S_1} + pK_{S_2}}{2} = \text{I.P.}$$

■

→ **Frage 5.3:** Lösung A

Zu **(A)**: Aminosäuren sind Verbindungen, die Säure und Base zugleich sind. Man bezeichnet derartige Stoffe als Ampholyte.
Zwitterionen sind Ionen, die Kationen und Anionen zugleich sind.
Zu **(B)**: Die proteinogenen Aminosäuren sind α-Aminosäuren der L-Form.
Zu **(C)**: Siehe Lerntext V.2.
Zu **(D)**: Reagiert die Carboxylgruppe einer Aminosäure mit der Aminogruppe einer zweiten, so kommt es zur Ausbildung einer Peptidbindung, dem Spezialfall einer Säureamidbindung.

Merke: *Proteinogene Aminosäuren sind α-Aminosäuren der L-Form.*

F86

→ **Frage 5.4:** Lösung E

Zu **(A)** und **(D)**: Aminosäuren (AS) enthalten in ihrem Molekül eine oder mehrere Carboxylgruppen (negative Ladung) und eine oder mehrere Aminogruppen (positive Ladung). Der pH-Wert, an dem eine Aminosäure gleich viele positive und negative Ladungen trägt, wird als isoelektrischer Punkt bezeichnet. Bei diesem pH-Wert erfolgt nach Anlegen eines Gleichstromfeldes (Elektrophorese) keine Ionenwanderung. Bei einem pH-Wert, der niedriger ist als ihr isoelektrischer Punkt sind die AS zu einem größeren Teil positiv geladen und wandern daher im elektrischen Feld zur Kathode. Umgekehrt wandern die AS bei einem pH-Wert, der größer als ihr isoelektrischer Punkt ist, zur Anode, da sie in diesem Fall mehr negative Ladungen tragen.
Proteine bestehen aus mehr als 100 AS, die über Peptidbindungen verknüpft sind. Sie tragen daher ebenfalls positive und negative Ladungen und sind deshalb im elektrischen Feld trennbar.
Zu **(B)**: Lysin hat einen isoelektrischen Punkt von 9,74. Bei einem pH-Wert von 6 überwiegen daher die positiven Ladungen, so dass Lysin als Kation zur Kathode wandert.
Zu **(C)**: Globuline sind als Proteine elektrophoretisch trennbar.
Zu **(E)**: Die Wanderungsgeschwindigkeit ist proportional der Feldstärke und der Ionenladung und umgekehrt proportional dem Teilchenradius und der Viskosität der Suspension.

H05

→ **Frage 5.5:** Lösung D

Zu **(A)–(E)**: Glycin als α-Aminocarbonsaure ist Peptidbaustein mit folgender Strukturformel:

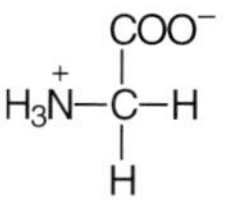

Als Aminosäure mit einer basischen Aminogruppe und einer sauren Carboxylgruppe ist Glycin ein Zwitterion, sie kann in Abhängigkeit vom pH-Wert Säure oder Base sein. An ihrem isoelektrischen Punkt verhält sich Glycin nach außen elektrisch neutral, d. h. wandert nicht im elektrischen Feld:

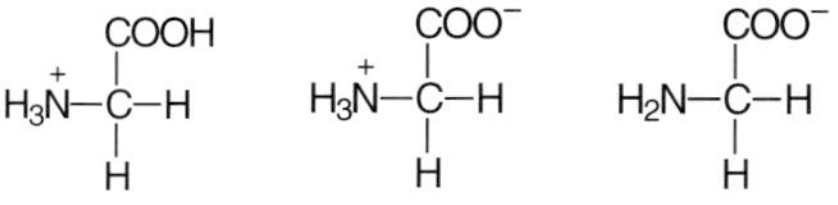

pH < I. P. | pH = I. P. | pH > I. P.

Glycin verfügt über **kein** Chiralitätszentrum und ist daher nicht zur Ausbildung von Isomeren in der Lage.

F05

→ **Frage 5.6:** Lösung E

Zu **(A)**–**(E)**: L-Cystein gehört zu den S-haltigen und nicht zu den basischen Aminosäuren. Zwei Moleküle L-Cystein können zu Cystin oxidiert werden:

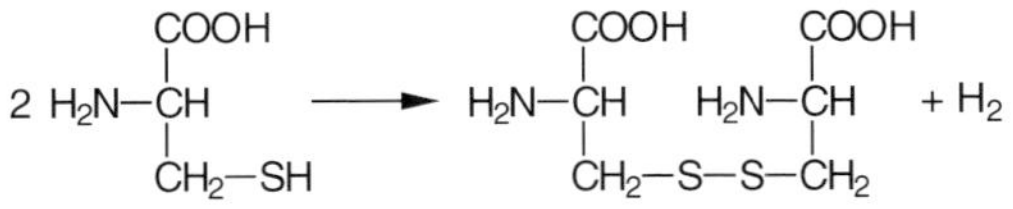

Cystein Cystin

Als Aminosäuren können beide Verbindungen auch als Zwitterionen vorliegen und besitzen damit auch **einen** isoelektrischen Punkt.
Thioether sind durch die Struktur R_1-S-R_2 gekennzeichnet. Im Citratzyklus tritt L-Cystein nicht auf.

H88

→ **Frage 5.7:** Lösung A

Zu **(2)**–**(4)**: Die abgebildete Formel zeigt Glutamin. Glutamin ist das Säureamid der Glutaminsäure.

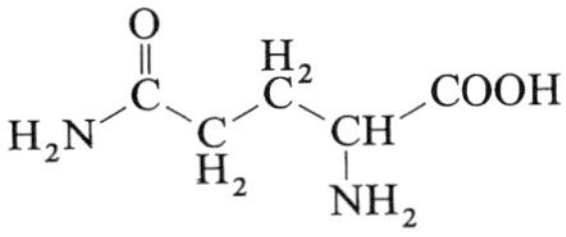

Das doppelt gebundene Sauerstoffatom beeinflusst durch seine hohe Elektronegativität das freie Elektronenpaar am Stickstoff derart, dass dieses **keine basische Wirkung** (= Protonenaufnahme) mehr entfalten kann; man rechnet Glutamin deshalb nicht zu den basischen, sondern zu den neutralen Aminosäuren.
Glutamin besitzt als Ampholyt lediglich einen isoelektrischen Punkt von 5,6 (pK_{S1} (–COOH) = 2,2; pK_{S2} ($-NH_3^+$) = 9,1).
Zu **(1)**: Befindet sich die NH_2-Gruppe in unmittelbarer Nachbarschaft zur COOH-Gruppe am nächsten C-Atom, so handelt es sich um eine α-Aminocarbonsäure (z. B. Glutamin).

Merke: *Jede Aminosäure hat nur einen isoelektrischen Punkt.*

H97

→ **Frage 5.8:** Lösung A

Zu **(A)**: Biogene Amine entstehen durch Decarboxylierung der COOH-Gruppe. Decarboxylierung von Glutaminsäure führt zu γ-Aminobuttersäure:

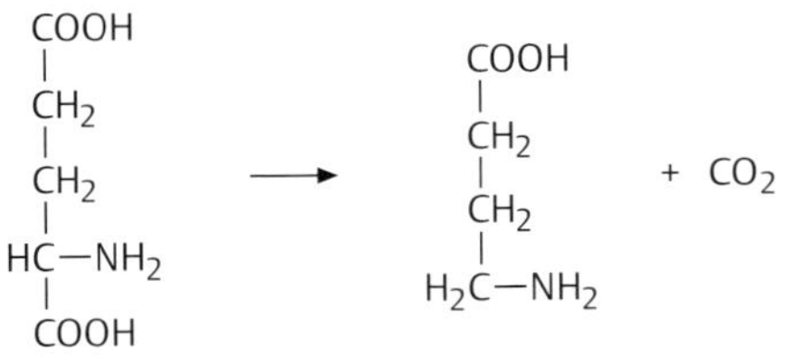

Glutaminsäure γ-Aminobuttersäure

Zu **(B)** und **(D)**: Glutamin ist das Säureamid der Glutaminsäure:

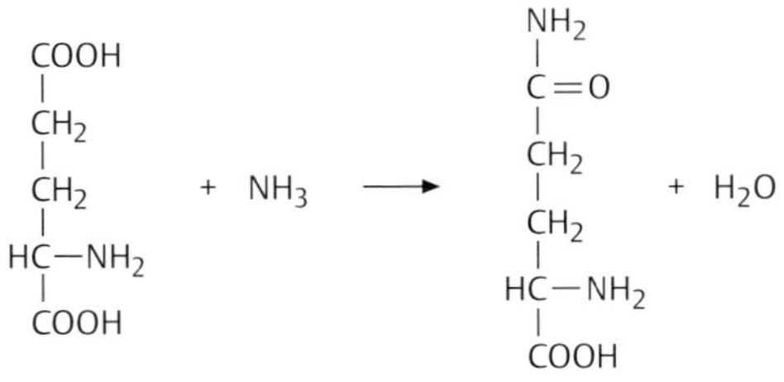

Glutaminsäure Glutamin

Zu **(C)**: Das doppelt gebundene Sauerstoffatom beeinflusst durch seine hohe Elektronegativität das freie Elektronenpaar am Stickstoff derart, dass dieses keine basische Wirkung (= Protonenaufnahme) mehr entfalten kann; man rechnet Glutamin aus diesem Grund nicht zu den basischen, sondern zu den neutralen Aminosäuren.
Zu **(E)**: Glutamin besitzt als Ampholyt einen isoelektrischen Punkt von 5,6 (pK_{S1} (–COOH) = 2,2; pK_{S2} ($-NH_3^+$) = 9,1).

H84

→ **Frage 5.9:** Lösung B

Alanin ist eine Monoamino-monocarbonsäure mit der Strukturformel:

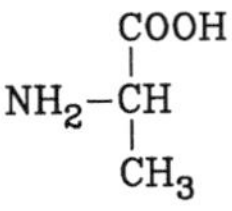

In ihr liegen zwei Säure/Base-Systeme vor:

a) $R-COOH \rightleftharpoons R-COO^- + H^+$

b) $R-NH_3^+ \rightleftharpoons R-NH_2 + H^+$

Je nach herrschendem pH-Wert kann Alanin vorliegen als:

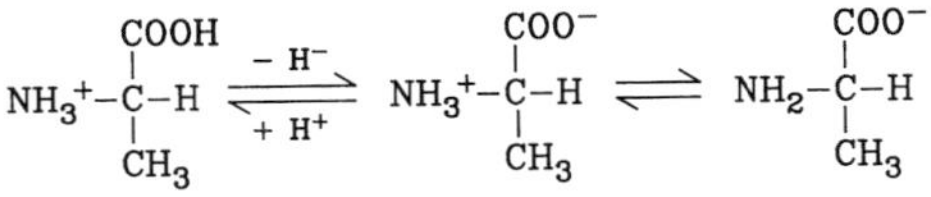

Kation, im stark sauren Milieu Zwitterion Anion, im stark basischen Bereich

Den pH-Wert, an dem ein Maximum an Zwitterionen vorliegt, bezeichnet man als isoelektrischen Punkt.
In der Fragestellung reagiert Alanin im sauren Milieu:

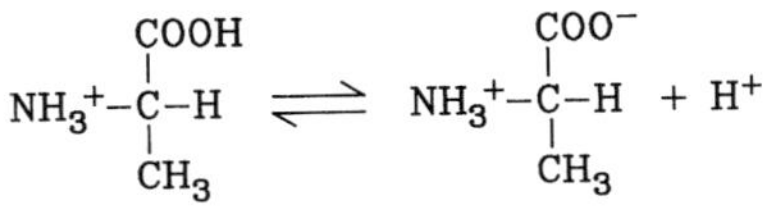

Kation Zwitterion

Da 1 val Alanin mit 0,5 val HCl reagieren, wird genau die Hälfte der Zwitterionen in Kationen über-

Kommentare

führt, d. h. die Konzentration an Zwitterionen entspricht der von Kationen. Es gilt:

$$\frac{[\text{Zwitterion}][H^+]}{[\text{Kation}]} = K_{a_1}$$
$$[H^+] = K_{a_1}$$
$$pH = pK_{a_1}$$
$$pH = 2{,}3$$

F00

→ **Frage 5.10:** Lösung C

Zu (**A**) und (**B**): Die Abbildung zeigt Glutamin, das Amid der Glutaminsäure:

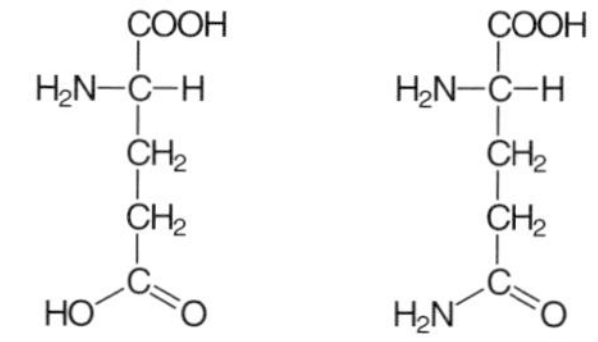

Glutaminsäure Glutamin

Zu (**C**): Als **Amid** der sauren Aminosäure Glutaminsäure ist Glutamin neutral. Die zweite NH_2-Gruppe ist Bestandteil der Amidfunktion und „zählt" daher gewissermaßen nicht mit.
Zu (**D**): Glutamin kann im Nierentubulus durch Hydrolyse Ammoniak liefern.
Zu (**E**): Bei Aminozuckern ist eine Hydroxy-Gruppe des Zuckers durch eine Aminogruppe ersetzt. Glutamin dient hierbei als Aminogruppen- und Energiedonator bei der Aminierung von Fruktose-6-phosphat zu Glucosamin-6-phosphat, dem ersten Schritt bei der Synthese von Aminozuckern.

5.1.3 Beispiele

F03

→ **Frage 5.11:** Lösung C

Zu (**A**)–(**C**) und (**E**): Abgebildet ist die Aminosäure 3,5,3′,5′-Tetrajodthyronin, besser bekannt als Thyroxin bzw. T_4. Als einwertiges Phenol ist Thyroxin Bestandteil des Thyreoglobulins:

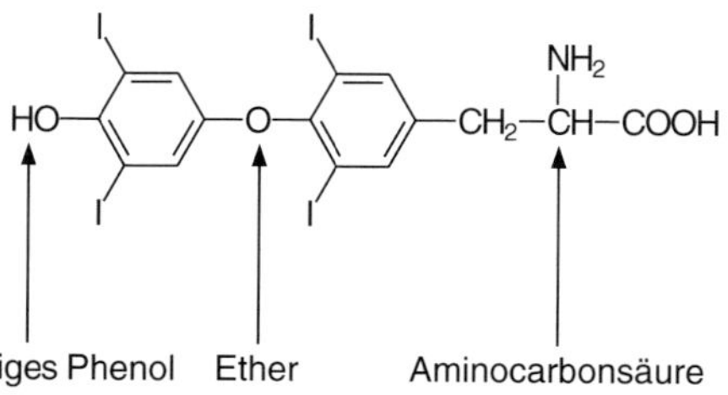

Zu (**D**): Im Plasma wird Thyroxin an Globulin (zu 70 %), Präalbumin (zu 20 %) und Albumin (10 %) gebunden transportiert.

F05

→ **Frage 5.12:** Lösung C

Zu (**A**)–(**E**): Arginin als basische Aminosäure hat einen isoelektrischen Punkt (IP) von 10,78. Das ist der pH-Wert, an dem die Aminosäure gleich viele positive und negative Ladungen trägt. Bei Arginin liegt dieser weit im basischen Bereich, d. h. nur bei Arginin trägt die Seitenkette bei allen in vivo vorkommenden pH-Werten eine positive Ladung.

– Histidin (IP 7,59):

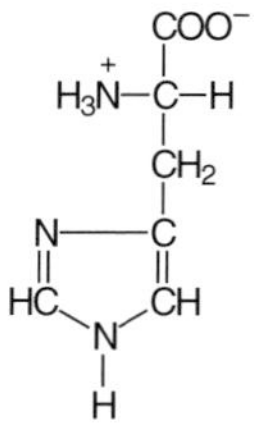

Histidin (His)

– Asparagin (IP 2,77):

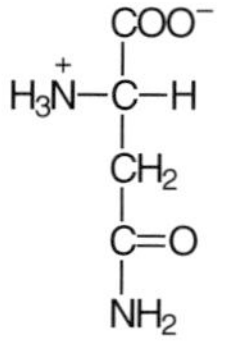

Asparagin (Asn)

– Arginin (IP 10,78):

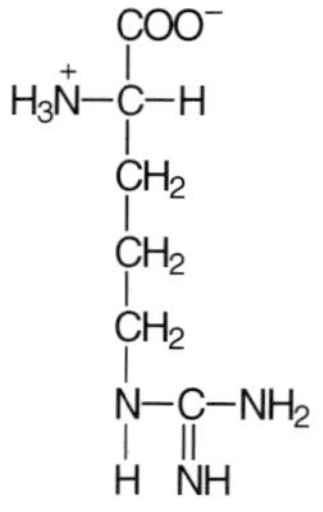

Arginin (Arg)

– Alanin (IP 6,0):

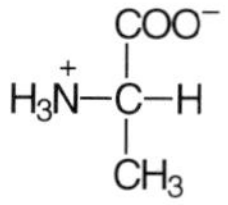

Alanin (Ala)

– Tryptophan (IP 5,89):

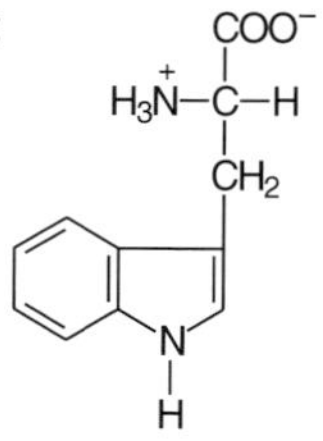

Tryptophan (Trp)

F03

→ **Frage 5.13:** Lösung A

Zu **(A)**–**(E)**: Verbindung (1) ist α-Alanin (α-Aminocarbonsäure), Verbindung (2) ist β-Alanin (β-Aminocarbonsäure). Sie sind „lediglich" Konstitutionsisomere. Diese entstehen, wenn gleiche Baubestandteile in verschiedener Reihenfolge miteinander verknüpft sind; sie haben daher zwar die gleiche Summenformel, sind aber nicht Enantiomere (β-Alanin enthält auch kein asymmetrisches C-Atom) und unterscheiden sich auch im isoelektrischen Punkt. Proteinogen ist nur α-Alanin.

F00

→ **Frage 5.14:** Lösung B

Zu **(A)** und **(C)**: Abgebildet ist β-Alanin, welches im Stoffwechsel u. a. im Zuge des Abbaus von Uracil über die Zwischenprodukte Dihydrouracil und β-Ureidopropionsäure entsteht.
Zu **(B)**: β-Alanin enthält kein asymmetrisches C-Atom; damit existieren keine L- oder D-Formen.
Zu **(D)**: Auf Grund des im Vergleich zum α-Alanin größeren Abstandes der Amino- von der Carboxyl-Gruppe im β-Alanin hat letztere den stärkeren basischen Charakter.
Zu **(E)**: β-Alanin könnte als bidentaler (zweizähniger) Chelator Verwendung finden; die Träger der zumindest benötigten zwei freien Elektronenpaare sind hier die NH_2- und OH-Gruppe.

H04

→ **Frage 5.15:** Lösung C

Zu **(A)**–**(E)**: Von den genannten Aminosäuren ist Lysin als basische Aminosäure am ehesten zu denen mit einer polaren Seitenkette zu rechnen.
Neutrale Aminosäuren sind Valin, Leucin und Isoleucin:

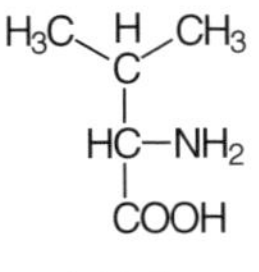
L-Valin
(Val)

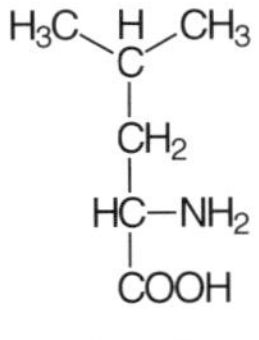
L-Leucin
(Leu)

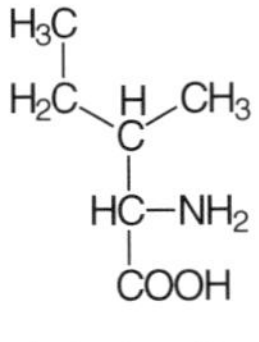
L-Isoleucin
(Ile)

Lysin ist, wie angeführt, eine basische Aminosäure:

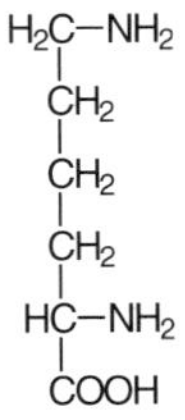
L-Lysin
(Lys)

Phenylalanin ist eine aromatische Aminosäure:

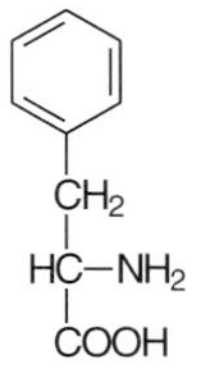
L-Phenylalanin
(Phe)

H96

→ **Frage 5.16:** Lösung E

Zu **(A)**: Die Formel beschreibt die Aminosäure L,D-Threonin in der Fischer-Projektion. Sie besitzt zwei Chiralitätszentren, das obere ist L- (laevus, d. h. die Aminogruppe weist nach links), das untere ist D- (dexter, d. h. die Hydroxygruppe weist nach rechts) konfiguriert.
Zu **(B)** und **(C)**: Konfigurationsisomere, die sich wie Bild und Spiegelbild verhalten, nennt man Enantiomere; die dies nicht tun, heißen Diastereomere.
Zu **(D)**: Diastereomere sind völlig verschiedene Agentien mit unterschiedlichen Schmelzpunkten, chemischen Reaktionsvermögen etc. Die Drehwerte der Ebene des linear polarisierten Lichtes sind daher ebenso different.
Zu **(E)**: Enantiomere haben einen identischen Siedepunkt, den gleichen Schmelzpunkt, gleiche Löslichkeit, gleiche Energiegehalte u. a. Daher haben Enantiomere auch eine identische Laufgeschwindigkeit in der Dünnschichtchromatographie.
Wichtig: Gegenüber chiralen Reagenzien und in ihrem Verhalten gegenüber polarisiertem Licht unterscheiden sich auch die Enantiomere!

F98

→ **Frage 5.17:** Lösung E

Zu **(A)** und **(B)**: Abgebildet ist die Aminosäure L-Serin mit einem isoelektrischen Punkt von 5,68.
Zu **(C)**: Die 20 Aminosäuren, die zum Aufbau von Proteinen dienen, nennt man „proteinogen". Zu diesen gehört auch L-Serin.
Zu **(D)**: L-Serin kann aus Glycin metabolisiert werden:

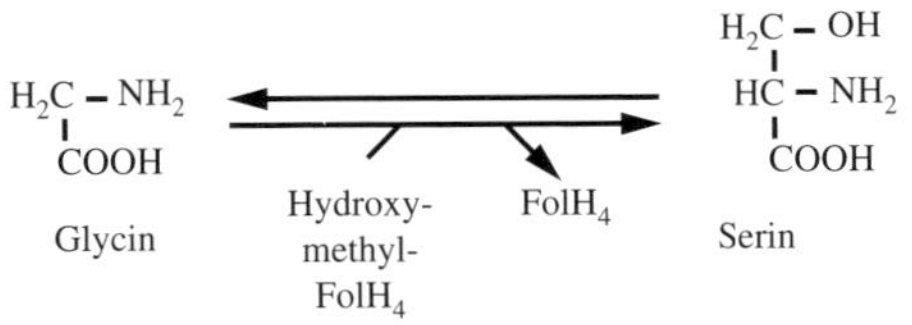

Zu **(E)**: Decarboxylierung von L-Serin führt zu Colamin, dieses kann dann zu Cholin methyliert werden.

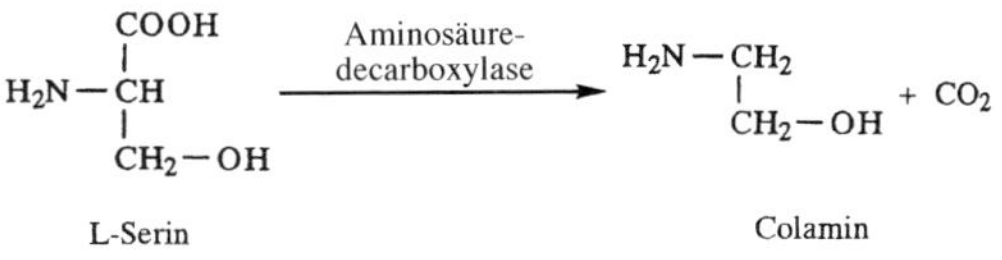

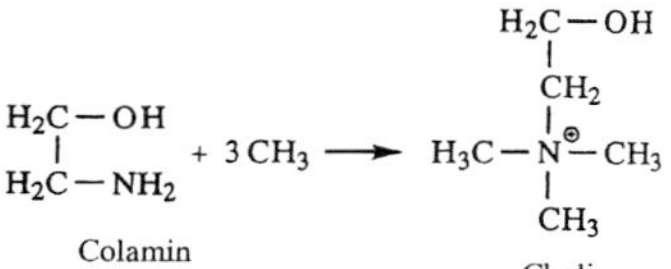

Colamin Cholin

H99

→ **Frage 5.18:** Lösung D

Zu (**A**) und (**B**): Abgebildet ist die proteinogene und essentielle Aminosäure Methionin. Essentielle Aminosäuren müssen mit der Nahrung zugeführt und können nicht im Körper hergestellt werden. Proteinogene Aminosäuren sind am Aufbau der Proteine beteiligt bzw. entstehen bei deren Abbau.
Zu (**C**): Methionin enthält das folgende Chiralitätszentrum (*):

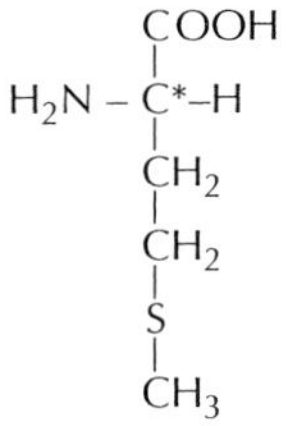

Zu (**D**): Methionin kann **nicht** durch Methylierung von Cystein gebildet werden.
Zu (**E**): Methionin ist ein wichtiger Methylgruppendonator; zu diesem Zwecke muss es zunächst aktiviert werden. Methionin reagiert dazu mit einem aus dem ATP stammenden Adenosylrest zum S-Adenosylmethionin. Dabei wird die S-Methylbindung energiereich und kann enzymatisch mittels Methyltransferase auf einen entsprechenden Akzeptor übertragen werden.

→ **Frage 5.19:** Lösung A

In Proteinen liegen saure und basische Gruppen vor, deren Zahl von der Anzahl ihrer sauren und basischen Aminosäuren bestimmt wird. Wegen des Vorliegens solcher geladener Gruppen werden Proteine als Ampholyte bezeichnet, d. h. sie können als Säure ($-NH_3^+$) oder als Base ($-COO^-$) reagieren. Ein Protein mit positiver Ladung muss also bei physiologischem pH-Wert über mehr NH_3^+-Gruppen als COO^--Gruppen verfügen. Dies ist dann der Fall, wenn das Protein **basische Aminosäuren** wie **Arginin, Lysin** oder **Hydroxylysin** enthält.

H91 ■

→ **Frage 5.20:** Lösung C

Zu (**A**)–(**E**): Verbindung (1) ist die saure Aminosäure L-Glutaminsäure, die auch ein Proteinbaustein ist. Verbindung (2) entsteht aus (1) mittels Abspaltung von CO_2 (Decarboxylierung) und ist damit das biogene Amin der Glutaminsäure: γ-Aminobuttersäure. Beide Verbindungen besitzen saure und basische Gruppen und damit auch einen isoelektrischen Punkt.

H94

→ **Frage 5.21:** Lösung D

Zu (**B**) und (**D**): Abgebildet ist die saure Aminosäure Glutaminsäure. Ihr isoelektrischer Punkt liegt bei 3,22; d. h. bei diesem pH-Wert besitzt Glutaminsäure eine gleiche Anzahl von positiven und negativen Ladungen. Ist der pH-Wert der Lösung alkalisch, geht Glutaminsäure in ein Anion über und wandert zur Anode.
Zu (**A**) und (**C**): Chiralitätszentrum der Glutaminsäure ist das C-Atom mit der Aminogruppe. Auf Grund dieser ist auch die Carboxylgruppe (1) stärker azid als die Carboxylgruppe (2).
Zu (**E**): Decarboxylierung von Glutaminsäure führt zu γ-Aminobuttersäure:

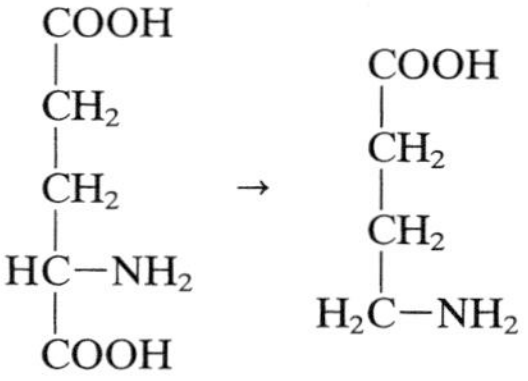

Glutaminsäure γ-Aminobuttersäure

H99

→ **Frage 5.22:** Lösung B

Zu (**A**) und (**B**): Beide dargestellten Verbindungen sind proteinogene α-L-Aminosäuren. Bei Verbindung (1) handelt es sich um L-Phenylalanin mit einem isoelektrischen Punkt von 5,48. Verbindung (2) ist L-Tyrosin und weist einen isoelektrischen Punkt von 5,66 auf.
Zu (**C**)–(**E**): L-Tyrosin entsteht aus L-Phenylalanin; diese Reaktion wird durch das Enzym Phenylalanin-Hydroxylase katalysiert, eine Monooxygenase. Der weitere Metabolismus des Tyrosins verzweigt sich, er führt u. a. zu Fumarat, Acetacetat, Melanin und Adrenalin; zu den Details sei auf die Lehrbücher der Biochemie verwiesen.

H98

→ **Frage 5.23:** Lösung E

Zu (**A**) und (**B**): Gezeigt ist die basische Aminosäure Histidin; sie enthält einen Imidazolring (*):

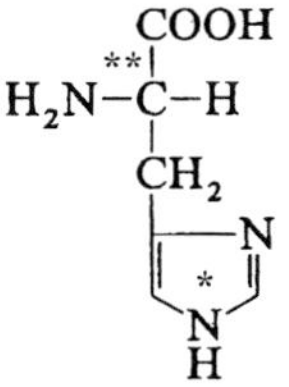

Zu (**C**): Histidin gehört zu den in Eiweißen (Proteinen) vorkommenden Aminosäuren, diese bezeichnet man als **proteinogen**.
Zu (**D**): Die α-Aminosäuren haben in der α-Stellung zur Carboxylfunktion eine Aminogruppe. Steht

die Aminogruppe an diesem asymmetrisch substituierten α-C-Atom (** Chiralitätszentrum) in der sog. Fischer Projektion links, spricht man von einer L-Aminosäure; steht sie rechts, von einer D-Aminosäure. Histidin hat diese beiden Möglichkeiten.
Zu **(E)**: Aminosäuren sind Säure und Base zugleich. Man bezeichnet derartige Stoffe als **Ampholyte**. An ihrem **isoelektrischen Punkt** (= substanzspezifischer pH-Wert) verhält sich die jeweilige Aminosäure nach außen elektrisch neutral, d. h. sie wandert im elektrischen Feld nicht. Die Ladung einer Aminosäure ist damit pH-Wert abhängig: Unterhalb des jeweiligen isoelektrischen Punktes liegt sie als Kation, darüber als Anion vor. Der isoelektrische Punkt von Histidin liegt bei einem pH von ca. 7,5; bei einem pH von 2 liegt Histidin daher als Kation vor.

F96 ■

→ **Frage 5.24:** Lösung D

Zu **(A)** und **(B)**: Die Abbildung zeigt die achirale Aminosäure Glycin. Sie ist für den menschlichen Stoffwechsel von großer Bedeutung. Sie ist Baustein von Proteinen, des Glutathions und u. a. an der Biosynthese des Kreatins, der Porphyrine und Purine beteiligt.
Zu **(C)–(E)**: Glycin kann aus Serin durch Hydroxymethyltransfer synthetisiert werden, bzw. auf dem umgekehrten Weg zu Serin verwandelt werden. Ein weiterer Syntheseweg des Glycins hat Cholin als Ausgangssubstanz. Eine Decarboxylierung zu einem gefäßaktiven biogenen Amin ist nicht möglich. Vergleiche hierzu auch die Lehrbücher der Biochemie.

F83

→ **Frage 5.25:** Lösung B

Zu **(B)–(E)**:

Glycin 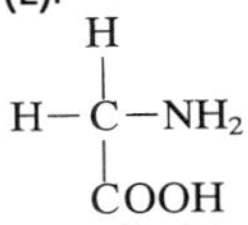 enthält kein asymmetrisches C-Atom, es gibt hier also keine L- und D-Form!
Glycin kann im Organismus aus Serin, aus Glyoxylsäure und aus Cholin synthetisiert werden.
Glycin ist Bestandteil von Proteinen (im Kollagen zu 30%), wird für die Biosynthese von Kreatin, Purinen und Porphyrinen benötigt und ist in der Leber an Konjugations- und Entgiftungsreaktionen (Bildung von Glycocholsäure und Hippursäure) beteiligt.

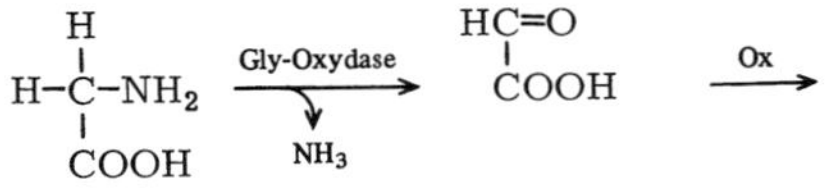

Glycin Glyoxylsäure

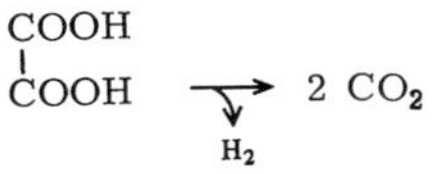

Oxalsäure

Zu **(A)**: Zwei Mol CO_2 wiegen $2 \times 12\,(C) = 24$
$+\,4 \times 16\,(O) = 64$
88 g

F83

→ **Frage 5.26:** Lösung B

Noradrenalin entsteht aus:
Phenylalanin → Tyrosin → Dopa → Dopamin → Noradrenalin.

F83

→ **Frage 5.27:** Lösung C

GABA entsteht aus Glutaminsäure durch Decarboxylierung.

F83

→ **Frage 5.28:** Lösung A

Serotonin entsteht aus Tryptophan → 5-Hydroxytryptophan → 5-Hydroxytryptamin (Serotonin).

5.1.4 Reaktionen

F98

→ **Frage 5.29:** Lösung C

Gefragt ist nach der Decarboxylierung (Abspaltung von CO_2) von Glutaminsäure; es entsteht γ-Aminobuttersäure:

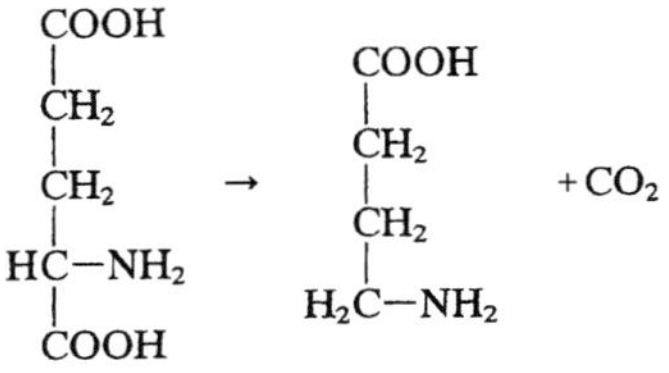

Glutaminsäure γ-Aminobuttersäure

H95

→ **Frage 5.30:** Lösung D

Zu **(A)–(C)**: Abgebildet ist die Decarboxylierung von L-Serin (Verbindung (1)) zu Aminoethanol, auch Colamin genannt (Verbindung (2)). Colamin kann durch dreifache Methylierung in Cholin überführt werden:

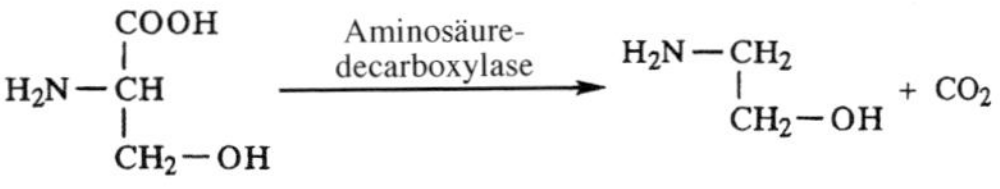

L-Serin Colamin

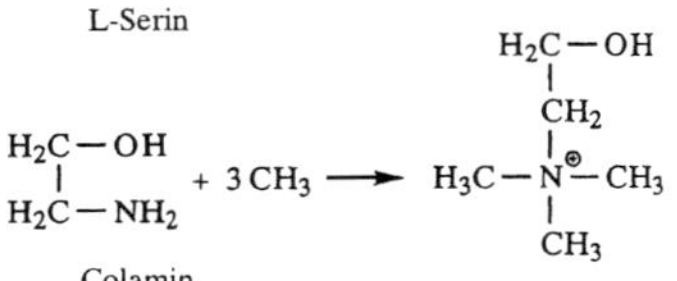

Colamin Cholin

Zu (**D**): L-Serin besitzt am C-Atom 2 ein Chiralitätszentrum, Colamin ist achiral.
Zu (**E**): Proteine bestehen aus Aminosäuren; L-Serin ist eine solche. Colamin hingegen ist keine Aminosäure, sondern das durch Decarboxylierung entstandene biogene Amin von L-Serin (siehe oben).

5.2 Peptide

5.2.1 Klassifizierung, Aufbau

H92 ■■

→ **Frage 5.31:** Lösung C

Es handelt sich bei der vorliegenden Verbindung um das Oligopeptid Glutathion. Vollständige Hydrolyse führt zu:

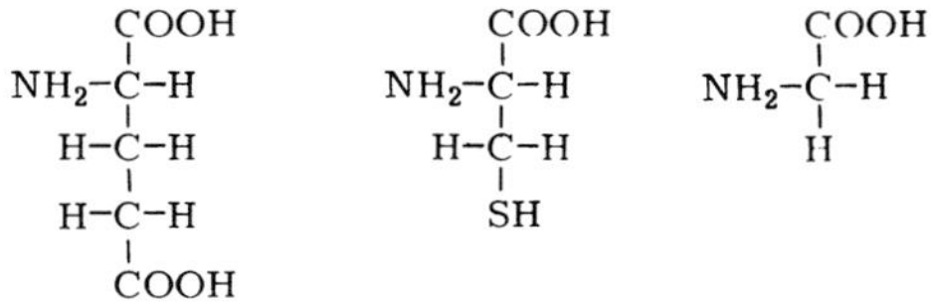

L-Glutaminsäure L-Cystein Glycin

Ausnahmsweise reagiert hier die γ-Carbonylgruppe der L-Glutaminsäure mit der Aminogruppe von L-Cystein. Man bezeichnet das Glutathion deshalb auch als γ-Glutamyl-cysteyl-glycin.
Glutathion liegt im Erythrozyten in einer Konzentration von 2 mMol/l vor und schützt hier SH-gruppenhaltige Enzyme vor der Oxidation, da es selbst leicht zur Disulfidform dehydriert (= oxidiert) werden kann.

F99 ■

→ **Frage 5.32:** Lösung B

Zu (**D**): Vollständige Hydrolyse des Oligopeptides Glutathion führt zu:

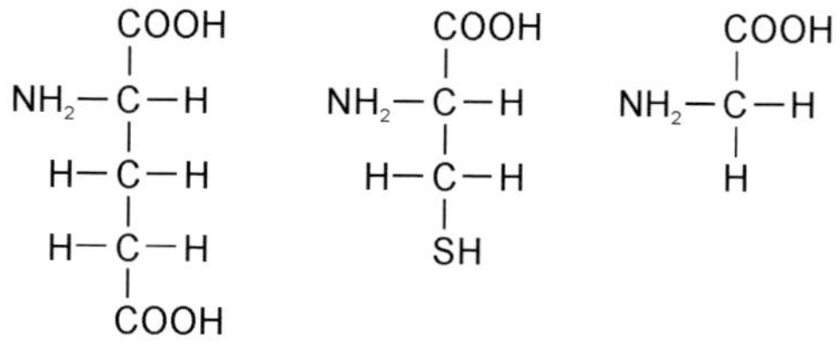

L-Glutaminsäure L-Cystein Glycin

Ausnahmsweise reagiert hier die γ-Carbonylgruppe der L-Glutaminsäure mit der Aminogruppe von L-Cystein. Man bezeichnet das Glutathion deshalb auch als γ-Glutamyl-cysteyl-glycin.
Zu (**A**): Die Abbildung zeigt die Anion-Form von Glutathion: die Gesamtladung des Moleküls ist negativ.
Zu (**C**) und (**E**): In den Erythrozyten liegt Glutathion überwiegend in der reduzierten Form vor und schützt hier SH-gruppenhaltige Enzyme vor der Oxidation, da es selbst leicht zu Disulfidform dehydriert/oxidiert werden kann.
Zu (**B**): Die SH-Gruppe kann nicht als Elektronenakzeptor wirken.

H91

→ **Frage 5.33:** Lösung E

Zu (**2**): Bei der dargestellten Verbinung handelt es sich um Glutathion, das eine Peptidbindung in atypischer Position enthält.

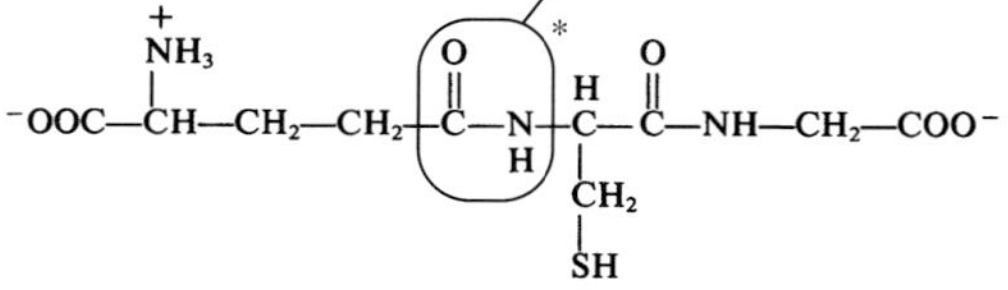

* Statt der α-Carboxylgruppe geht hier die γ-Carboxylgrupp in die Peptidbindung ein.
Zu (**3**) und (**4**): Thiole, auch Thioalkohole oder Mercaptane genannt, weisen als Schwefelanalogon des Alkohols die funktionelle Gruppe –SH auf. Durch Oxidation der Thiole entstehen Disulfide mit der Strukturformel: $R_1–S–S–R_2$.
Zu (**5**): Leukotriene sind Metaboliten des Arachidonsäurestoffwechsels und als solche mit den Prostaglandinen verwandte, körpereigene Substanzen. Man unterscheidet die Leukotriene A bis F. Die dargestellte Verbindung ist Bestandteil des Leukotriens C_4.
Bemerkung: Schwere, den Rahmen sprengende Frage; insbesondere die sichere Beurteilung der Aussage (5) erfordert ein außerordentlich hohes Detailwissen.

5.2.2 Peptidbindung

F01

→ **Frage 5.34:** Lösung E

Zu (**A**): Die Peptidbindung hat folgende Struktur:

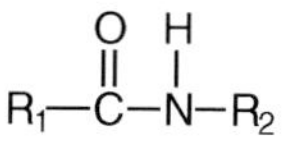

Sie ist ein Spezialfall der Säureamidbindung, einer Bindung, die entsteht, wenn 2 Aminosäuren miteinander reagieren. Die Peptidbindung kann mit Hilfe von starken Säuren oder Basen hydrolysiert werden.
Zu (**B**) und (**C**): Für die Hydrolyse einer Peptidbindung wird ein Molekül Wasser benötigt, danach liegen wieder die einzelnen Aminosäuren mit ihrer Amino- bzw. Carboxylgruppe vor.
Zu (**D**) und (**E**): Die Hydrolyse von Peptiden kann durch Peptidasen (daher der Name!) katalysiert werden. Die Peptidhydrolyse ist eine **exergone** Reaktion, d. h. die freie Enthalpie ΔG ist negativ!

F87

→ **Frage 5.35:** Lösung C

Zu **(A)**–**(E)**: Beide vorliegenden Peptide sind
(a) zugleich Säure und Base und damit Ampholyte und auch
(b) zugleich Kationen und Anionen und damit Zwitterionen.

An ihrem isoelektrischen Punkt haben beide Verbindungen die gleiche Anzahl von positiven und negativen Ladungen.

H-Alanyl-Glycyl-Cystein (Vbd. 1)

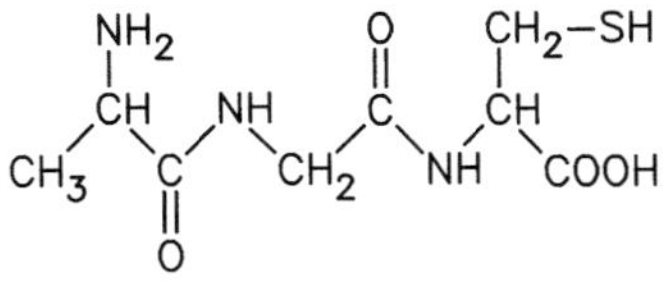

H-Cysteyl-Glycyl-Alanin (Vbd. 2)

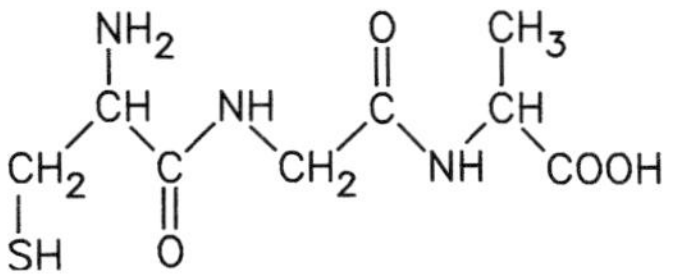

Zu **(C)**: Genau umgekehrt.

H98■

→ **Frage 5.36:** Lösung D

Zu **(A)** und **(C)**: Das Tripeptid ist aus den Aminosäuren L-Tyrosin (Tyr), L-Glycin (Gly) und L-Asparaginsäure (Asp) aufgebaut. Alle drei Aminosäuren (Tripeptid!) kommen in Proteinen vor; man bezeichnet sie daher als **proteinogen**.

Zu **(B)**: Zwei COOH-Gruppen steht lediglich eine NH_2-Gruppe gegenüber, es handelt sich daher um ein saures Tripeptid.

Zu **(D)**: Die drei Aminosäuren sind über zwei Peptidbindungen verbunden; deren Hydrolyse benötigt lediglich **zwei** Äquivalente Wasser!

Zu **(E)**: Das Tripeptid enthält zwei Chiralitätszentren (*):

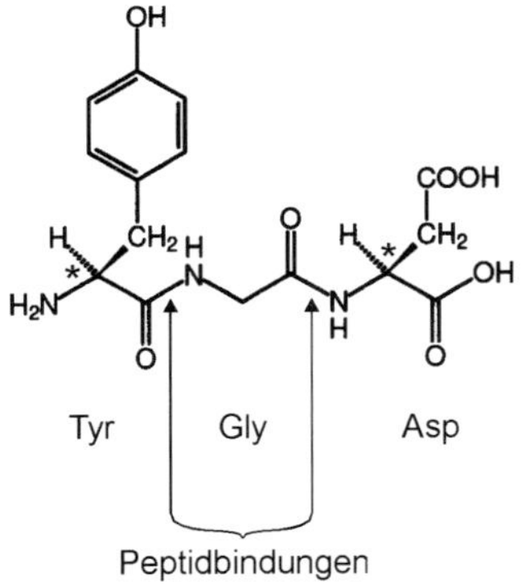

F98

→ **Frage 5.37:** Lösung B

Zu **(1)** und **(3)**: Es handelt sich in der Tat um ein aus den proteinogenen Aminosäuren Phenylalanin, Glycin und Lysin aufgebautes Tripeptid; die Sequenz wurde jedoch falsch angegeben. Die richtige Sequenz muss lauten: Phe-Gly-Lys! Das Tripeptid mit der Sequenz Lys-Gly-Phe ist ein anderes Molekül mit anderen chemischen Eigenschaften.

Man ist überein gekommen, die Kurzsymbolik so anzugeben, dass das Carboxy-Ende eines Peptides auf der „rechten" Seite der Formel zur Darstellung kommt.

Zu **(2)**: Das Tripeptid ist basisch; zwei Amino-Gruppen sind mit einer Carboxy-Gruppe kombiniert.

Zu **(4)**: Zur Hydrolyse des Tripeptides werden zwei Äquivalente Wasser benötigt; Phe-Gly-Lys besitzt zwei Peptidbindungen!

Zu **(5)**: Phe-Gly-Lys enthält lediglich 2 C-Atome mit vier verschiedenen Liganden (Chiralitätszentren).

H00

→ **Frage 5.38:** Lösung D

Zu **(A)**, **(D)** und **(E)**: TRH ist ein **Tripeptid** der Struktur Pyroglutamylhistidylprolinamid, es wird im Hypothalamus gebildet; Wirkort ist die Adenohypophyse.

Zu **(B)**: Ein Imidazolring hat die Struktur:

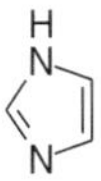

Zu **(C)**: Bei der Reaktion einer Säure mit Ammoniak (oder einem Amin) entsteht ein Ammoniumsalz:

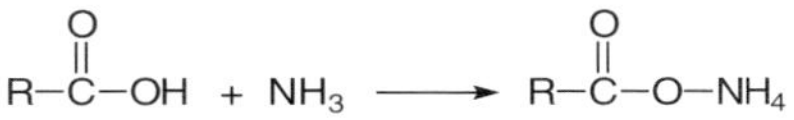

Zur Bildung eines Säureamids, R-CO-NH_2, kommt es, wenn ein Säurechlorid (oder -anhydrid) mit Ammoniak (oder einem Amin) reagiert:

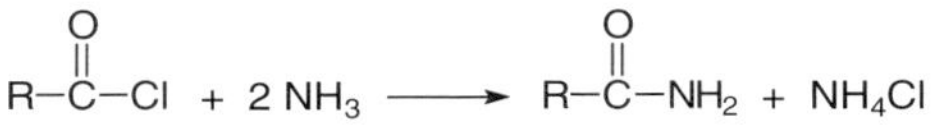

Die in der Frage gezeichnete TRH-Formel lässt 4 Säureamid-Bindungen erkennen:

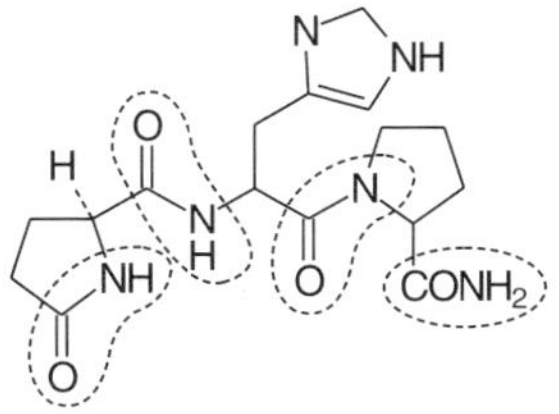

5.2.3 Reaktionen

F04

→ **Frage 5.39:** Lösung D

Zu **(A)–(C)**: Dargestellt ist die Decarboxylierung der basischen Aminosäure Histidin und ihre „Überführung" in ihr biogenes Amin Histamin; beide enthalten einen Imidazolring (*):

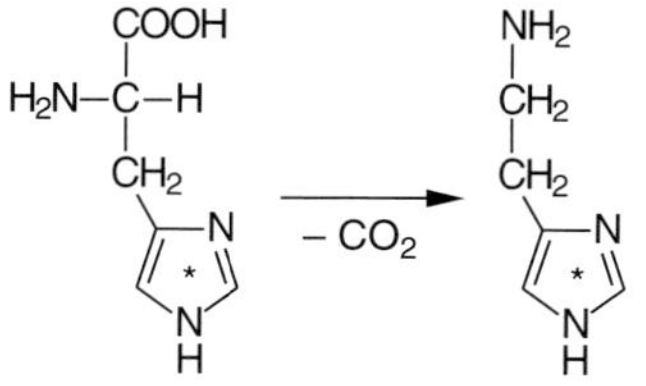

L-Histidin Histamin

Zu **(D)** und **(E)**: Histamin ist ein primäres Amin, weist aber **kein** Chiralitätszentrum auf.

F85

→ **Frage 5.40:** Lösung A

Zu **(A)–(C)**:

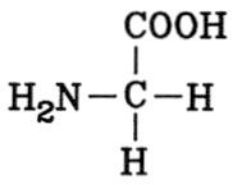

Glycin

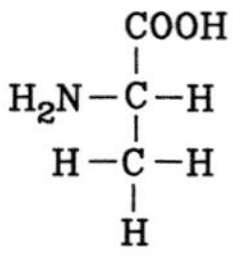

Alanin

Wenn bei der Hydrolyse eines Dipeptides Glycin und Alanin in äquimolaren Mengen entstehen, kann das Dipeptid nur zwei Konstitutionsisomere aufweisen, nämlich

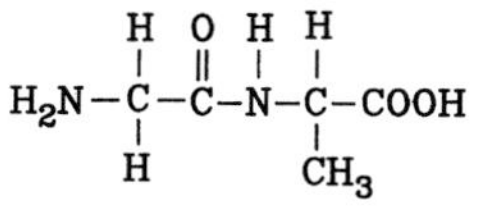

Glycyl–alanin

=Gly–Ala

oder

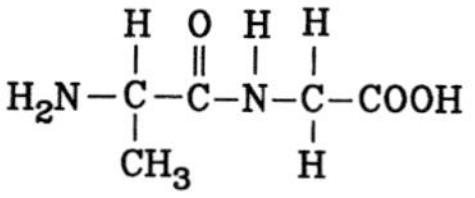

Alanyl–glycin

=Ala–Gly

Beide Isomere besitzen eine freie Carboxylgruppe (COOH), wobei das H^+-Ion leicht abgegeben werden kann.

Zu **(D)**: Die Peptidbindung ist ein Spezialfall der Säureamidbindung, einer Bindung, die entsteht, wenn Säuren mit Aminen reagieren. Diese Bindung kann mit Hilfe von starken Säuren oder Basen hydrolysiert werden. Dabei entstehen im vorliegenden Fall Glycin und Alanin.

Zu **(E)**: Die Peptidbindung

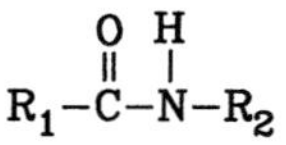

reagiert im Gegensatz zu einer randständigen Aminogruppe neutral und nicht basisch, da am Stickstoff kein freies Elektronenpaar als Anlagerungsstelle für ein H^+-Ion zur Verfügung steht. Das liegt an der Elektronenverteilung der Peptidbindung, der sogenannten Mesomerie:

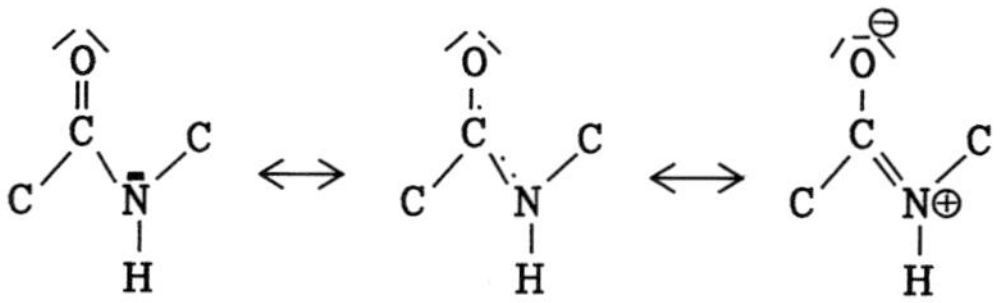

Die tatsächliche Elektronenverteilung beschreibt die mittlere Formel, so dass sich zeitweise eine Doppelbindung zwischen dem Stickstoff und dem Kohlenstoff ausbilden kann. Das freie Elektronenpaar am Stickstoff wird somit durch diesen mesomeren Zustand der Peptidbindung „verbraucht". Die beschriebene Doppelbindung zwischen dem N und dem C ermöglicht ferner das Zustandekommen von cis- und trans-Isomeren.

■

→ **Frage 5.41:** Lösung A

Zu **(1)**: Die Peptidbindung bildet die folgenden Mesomerieformen aus:

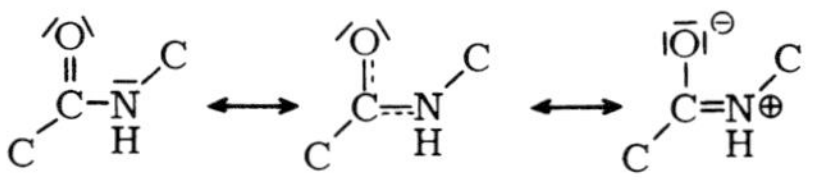

Auf Grund des damit gegebenen Doppelbindungscharakters ist die Peptidbindung eben, d. h. die daran beteiligten Atome liegen in einer Ebene.

Zu **(2)**: Siehe Merksatz.

Zu **(3)**: Nur längeres Kochen des Proteins mit 30% Schwefelsäure bzw. konzentrierter Salzsäure führt zur Hydrolyse.

Zu **(4)**: Mit NH- und OH-Gruppen kann die Amid-CO-Gruppe Wasserstoffbrücken ausbilden. Die Bindungsenergie einer solchen beträgt etwa 8 kJ/Mol.

Zu **(5)**:

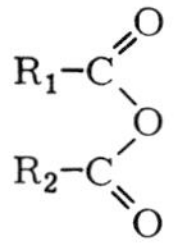

Carbonsäureanhydrid

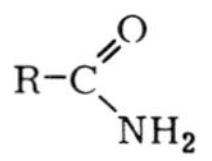

Carbonsäureamid

Wasser, Alkohol und Amine sind typische Nucleophile, die am positiv polarisierten C-Atom der Carbonylgruppe angreifen wollen. Bei Carbonsäureanhydriden ist die Polarisierung der C-Atome auf

Grund der drei stark elektronegativen O-Atome ausgeprägter als bei Carbonsäureamiden, Carbonsäureanhydride reagieren daher leichter mit Nucleophilen als Carbonsäureamide.

Merke: *Amide reagieren im Gegensatz zu Aminen neutral und nicht basisch.*

5.3 Proteine

5.3.1 Klassifizierung, Aufbau

F04

→ **Frage 5.42:** Lösung B

Zu **(A)**–**(C)**:

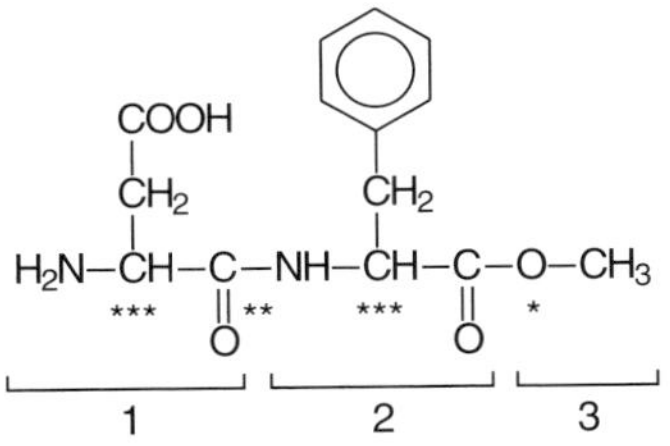

Aspartam

Aspartam besteht aus einem am Carboxylende mit dem Alkohol Methanol (3) veresterten (*) Dipeptid, das aus den beiden Aminosäuren Asparaginsäure (1) und Phenylalanin (2) aufgebaut ist. Die Verknüpfung der beiden Aminosäuren über **eine** Peptidbindung (**) stellt den Spezialfall einer Säureamid-Bindung dar. Aspartam besitzt zwei Chiralitätszentren (***).

Zu **(D)** und **(E)**: Mittels Hydrolyse lässt sich Aspartam wieder in seine drei Einzelkomponenten Asparaginsäure, Phenylalanin und Methanol zerlegen; dabei werden zwei Äquivalente Wasser verbraucht.

V.3 Struktur von Proteinen

Bei den Proteinen unterscheidet man eine Primär-, Sekundär-, Tertiär- und Quartärstruktur.

Die **Primärstruktur** wird durch die Reihenfolge der Aminosäuren in der Polypeptidkette vorgegeben.

Die **Sekundärstruktur** beschreibt die Konformation der Polypeptidketten; wichtige Formen sind die **α-Helix** und die **β-Faltblattstruktur**. Beide werden durch Wasserstoffbrücken stabilisiert.

Die **Tertiärstruktur** beschreibt die dreidimensionale Struktur des gesamten Proteins. An ihr sind neben Wasserstoffbrückenbindungen auch Disulfidbrücken, Ionenbindungen und hydrophobe Wechselwirkungen beteiligt.

Die **Quartärstruktur** beschreibt die räumliche Anordnung der verschiedenen Polypeptidketten (Proteine) zu einem größeren Gesamtkomplex. Das Hämoglobin der roten Blutkörperchen z. B. ist ein Komplex aus vier verschiedenen Peptidketten, je zwei mit 141 und zwei mit 146 Aminosäuren.

F94 ■

→ **Frage 5.43:** Lösung C

Zu **(A)** und **(B)**: Bei der Sekundärstruktur der Proteine unterscheidet man die sog. α-Helix, die Faltblattstruktur und die Kollagentripelhelix. Die α-Helix entsteht durch intramolekulare Wasserstoffbrücken zwischen den Amino- und Carboxylgruppen der Peptidbindungen, wobei sich die Peptidkette schraubenartig anordnet. Die Seitenketten der Aminosäuren ragen aus der α-Helix heraus.

Zu **(C)**: Ein hoher Prolin- bzw. Hydroxyprolinanteil findet sich vor allem in der Kollagentripelhelix.

Zu **(D)**: Die α-Helix ist ein wesentliches Strukturelement der Globinkette des Hämoglobins.

Zu **(E)**: Bei der Peptidbindung existieren zwei mesomere Grenzstrukturen:

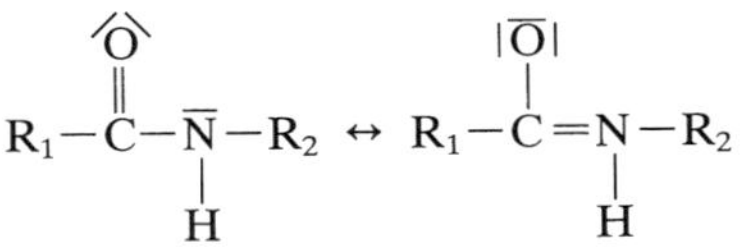

Alle zur Peptidbindung gehörenden Atome und Bindungen liegen in einer Ebene; sie ist planar und trans-konfiguriert; beides Voraussetzungen zur Ausbildung der α-Helix.

H87 ■

→ **Frage 5.44:** Lösung E

Zu **(2)** und **(3)**: Die einzelnen Aminosäuren sind in Proteinen durch Peptidbindungen verbunden. Liegen zwei Peptidketten eng beisammen, kann sich zwischen dem O-Atom und dem N-Atom zweier Peptidbindungen eine Wasserstoffbrücke ausbilden.

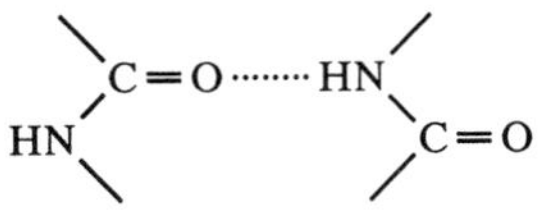

Es kann dadurch zur Ausbildung einer Faltblattstruktur kommen, wenn die Peptidketten parallel bzw. antiparallel zueinander liegen.

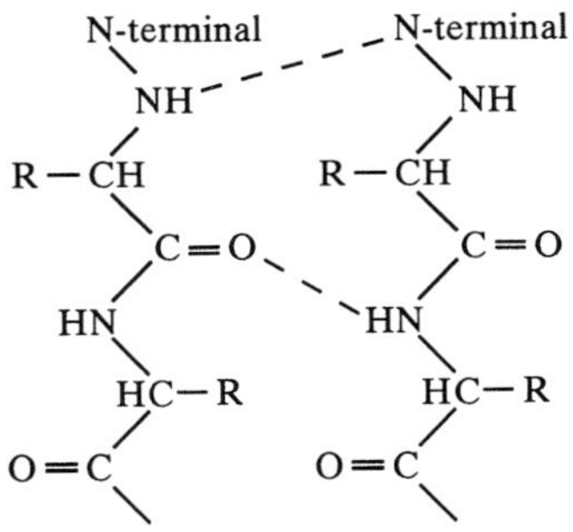

parallel

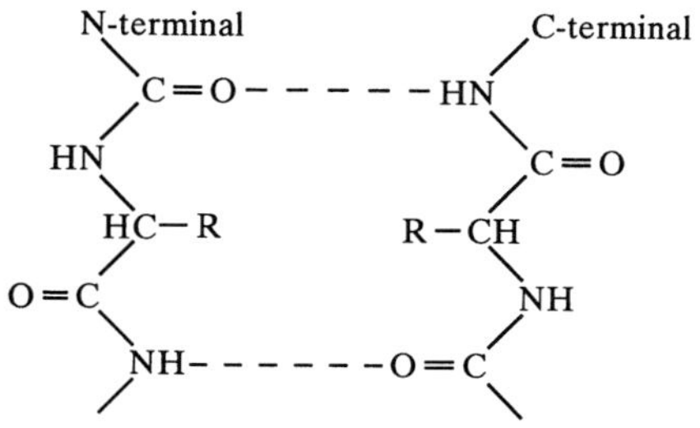

antiparallel

Kommt es innerhalb einer Peptidkette zur Ausbildung von Wasserstoffbrücken, resultiert daraus eine Spirale, die man als α-Helix bezeichnet (nicht mit der DNA-Doppelhelix verwechseln!). Eine Umdrehung der α-Helix erfordert 3,7 Aminosäurereste, die Ganghöhe beträgt 0,54 nm.
Zu **(1)**: Beim Kollagen liegt eine Tripelhelix aus 3 miteinander verdrillten Einzelfäden vor. Die Verknüpfung der drei Fäden erfolgt durch Wasserstoffbrückenbindungen und kovalente Bindungen.
Zu **(4)**: Die Sekundär- und Tertiärstrukturen der nativen Proteine können durch Hitze, aber auch durch Zusetzen von Chemikalien (Säuren, Salze u. a.) weitgehend zerstört werden. Man bezeichnet diesen Vorgang als Denaturierung; es entstehen sogenannte Zufallsknäuel.

H04

→ **Frage 5.45:** Lösung D

Zu **(A)–(E)**: Bei den Sekundärstrukturen in Proteinen (α-Helix, β-Faltblattstrukturen) treten Wasserstoffbrücken zwischen den Amino- und Carboxylgruppen der Peptidbindungen auf:

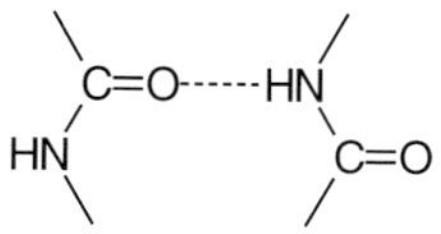

Unter der Sekundärstruktur eines Proteins versteht man eine übergeordnete Struktur, die sich einstellt, wenn nicht benachbarte Aminosäuren der Primärstruktur miteinander schwache chemische Bindungen ausbilden, z. B. Wasserstoffbrückenbindungen, elektrostatische Anziehungskräfte etc. Bei Proteinen gibt die Sekundärstruktur an, welche räumliche Anordnung ein Bereich der Aminosäurekette einnimmt. Dafür gibt es zwar theoretisch unendlich viele Möglichkeiten, jedoch zeigt sich, dass einige Elemente besonders häufig vorkommen.

- Alpha-Helix
- Pi-Helix
- 3_{10}-Helix
- Beta-Faltblatt
- Beta-turns
- random coil

In ein und demselben Protein liegt meistens eine Mischung aus den verschiedenen Sekundärstrukturelementen vor. Die vollständige Struktur der Aminosäurekette (d. h. die Abfolge bzw. Anordnung der Sekundärstrukturelemente) wird als Tertiärstruktur bezeichnet. Sie ist für jedes Protein charakteristisch und für die biologische Funktion unbedingt notwendig.

5.3.2 Eigenschaften

H01

→ **Frage 5.46:** Lösung B

Zu **(A)**, **(D)** und **(E)**: Verbindung (1) ist Alanin, Verbindung (2) ist β-Alanin, eine β-Aminosäure, die durch Decarboxylierung aus Asparaginsäure entsteht. Verbindung (1) und (2) weisen die gleiche Summenformel auf und sind Konstitutionsisomere.
Zu **(B)**: Lediglich Verbindung (1) weist ein Chiralitätszentrum in Form des α-C-Atoms auf.
Zu **(C)**: Als Aminosäuren sind beide Verbindungen Ampholyte und weisen damit einen isoelektrischen Punkt auf. Die Aminosäuren haben sauer wirkende Carboxyl- und Aminogruppen mit entsprechend basischem Charakter. Den pH-Wert, bei dem alle Aminosäurenmoleküle als so genanntes Zwitterion vorliegen, nennt man isoelektrischen Punkt.

6 Fettsäuren, Lipide

VI.1 Fettsäuren

Fettsäuren gehören zu den Carbonsäuren. Sie lassen sich durch die Hydrolyse natürlicher Fette oder Öle herstellen und wurden daher in der Vergangenheit so benannt. Wie die Carbonsäuren besitzen sie eine oder mehrere **Carboxylgruppen** *(–COOH)*. Man differenziert zwischen geradzahligen und ungeradzahligen Fettsäuren (entsprechend der Zahl der Kohlenstoffatome). Ungesättigte Fettsäuren weisen im Gegensatz zu gesättigten eine oder mehrere Doppelbindungen in der aliphatischen Kette auf.
Bei der Benennung und Nummerierung der Kohlenstoffkette beginnt man beim Carboxyl-C-Atom; die Stellung der Doppelbindung wird durch das „niedrigere" C-Atom bestimmt, die Konfiguration an der Doppelbindung kann cis bzw. trans sein.
Essenzielle Fettsäuren müssen mit der Nahrung zugeführt werden. Zur Struktur einiger wichtiger Fettsäuren siehe Übersicht.

Fettsäure	Struktur
Palmitinsäure (Hexadecansäure)	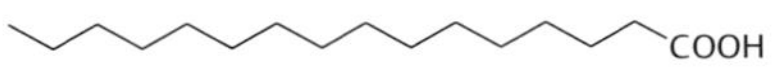
Stearinsäure (Octadecansäure)	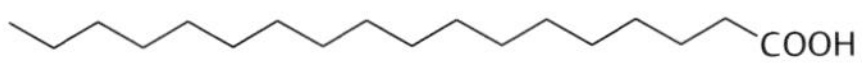
Ölsäure (cis-9-Octadecensäure)	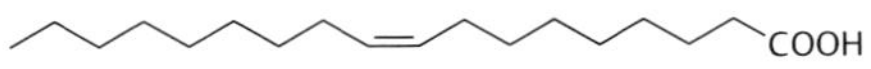
Linolsäure (cis,cis,-9,12,-Octadecadiensäure)	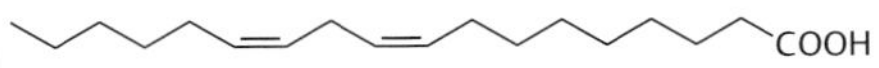
Linolensäure (cis,cis,cis-9,12,15-Octadecatriensäure)	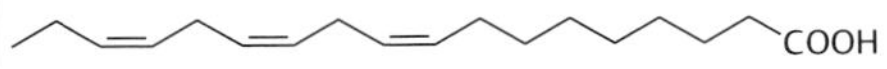
Arachidonsäure (5,8,11,14-Eicosatetraensäure)	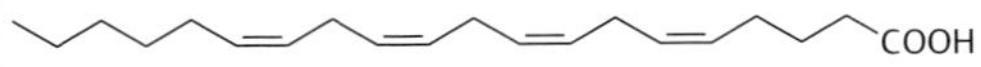

aus: Boeck, G., Kurzlehrbuch Chemie. Georg Thieme Verlag, Stuttgart, New York, 2003

Klinischer Bezug
Fette (Lipide; lipos: griech. Fett) kommen in sehr unterschiedlichen Formen vor. Sie dienen u. a. der Energiespeicherung, sind am Aufbau der Zellmembranen beteiligt und als Isoprenderivate Ausgangsstoff der Steroide. Fettsäuren sind einfache Lipide, Fette (z. B. Acylglyeride, Phospholipide, Sphingolipide, Glykolipide) zusammengesetzte Lipide. ■

6.1 Fettsäuren

6.1.1 Klassifizierung

6.1.2 Beispiele

F87
→ **Frage 6.1:** Lösung E

Zu (**E**): Prostaglandin E_2 leitet sich aus der Arachidonsäure ab (siehe Lehrbücher der Biochemie).

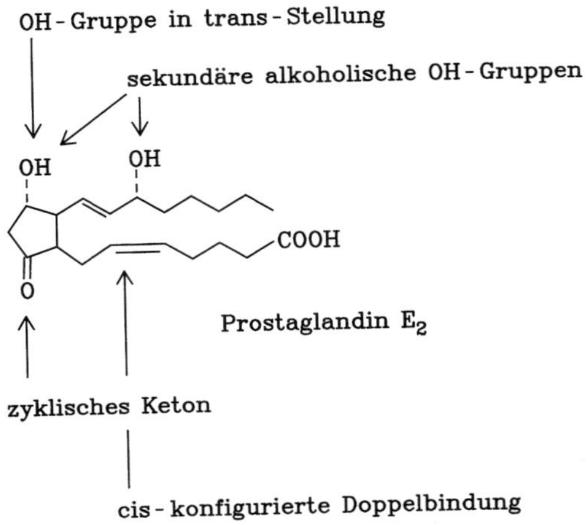

F98
→ **Frage 6.2:** Lösung C

Zu (**A**) und (**B**): Abgebildet ist die mehrfach ungesättigte Fettsäure Arachidonsäure. Sie enthält vier (jedoch keine konjugierten) Doppelbindungen, an denen sie stets cis-konfiguriert ist.
Zu (**C**): Ölsäure hat die Formel:
$CH_3(CH_2)_7(CH = CH)(CH_2)_7COOH$ und damit 18 C-Atome; Arachidonsäure weist 20 C-Atome auf.
Zu (**D**) und (**E**): Arachidonsäure ist Vorläufersubstanz der Prostaglandine; der Umbau beginnt mit der Sauerstoffaufnahme unter Bildung eines Endoperoxids. Auch die Thromboxane gehen auf die Arachidonsäure zurück.

F95
→ **Frage 6.3:** Lösung B

Zu (**A**)–(**C**): Abgebildet ist cis-cis-Oktadecen-(9,12)-säure, die Linolsäure. Sie ist all-cis-konfiguriert und besitzt wie Stearinsäure ($CH_3(CH_2)_{16}COOH$) 18 C-Atome.
Zu (**D**) und (**E**): Der Schmelzpunkt von Linolsäure liegt bei –5°C, der von Stearinsäure bei 70°C. Linolsäure ist eine essenzielle Fettsäure, d. h. genau wie Linolen- und Arachidonsäure muss sie, um Mangelerscheinungen vorzubeugen, mit der Nahrung zugeführt werden.

F08
→ **Frage 6.4:** Lösung D

Zu (**A**) bis (**E**): Abgebildet ist die zweifach ungesättigte Fettsäure Linolsäure mit 18 Kohlenstoffatomen ((cis,cis)-Octadeca-9,12-diensäure). Bei konjugierten Doppelbindungssystemen wechseln Doppel- mit Einfachbindungen ab. Ein solches liegt hier nicht vor.

F02
→ **Frage 6.5:** Lösung E

Zu (**A**), (**B**) und (**D**): Linolsäure (cis,cis-Oktadekadien-(9,12)-säure) mit der Summenformel $C_{18}H_{32}O_2$

gehört wegen der zwei isolierten C=C-Doppelbindungen zu den ungesättigten Fettsäuren.
Zu **(C)**: Durch Hydrierung (Aufnahme von Wasserstoff) an den zwei isolierten Doppelbindungen entsteht aus der Linolsäure Stearinsäure mit der Summenformel $C_{18}H_{36}O_2$.
Zu **(E)**: Linolensäure weist im Gegensatz zur Linolsäure eine weitere Doppelbindung auf: cis,cis,cis-Oktadekatrien-(9,12,15)-säure. Linolensäure erfordert die ungespaltene C_{18}-Kette.

H07

→ **Frage 6.6:** Lösung C

Zu **(A)**: Bei der Umwandlung der Ölsäure in Stearinsäure wird kein Acetylrest abgespalten.
Zu **(B)**: Die Hybridisierung der C-Atome der Stearinsäure unterscheidet sich durch die Hydrierung von der der Ölsäure.
Zu **(C)**: Hydrierung der Ölsäure führt zu Stearinsäure. Daher ist die molare Masse der Stearinsäure um 2 H-Atome (= 2 g/mol) größer als die der Ölsäure:

$$\underset{\text{Ölsäure}}{H_3C(CH_2)_7(CH{=}CH)(CH_2)_7COOH} + H_2 \longrightarrow$$

$$\underset{\text{Stearinsäure}}{H_3C{-}(CH_2)_{16}{-}COOH}$$

Zu **(D)** und **(E)**: Bei einer Eliminierungsreaktion handelt es sich um die intramolekulare Abspaltung von Atomen oder Atomgruppen. Es können beispielsweise Wasser (Dehydratisierung) oder Wasserstoff (Dehydrierung) eliminiert werden. Bei der Umwandlung der Ölsäure in Stearinsäure handelt es sich aber weder um eine Dehydratisierung noch um eine Dehydrierung, denn es wird Wasserstoff hinzugefügt (Hydrierung).

6.1.3 Eigenschaften

6.1.4 Reaktionen

F06

→ **Frage 6.7:** Lösung D

Zu **(C)** und **(D)**: Triglyceride (Neutralfette) sind die Triester des Glycerins (Propantriol) mit Fettsäuren. Sie haben die Strukturformel

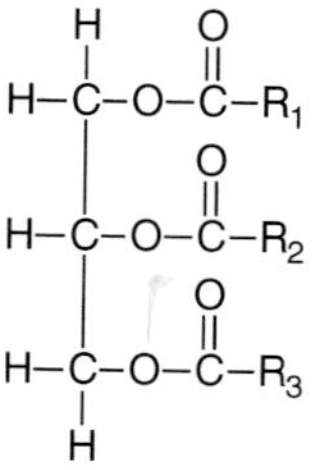

Bei der vollständigen Hydrolyse von Triglyceriden werden pro Mol Fett drei Mol Wasser verbraucht.
Zu **(E)**: Wenn bei der Biosynthese eines Triglycerids an die Stelle einer der langkettigen Fettsäuren Phosphorsäure tritt, entsteht ein Phospholipid.
Zu **(A)** und **(B)**: Bei der alkalischen Esterhydrolyse (Esterverseifung) von Triglyceriden liegt das Gleichgewicht auf der Seite der Produkte. Zunächst wird ein OH^--Ion addiert, danach der Alkohol eliminiert:

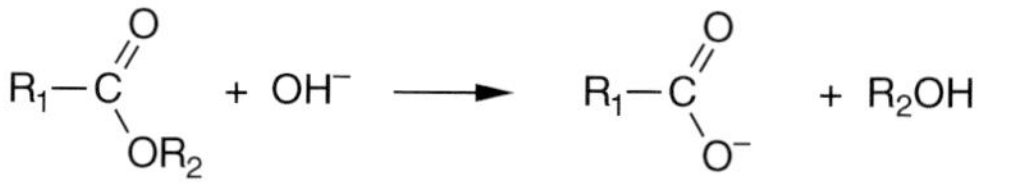

Ester + OH^- ⟶ Carboxylation + Alkohol

Die Wasserunlöslichkeit der Triglyceride erklärt sich durch die relativ langen Ketten der Fettsäuren (4 bis 26 C-Atome). Dadurch werden die Sauerstoffatome der Esterbindung abgeschirmt; die Triglyceride sind hydrophob.

H93 ■

→ **Frage 6.8:** Lösung E

Zu **(A)** und **(C)**: Reaktionen (1) und (3) sind Abspaltungen von Wasserstoff (= Dehydrierungen); die Ausgangsverbindungen werden jeweils oxidiert.
Zu **(B)**: Reaktion (2) ist die Anlagerung (Addition) von Wasser.
Zu **(D)**: Reaktion (4) führt zu einer aktivierten CoA-Fettsäure

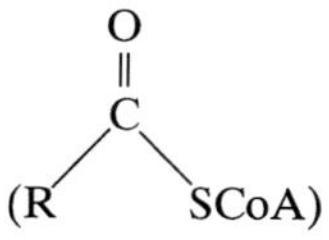

sowie aktivierter Essigsäure

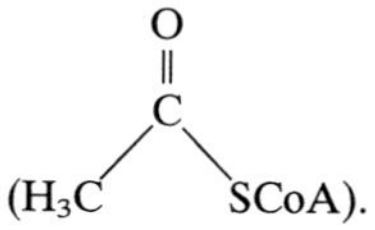

Zu **(E)**: An Reaktion (3) ist neben der β-Hydroxyacyl-CoA-Dehydrogenase NAD und nicht FAD beteiligt.

6.2 Acylglycerine

6.2.1 Klassifizierung, Struktur

VI.2 Acylglycerine

Man unterscheidet Triglyceride (oder auch Triacylglycerine) und Phosphoglycerine.
Bei den **Triglyceriden** handelt es sich um Ester von Glycerin mit Fettsäuren. Sie sind die eigentlichen Fette (so genannte Neutralfette).

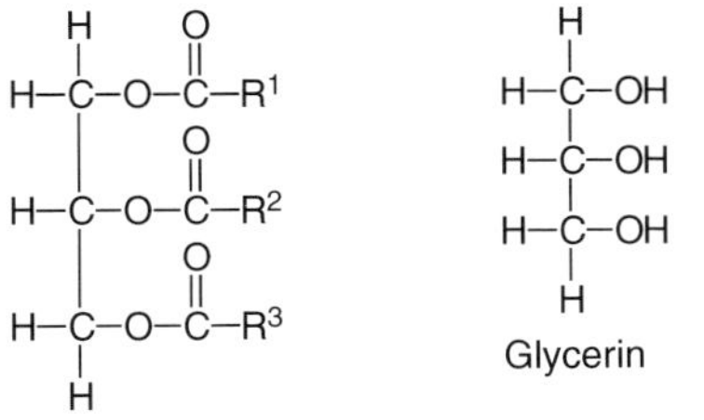

Triglycerid

Glycerin

Phosphoglyceride gehören zu den **Phospholipiden.** Bei ihnen ist ein Fettsäurebaustein durch eine Phosphorsäure ersetzt (bzw. einen Phosphorsäureester). Beispiele für Phosphoglycerine sind Phosphatidylcholin (Lecithin) oder Phosphatidylethanolamin (Kephalin).

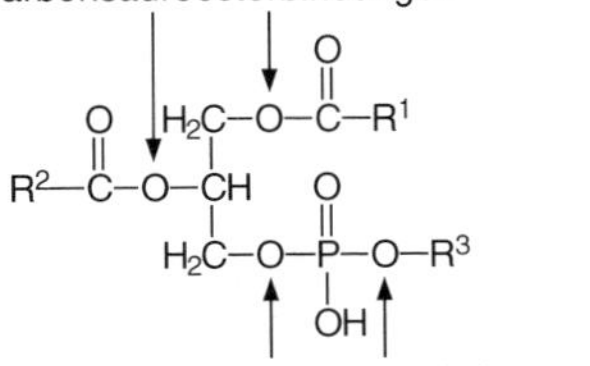

Phosphoglycerid oder Glycerinphosphatid

■

→ **Frage 6.9:** Lösung B

Zu **(A)–(E)**: Triglyceride (Neutralfette) sind die Triester des Glycerins (Propantriol) mit Fettsäuren. Sie haben die Strukturformel:

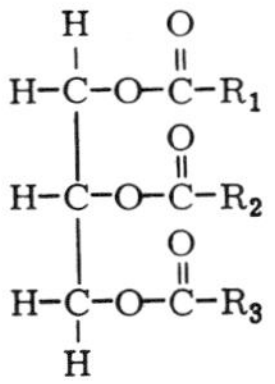

Bei der alkalischen Esterhydrolyse (= Esterverseifung) entstehen die Salze der Monocarbonsäuren (= Seifen) und Glycerin.

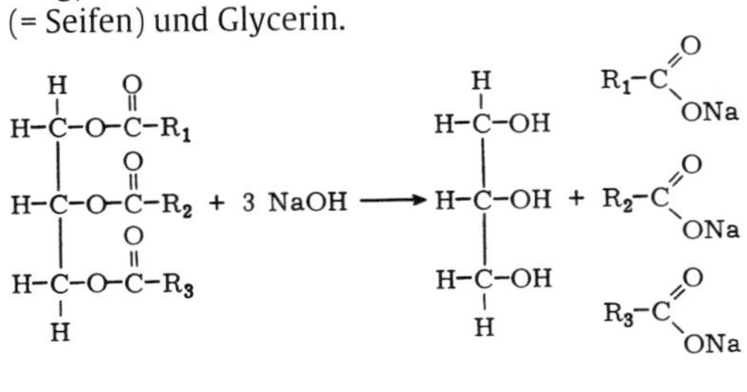

Glycerin Seifen

Bei der sauren Esterhydrolyse (H^+-Ionen wirken dabei nur als Katalysatoren) entstehen Glycerin und die Monocarbonsäuren.

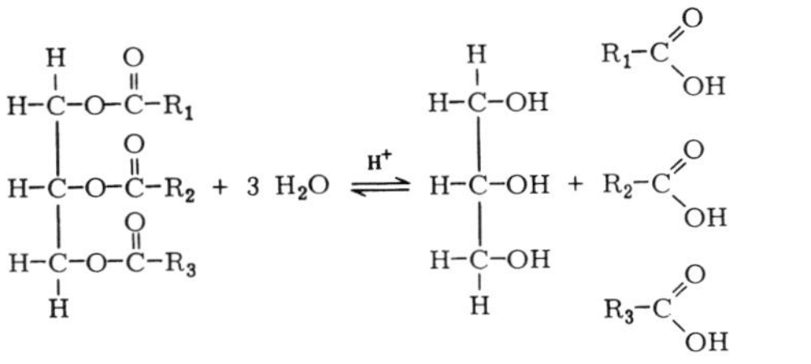

Glycerin Carbonsäuren

Triglyceride sind als relativ unpolare Moleküle lipophil (= hydrophob).

H02 F83

→ **Frage 6.10:** Lösung D

Zu **(A)–(C)** und **(E)**: Wenn bei der Biosynthese eines Triglycerids auf das intermediär entstandene Fettsäurediglycerid nicht ein dritter Acylrest, sondern ein Phosphatid übertragen wird, so entsteht ein Glycerinphosphatid (Phosphatid = Phosphorsäurediester). Man unterscheidet Phosphatidylcholin (Lecithin), Kephaline (Phosphatidylserin und Phosphatidylethanolamin) und Phosphatidylinosit.

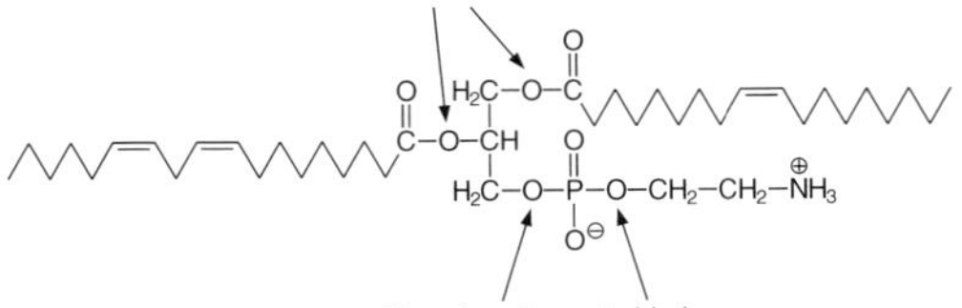

Bei der Hydrolyse der Phosphorsäureesterbindungen würde Phosphorsäure und Ethanolamin entstehen.

$HO-CH_2-CH_2-NH_2$

Ethanolamin

Zu **(D)**: Hier liegt kein Ammoniumsalz vor, sondern ein Zwitterion, das das Phosphorsäureanion und das Ethanolaminkation enthält.

H04

→ **Frage 6.11:** Lösung A

Zu **(A)–(E)**: Sphingomyeline bilden mit den Glyceridphosphatiden die **Klasse der Phospholipide.** Sie kommen in den Myelinscheiden der Nerven (der Name!) und im Gehirn vermehrt vor; bei bestimmten Speicherkrankheiten sind sie pathologisch vermehrt.

F98 H96 ■

→ **Frage 6.12:** Lösung C

Zu **(A)**: Diacylglycerin hat die Strukturformel:

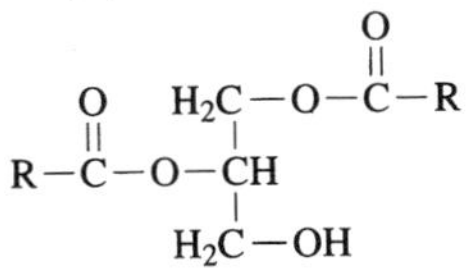

Diglycerid (Diacylglycerin)

Zu (**B**): Sphingomyelin hat die Strukturformel:

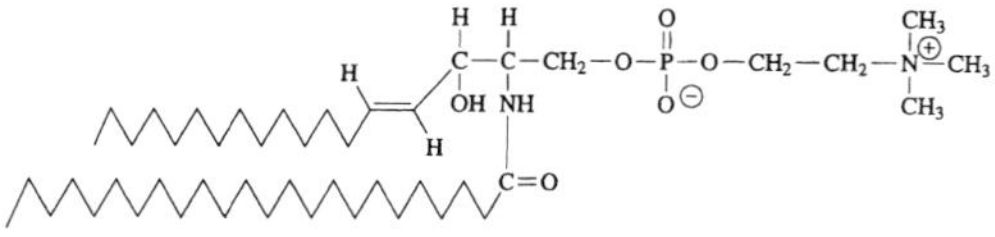

Sphingomyelin

Zu (**C**): Quartäre Ammoniumsalze entstehen durch Ersatz aller vier Wasserstoff-Atome im Ammonium-Kation durch organische Reste:

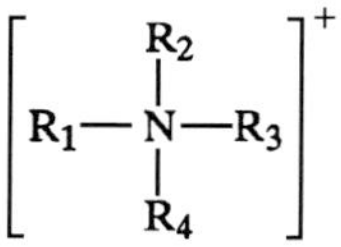

Das resultierende Kation zieht Anionen, z. B. Cl^-, an. Es entsteht ein quartäres Ammoniumsalz; eine solche Verbindung liegt hier vor.
Zu (**D**): Zwitterionen sind Moleküle, die gleichzeitig Kation und Anion sind (z. B. Aminosäuren). Die Verbindung ist kein Zwitterion, sondern ein Salz (s. o.).
Zu (**E**): Oxalsäure hat die Formel:

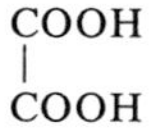

Die abgebildete Verbindung ist ein Diester der Bernsteinsäure:

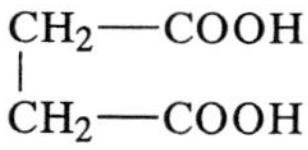

Ester bilden sich unter Abspaltung von Wasser aus der Reaktion von Säuren mit Alkoholen:

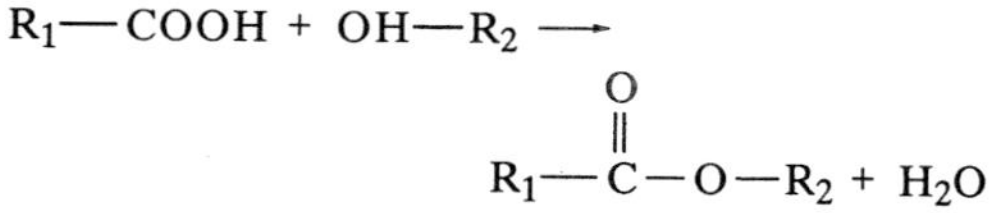

F00 ■

→ **Frage 6.13:** Lösung D

Zu (**A**): Quartäre Ammoniumsalze entstehen durch Ersatz aller vier Wasserstoff-Atome im Ammonium-Kation durch organische Reste:

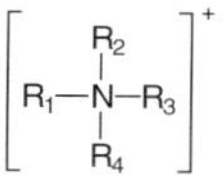

Das resultierende Kation zieht Anionen, z. B. Cl^-, an. Es entsteht ein quartäres Ammoniumsalz; eine solche Verbindung liegt hier vor.
Zu (**B**) und (**E**): Suxamethoniumchlorid ist ein Diester der Bernsteinsäure; die Alkoholkomponente ist Cholin:

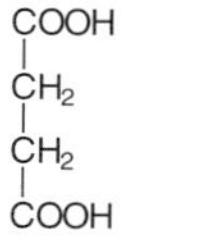

Bernsteinsäure

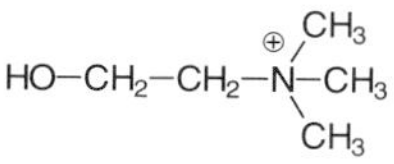

Cholin

Zu (**C**): Bei der alkalischen Verseifung (= Esterhydrolyse) von 1 mol werden, da Suxamethoniumchlorid ein Diester ist, 2 mol NaOH verbraucht.
Zu (**D**): Diacylglycerine haben die Strukturformel:

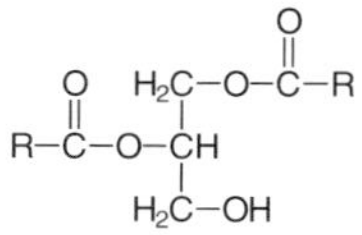

6.2.2 Eigenschaften

F04

→ **Frage 6.14:** Lösung B

Zu (**A**)–(**C**): Die Formel beschreibt die Stearinsäure, die durch Hydrierung der Ölsäure entsteht:

$$H_3C(CH_2)_7(CH{=}CH)(CH_2)_7COOH + H_2 \longrightarrow H_3C{-}(CH_2)_{16}{-}COOH$$

Ölsäure → Stearinsäure

Sie weist keinerlei Doppelbindungen auf und ist damit eine **gesättigte** Fettsäure.
Zu (**D**) und (**E**): Als Säure lässt sich Stearinsäure mit Alkohol verestern. Als sehr schwache, relativ unpolare Säure löst sie sich in NaOH besser als in Wasser.

F94 ■

→ **Frage 6.15:** Lösung E

Zu (**A**)–(**D**): Alkalisalze der längerkettigen Carbonsäuren (z. B. Natriumstearat, Natriumpalmitat) verfügen über einen lipophilen Teil, die Kohlenwasserstoffkette, und einen hydrophilen Teil, die Carboxylgruppe. Solche Moleküle werden als amphiphil bezeichnet. Im Wasser ragt der hydrophile Teil in dieses hinein, der lipophile Teil aus ihm hinaus. Dadurch wird die Oberflächenspannung des Wassers gesenkt. Diese amphiphilen Moleküle sind auch in der Lage, als Mizellen (Ordnungsstruktur) lipophile Teile (z. B. Öltröpfchen) zu emulgieren.
Zu (**E**): Wasserstoffbrücken bilden sich zwischen diesen oberflächenaktiven Molekülen nicht aus.

6.3 Sphingolipide

Zu diesem Kapitel wurden bisher keine Fragen gestellt.

6.4 Steroide

6.4.1 Klassifizierung, Struktur

F98

→ **Frage 6.16:** Lösung A

Zu (**A**): Steran ist die „Mutter" der meisten Steroide und ist aus drei Sechs- und einem Fünfring aufgebaut:

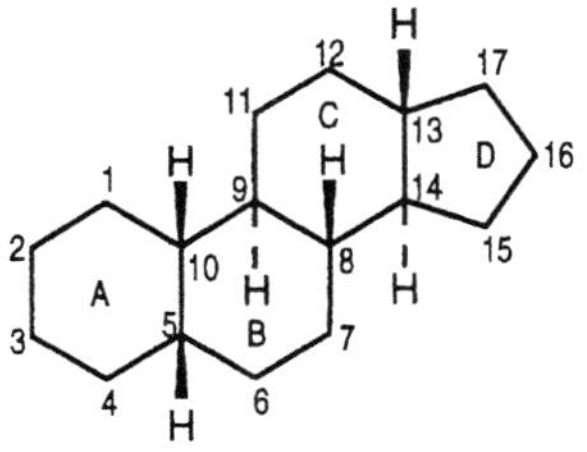

Gonan = Steran

Zu (**B**)–(**E**): Abgebildet ist das Vitamin D_3, auch Cholecalciferol genannt. Es ist lipidlöslich und wird in der Leber zu 25-Hydroxycholecalciferol und dann in der Niere zu 1,25-Dihydroxycholecalciferol hydrolysiert. Cholecalciferol besitzt drei konjugierte Doppelbindungen und damit ein konjugiertes Trien-System.

F08

→ **Frage 6.17:** Lösung E

Zu (**A**) bis (**E**): Gonan (auch Steran) genannt, ist ein organisches Kohlenwasserstoff-Molekül und die Grundstruktur der Steroide. Es weist 6 Stereozentren an den C-Atomen 5, 8, 9, 10, 13 und 14 auf. Die Cyclohexanringe weisen Sesselkonformation auf; die Cyclohexanringe A und B sind „trans" verknüpft, d. h. die an den Ecken gebundenen Wasserstoffatome liegen auf gegenüberliegenden Seiten des Moleküls. Das Wasserstoffatom H ist axial angeordnet.

H97

→ **Frage 6.18:** Lösung C

Norgestrel:

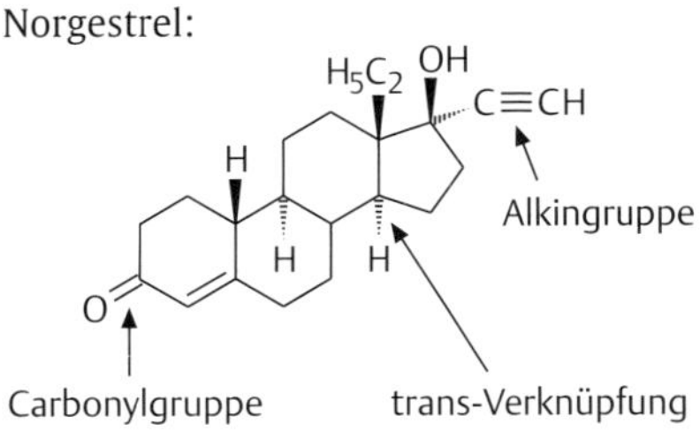

Steran (Gonan):

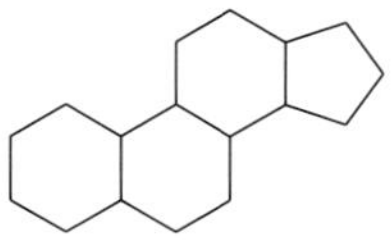

6.5 Kommentare aus Examen Frühjahr 2009

F09

→ **Frage 6.19:** Lösung E

Zu (**A**): Arachidosäure hat die Strukturformel:

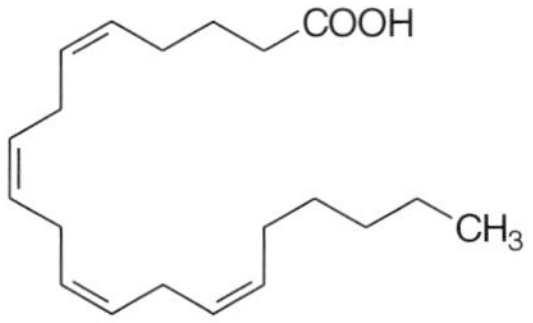

Zu (**B**): Linolsäure hat die Strukturformel:

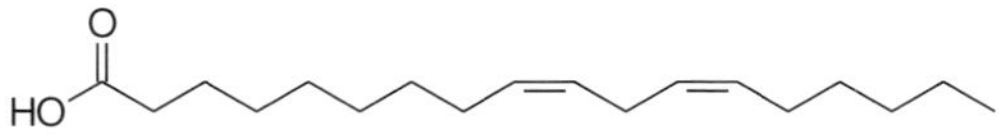

Zu (**C**): Nervonsäure hat die Strukturformel:

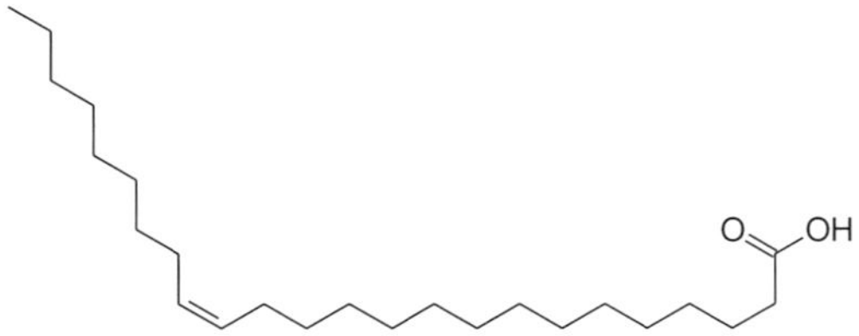

Zu (**D**): Palmitoleinsäure hat die Strukturformel:

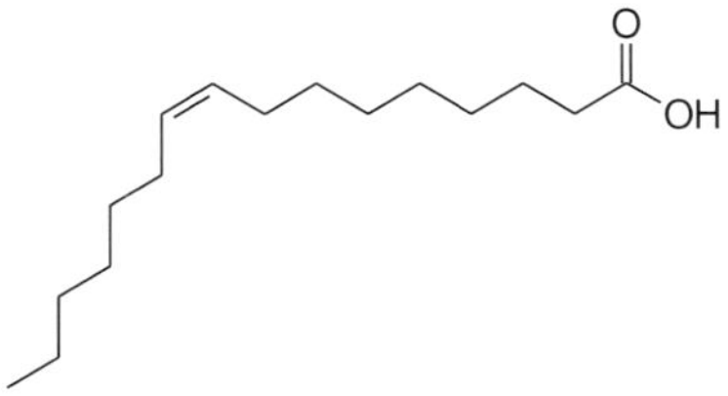

Zu (**E**): Stearinsäure ist die einzige gesättigte Fettsäure der angesprochenen Verbindungen, sie weist keine Doppelbindung auf und hat die Strukturformel:

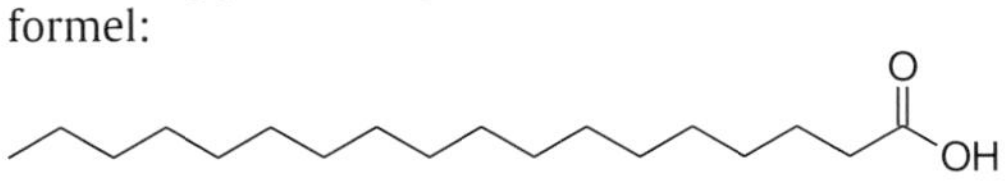

Anmerkung: Grenzwertige Frage, die detailreiche Kenntnis der Strukturformeln ist für die Ausübung des angestrebten Berufes „Arzt/Ärztin" absolut entbehrlich.

7 Nukleotide, Nukleinsäuren, Chromatin

7.1 Nukleotide

VII.1 Nukleotide, Nukleinsäuren

Nukleotide bestehen aus Nukleobasen, Pentosen und Phosphaten.
Die Nukleobasen sind Derivate des Purins bzw. des Pyrimidin:

Purinderivate:

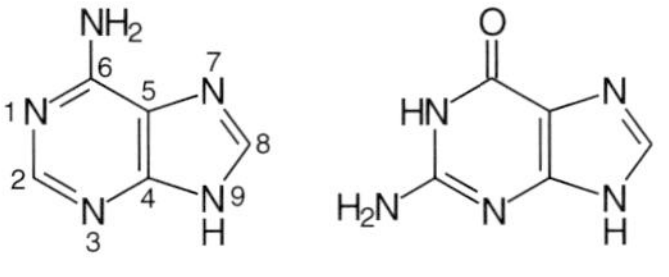

Adenin Guanin

Pyrimidinderivate:

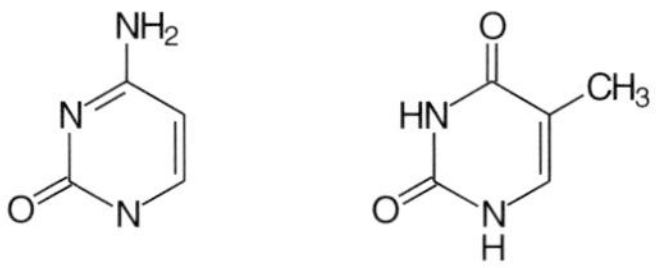

Cytosin (kommt nur in der DNA vor) Thymin

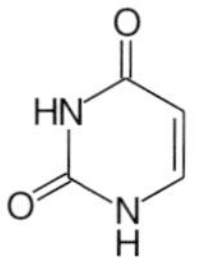

Uracil
(kommt nur in der RNA vor)

Die beiden an Nukleotiden beteiligten Pentosen β-D-Ribofuranose und 2-Desoxy-β-D-Ribofuranose:

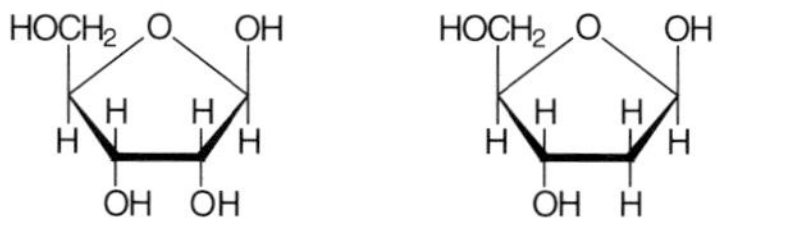

β-D-Ribofuranose 2-Desoxy-β-D-Ribofuranose

Die Nukleobase ist mit dem Zucker am anomeren C-1 Atom N-glykosidisch verbunden, es entstehen Nukleoside.
Erfolgt an der primären OH-Gruppe am C-Atom 5 der Ribose eine Veresterung mit Phosphorsäure, entsteht ein Nukleotid. Nukleinsäuren (DNA, RNA) bestehen aus vielen Nukleotiden, d. h. sie sind Polynukleotide. Bei der DNA (a) findet β-D-Ribofuranose Verwendung, bei der RNA 2-Desoxy-β-D-Ribofuranose. Die Nukleobase Cytosin ist in der RNA (b) durch Uracil ersetzt.

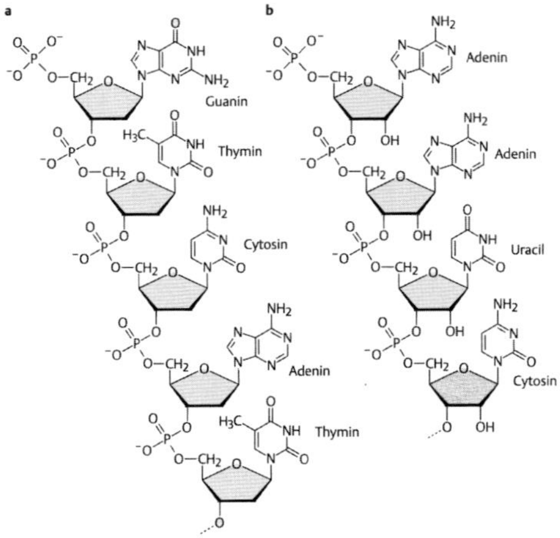

aus: Boeck, G., Kurzlehrbuch Chemie. Georg Thieme Verlag, Stuttgart, New York, 2003

Die DNA und RNA sind Polykondensate der oben beschriebenen Nukleotide. Die Nukleotide sind dabei über 5′-3′-Phosphorsäurediester-Bindungen miteinander verbunden. Es entsteht ein „Faden" aus Pentose Einheiten, aus denen die Nukleinbasen (jeweils eine pro Pentoseeinheit) waagrecht herausragen.
Zwei in umgekehrte Richtung verlaufende Stränge verbinden sich dann via **Basenpaarung** zur DNA. Unter Basenpaarung versteht man, dass sich zwischen Guanin und Cytosin drei, zwischen Adenin und Thymin zwei Wasserstoffbrücken ausbilden können.

7.1.1 Struktur

H90

→ **Frage 7.1:** Lösung E

Zu **(A)–(E)**: Adenin und Guanin sind die Purinbasen, Cytosin und Thymin die Pyrimidinbasen der DNA und RNA. Im Gegensatz dazu weist die RNA statt des Thymins Uracil und statt Desoxyribose Ribose auf.
Die Basenpaarung zwischen Guanin und Cytosin zeigt die folgende Formel; es kommt dabei zur Ausbildung von drei Wasserstoffbrückenbindungen.

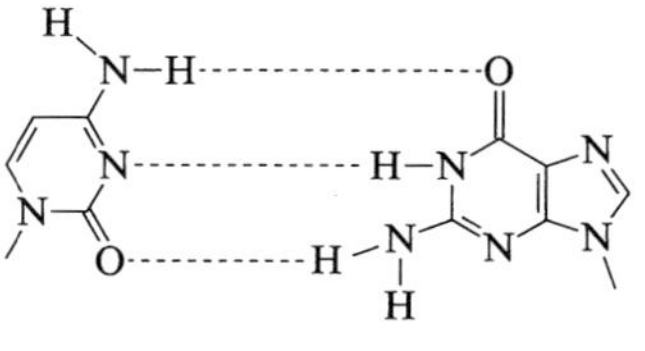

Cytosin Guanin

H98

→ **Frage 7.2:** Lösung D

Zu **(A)–(C), (E)**: Coenzym A weist eine Thiolgruppe (1), eine Phosphorsäureanhydrid-Bindung (2) und das Strukturelement der Panthothensäure (3) auf:

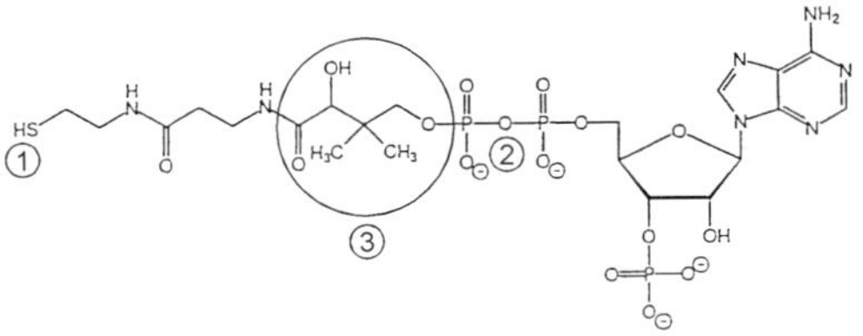

Zu **(B)**: Carbonsäuren werden im Rahmen ihres Metabolismus als Thioester mit CoA aktiviert:

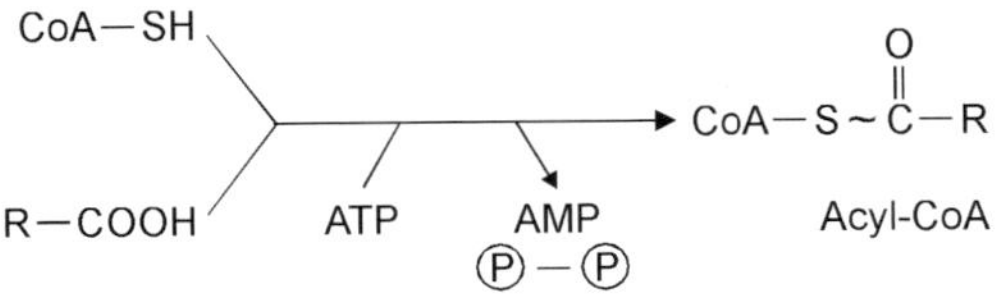

Carbonsäure

Zu **(D)**: Coenzym A ist an der Aktivierung von Glucuronat nicht beteiligt. Uridindiphosphat (UDP) aktiviert die Glucuronsäure zur „aktiven Glucuronsäure", welches Ausgangsprodukt für die Synthese des Vitamin C (Ascorbinsäure) bzw. für den Abbau zu Xylulose-5-Phosphat ist.

H04

→ **Frage 7.3:** Lösung E

Zu **(A)–(E)**: Adenosin hat die Strukturformel:

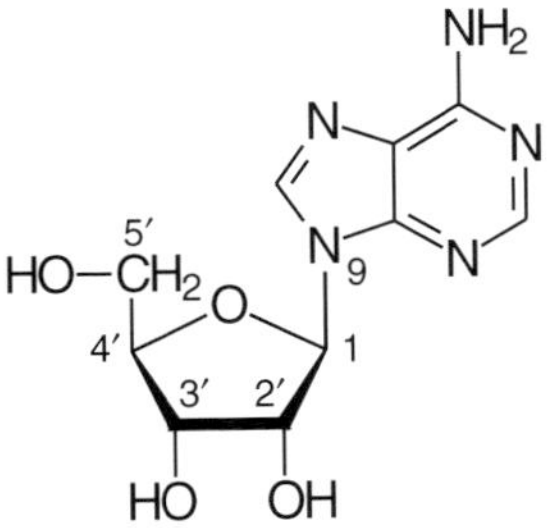

Adenosin

Das N-Atom 9 des Adenins ist dabei mit dem C-Atom 1 der Ribose verbunden.
Anmerkung: Diese Frage überprüft ein Detailwissen, welches ohne jedwede Relevanz für den ärztlichen Beruf ist! Vom Gegenteil bin ich wirklich nicht zu überzeugen.

F01 H87

→ **Frage 7.4:** Lösung C

Zu **(A), (D)** und **(E)**: Die abgebildete Substanz ist Adenosinmonophosphat (AMP). AMP enthält ein Purinringsystem und ist als Ribose 1 → 9 N-ribosidisch an Adenin gebunden.
Zu **(C)**: AMP weist keine Säureanhydridbindung auf. Säureanhydridbindungen entstehen bei der Reaktion zweier Säuren miteinander, wobei H_2O (z. B. bei ATP) austritt. AMP weist lediglich eine Phosphoresterbindung auf.
Zu **(B)**: Misst man die bei der Hydrolyse freiwerdende Energie, kann man eine Reihenfolge der energieübertragenden Verbindungen erstellen. Dabei ist Kreatinphosphat auf Grund seiner Phosphamidbindung noch deutlich energiereicher als ATP, welches durch Anlagerung von Pyrophosphorsäure aus AMP synthetisiert und anschließend wieder zu ADP und AMP abgebaut wird. AMP ist demnach deutlich „energieärmer" als Kreatinphosphat.

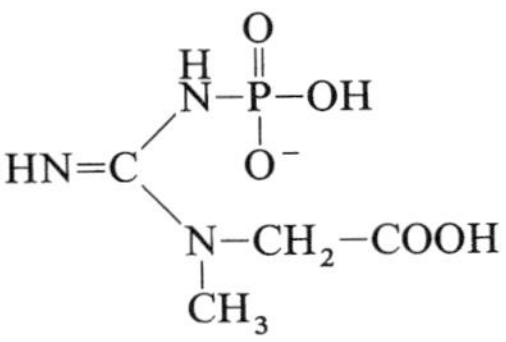

Kreatinphosphat

F05

→ **Frage 7.5:** Lösung E

Zu **(A)–(E)**: Verbindung (E) zeigt die Nukleobase Thymin, ein Bestandteil der DNA. Der Schwierigkeitsgrad dieser Frage ist meiner Meinung nach einem Physikum unangemessen.

F07

→ **Frage 7.6:** Lösung D

Zu **(A)–(E)**: Nukleotide bestehen aus Nukleobasen, Pentosen und Phosphaten. Die Nukleobasen sind Derivate des Purins bzw. des Pyrimidins:

Purinderivate:

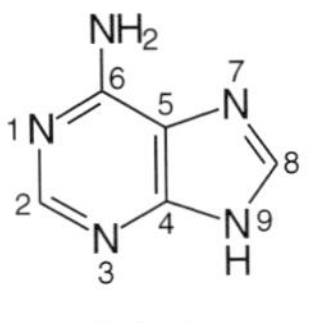

Adenin

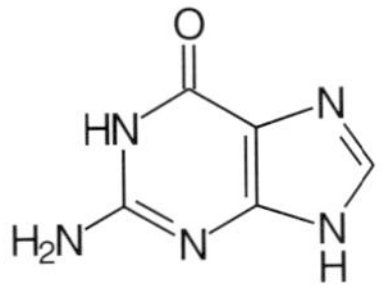

Guanin

Pyrimidinderivate:

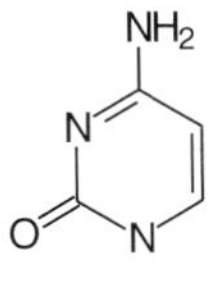

Cytosin (kommt nur in der DNA vor)

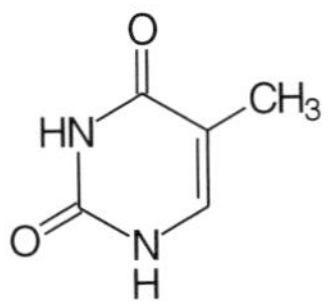

Thymin

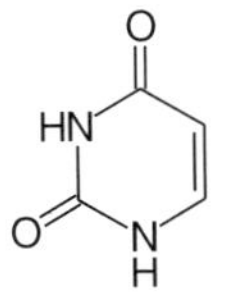

Uracil (kommt nur in der RNA vor)

7.1.2 Reaktionen

H07

→ **Frage 7.7:** Lösung C

Zu (**A**): Substitutionen sind mit einem Ersatz von Atomen oder Atomgruppen verbunden. Sie können radikalisch, elektrophil oder nukleophil ablaufen. Die elektrophile Substitution ist die wichtigste Reaktion der Aromaten.
Zu (**B**): Von Homolyse spricht man, wenn Bindungselektronenpaare zu Radikalen entkoppelt werden.
Zu (**C**): Bei der Spaltung von Pyrophosphat durch die Pyrophosphatasen in zwei Phosphat-Ionen handelt es sich um eine Hydrolyse. Dabei werden 6,7 kcal/Mol frei. Pyrophosphat ist eine „energiereiche“ Verbindung.

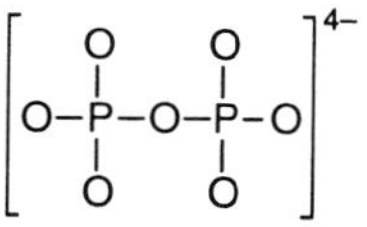

Pyrophosphat-Ion

Bei der Hydrolyse reagiert das Anion mit den H^+-Ionen des Wassers nach dem Schema:
$A^- + OH^- + H^+ \rightarrow HA + OH^-$
Zu (**D**): Bei der nukleophilen Addition greift ein Nukleophil (Anion oder Lewis-Base) eine Mehrfachbindung an, wobei das Nukleophil der angegriffenen Verbindung hinzugefügt (addiert) wird. Hierbei findet kein Austausch von Atomen oder Atomgruppen statt.
Zu (**E**): Wenn bei einer Redoxreaktion ein und dieselbe Teilchenart als Oxidator und als Reduktor fungiert, entstehen daraus Teilchen mit höherer und Teilchen mit niedrigerer Oxidationszahl. Diese Reaktion wird deshalb als Redoxdisproportionierung bezeichnet.

H90 ■

→ **Frage 7.8:** Lösung C

Zu (**A**), (**B**) und (**E**): Die bei der Hydrolyse von Phosphorsäuregruppen durch Spaltung von energiereichen Verbindungen freiwerdende Energie (= exergone Reaktion) ist ein Maß für ihre Fähigkeit, diese Phosphatgruppen auf andere Verbindungen zu übertragen. Dieses sog. Phosphatgruppenübertragungspotential ist bei ATP (ΔG = −30,5 kJ/mol) größer als bei Glucose-6-phosphat (ΔG = −13,8 kJ/mol).
Zu (**C**): Bei der Hydrolyse von Glucose-6-phosphat wird eine Phosphorsäureesterbindung gespalten; bei der Hydrolyse von ATP hingegen eine Säureanhydridbindung.
Zu (**D**): Glucose kann durch ATP in Glucose-6-phosphat und ADP überführt werden. Obwohl für die Phosphorylierung der Glucose 13,8 kJ/mol benötigt werden, verläuft diese Reaktion exergon, d. h. 16,7 kJ/mol werden freigesetzt (−30,6 kJ/mol+ 13,8 kJ/mol = −16,7 kJ/mol).

H01 F89

→ **Frage 7.9:** Lösung E

Zu (**A**) und (**B**): Die Strukturformel zeigt Adenosindiphosphat (ADP). ADP entsteht durch Abspaltung von Phosphorsäure aus Adenosintriphosphat (ATP). Bei dieser Reaktion werden 30,5 kJ pro Mol frei, die Reaktion ist exergon.
Zu (**C**) und (**D**): Die beiden Phosphorsäuremoleküle des ADP sind durch eine Säureanhydridbindung miteinander verbunden (−P−O−P−). Intrazellulär liegt ADP als Anion vor, der intrazelluläre pH-Wert liegt mit 6,9 nahe am Neutralpunkt.
Zu (**E**): **Adenosintriphosphat** überträgt einen Phosphatrest auf Kreatinin unter Bildung von Kreatinphosphat. Katalysierendes Enzym ist hierbei ATP-Kreatin-Transphosphorylase. Als Reaktionsprodukt entsteht bei dieser Reaktion ADP.

F03

→ **Frage 7.10:** Lösung D

Zu (**A**)–(**C**) und (**E**): Abgebildet ist die Pyrimidinbase Uracil. Adenin und Guanin sind die Purinbasen, Cytosin und Thymin die Pyrimidinbasen der DNA. Im Gegensatz dazu weist die RNA statt des Thymins Uracil und statt Desoxyribose D-Ribose auf.
Zu (**D**): Die in den Nukleinsäure-Basen vorhandenen Pentosen 2-Desoxy-D-Ribosebzw. D-Ribose sind am C-Atom 5 esterartig mit Phosphorsäure verbunden. Diese Phosphorsäure reagiert nun mit der Pentose einer zweiten Nukleinsäure-Base (durch Veresterung über deren OH-Gruppe in Position 3), es entsteht mittels dieser 5′–3′-Phosphorsäurediester-Bindung eine Art Kette. Nukleinsäuren enthalten daher, z. B. im Gegensatz zu ATP, **keine** energiereichen Phosphorsäureanhydridbindungen.

F95

→ **Frage 7.11:** Lösung B

Zu (**A**), (**B**) und (**E**): Harnsäure ist das wichtigste Abbauprodukt der Purinbasen Adenin und Guanin. Guanin wird über Xanthin zu Harnsäure metabolisiert. Guanidin hingegen ist mit dem Harnstoff verwandt und findet sich in Spuren im menschlichen Organismus.

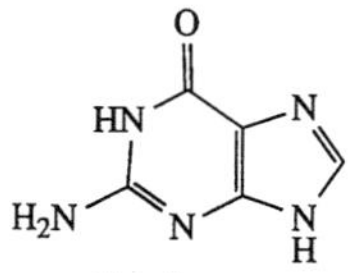

Guanin

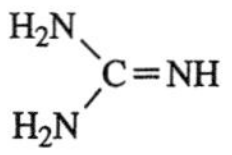

Zu (**C**): Als Heterozyklus enthält Harnsäure in jedem der beiden Ringe substituierten Harnstoff als Strukturelement.

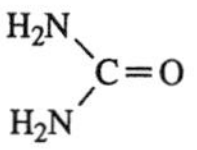

Zu (D): Bei der Harnsäure kann es durch intramolekulare Protonenänderung zu einer cyclischen Konjugation der dann vorhandenen drei Doppelbindungen kommen; es hat sich ein aromatisches Ringsystem ausgebildet:

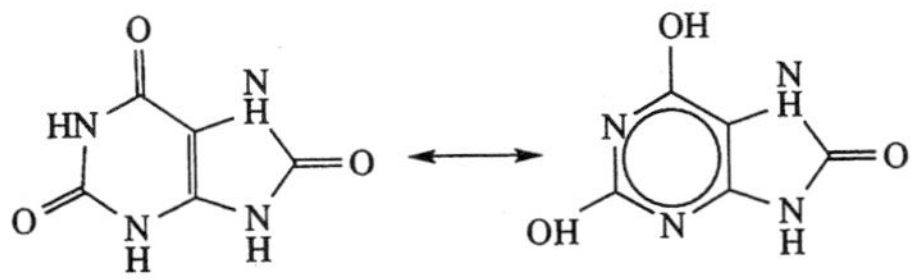

7.2 Kommentare aus Examen Frühjahr 2009

F09

→ **Frage 7.12:** Lösung B

Zu (A)–(E): Adenin hat die Strukturformel

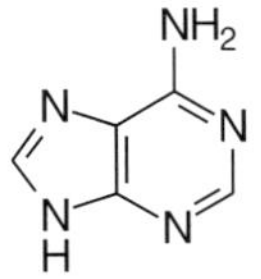

und die Summenformel $C_5H_5N_5$ und „entspricht" damit fünf Molekülen Cyanwasserstoff (CHN).
Anmerkung: Originelle, aber absolut entbehrliche Frage.

8 Vitamine, Vitaminderivate, Coenzyme

Dieses Kapitel wird im Fachband GK1 Biochemie abgehandelt.

9 Grundlagen der Thermodynamik und Kinetik

9.1 Grundbegriffe der Energetik und Kinetik

H06

→ **Frage 9.1:** Lösung C

Zu (C): Reaktionen erster Ordnung haben typischerweise eine konstante Halbwertszeit. Diese bezeichnet den Zeitraum, in dem die Hälfte der vorliegenden Substanzmenge reagiert; sie berechnet sich wie folgt:

$$t_{1/2} = \frac{\ln 2}{k}$$

Zu (A) und (B): Die Geschwindigkeitskonstante k selbst ist zwar von der Substratkonzentration unabhängig, verändert ihren Wert aber in Abhängigkeit von der Reaktionstemperatur.
Zu (D) und (E): Nur bei einer Reaktion **nullter** Ordnung bleibt die Reaktionsgeschwindigkeit während der gesamten Reaktionszeit konstant; bei einer Reaktion **erster** Ordnung ist die Geschwindigkeit immer proportional abhängig von der noch vorhandenen Menge von A. Entsprechend führt eine Verdopplung der Konzentration von A zu einer Verdoppelung der Reaktionsgeschwindigkeit.

9.1.1 Endergon/exergon, endotherm/exotherm

H99 ■

→ **Frage 9.2:** Lösung C

Zu (A): Die gegenseitigen Beziehungen zwischen den unterschiedlichen Aggregatzuständen sowie Druck und Temperatur werden durch ein Zustandsdiagramm, auch **Phasendiagramm** genannt, beschrieben.
Zu (B) und (C): Eis kann durch Erhöhung von Druck oder Temperatur verflüssigt werden; eine Reaktion, bei der von außen Wärme zugeführt werden muss, bezeichnet man als **endotherm**. Bei einem **exothermen** Prozess hingegen wird Wärme frei.
Zu (D): Sublimation ist der direkte Übergang zwischen festem und gasförmigem Zustand.
Zu (E): Während einer Phasenumwandlung bleibt die Temperatur des Systems konstant. Erwärmt man z. B. Wasser, so beginnt es bei einer bestimmten Temperatur zu sieden, d. h. es geht in den Dampfzustand über. Weiter zugeführte Wärme bewirkt lediglich, dass immer mehr Wasser in die Dampfphase übergeht, die Temperatur erhöht sich dabei hingegen nicht. Erst nach völligem Verdampfen kann die Temperatur weiter erhöht werden.

F06

→ **Frage 9.3:** Lösung B

Zu **(A)–(E)**: Durch die Gibbs-Helmholtz-Gleichung $\Delta G = \Delta H - T\Delta S$ wird der Zusammenhang zwischen Änderung der freien Enthalpie ΔG, Reaktionsenthalpie ΔH und dem sog. Entropieglied $T\Delta S$, dem Produkt aus absoluter Temperatur T und Entropieänderung ΔS (die „innere Unordnung"), für isotherme und isobare Vorgänge dargestellt.

ΔG ist charakteristisch für die Triebkraft einer chemischen Reaktion. Ein Wert $\Delta G < 0$ stellt eine spontan ablaufende Reaktion dar, in deren Verlauf die freie Enthalpie abnimmt. Solche Reaktionen bezeichnet man als **exergon.** Ein Wert $\Delta G > 0$ liegt bei einer **endergonen**, nicht spontan ablaufenden Reaktion vor. Bei $\Delta G = 0$ liegt Gleichgewichtseinstellung vor.

ΔH ist ein Maß für die Wärmeentwicklung einer Reaktion. $\Delta H < 0$ bedeutet, dass Wärme nach außen abgegeben wird (**exotherme** Reaktion). $\Delta H > 0$ besagt, dass Wärme von außen aufgenommen werden muss (**endotherme** Reaktion).

Eine exergone Reaktion ($\Delta G < 0$) muss nicht (kann aber) exotherm sein. Ist $T\Delta S > \Delta H$, wird ΔG negativ, auch wenn ΔH positiv ist. Entsprechend gilt, dass bei einer exergonen Reaktion auch ΔS nicht stets positiv sein muss; ΔH könnte „kompensatorisch" stark negativ sein.

9.1.2 Gibbs' freie Energie

IX.1 Freie Enthalpie

Die die Triebkraft eines chemischen Vorgangs bestimmende Größe heißt bei isobaren und isothermen Prozessen freie Enthalpie ΔG. Ihre Änderung hängt nach der **Gibbs-Helmholtz-Gleichung** mit der Änderung der Enthalpie ΔH (Reaktionswärme) und der Änderung der so genannten Entropie ΔS (Maß für die Ordnung/ Unordnung eines Systems) wie folgt zusammen: $\Delta G = \Delta H - T\,\Delta S$ (T = absolute Temperatur). Reaktionen, bei denen $\Delta G < 0$ ist, nennt man **exergone Reaktionen**. Ist dagegen $\Delta G > 0$, so spricht man von **endergonen Reaktionen.** Bei exergonen Reaktionen wird also Energie frei, diese kann in Arbeit umgesetzt werden.

F97 ■■

→ **Frage 9.4:** Lösung A

Zu **(A)**: Damit eine Reaktion spontan ablaufen kann, muss sie exergon ($\Delta G < 0$) sein, aber selbst dann bedarf es oft noch einer so genannten zusätzlichen Aktivierungsenergie. Je positiver ΔG (= endergone Reaktion), desto mehr Energie muss in die Reaktion investiert werden. Aussage (A) ist daher unzutreffend.

Zu **(B)** und **(D)**: Bei einer Reaktion $A + B \rightleftharpoons C + D$ findet keine vollständige Umsetzung statt, sondern es stellt sich eine Gleichgewichtslage zwischen Edukten und Produkten ein, welche durch die Konstante K charakterisiert ist:

$$K = \frac{[C]\cdot[D]}{[A]\cdot[B]}$$

Diese Gleichgewichtslage ist der thermodynamisch günstigste Zustand; die freie Enthalpie G hängt also auch von der Konzentration der einzelnen Reaktionspartner ab:

$\Delta G = \Delta G^\circ + RT\ln K$

R ist dabei die allgemeine Gaskonstante, T die Gleichgewichtstemperatur (Kelvin).

Zu **(C)** und **(E)**: Siehe Lerntext IX.1.

H08

→ **Frage 9.5:** Lösung D

Zu **(A)–(D)**: **ΔG** (= **freie Enthalpie**) **charakterisiert** die **Triebkraft einer chemischen Reaktion.** Bei einer exergonen Reaktion wird Energie frei, sie verläuft spontan. Im Verlauf der Reaktion bildet sich eine **Gleichgewichtslage** zwischen Produkten und Edukten aus, **ΔG hat** dann den **Wert 0** erreicht (Aussage (D) ist richtig). Die **Gibbs-Helmholtz-Gleichung** beschreibt den Zusammenhang von freier Enthalpie ΔG, der Änderung der Enthalpie ΔH (Reaktionswärme) und der Entropie ΔS (Maß für die Ordnung/ Unordnung eines Systems) wie folgt: **$\Delta G = \Delta H - T\,\Delta S$** (wobei T die absolute Temperatur ist).

Zu **(E)**: Ein **Katalysator** reduziert die Aktivierungsenergie einer Reaktion. Die freie Enthalpie **ΔG wird durch ihn nicht verändert**!

H97 H95

→ **Frage 9.6:** Lösung A

ΔG, die sogenannte freie Enthalpie, charakterisiert die Triebkraft einer chemischen Reaktion. Bei einer exergonen Reaktion wird Energie frei, sie verläuft spontan. Im Verlauf der Reaktion bildet sich schließlich eine sogenannte Gleichgewichtslage aus, ΔG erreicht schließlich im Fall des chemischen Gleichgewichtes den Wert 0.

F84 ■■

→ **Frage 9.7:** Lösung A

Zu **(A)–(E)**: Die Arrhenius-Gleichung stellt den Zusammenhang zwischen der Aktivierungsenergie und der Reaktionsgeschwindigkeit dar. Es ist mit ihrer Hilfe also möglich, die Aktivierungsenergie E_A zu berechnen, nicht aber ΔG.

ΔG wird nach der Gibbs-Helmholtz-Gleichung durch $\Delta G = \Delta H - T\Delta S$ dargestellt. Eine Veränderung der Temperatur führt demnach auch zu einer Veränderung von ΔG.

ΔG kann man bei Redoxvorgängen nach folgender Formel bestimmen:

$\Delta G = -n \times F \times \Delta EMK$
(EMK = elektromotorische Kraft)
EMK ist dabei die Potenzialdifferenz zwischen zwei Halbzellen, die Redoxpotenziale ausbilden.
Die Berechnung von ΔG für die Reaktion $A + B \rightleftharpoons C + D$ ist ebenfalls nach folgender Formel möglich:

$$\Delta G = \Delta G_0 + RT \cdot \ln\frac{[C]\cdot[D]}{[A]\cdot[B]}$$

ΔG_0 ist die Änderung der freien Enthalpie unter Standardbedingungen.

Nach dem Massenwirkungsgesetz ist $\frac{[C]\cdot[D]}{[A]\cdot[B]}$ gleich dem Wert der Gleichgewichtskonstanten K. Eine Berechnung von ΔG bei Kenntnis von ΔG_0 und K ist also möglich.
Für den Gleichgewichtszustand gilt $\Delta G = 0$ und damit $\Delta G_0 = -RT \times \ln K$. In diesem Falle kann man auch ΔG_0 mit Hilfe von K berechnen.

F02

→ **Frage 9.8:** Lösung E

Zu **(A)–(C)**: Die Änderung der freien Enthalpie hängt nach der Gibbs-Helmholtz-Gleichung mit der Änderung der Enthalpie und der Änderung der so genannten Entropie wie folgt zusammen: $\Delta G = \Delta H - T \cdot \Delta S$.
G = Gibbs freie Enthalpie/Energie, H = Enthalpie, S = Entropie, T = absolute Temperatur.
$\Delta G^{\circ\prime}$ ist die Änderung der freien Energie unter Standardbedingungen in verdünnten Lösungen bei vollständigem molaren Formelumsatz; sie wird bei pH = 7 gemessen.
Zu **(D)** und **(E)**: Die Gleichgewichtslage zwischen Edukten und Produkten einer Reaktion ist thermodynamisch begünstigt; es besteht folgender Zusammenhang:

$$aA + bB \rightleftharpoons cC + dD$$

$$\Delta G = \Delta G^{\circ\prime} + RT \ln\frac{[C]^c \cdot [D]^d}{[A]^a \cdot [B]^b}.$$

Für den Fall, dass sich das chemische Gleichgewicht eingestellt hat, wird die Änderung von $\Delta G = 0$ und es gilt: $0 = \Delta G^{\circ\prime} + RT \ln K$ bzw. $\Delta G^{\circ\prime} = -RT \ln K$.
Daher kann aus der Größe $\Delta G^{\circ\prime}$ die Gleichgewichtslage, nicht aber die Geschwindigkeit der Reaktion errechnet werden.

H02

→ **Frage 9.9:** Lösung E

Zu **(A)** und **(E)**: Es besteht ein Zusammenhang zwischen der freien Enthalpie ΔG° und der Gleichgewichtslage, ausgedrückt durch die Gleichgewichtskonstante K. R ist die allgemeine Gaskonstante, T die Gleichgewichtstemperatur in Kelvin:
$\Delta G^\circ = -R \cdot T \cdot \ln K$.
Damit ist die Gleichgewichtslage einer chemischen Reaktion temperaturabhängig; Wärmezufuhr kann auch eine Verschiebung zugunsten der Edukte bewirken.

Zu **(B)**: ΔG° kann aus den freien Standardbildungsenthalpien der Edukte und der Produkte berechnet werden. Falls $\Delta G^\circ < 0$ handelt es sich um eine exotherme Reaktion, d. h. Wärmeenergie wird frei; ist $\Delta G^\circ > 0$, ist es eine endotherme Reaktion, d. h. die Reaktion geht mit Abkühlung einher.
Zu **(C)**: Für $\Delta G^\circ = 0$ ergibt sich ein Verhältnis von Edukt- zu Produktkonzentrationen von 1:1, denn nur dann gilt: $0 = -R \cdot T \cdot \ln 1 = -R \cdot T \cdot 0$.
Zu **(D)**: ΔG° beinhaltet sowohl die Reaktionsenthalpie ΔH als auch die Reaktionsentropie ΔS; ein Zusammenhang, den die Gibbs-Helmholtz-Gleichung beschreibt (T ist die Temperatur in Kelvin): $\Delta G = \Delta H - T \cdot \Delta S$.

F01

→ **Frage 9.10:** Lösung E

Zu **(A)–(C)**: ΔG° ist die Änderung von Gibbs' freier Energie unter Standardbedingungen bei pH = 7. Bei endergonen Reaktionen ist ΔG° positiv, d. h. es muss Energie investiert werden, die Reaktion kann nicht spontan verlaufen. Bei exergonen Reaktionen ist ΔG° negativ, sie können spontan ablaufen, Energie wird frei.
Zu **(D)** und **(E)**: Da 30,7 kJ/mol zur Synthese von ATP (Adenosintriphosphat) aus ADP investiert werden müssen, ist ATP deutlich energiereicher als ADP (Adenosindiphosphat), entsprechend liegt das Gleichgewicht der Reaktion auf der linken Seite.

H91

→ **Frage 9.11:** Lösung C

Nur wenn die Reaktion eine exergone ist, d. h. $\Delta G < 0$, verläuft sie freiwillig. Es muss daher gelten:

$$5{,}0\,\text{kJ/mol} + 5{,}77\,\text{kJ/mol} \log\frac{[B]}{[A]} < 0$$

Gerade spontan verläuft die Reaktion bei einem Konzentrationsverhältnis B zu A von 1:10.
Bei (D) und (E) verläuft die Reaktion ebenfalls freiwillig, nur noch etwas leichter.

9.1.3 Reaktionsenthalpie

■

→ **Frage 9.12:** Lösung B

$\Delta H = -92$ kJ/Mol, d. h. die Reaktionsenthalpie ist negativ. Bei der Reaktion von 1 Mol N_2 mit 3 Mol H_2 werden 92 kJ frei. Die Reaktion ist also exotherm. Ändern der äußeren Bedingungen führt bei einem im Gleichgewicht stehenden System dazu, dass dieses dem „äußeren Zwang" auszuweichen versucht (Prinzip von Le Chatelier). So sucht ein solches System z. B. von außen zugeführte Wärme zu verbrauchen. Wärmezufuhr begünstigt also die endotherme Reaktion.

Daher gilt für die obige Reaktion: Temperaturerhöhung begünstigt die Bildung von Wasserstoff und Stickstoff, entsprechend begünstigt Temperaturerniedrigung die exotherme Reaktion, also die Bildung von Ammoniak.
Eine Erhöhung des Druckes begünstigt ebenfalls die Entstehung von Ammonniak, da aus vier Raumteilen (ein Raumteil N_2, drei Raumteile H_2) zwei Raumteile NH_3 entstehen. Der äußere Zwang „Druckerhöhung" führt also zu einer Volumenverkleinerung.

9.1.4 Reaktionsentropie

Zu diesem Kapitel wurden bisher keine Fragen gestellt.

9.1.5 Gibbs-Helmholtz-Gleichung

IX.2 Gibbs-Helmholtz-Gleichung

Durch die Gibbs-Helmholtz-Gleichung
$\Delta G = \Delta H - T\Delta S$
wird der Zusammenhang zwischen der Änderung der freien Enthalpie ΔG, Reaktionsenthalpie ΔH und dem sogenannten Entropieglied $T\Delta S$, dem Produkt aus absoluter Temperatur T und Entropieänderung ΔS (sog. innere Unordnung) für isotherme und isobare Vorgänge, dargestellt.
ΔG charakterisiert die Triebkraft einer chemischen Reaktion.
Dabei bedeutet ein Wert **$\Delta G > 0$** eine **endergone**, also nicht spontan ablaufende Reaktion.
Bei **$\Delta G = 0$** liegt Gleichgewichtseinstellung vor.
Ein Wert für **$\Delta G < 0$** stellt eine spontan ablaufende Reaktion dar, in deren Verlauf die freie Enthalpie abnimmt. Solche Reaktionen bezeichnet man als **exergon.**
ΔH ist ein Maß für die Wärmeentwicklung einer Reaktion. **$\Delta H < 0$** bedeutet, dass Wärme nach außen abgegeben wird (**exotherme Reaktion**).
$\Delta H > 0$ besagt, dass Wärme von außen aufgenommen werden muss (**endotherme Reaktion**).
Dabei muss eine endotherme Reaktion nicht unbedingt auch endergon sein. Wenn nämlich **$T\Delta S > \Delta H$** ist, wird ΔG negativ, auch wenn ΔH positiv ist. Eine Reaktion, bei der Wärme aufgenommen werden muss, kann also dann spontan ablaufen, wenn Temperatur und Entropieänderung groß genug sind. ■

H98 ■■
→ **Frage 9.13:** Lösung E

Siehe Lerntext IX.2.

Merke: *Exotherme Reaktionen sind exergon. Endotherme Reaktionen können nur exergon sein, wenn der Entropiebetrag $T \cdot \Delta S$ den Betrag von ΔH übersteigt.*

F95 ■
→ **Frage 9.14:** Lösung A

Durch die **Gibbs-Helmholtz-Gleichung** wird der Zusammenhang zwischen der Änderung der freien Enthalpie ΔG, der Reaktionsenthalpie ΔH und dem so genannten Entropieglied $T\Delta S$, dem Produkt aus absoluter Temperatur T und der Entropieänderung ΔS („innere Unordnung"), dargestellt: **$\Delta G = \Delta H - T\Delta S$.**
Dabei bedeutet ein Wert $\Delta G > 0$ eine endergone, d. h. nicht spontan ablaufende Reaktion. Ist $\Delta G < 0$, handelt es sich um eine exergone, d. h. spontan ablaufende Reaktion (Aussage (1)). Bei $\Delta G = 0$ hat sich das Reaktionsgleichgewicht eingestellt.
ΔH ist ein Maß für die Wärmeentwicklung einer Reaktion. Wird Wärme nach außen abgegeben, handelt es sich um eine exotherme Reaktion, ΔH wird kleiner als 0. Eine exotherme Reaktion muss nicht exergon sein. Eine endotherme Reaktion ($\Delta H > 0$) muss nicht endergon sein (kann es allerdings!). Ist $T\Delta S > \Delta H$, wird ΔG negativ, auch wenn ΔH positiv ist.
Ein Katalysator reduziert die Aktivierungsenergie einer Reaktion; die freie Enthalpie ΔG wird durch ihn nicht verändert (Aussagen (4) und (5)).

F91
→ **Frage 9.15:** Lösung B

Bei der dargestellten Reaktion handelt es sich um die Hydrolyse von Adenosintriphosphat zu Adenosindiphosphat.
Zu **(A)**: ΔG^0 (ΔG^0 bei pH 7) = – 2,3 · RT · log K.
Zu **(B)**: Falsch, das Enzym ATPase spaltet ATP. Die ATPase wird durch das Prostaglandin E_2 und Mg^{2+}-Ionen beeinflusst. Ca^{2+}-Ionen spielen bei der Muskelkontraktion, der Blutgerinnung und beim Knochenaufbau eine Rolle.
Zu **(C)**: Es handelt sich um eine exergone Reaktion, da ΔG negativ ist.
Zu **(D)**: Wenn Phosphorsäureeinheiten unter H_2O-Austritt miteinander reagieren, entstehen so genannte Phosphorsäureanhydridbindungen. In dem abgebildeten Formelschema wird eine solche Phosphorsäureanhydridbindung unter H_2O-Verbrauch gespalten. Phosphorsäureanhydridbindungen stellen so genannte „energiereiche Bindungen" dar. Sie enthalten ca. 40 kJ/Mol.
Zu **(E)**: Dies ist z. B. der Fall, wenn man Glucose phosphorylieren möchte, denn die Reaktion Glucose + $H_3PO_4 \rightleftharpoons$ Glucose-6-P + H_2O ist endergon. Die Hydrolyse von ATP ist eine exergone Reaktion (C), deshalb läuft dann die Phosphorylierung der Glucose in nachstehender Form freiwillig ab.
Glucose + ATP $\rightleftharpoons$ Glucose-6-P + ADP.

H91

→ **Frage 9.16:** Lösung A

Zu (**1**): Die Gibbs-Helmholtz-Gleichung lautet richtig:
$\Delta G = \Delta H - T\Delta S$.
Zu (**2**): Wenn $\Delta H = T\Delta S$, ist $\Delta G = 0$, es herrscht Gleichgewicht.
Zu (**3**): $\Delta G > 0$ beschreibt eine endergone, d. h. nicht spontan ablaufende Reaktion. Ist $\Delta G < 0$, ist die Reaktion exergon, d. h. spontan ablaufend.
Zu (**4**): Es gilt: $\Delta H < 0$: exotherme Reaktion, d. h. Wärmeenergie wird frei.
$\Delta H > 0$: endotherme Reaktion, d. h. die Reaktion geht mit Abkühlung einher.
Bemerkung: Relativ schwierige Frage, nur 43% der Prüfungskandidaten wählten die richtige Lösung (A).

9.1.6 Änderung von Gibbs' freier Energie bei Konzentrationsänderungen

9.1.7 Gibbs' freie Energie und EMK („elektromotorische Kraft")

H88 ■

→ **Frage 9.17:** Lösung E

Zu (**A**): Bezüglich des Zusammenhanges von freier Enthalpie und pK-Wert gilt für schwache und starke Säuren: $\Delta G = 2{,}3\ RT \cdot pK$.
Zu (**B**), (**C**) und (**D**): Die Dissoziation einer starken Säure verläuft spontan, dabei wird Energie frei, ΔG wird negativ. Das Dissoziationsgleichgewicht einer schwachen Säure liegt auf der Seite der undissoziierten Säure, ΔG ist positiv. Um die Dissoziation dieser zu steigern, muss Energie aufgebracht werden, was durch Kopplung mit einem exergonen Vorgang erreicht werden kann.
Zu (**E**): ΔG^0 kann **nicht direkt** durch Kalorimetrie bestimmt werden. Mit einem Kalorimeter bestimmt man den Energiegehalt eines organischen Stoffes, indem man diesen mit Sauerstoff verbrennt, dabei den Temperaturanstieg misst und daraus dann ΔH^0 berechnet.

9.1.8 Reaktionsgeschwindigkeit

H03 ■

→ **Frage 9.18:** Lösung E

Zu (**A**)–(**C**): Der Ausdruck $K = \frac{[Ester][H_2O]}{[Säure][Alkohol]}$ beschreibt das Massenwirkungsgesetz für die Reaktion:

Säure + Alkohol ⇌ Ester + Wasser

Eine Entfernung der Reaktionsprodukte begünstigt die vollständige Umsetzung des Alkohols mit der Säure. Entsprechend führt eine Erhöhung der Säuren- bzw. Alkoholkonzentration zu einer Steigerung der Esterausbeute.
Zu (**D**) und (**E**): Die freie Reaktionsenthalpie ΔG lässt sich unter Berücksichtigung von R (allgemeine Gaskonstante) und T (Gleichgewichtstemperatur in Kelvin) aus dem Wert der Gleichgewichtskonstanten K berechnen. Unter Standardbedingungen gilt:
$\Delta G = -RT \cdot \ln K = -2{,}3\ RT \cdot \lg K$.
Falls $\Delta G < 0$, spricht man von einer exergonen Reaktion, d. h. bei derselben wird Energie frei. Den Fall, dass $\Delta G > 0$ ist, bezeichnet man als endergone Reaktion, es muss Energie zugeführt werden. Ein sehr hoher K-Wert entspricht einer stark exergonen Reaktion, ΔG wird stark negativ.

IX.3 Reaktionsgeschwindigkeit, Reaktionsordnung

Die **Reaktionsgeschwindigkeit** ist die Konzentrationsänderung der reagierenden Stoffe dc geteilt durch die Zeitänderung dt. Sie ist für die entstehenden Stoffe positiv, für die verschwindenden negativ.

$$v = \frac{dc}{dt}$$

Außerdem gehen die Geschwindigkeitskonstante k und die Anzahl der beteiligten Moleküle der reagierenden Stoffe in die Berechnung mit ein.
$2A + B \rightarrow C + D \qquad v = k \cdot [A]^2 \cdot [B]$
Hier ist eine Reaktion 3. Ordnung dargestellt.
Die **Reaktionsordnung** ist die Summe der Exponenten aus der obigen Formel.
$A \rightarrow B + C \qquad v = k \cdot [A]$
ist eine Reaktion 1. Ordnung; die Geschwindigkeit ist linear abhängig von der Konzentration von A (Summe der Exponenten = 1).
$A + B \rightarrow C + D \qquad v = k \cdot [A] \cdot [B]$
ist eine Reaktion 2. Ordnung; die Geschwindigkeit ist abhängig von A und B (Summe der Exponenten = 2).
Eine Reaktion 0. Ordnung verläuft konzentrationsunabhängig.

■■

→ **Frage 9.19:** Lösung B

Zu (**A**): Die Reaktionsgeschwindigkeit v einer chemischen Reaktion ist definiert durch die Konzentrationsänderung dc der reagierenden Stoffe geteilt durch die Zeitänderung dt. Dabei ist v für neu entstehende Stoffe positiv $v = \frac{dc}{dt}$, für verschwindende Stoffe negativ $v = -\frac{dc}{dt}$.
Zu (**B**): Ein Beispiel für die gekoppelte Reaktion wäre z. B. die Bildung einer Substanz C aus dem Stoff B, der seinerseits aus A entstanden ist:
$A \rightarrow B \rightarrow C$

Die Gesamtreaktionsgeschwindigkeit wird bei dieser Reaktion durch die Zunahme der Konzentration von C bestimmt.
Angenommen, die Bildung von C aus B geht 10mal so schnell wie die Bildung von B aus A, so wird die Gesamtreaktionsgeschwindigkeit dadurch nicht vergrößert, denn für die Bildung von C muss immer auf die Bereitstellung von B gewartet werden.
Die Gesamtreaktionsgeschwindigkeit wird von der langsamsten Reaktion bestimmt.
Zu **(C)** und **(E)**: Die Reaktionsordnung beschreibt den Zusammenhang zwischen der Konzentration und der Reaktionsgeschwindigkeit und ist gleich dem Exponenten der Konzentration. Dabei ist eine Reaktion 0. Ordnung von der Konzentration unabhängig, eine Reaktion 1. Ordnung linear von c (d. h. c^1) abhängig, eine Reaktion 2. Ordnung quadratisch von c (d. h. c^2 oder $c_1 \times c_2$) abhängig usw. Für eine Reaktion 1. Ordnung der Art

$A \xrightarrow{k_1} B$ gilt:

$$V_A = -\frac{dc_A}{dt} = k_A \cdot c_A$$

Die Reaktion verläuft am Anfang, wenn c_A groß ist, schneller als am Ende, wenn die Konzentration von A klein ist. Dabei ist die Halbwertszeit, also die Zeit, nach der die Hälfte der eingesetzten Substanzmenge reagiert hat, konstant, also von der Konzentration von A unabhängig, ebenfalls die Geschwindigkeitskonstante k_1, nicht aber die Reaktionsgeschwindigkeit selbst.
Zu **(D)**: Bei einem eingestellten Gleichgewicht verändern sich die Konzentrationen der Reaktionspartner nicht mehr, das bedeutet aber nicht, dass die Substanzen nicht mehr miteinander reagieren, sondern dass $v_{Hin.} = v_{Rück.}$, d. h. die Gesamtreaktionsgeschwindigkeit v = 0.

Merke: *Die Gesamtreaktionsgeschwindigkeit wird von der langsamsten Reaktion bestimmt.*

F90

→ **Frage 9.20:** Lösung B

Es handelt sich hier um eine bimolekulare Reaktion, bei der die Moleküle A und B zusammenstoßen und miteinander reagieren. Die Reaktionsgeschwindigkeit ist folglich von den Konzentrationen von A und B abhängig. Hier misst man die Reaktionsgeschwindigkeit an der Abnahme des Stoffes A. Das negative Vorzeichen kennzeichnet diese Abnahme. Es wäre auch möglich gewesen, die Reaktionsgeschwindigkeit anhand der Zunahme der Konzentrationen von C und D zu bestimmen. Allerdings hätte das Vorzeichen dann positiv sein müssen.

$$\frac{dc}{dt} = k \cdot [C] \cdot [D]$$

F01

→ **Frage 9.21:** Lösung E

Zu **(A)–(C)**: Die Reaktionsgeschwindigkeit v einer chemischen Reaktion ist definiert durch die Konzentrationsänderung dc der reagierenden Stoffe geteilt durch die Zeitänderung dt. Dabei ist v für neu entstehende Stoffe positiv: $v = \frac{dc}{dt}$, für verschwindende Stoffe negativ: $v = -\frac{dc}{dt}$.

Die Reaktionsordnung beschreibt den Zusammenhang zwischen der Edukt-Konzentration c, der Reaktionsgeschwindigkeit v und der Geschwindigkeitskonstanten k. Die Reaktionsordnung entspricht dabei dem Exponenten der Konzentration. Eine Reaktion 0. Ordnung ist von der Edukt-Konzentration unabhängig, eine Reaktion 1. Ordnung linear von c, eine Reaktion 2. Ordnung quadratisch von c (d. h. c^2 oder $c_1 \cdot c_2$). Für eine Reaktion 1. Ordnung gilt:

$$A \xrightarrow{k_1} B$$

$$v_A = \frac{dc}{dt} = k_1 \cdot c_A$$

Die Geschwindigkeitskonstante k selbst ist zwar von der Eduktkonzentration unabhängig, verändert ihren Wert aber in Abhängigkeit von der Reaktionstemperatur!
Zu **(D)**: Die Arrhenius-Gleichung beschreibt den Zusammenhang zwischen der Geschwindigkeitskonstanten k und der freien Aktivierungsenthalpie E_A. A ist dabei eine für die Reaktion typische Konstante, e die Basis der natürlichen Logarithmen, R die allgemeine Gaskonstante und T die absolute Temperatur:

$$k = A \cdot e^{\frac{E_A}{RT}}$$

Zu **(E)**: In Reaktionszyklen (gekoppelte Reaktionen) haben die einzelnen Teilschritte **unterschiedliche** Geschwindigkeitskonstanten; die Gesamtreaktionsgeschwindigkeit wird von der langsamsten Reaktion bestimmt.

9.1.9 Reaktionsordnung

H01

→ **Frage 9.22:** Lösung A

Zu **(A)** und **(C)**: Nur bei einer Reaktion **nullter** Ordnung bleibt die Reaktionsgeschwindigkeit während der gesamten Reaktionszeit konstant; bei einer Reaktion **erster** Ordnung ist die Geschwindigkeit immer proportional abhängig von der noch vorhandenen Menge von A. Entsprechend führt die Verdoppelung der Konzentration von A zu einer Verdoppelung der Reaktionsgeschwindigkeit.
Zu **(B)**, **(D)** und **(E)**: Reaktionen erster Ordnung haben typischerweise eine konstante Halbwertszeit. Dies

bezeichnet den Zeitraum, in dem die Hälfte der vorliegenden Substanzmenge reagiert hat. Sie berechnet sich wie folgt: $t_{1/2} = \frac{\ln 2}{k}$.

k ist dabei die temperaturabhängige Geschwindigkeitskonstante, die entsprechend auch während der gesamten Reaktionszeit konstant bleibt (nomen est omen!).

F91

→ **Frage 9.23:** Lösung A

Zu **(A)**: Als Seifen bezeichnet man die Salze höherer Fettsäuren. Reaktionen, bei denen sie entstehen, heißen Verseifungen (der Begriff wird aber auch für viele Hydrolysen angewandt, bei denen es nicht zur Seifenbildung kommt).

Ester mit der allgemeinen Formel $R_1-\overset{\overset{O}{\|}}{C}-OR_2$ entstehen aus Carbonsäuren und Alkoholen in Anwesenheit von H^+-Ionen. Ihre Hydrolyse findet ebenfalls in Gegenwart von H^+-Ionen statt und ist auch in Gegenwart von OH^--Ionen möglich (die Esterbildung aber nicht!).

1. Esterbildung und -hydrolyse in Gegenwart von H^+-Ionen:

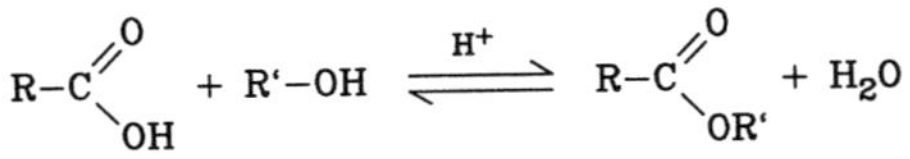

2. Esterhydrolyse in Gegenwart von OH^--Ionen:

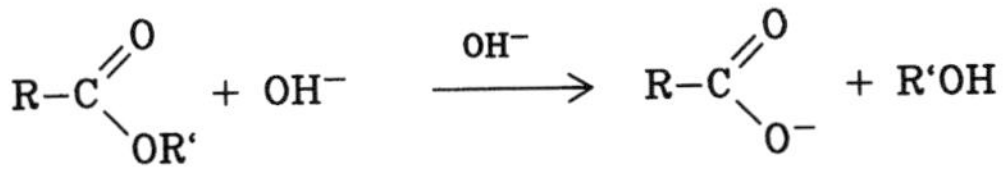

Bei dieser Art der Hydrolyse entsteht nicht wieder die Carbonsäure, sondern deren Salz, das mit dem Alkohol nicht mehr zum Ester reagieren kann, da das Carboxylation nur sehr wenig reaktiv ist. Die Reaktionsgeschwindigkeit ist sowohl von der Konzentration des Esters als auch von der Konzentration der Base abhängig,

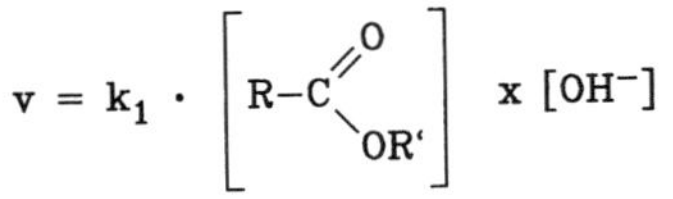

d. h. also von $c_1 \times c_2$ – das bedeutet, dass es sich um eine Reaktion **zweiter Ordnung** handelt.
In diesem Fall liegt ein großer Überschuss an OH^--Ionen vor. Das bedeutet, dass sich die Konzentration von OH^- auch im Verlauf der Reaktion kaum ändert. Demnach ist die Reaktionsgeschwindigkeit praktisch nur noch von der Esterkonzentration abhängig. Solche Reaktionstypen bezeichnet man als pseudomonomolekulare Reaktionen.
Zu **(B)–(D)**: Siehe dazu den Kommentar zu Frage 9.19.
Zu **(E)**: Bei Zerfall von radioaktiven Nukliden ist die Geschwindigkeit des radioaktiven Zerfalls proportional der Menge an nicht zerfallenen Molekülen. Die Reaktion ist eine Reaktion erster Ordnung, d. h. die Halbwertszeit ist konstant.
Beispiel:
Liegen am Anfang der Zerfallsreaktion 10 radioaktive Moleküle vor, ist die Zerfallsgeschwindigkeit relativ gering, da sie ja der Anzahl der Moleküle proportional ist. Bis zum Erreichen der Halbwertszeit müssen aber auch nur 5 Moleküle zerfallen.
Liegen am Anfang des Zerfalls 1000 radioaktive Moleküle vor, ist die Zerfallsgeschwindigkeit entsprechend größer. Bis zum Erreichen der Halbwertszeit müssen aber 500 Moleküle zerfallen.

F93

→ **Frage 9.24:** Lösung A

Zu **(A)–(E)**: Die angesprochene Enzymkinetik zeigt die Umsetzung einer variablen Substratmenge mit einer konstanten Enzymmenge: S + E → ES.
Bei geringen Substratmengen (Bereich a) liegt das Enzym im Überschuss vor, d. h. die Reaktionsgeschwindigkeit ist vor allem von der Substratkonzentration abhängig. Es handelt sich um eine Reaktion (pseudo)-erster Ordnung.
Bei höheren Substratmengen (Bereiche b, c, d) wird die Reaktion zu einer Reaktion zweiter Ordnung.
Im Bereich e liegt das Substrat in großem Überschuss vor, die Reaktionsgeschwindigkeit ist nur noch von der Kapazität des Enzyms abhängig. Man spricht hier von einer Reaktion (pseudo)-nullter Ordnung.

H03

→ **Frage 9.25:** Lösung A

Zu **(A)–(C)**: Die Geschwindigkeits**konstante** k ist eine Funktion der Temperatur. Eine Konstante wäre keine solche, würde sie sich während der Umsetzung verändern. Eine Verdoppelung der Konzentration von X erhöht die Bildung von Y, nicht aber die Reaktions**geschwindigkeit**.
Zu **(D)**: Reaktionen zweiter Ordnung können in der Tat reversibel oder irreversibel sein.
Zu **(E)**: Die Geschwindigkeit der Produktbildung ist zu Beginn der Reaktion am höchsten, sie nimmt dann während der Reaktionszeit ab.

9.1.10 Geschwindigkeitsbestimmender Teilschritt

9.1.11 Energieprofil

■■

→ **Frage 9.26:** Lösung A

Zu **(A)**: Die Übergangszustände der Reaktion stellen aktivierte Komplexe dar, die an den Energie-

maxima der Reaktion liegen, sie sind also energiereicher als die Ausgangsverbindungen!
Zu **(B)** und **(C)**: Am dargestellten Energieprofil der Reaktion
$A + B \rightleftharpoons C + D$
kann man folgendes erkennen:
Die Reaktion läuft in mehreren Teilschritten ab. Jeder Teilschritt hat eine eigene Aktivierungsenergie (Energiedifferenz zwischen den beiden Energiemaxima und dem Ausgangszustand). Zwischen den beiden Energiemaxima, also den aktivierten Komplexen, liegen Zwischenstufen in Energieminima, die u. U. isolierbar sind und dann als Zwischenprodukte bezeichnet werden.
Zu **(D)** und **(E)**: Die freie Reaktionsenthalpie ΔG entspricht der Energiedifferenz zwischen Ausgangs- und Endzustand der Reaktion, hier also E. Ist ΔG – wie hier dargestellt – negativ, spricht man von exergonen Reaktionen, die freiwillig ablaufen.

F92

→ **Frage 9.27:** Lösung E

Zu **(A)**: Reaktion (1) besitzt eine niedrigere Aktivierungsenthalpie als Reaktion (2) und läuft daher schneller ab.
Zu **(B)** und **(C)**: Beide Reaktionen weisen die gleiche freie Reaktionsenthalpie (Energiedifferenz zwischen Ausgangs- und Endzustand einer Reaktion) auf; beide durchlaufen auch einen Übergangszustand.
Zu **(D)**: Das Produkt der Konzentrationen der Reaktionsprodukte dividiert durch das Produkt der Konzentrationen der Ausgangsstoffe, die Gleichgewichtskonstante, ist bei beiden Reaktionen gleich.
Zu **(E)**: Katalysatoren erniedrigen die Aktivierungsenergie. Enzyme als wichtigste Biokatalysatoren haben eine außergewöhnlich hohe Substratspezifität; d. h. in der Regel verlangt jede zu katalysierende Reaktion nach „ihrem" speziellen Katalysator.

F03 F98 ■■

→ **Frage 9.28:** Lösung E

Zu **(A)**: 1 entspricht der freien Reaktionsenthalpie ΔG, der Energiedifferenz zwischen Ausgangs- und Endzustand der Reaktion. Ist ΔG wie in der vorliegenden Reaktion negativ, spricht man von einer exergonen Reaktion, die freiwillig abläuft.
Zu **(B)** und **(D)**: 2 gibt die freie Aktivierungsenthalpie an; diese bedingt auch die Geschwindigkeit der Reaktion. Katalysatoren erniedrigen die Aktivierungsenergie und beschleunigen dadurch die Überführung des Eduktes in das Produkt.
Zu **(C)**: 3 kennzeichnet den Übergangszustand der Reaktion. Die aktivierten Übergangskomplexe einer Reaktion sind energiereicher als die Ausgangsverbindungen.
Zu **(E)**: Die Gleichgewichtslage wird durch das Verhältnis zwischen Produkten und Edukten bestimmt.

H02

→ **Frage 9.29:** Lösung A

Zu **(A)** und **(E)**: Die freie Reaktionsenthalpie G entspricht der Energiedifferenz zwischen Ausgangs- und Endzustand der Reaktion, hier also „I". Die Gleichgewichtslage der Reaktion (Verhältnis zwischen Edukten und Produkten) ist von der freien Reaktionsenthalpie G abhängig.
Zu **(B)** und **(D)**: „II" gibt die freie Aktivierungsenthalpie an, diese bestimmt auch die Geschwindigkeit der Reaktion. Katalysatoren erniedrigen die Aktivierungsenergie und beschleunigen dadurch die Überführung des Eduktes in das Produkt.
Zu **(C)**: „III" kennzeichnet den Übergangszustand der Reaktion. Die aktivierten Übergangskomplexe sind dabei energiereicher als die Ausgangsverbindungen.

H03

→ **Frage 9.30:** Lösung D

Zu **(A)** und **(E)**: ΔG als Energiedifferenz zwischen Ausgangs- und Endzustand ist negativ, die Reaktion $1 \rightarrow 3$ ist damit exergon. Sie durchläuft zwei Übergangszustände; im Zustand des Reaktionsgleichgewichts wird das „energieärmere" Produkt überwiegen, es wird mehr 3 als 1 vorliegen.
Zu **(B)**–**(D)**: Die Reaktion verläuft über ein Zwischenprodukt 2. Die Teilreaktion $1 \rightarrow 2$ erfolgt ebenso wie die Teilreaktion $2 \rightarrow 3$ unter Energieaufnahme („Aktivierungsenergie"). Die Teilreaktion $1 \rightarrow 2$ benötigt eine **höhere** Aktivierungsenergie als die Teilreaktion $2 \rightarrow 3$, verläuft dadurch langsamer und ist der geschwindigkeitsbestimmende Schritt der Gesamtreaktion $1 \rightarrow 3$.

F88 ■

→ **Frage 9.31:** Lösung C

Zu **(A)**: Die Reaktionen (1) und (2) zeigen die Esterhydrolyse von Glucose-1-Phosphat bzw. Glucose-6-Phosphat; hierbei werden Phosphat-Ester-Bindungen hydrolytisch gespalten.
Zu **(B)**, **(C)** und **(E)**: Reaktion (1) weist einen negativeren ΔG^0-Wert auf als Reaktion (2), sie ist stärker exergon als diese und verläuft auch schneller. Zur Bildung von 1 Mol Glucose-1-Phosphat aus 1 Mol Glucose und 1 Mol Phosphat müssen 20,9 kJ investiert werden; diese Reaktion ist demnach endergon.
Zu **(D)**: Wird mehr Glucosephosphat zur Esterhydrolyse angeboten, wird der Betrag von ΔG entsprechend größer.

9.1.12 Parallelreaktionen

Zu diesem Kapitel wurden bisher keine Fragen gestellt.

9.1.13 Katalyse

■

→ **Frage 9.32:** Lösung A

Zu **(A)–(E)**: Ein Katalysator verändert die Aktivierungsenergie einer Reaktion. Bei Herabsetzung der Aktivierungsenergie haben mehr zusammenstoßende Teilchen die zur Reaktion erforderliche Energie. Damit wird die Reaktionsgeschwindigkeit bis zur Gleichgewichtseinstellung beschleunigt, und zwar sowohl die der Hin- wie auch der Rückreaktion. Ein Katalysator beeinflusst aber niemals die Gleichgewichtslage!!

Im Energieprofil stellt sich der Unterschied zwischen einer katalysierten und einer nicht katalysierten Reaktion folgendermaßen dar:

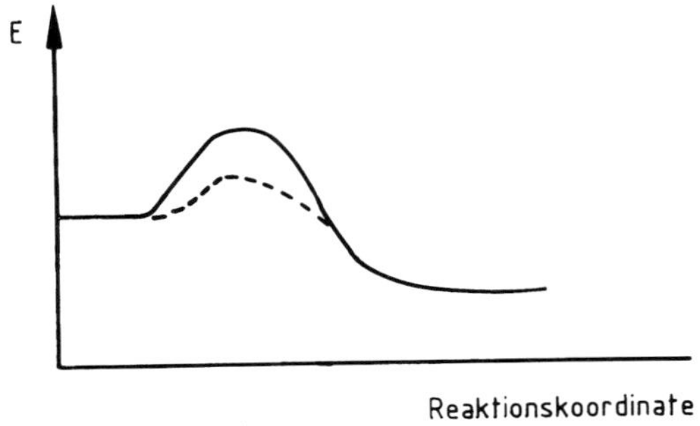

—— nicht katalysiert
– – – katalysiert

9.2 Kommentare aus Examen Frühjahr 2009

F09

→ **Frage 9.33:** Lösung D

Zu **(A)–(E)**: Die **Entropie** bezeichnet die „innere Unordnung" eines Systems (ΔS in der Gibbs-Helmholtz-Gleichung). Chemische Systeme streben von sich aus immer den Zustand größter Unordnung an. Wenn man z. B. einen gefüllten Gasbehälter öffnet, verteilen sich die einzelnen Gasmoleküle spontan im ganzen Raum.

Die Entropie nimmt daher beim Übergang von fest nach flüssig zu, ebenso beim Übergang von flüssig nach gasförmig (D).

Sachverzeichnis

Sachverzeichnis

Ihre Meinung ist gefragt!

Sehr geehrte Leserin, sehr geehrter Leser,

ein gutes Buch sollte auch über mehrere Auflagen in Inhalt und Gestaltung den Bedürfnissen seiner Leser gerecht werden. Um dies zu erreichen, sind wir auf Ihre Hilfe angewiesen. Deshalb: Schreiben Sie uns, was Ihnen an diesem Buch gefällt, vor allem aber, was wir daran ändern sollen.
Für Ihre Mithilfe möchten wir uns mit einer **Verlosung** bedanken, an der jeder Fragebogen teilnimmt. Die Verlosung findet einmal jährlich statt. Zu gewinnen sind 10 Büchergutscheine à 50 €. Der Rechtsweg ist ausgeschlossen. Wir freuen uns auf Ihre Antwort, die wir selbstverständlich vertraulich behandeln.

Bitte schicken Sie diesen Fragebogen an:

Georg Thieme Verlag
Programmplanung Medizin
Dr. med. P. Fode
Postfach 30 11 20

70451 Stuttgart

Wie beurteilen Sie diesen Band:

Anzahl der Schemata ausreichend	ja ❐	nein ❐
Anzahl der Tabellen ausreichend	ja ❐	nein ❐
Anzahl der Lerntexte ausreichend	ja ❐	nein ❐

Wie beurteilen Sie die inhaltliche Qualität der Kommentare? Welche Kommentare sind besonders gut, welche Kommentare sind nicht ausreichend?

____

Wie beurteilen Sie die Lerntexte?

____

Zu folgenden Themen wünsche ich mir einen Lerntext/ausführlichere Erklärungen:

____

1. ÄP Chemie für Mediziner, 19. Auflage

Wie beurteilen Sie den Schreibstil und die Lesbarkeit des Bandes?

Ist die Schwarze Reihe für das Prüfungsfach als Vorbereitung ausreichend? Haben Sie noch andere Lehrbücher benutzt? Welche?

Besonders gefallen hat mir an diesem Band:

Weitere Vorschläge und Verbesserungsmöglichkeiten?

Absender (bitte unbedingt ausfüllen)